影像学核心复习系列丛书

Stephen B. Hobbs / Christian W. Cox

THORACIC IMAGING *A Core Review*

# 胸部影像学

## 核心复习

主 编 〔美〕 史蒂芬·B.霍布斯
克里斯汀·W.考克斯

主 译 范 丽

主 审 刘士远

天津出版传媒集团

天津科技翻译出版有限公司

著作权合同登记号:图字:02 - 2016 - 265

**图书在版编目(CIP)数据**

胸部影像学:核心复习/(美)史蒂芬·B.霍布斯(Stephen B. Hobbs),(美)克里斯汀·W.考克斯(Christian W. Cox)主编;范丽主译.天津:—天津科技翻译出版有限公司,2019.7

(影像学核心复习系列丛书)

书名原文:Thoracic Imaging: A Core Review

ISBN 978 - 7 - 5433 - 3934 - 7

Ⅰ.①胸… Ⅱ.①史… ②克… ③范… Ⅲ.①胸腔疾病 - 影像诊断 Ⅳ.①R560.4

中国版本图书馆 CIP 数据核字(2019)第 112446 号

Stephen B. Hobbs, Christian W. Cox: Thoracic Imaging: A Core Review. ISBN: 978 - 1 - 4963 - 4748 - 0



本书提供了药物的适应证、副作用和剂量疗程,可能根据实际情况进行调整。读者须阅读药品包括盒内的使用说明书,并遵照医嘱使用。本书的作者、编辑、出版者或发行者对因使用本书信息所造成的错误、疏忽或任何后果不承担责任,对出版物的内容不做明示的或隐含的保证。作者、编辑、出版者或发行者对由本书引起的任何人身伤害或财产损害不承担任何责任。



授权单位:Wolters Kluwer Health, Inc.
出　　版:天津科技翻译出版有限公司
出 版 人:刘 庆
地　　址:天津市南开区白堤路 244 号
邮政编码:300192
电　　话:(022)87894896
传　　真:(022)87895650
网　　址:www.tsttpc.com
印　　刷:山东鸿君杰文化发展有限公司
发　　行:全国新华书店
版本记录:889 × 1194　16 开本　17.75 印张　380 千字
2019 年 7 月第 1 版　2019 年 7 月第 1 次印刷
定价:138.00 元

(如发现印装问题,可与出版社调换)

# 译者名单


**主　译**

范　丽　海军军医大学长征医院

**主　审**

刘士远　海军军医大学长征医院

**译　者**　(按姓氏汉语拼音排序)

李兆斌　上海交通大学附属第六人民医院

望　云　海军军医大学长征医院

夏　艺　海军军医大学长征医院

张　迪　海军军医大学长征医院

周秀秀　海军军医大学长征医院

# 编者名单

**Dipti Nevrekar, MD**
Staff Radiologist
Department of Radiology
National Jewish Health
StatRad
Denver, Colorado

**Michael Winkler, MD, FSCCT, FICA**
Assistant Professor
Department of Radiology
Division of Cardiovascular and Thoracic Radiology
University of Kentucky
Lexington, KY

**Marianna Zagurovskaya, MD**
Assistant Professor
Department of Radiology
University of Kentucky
Lexington, Kentucky

**Carlos A Rojas, MD**
Assistant Professor
Department of Radiology
Associate Director, Diagnostic Radiology Residency Program
University of South Florida
Tampa, Florida

**David Lynch, MB**
Professor
Department of Radiology
National Jewish Health
Denver, Colorado

**Christopher M. Walker, MD**
Assistant Professor
Department of Radiology
Saint Luke's Hospital of Kansas City
University of Missouri - Kansas City
Kansas City, Missouri

**Angel Coz-Yataco, MD, FCCP**
Assistant Professor
Department of Internal Medicine
Division of Pulmonary, Critical Care and Sleep Medicine
Associate Fellowship Program Director, Pulmonary and Critical Care
University of Kentucky
Lexington, Kentucky

**Jonathan A. Phelan, DO**
Instructor of Radiology
Senior Clinical Associate
Division of Cardiothoracic Radiology
Mayo Clinic
Jacksonville, Florida

**Michael A Brooks, MD**
Associate Professor
Departments of Radiology and Medicine
Vice Chair of Radiology
Division Chief, Cardiovascular and Thoracic Imaging
University of Kentucky
Lexington, Kentucky

**James Lee, MD**
Assistant Professor
Department of Radiology
Division of Emergency Radiology and Abdominal Radiology
University of Kentucky
Lexington, Kentucky

**David Nickels, MD**
Assistant Professor
Department of Radiology
Division Chief, Emergency Radiology
University of Kentucky
Lexington, Kentucky

**Anne-Marie Sykes, MD, FRCP**
Assistant Professor
Department of Radiology
Division of Thoracic Radiology
Mayo Clinic
Rochester, Minnesota

**Jeremiah Martin, MB, BCH, FRCSI, FACS**
Assistant Professor
Department of Surgery
Division of Cardiothoracic Surgery
Surgical Director, Markey Cancer Center Multidisciplinary Lung Cancer Clinic
University of Kentucky
Lexington, Kentucky

# 中文版序言

胸部疾病影像诊断方面已有很多非常优秀的专著，为广大医务工作者解决了大量的临床难题。在与年轻医师的交流中发现，他们希望能有一本与国际接轨且专注于医学影像医师培训的参考书和复习资料。一方面，我国医学影像医师规范化培训起步较晚，发展也不均衡，面临着巨大的挑战；另一方面，低年资的医学影像医师非常渴望深入、系统地学习，但又没有太多时间去阅读长篇大论的影像学论著。在他们成长的过程中，也需要有一本针对性强、内容全面的复习资料，可以评估自己学习的效果。

《胸部影像学：核心复习》一书由史蒂芬·B.霍布斯和克里斯汀·W.考克斯两位博士主编，以独特的编排体例详细论述了胸部影像学的诊断基础和要点。该书有以下几个特点：一是根据美国放射学委员会(ABR)的核心考试模式，紧扣美国放射科住院医师规范化培训的考试大纲和题型；二是内容全面，涵盖了胸部影像学最重要的知识点；三是以选择题的形式配有高质量的影像图像，有详细的解答，并附有参考文献；四是突出实战性和实用性，易学易懂，还可以通过参考文献深入学习。

本书由海军军医大学长征医院范丽副教授组织翻译。在翻译的过程中，注重细节，精益求精，经过反复讨论和修改，确保了翻译工作高质量地完成。该书是美国影像科住院医师、主治医师及专科医师重要的学习工具书和考前复习资料，希望国内读者阅读该书后也能从中受益，同时期待本书对于推动我国医学影像医师规范化培训的发展和普及发挥一定作用。

海军军医大学长征医院
影像医学与核医学科
2019年6月于上海

# 中文版前言

医学影像年轻医师在成长过程中,会有多种形式的考核。随着与欧美发达国家学术交流的增多,医学影像医师的培养也逐步与国际接轨。根据美国放射学委员会(ABR)的核心考试模式,史蒂芬·B.霍布斯和克里斯汀·W.考克斯两位博士主编了《胸部影像学:核心复习》一书,其紧扣美国放射科住院医师规范化培训的考试大纲和题型,是美国医学影像住院医师、主治医师及专科医师重要的学习工具书。我们将该书翻译成中文版推荐给国内读者,希望该书也能够成为国内医学影像医师及相关临床医师实用的工具书。

该书内容全面,涵盖了胸部影像学最重要的知识点,以选择题的形式配有高质量的影像图像,有助于读者更直观地认识疾病的影像学表现。每个问题都有详细的解答,正确答案和错误答案均有解释说明,后面附有相应的参考文献,不同层次的读者可以根据自身需求进行更深入的学习。多项选择题的题型与现行的各种影像学的考核一致,也是读者考前复习的重要参考资料。

在翻译的过程中,我们在充分尊重原著的基础上,查阅了大量的文献资料,反复讨论研究,力求如实反映原著的精髓。本书有幸邀请到国内著名的胸部影像学专家刘士远教授担任本书的主审,在此致以最诚挚的感谢!

特别感谢天津科技翻译出版有限公司在本书出版过程中给予的大力支持和帮助!由于译者对某些问题的理解和认识有限,难免存在不当之处,敬请广大同道斧正!

范丽

海军军医大学长征医院

影像医学与核医学科

2019年5月于上海

# 丛书序言

《胸部影像学：核心复习》是核心复习系列丛书中的一本。从某种意义来说，这本书涵盖了胸部影像学最重要的知识点，我相信该书对于住院医师是一个非常有价值的参考指南，可以评估他们的知识掌握情况，以问题的形式进行复习，这类似于美国放射学委员会(ABR)的核心考试模式。

史蒂芬·B.霍布斯博士和克里斯汀·W.考克斯博士成功出版了以体现核心复习为目的的系列丛书中的一本。丛书很好地涵盖了关键的主题，并提供了高质量图片。多项选择题按照类别分为几章，以便让读者更容易地学习所需要的内容。每一个问题都有答案，不仅解释了正确的选项，还对不正确的选项一一做了分析。每一个问题都提供了参考文献，有助于读者进一步深入学习。这种模式对准备再次认证考试(MOC)的放射科医师也很有帮助。

《影像学核心复习系列丛书》的目的是为住院医师、专科医师或主治医师，以类似于ABR核心考试的形式，提供大约300道选择题，对专业重要概念和临床实践进行复习。《影像学核心复习系列丛书》并不是包罗万象，毫无疏漏，而是提供可能在ABR核心考试中有用并且是临床实践中必需的内容。

作为《影像学核心复习系列丛书》的主编，我很高兴与全国许多为该丛书做出贡献的杰出人士合作。这一系列丛书凝聚了许多专家的心血，感谢他们的无私奉献，没有他们的付出就不会有该系列丛书的出版。

感谢史蒂芬·B.霍布斯博士、克里斯汀·W.考克斯博士以及参编者的出色工作。我相信《胸部影像学：核心复习》一书将成为住院医师执业考试的复习资料，同时也是专科医师和主治医师极有价值的参考工具书。

比伦·A. 沙哈
丛书主编

# 前 言

随着美国放射学委员会(ABR)考试模式近期的变化,住院医师的复习方法也必须随之调整。为口试磨炼技能的日子一去不复返了。新的考试模式强调了对疾病过程更全面的了解,并将影像学融合到全面的患者护理中。专门针对这种新模式的学习资料仍然很少。

因此,作为住院医师的学习指南,该书的格式类似于新考试模式,可以评估他们的知识掌握情况。为便于读者对特定主题进行学习,根据 ABR 学习大纲把问题分为不同的章节。答案解释简明得体,且附有参考文献,有助于想深入研究某个特定主题的读者进一步学习。对准备再次认证考试的放射科医师也有帮助。

有许多人(以前的专科医师、现任同事和高级导师)为这本书做出了很多贡献。没有他们的辛勤付出,这本书是不可能出版的,他们每个人都从忙碌的工作和生活中抽出宝贵的时间,及时研究、撰写并按时提交书稿。在此,对他们表示衷心的感谢。

感谢 Wolters Kluwer Health 的工作人员给我们这个机会。

最后,但同样重要,我们非常感谢我们的家人,他们忍受了我们漫长的工作时间,并在整个过程中给予我们精神上的支持。

我们希望,这本书将成为住院医师一个有用的工具书,指导他们成为 ABR 认证的放射科医师,并在他们未来的职业生涯中继续帮助他们。

史蒂芬·B.霍布斯

克里斯汀·W.考克斯

# 致　谢

特别感谢科罗拉多大学的彼得·萨克斯博士,他为本书提供了大量病例资料。

致我的妻子,Fareesh,我生命中的挚爱。没有你的支持,就没有这本书的出版。

**史蒂芬·B.霍布斯**

致我的妻子,Sarah,你是我的挚爱。

致我的孩子们,Elizabeth, Catherine 和 Benjamin。你们是我的快乐之源。

**克里斯汀·W.考克斯**

# 目 录

书中彩图需要扫描二维码浏览，2 种浏览方法如下：

1

扫描二维码
↓
关注“科翻图书出版”公众号
↓
回复数字“39347”
↓
浏览高清彩图

2

进入“科翻图书出版”公众号
↓
点击右下角“签到有奖”
↓
进入“图书资源”
↓
浏览高清彩图

# 第 1 章　影像基础

## 问题

**1**　1 例肥胖女性患者，经静脉注射 40mL 碘剂后行肺血管 CTA 检查，注射局部疼痛短时间内迅速消失。但注射 10min 后查体，发现注射部位表现如下，且患者主诉有逐渐加重的轻度疼痛。这种情况，最佳的处理方式是：

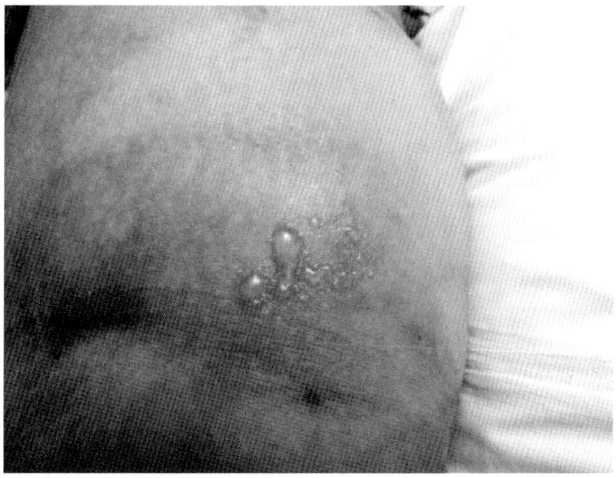

A. 无须处理　　B. 留观观察

C. 注射 50mg 苯海拉明　　D. 外科会诊

**2**　以下 CT 辐射剂量的计算公式，哪个考虑了被扫描的解剖区域和组织？

A. CT 剂量指数（CTDI）　　B. CT 容积剂量指数（CTDIvol）

C. 剂量 - 长度乘积（DLP）　　D. 有效剂量

**3a**　请解释以下 CT 肺血管造影的表现。

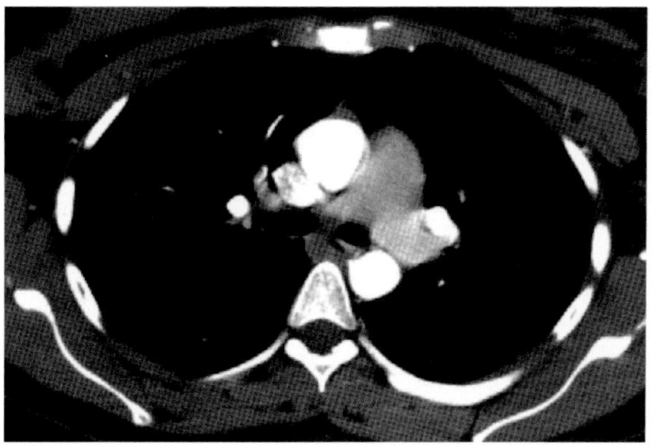

A. 对比剂团注之后的延迟成像　　B. 对比剂瞬间中断
C. 对比剂团注之后的早期成像　　D. 外渗影响对比剂团注

**3b** 以下哪个生理过程能够解释对比剂瞬间中断的现象？
A. 深吸气末不含造影剂的下腔静脉血液充盈左心房
B. 静脉注射部位四肢屈曲阻塞了对比剂的流入
C. 心率随对比剂注射速度发生变化
D. 血压一过性下降致使团注速率减低

**4a** 除了红骨髓以外，男性胸部对射线最敏感的器官是：
A. 肺　　B. 乳腺
C. 甲状腺　　D. 食管

**4b** 除了红骨髓以外，年轻女性胸部对射线最敏感的器官是：
A. 心脏　　B. 乳腺
C. 甲状腺　　D. 食管

**5a** 依据 ACR 的标准，除了胸部平片以外，以下哪项检查是胸部高能钝器伤评价的最佳方法？
A. 胸部 CTA　　B. 胸部 CT 平扫
C. 胸部 MRI、胸部 MRA（使用/不使用对比剂）　　D. 胸部超声

**5b** 经过胸片和临床初步评估以后，以下哪项检查是可疑心脏创伤的最佳检查方法？
A. 经胸超声心动图　　B. 冠状动脉 CTA
C. 经食管超声心动图　　D. 心脏 MRI

**6a** 下图中箭头所示的前肠重复囊肿的 MRI 伪影是：

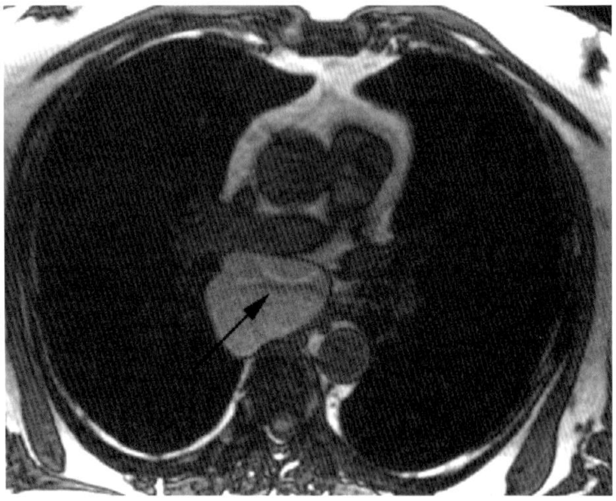

A. 卷积伪影　　B. 搏动伪影
C. 截断伪影　　D. 化学位移

**6b** 搏动伪影的方向是：
A. 前后　　B. 平行于最大磁场
C. Z 轴　　D. 相位编码方向

**7a** 下图主要的 CT 表现是：
A. 经肺动脉层面的正常胸部 CT　　B. 肺动脉空气栓塞
C. 肺动脉脂肪栓塞　　D. 肺动脉异物

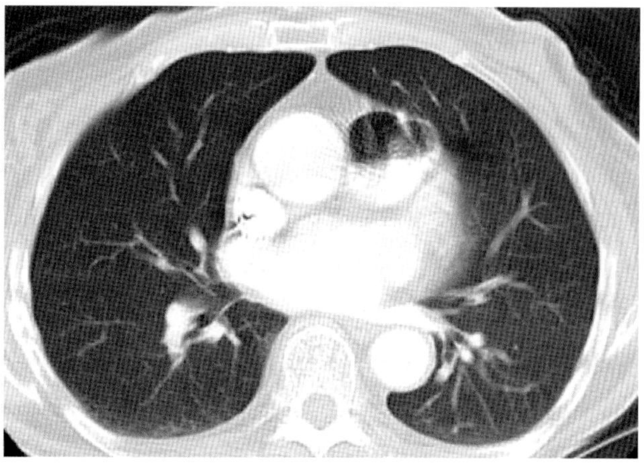

**7b** 这例无症状患者最佳的处理方式是：

A. 采用左斜卧位，直至吸收　　B. 急诊外科会诊

C. 下医嘱并开始基本生命支持　　D. 无须处理，患者可以离开医院

**8** 依据《Fleischner 协会肺亚实性结节随访指南》，对于直径 >5mm 的纯磨玻璃结节的首次随访间隔时间是：

A. 3 个月　　B. 6 个月

C. 12 个月　　D. 24 个月

**9** 对于圆形/球形结节间隔期生长的评价，直径约增加多少意味着体积加倍？

A. 10%　　B. 25%

C. 50%　　D. 100%

**10** 依据美国联邦预防工作组（USPSTF）的推荐，以下哪项符合肺癌低剂量 CT 筛查的排除标准？

A. 50 岁　　B. 吸烟史大于 30 包/年

C. 无心绞痛型冠状动脉疾病　　D. 已戒烟 10 年

**11** 重症肌无力患者静脉注射碘剂以后最常见的并发症是：

A. 四肢进行性肌无力　　B. 全身过敏反应

C. 新发的或进行性的急性呼吸困难　　D. 静脉注射碘剂没有特异性的并发症

**12** 依据 ACR 标准，以下哪种临床情况具有最高的术前胸片检查的适应证？

A. 60 岁慢性心肺疾病患者　　B. 60 岁急性心肺疾病患者

C. 80 岁无症状者　　D. 80 岁慢性心肺疾病患者

**13** CT 环状伪影的原因是：

A. 体积平均　　B. 光子不足

C. 探测器故障　　D. 射束硬化

**14** 胸部 CT 的有效辐射剂量和剂量 - 长度乘积的换算系数是：

A. 0 μSv/mGy　　B. 2 μSv/mGy

C. 5 μSv/mGy　　D. 18 μSv/mGy

**15** 改变以下哪个 CT 成像参数能使辐射剂量降低最多？

A. mAs 降低 20%　　B. Z 轴降低 20%

C. kV 降低 20%　　D. 噪声指数减低 20%

## 答案与解析

**1** **答案 D。**静脉注射碘剂外渗,若患者出现以下几种情况建议立刻进行外科会诊或急救护理:进行性肿胀或疼痛;外渗发生后,任何时间出现毛细血管再灌注减低引起组织灌注的改变;注射肢体的感觉改变;皮肤溃疡或起泡。静脉注射造影剂外渗最严重的并发症是筋膜室综合征,发生此并发症的概率随着渗出对比剂的增多而增加,但是也有少量对比剂渗出发生筋膜室综合征的报道。

若在注射部位有明显可见的对比剂渗出,患者至少需要观察数小时。静脉注射碘剂外渗的严重程度和进展是比较复杂的,因此,推荐密切随访观察以除外延迟出现的征象和症状。只有当放射科医生认为患者的征象和症状完全消失,没有新发的不适出现,患者才可以离开。治疗对比剂外渗不一定需要外科会诊,但总体来讲,需要抬高注射肢体、局部使用冷敷或热敷。

**参考文献:**ACR Manual on Contrast Media,(v.9) 2013.

**2** **答案 D。**CTDI 和 DLP 是吸收剂量的两个术语,是指每单位质量的电离辐射吸收量。吸收剂量的单位是 Gy。CTDIvol 是 CTDI 最常用的表达术语,是指扫描容积之内的平均辐射剂量,通常用 mGy 表示。CTDIvol 与扫描长度的乘积是 DLP(单位 mGy·cm)。有效剂量(Sv)则考虑了扫描的组织及其相关的辐射敏感度。其考虑了性别和平均年龄因素。由于基于平均年龄为参照,所以有效剂量对个体扫描和患者的应用是有限制的。有效剂量主要是用来评估整个人群的辐射暴露。

**参考文献:**Huda W,Mettler FA. Volume CT dose index and dose-length product displayed during CT: what good are they? *Radiology* 2011;258:236 - 242.

**3a** **答案 B。**

**3b** **答案 A。**肺动脉 CTA 成像时,对比剂从上腔静脉流入右心房,不含对比剂的下腔静脉内血液在右心房内与含有对比剂的血液混合。注射对比剂时,如果患者深吸气,则胸腔内压力降低致使不含对比剂的下腔静脉内血液容积增多,从而引起一过性的低对比的血液流经肺血管。CTA 则表现为上腔静脉和右心房内高对比,而肺动脉内呈相对低对比。为了证明胸腹压力泵的影响,Wittram 和 Yoo 分别测量了右心房、右心室的平均 CT 值,并与上腔静脉和下腔静脉的平均 CT 值进行对照,来计算上腔静脉和下腔静脉的占比情况。由于胸部扫描需要一定时间,因此,对比剂一过性中断并不会均匀地分布至全肺,这是由于在对比剂流经之前扫描就结束了。此外,对比剂一过性的中断有时被误诊为肺动脉栓塞。

最小化对比剂一过性中断的最佳推荐建议是控制扫描之前的深吸气。医学成像设备可以通过多种方法来实现。例如,有些单位的肺血管 CTA 是在呼吸暂停下进行的,而不是深吸气状态下,有些则训练患者采用小幅度深吸气的呼吸技巧。

**参考文献:**Gosselin MV, Rassner UA, Thieszen SL, et al. Contrast dynamics during CT pulmonary angiogram. *J Thorac Imaging* 2004; 19:1 - 7.

Wittram C, Yoo AJ. Transient interruption of contrast on CT pulmonary angiography: proof of mchanism. *J Thorac Imaging* 2007; 22:125 - 129.

**4a** **答案 A。**

**4b** **答案 B**。对射线最敏感的器官是红骨髓、结肠、肺和胃。女性患者的乳腺和肺也是对射线最敏感的器官之一。甲状腺也是放射敏感性器官,但次于肺或乳腺。食管和心脏则是题目中所列器官中最不敏感的器官。

**参考文献**:ICRP. The 2007 recommendations of the International Commission on Radiological Protection. ICRP Publication 103. *Ann ICRP* 2007;37(2-4).

**5a** **答案 A**。

**5b** **答案 A**。ACR 针对每个临床情况制订了选择合适的影像学检查的推荐,对现行的影像技术制订了 1~9 分的等级评分来指导临床医生选择适当的检查。1~3 分通常指相应的影像检查不适合,4~6 分指可能合适的影像检查,7~9 分通常是完全合适/正确的影像检查。

依据这些标准,胸片和对比增强 CT 是钝器伤的补充检查,通常评分是 9 分。胸部 CT 如果可能,需要做 CTA 检查来评估创伤性主动脉损伤。平扫 CT 和超声的得分通常是 5 分,对比增强 MRI 通常是不适当的检查(得分 2 分)。

初步评价之后若怀疑心脏损伤,经胸超声心动图是最适当的检查(得分 8 分),它可以排除心腔破裂和急性瓣膜损伤。冠状动脉 CTA 仅在怀疑冠状动脉损伤时进行(得分 5 分)。经食管超声心动图一般不需要,除非需要进一步明确经胸超声心动图发现的异常表现(得分 5 分)。心脏 MRI 检查需要 45~60min,因此,对于急性钝器伤的患者是不太适当的检查(得分 4 分)。但在某些特定情况下,单独依靠超声心动图无法明确的,MRI 也是一个有价值的解决问题的方法。

**参考文献**:Chung JH, Cox CW, Mohammed TL, et al. ACR appropriateness criteria blunt chest trauma. *J Am Coll Radiol* 2014;11(4):345-351.

**6a** **答案 B**。

**6b** **答案 A**。MRI 检查过程中有规律的或偶发的运动会产生运动伪影,这使信号错误的传递至其他位置,在相位编码方向上最为严重。有规律的运动包括心脏搏动或呼吸运动等宏观运动,也包括脉搏搏动等微观运动。本例病例,主动脉内的血流是正弦曲线运动,会在相位编码方向产生重复的伪影。伪影之间的距离与血流搏动的频率成正比。MRI 其他的伪影不会产生这种重复性的伪影。对于卷积伪影,是指扫描 FOV 未包含组织器官,致使未被包含的部分被卷积到对侧。截断伪影是数字图像重建中光谱分量有限,精细解剖结构的数据丢失造成的。最后,化学位移影像出现于边界非常清楚的脂肪和水之间的交界面,脂肪和水之间轻度的质子进动频率的差异会在频率编码方向的交界面上产生信号流空或者重叠。

**参考文献**:Arena L, Morehouse HT, Safir J. MR imaging artifacts that simulate disease: how to recognize and eliminate them. *Radiographics* 1995; 15:1373-1394.

**7a** **答案 B**。

**7b** **答案 A**。CT 检查注射对比剂时,少量的空气栓并不罕见。少量的空气栓如果在肺小动脉之前被吸收,患者是没有症状的。若在右向左分流的患者中,少量的空气栓也要引起高度重视,因为空气可以进入体循环动脉,产生气塞现象,阻断重要的小血管如冠脉、颈动脉的血流。在肺动脉系统,在足够大的血管被阻塞之前,大量的空气栓也是具有重要临床意义的;若血管足够大,则会阻塞心输出量。此病例,空气量超出平均水平,若此患者仍然在检查床上,可采取左斜侧卧位并且吸氧,直至空气吸收。

参考文献:ACR Manual on Contrast Media,(v.9) 2013.

**8** **答案 A**。依据现在的推荐建议,胸部 LDCT 的初次随访间隔是 3 个月。理论依据是很多由于感染或炎症所致的磨玻璃结节在这个时间段内是可以吸收、消失的。如果 3 个月后仍然存在,则需要年度随访至少 3 年直至结节不再增大或出现实性成分。熟悉 Fleischner 协会的推荐建议在临床日常工作中是非常有价值的,也有助于在结节随访最佳处理策略方面与临床医生交流。

参考文献:Naidich DP, Bankier AA, MacMahon H, et al. Recommendations for the management of subsolid pulmonary nodules detected at CT: a statement from the Fleischner Society. Radiology 2013;266(1):304 – 317.

**9** **答案 B**。假如结节是球形,正如小的肺结节一样,体积的计算公式是 $4/3\pi r^3$。这样的话,当直径增加 26% 时,体积增加 1 倍。值得注意的是,倍增时间反映的是体积的变化,而不是直径的变化,这对确定随访时间评价病灶生长至关重要。

参考文献:Truong MT, Ko JP, Rossi SE, et al. Update in the evaluation of the solitary pulmonary nodule. *Radiographics* 2014;34(6):1658 – 1679.

**10** **答案 A**。美国预防服务特遣部推荐对以下人群进行肺癌的年度筛查:①年龄 55~80 岁;②吸烟史至少 30 年/包;③近 15 年吸烟者;④若发现病变,愿意接受治疗者;⑤没有严重影响人们预期寿命的健康问题。鉴于以上筛选条件,50 岁的人群无论是否有吸烟史均被排除。对于没有心绞痛的冠心病患者,并不认为冠心病会严重影响其预期寿命,因此可以进行筛查。

参考文献:Recommendation Summary. U. S. Preventive Services Task Force. September 2014. http://www.uspreventiveservicestaskforce.org/Page/Topic/recommendationsummary/lung-cancer-screening

**11** **答案 C**。通过对 112 例重症肌无力患者进行 CT 检查时静脉注射低渗性碘对比剂与 155 例重症肌无力患者未使用对比剂的临床症状的对照,发现使用低渗性碘对比剂的临床症状明显加重。最常见的表现是新发的或者呼吸窘迫急性加重。

参考文献:Somashekar DK, Davenport MS, Cohan RH, et al. Effect of intravenous lowosmolalit iodinated contrast media on patients with myasthenia gravis. *Radiology* 2013;267(3):727 – 734.

**12** **答案 B**。如问题 5 所述,目前 ACR 对不同影像检查技术设定的最合适的评价标准是采用 1~9 分评分制。

术前拍摄胸片是很多医疗机构的常规检查项目,但对很多病例来讲,胸片的价值是有限的。原因如下:最高推荐 9 分适用于任何年龄的急性心肺疾病患者;其次 70 岁以上慢性心肺疾病患者(若近期未拍摄过胸片则为 8 分;若近 6 个月内拍摄过胸片则为 6 分)。对于非老年的慢性心肺疾病患者,可以不采用评分系统的推荐,但很有可能是上述评分系统可用于任何年龄的无症状患者(2 分)。

参考文献:Mohammed TL, Kirsch J, Amorosa JK, et al. ACR Appropriateness Criteria routine admission and preop chest radiography. Available at https://acsearch.acr.org/docs/69451/Narrative. Accessed December 29, 2014.

**13** **答案 C**。CT 环状伪影提示,CT 存在一个或多个探测器的校正错误。固态检测器出现环状伪影的可能性较大。然而,环状伪影并不会引起临床的误诊,只是降低了图像质量。CT 成像过程中没有其他的部件会产生环状伪影。通过平均两个相邻的、小的、不同密度的物体的值，可以降低平均体积的对比分辨率。光子不足一般产生黑带样的条纹伪影，尤其是胸部CT在肩关节的扫描层面。当降低胸部扫描剂量时，在上腹部也会出现圆形的伪影。线束硬化伪影是由低能光子的衰减所致，产生杯状或条纹状伪影。

**参考文献：**Barrett JF, Keat N. Artifacts in CT: recognition and avoidance. *Radiographics* 2004; 24: 1679–1691.

14 **答案D**。根据不同的CT检查部位，已有的转换因子已经用来将剂量－长度乘积转换为有效剂量。脑部、体部（包括胸部）、颈椎CT检查的转换因子分别是2.2μSv/mGy、18μSv/mGy和5.4μSv/mGy。脑部的转换因子较低，反映的是对颅骨等相对抗辐射的组织进行成像。对于体部CT，当kVp由80kV调整至140kV时，转换率可以增加25%。随着公众对辐射剂量的认识和潜在的癌症风险，在未来对于这些转换因子的报道会越来越多。

**参考文献：**Huda W, Ogden KM, Khorasani MR. Converting dose-length product to effective dose at CT. *Radiology* 2008; 248(3): 995–1003.

15 **答案C**。在现行的CT检查中，扫描参数如kV依旧是由技术员控制，尽管CT采集参数的自动化程度正在逐步增加。现在大部分的CT使用自动管电流调节技术，在机架旋转过程中，管电流随着身体不同部位的形态自动调节。管电流调制技术能够保证图像质量的测量，如噪声指数，也可以由技术员根据图像质量进行剂量调整。降低胸部CT的扫描剂量通常采用自动管电流调节技术，在相对降低剂量的同时产生可以接受的图像噪声增加。反之，降低噪声指数会增加辐射剂量。

这个问题主要是为了识别辐射剂量降低在mAs与Z轴之间的相对线性关系以及kV与辐射剂量的非线性关系。在冠脉CTA检查中，kV由120降至100，辐射剂量可以降低47%~53%。除此之外，在CT增强的研究中，降低kV可以增加碘对比剂与周围软组织的图像对比度，这与碘剂的K－边缘效应有关。

**参考文献：**Kanal KM, Stewart BK, Kolokythas O, et al. Impact of operator-selected image noise index and reconstruction slice thickness on patient radiation dose in 64-MDCT. *AJR Am J Roentgenol* 2007; 189; 219–225.

# 第2章 正常解剖

## 问题

**1** 下图主动脉和气管隆突之间的结构是：

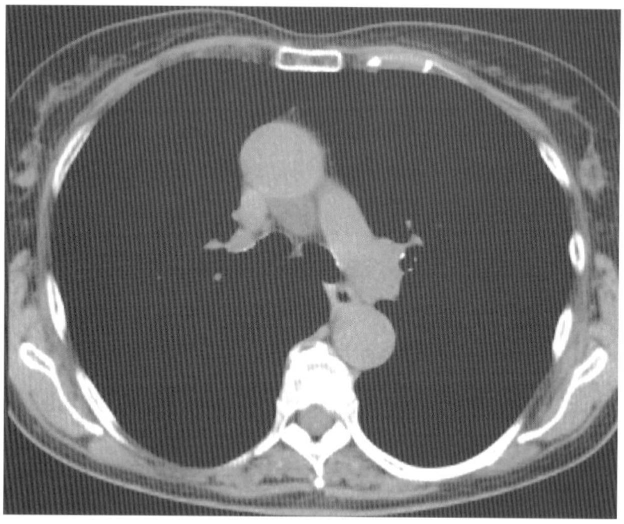

A. 淋巴结肿大　　B. 正常解剖变异

C. 纵隔囊肿　　D. 血管瘤

**2** 以下哪个结构能形成膈上尖峰征？

A. 上肺韧带　　B. 下肺韧带

C. 膈神经　　D. 膈膨隆

**3** 请给下图的解剖结构命名。

A. 前联合线　　B. 后联合线

C. 中间支气管后壁　　D. 右侧气管旁带

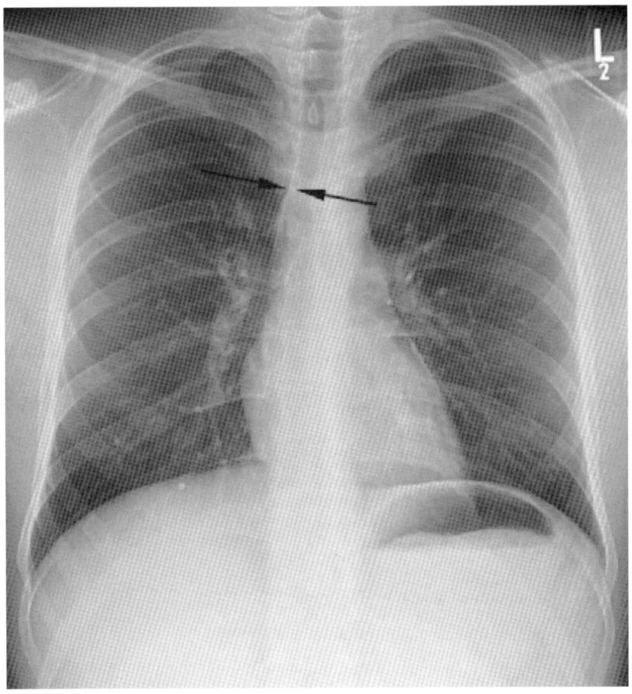


**4**　右侧气管旁带的内部边界由哪个结构组成？

A. 胸膜　　B. 升主动脉

C. 气管　　D. 上腔静脉

**5**　如下所示，CT 图像上箭头所示的肌肉是：

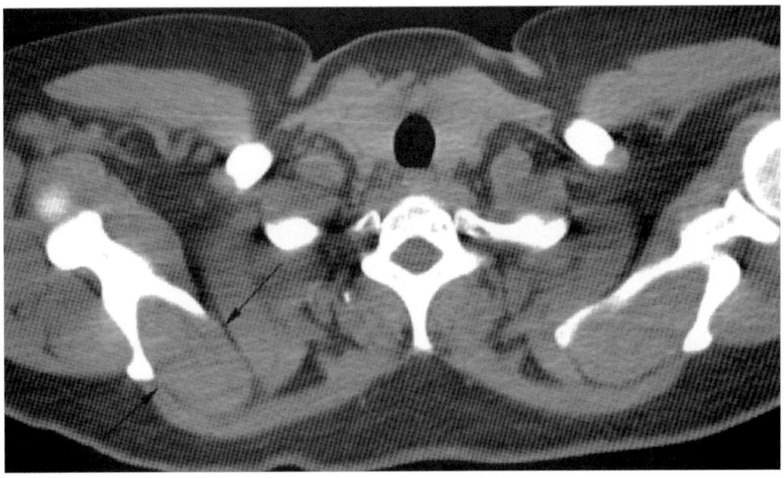

A. 冈上肌　　B. 冈下肌

C. 肩胛下肌　　D. 小圆肌

**6**　下图所示哪个肺段被切除？

A. 右肺上叶后段　　B. 右肺中叶内侧段

C. 右肺下叶背段　　D. 右肺下叶内基底段

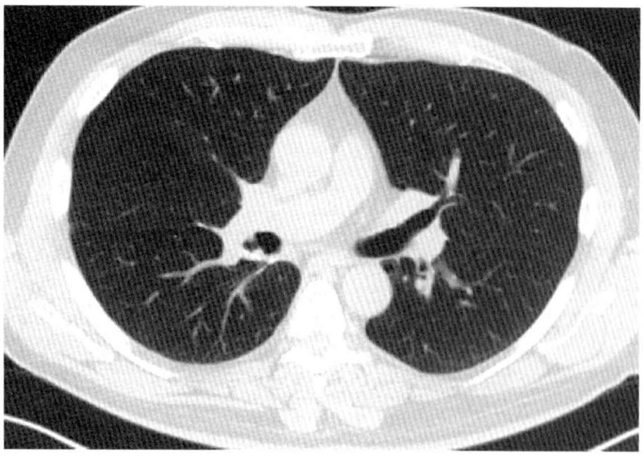

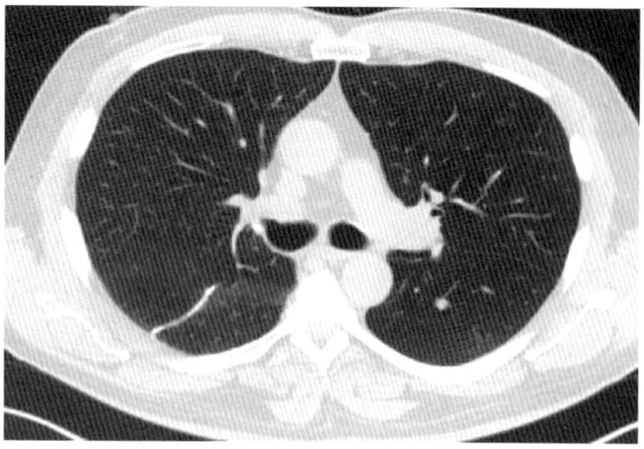

**7** 下图箭头所示的结构是：

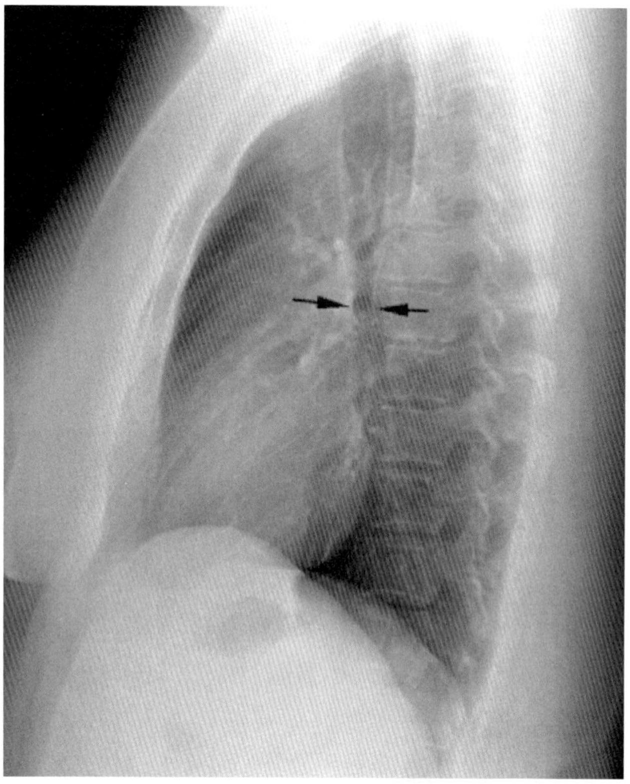

A. 右肺上叶支气管　　B. 左肺上叶支气管

C. 左主支气管　　D. 右肺中叶支气管

**8** 下图箭头所示正常变异的名称是：

A. 气管性支气管　　B. 支气管闭锁

C. 中间支气管　　D. 肺底心段支气管

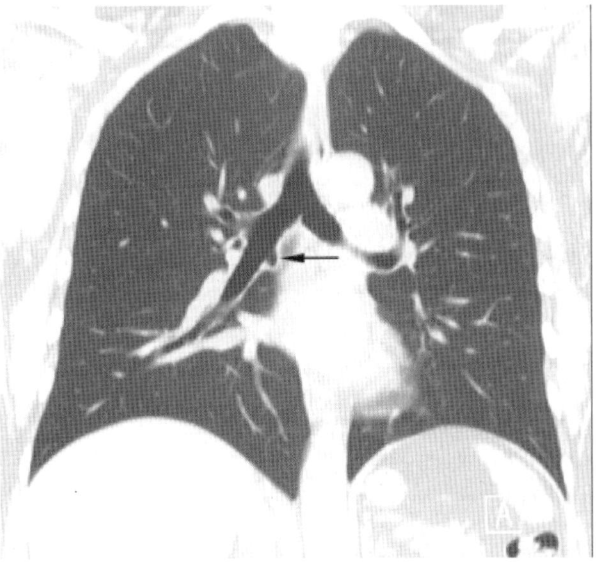

**9a**　胸片上箭头所示间隙是：

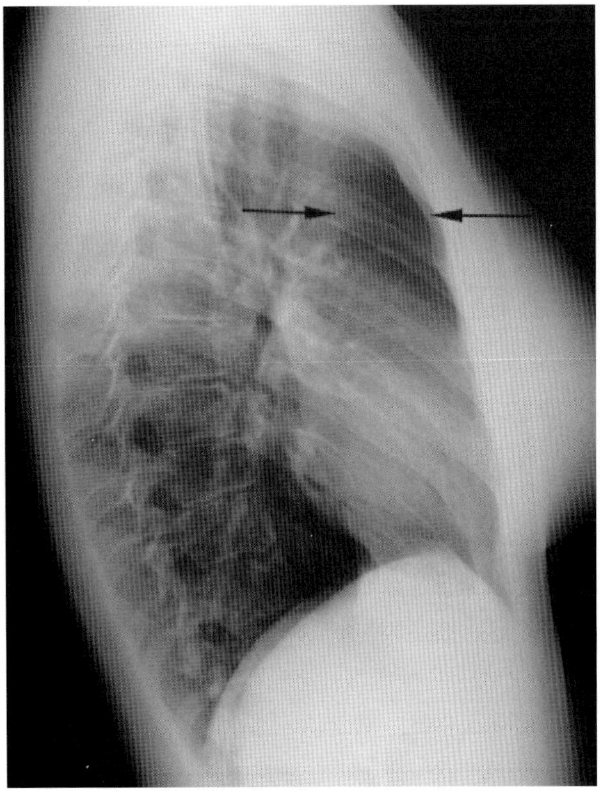

A. 气管后间隙　　B. 心后间隙

C. 胸骨后间隙　　D. Raider 三角

**9b**　侧位胸片上胸骨后间隙在正位胸片上对应的结构是：

A. 前联合线　　B. 后上联合线

C. 奇静脉食管隐窝　　D. 右侧气管旁带

**10** 下图箭头所示的解剖结构是:

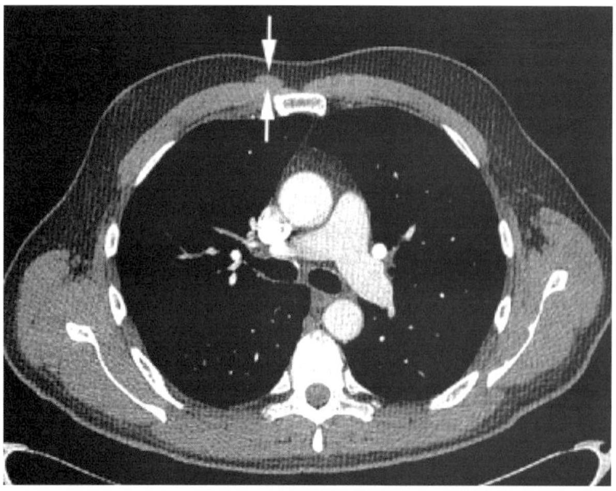

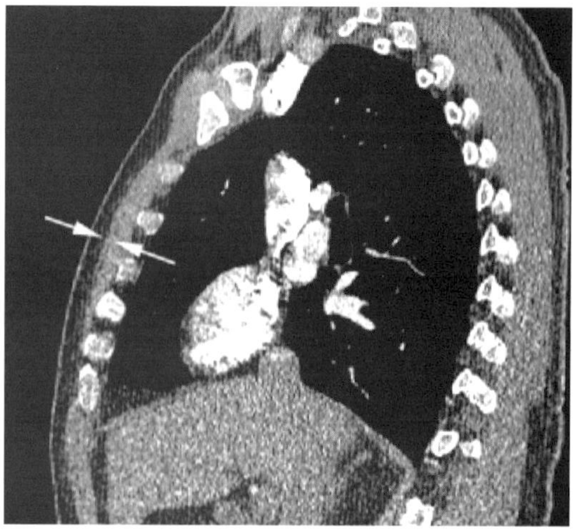

A. 内乳淋巴结　　B. 胸骨肌

C. 胸小肌　　D. 内乳动脉

**11** 下图中主动脉弓左侧增强的结构是:

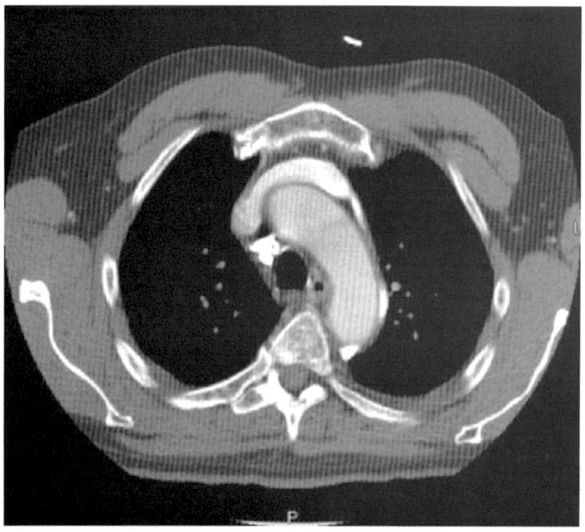

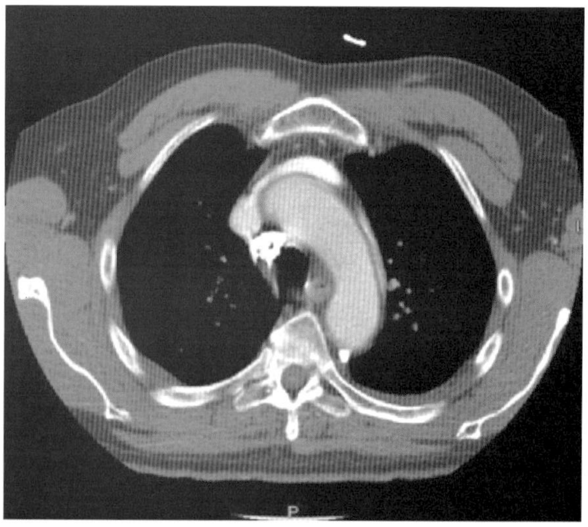

A. 上肋间静脉　　B. 支气管动脉

C. 双上腔静脉　　D. 左肺上叶肺静脉异位引流

**12a** 下图箭头所示间隙是:

A. 食管前带　　B. 气管食管带

C. 前联合线　　D. 后联合线

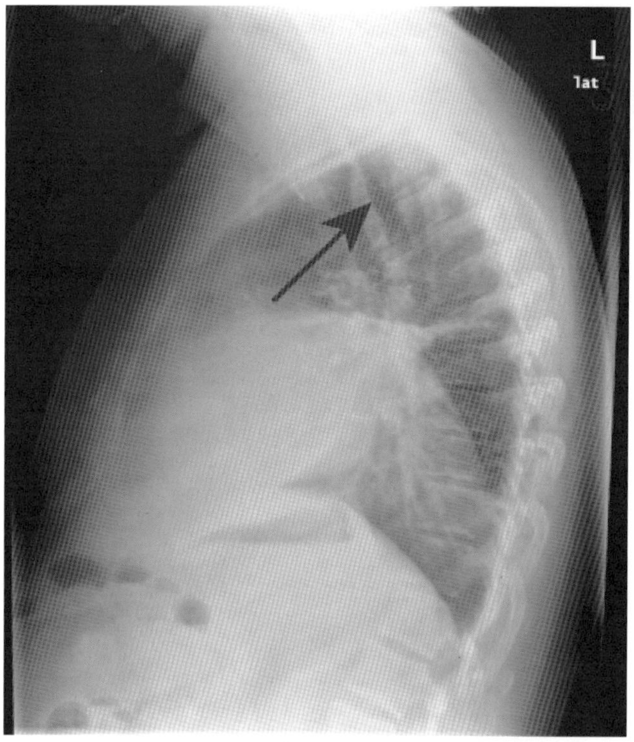


**12b**　上述解剖间隙正常宽度的上限是：

A. 2mm　　B. 5mm

C. 10mm　　D. 15mm

**13**　以下哪个裂能将下叶内基底段与下叶其他肺段分开？

A. 上副裂　　B. 下副裂

C. 内侧副裂　　D. 小副裂

**14**　以下哪个结构在次级肺小叶周围？

A. 肺静脉　　B. 肺动脉

C. 呼吸性细支气管　　D. 终末细支气管

**15**　下图所示经皮胸导管穿刺，哪个血管最容易出现损伤？

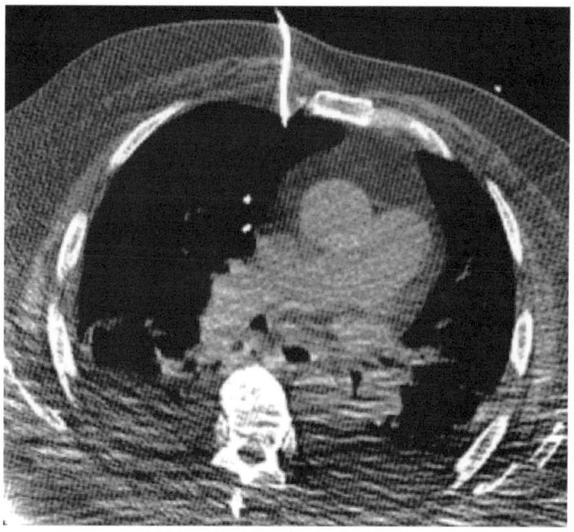

A. 上腔静脉　　B. 升主动脉
C. 右头臂静脉　　D. 右胸廓内动脉

**16** 下面侧位胸片上哪个心脏瓣膜发生明显的钙化？

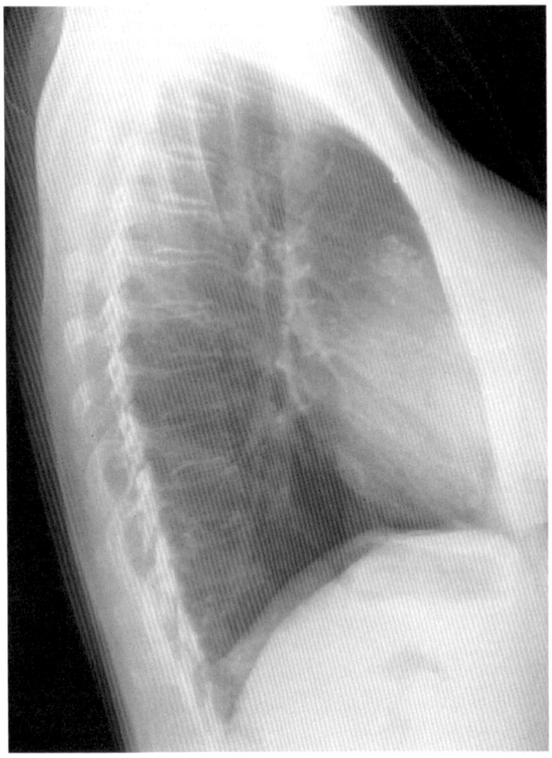

A. 主动脉瓣　　B. 肺动脉瓣
C. 二尖瓣　　D. 三尖瓣

**17a** 在肋间隙中，从头侧至尾侧，神经血管束的顺序依次是：
A. 静脉 – 动脉 – 神经　　B. 神经 – 动脉 – 静脉
C. 动脉 – 静脉 – 神经　　D. 神经 – 静脉 – 动脉

**17b** 对肋间隙内神经血管束位置关系的最佳描述是：
A. 头侧（沿着上面一根肋骨的下表面）　　B. 中央型（两根肋骨中间）
C. 尾侧（沿着下面一根肋骨的上表面）　　D. 可变的（根据肋骨水平位置发生变化）

**18a** 下面两幅图中，箭头所示的长管状结构是：
A. 奇静脉　　B. 胸导管
C. 半奇静脉　　D. 副半奇静脉

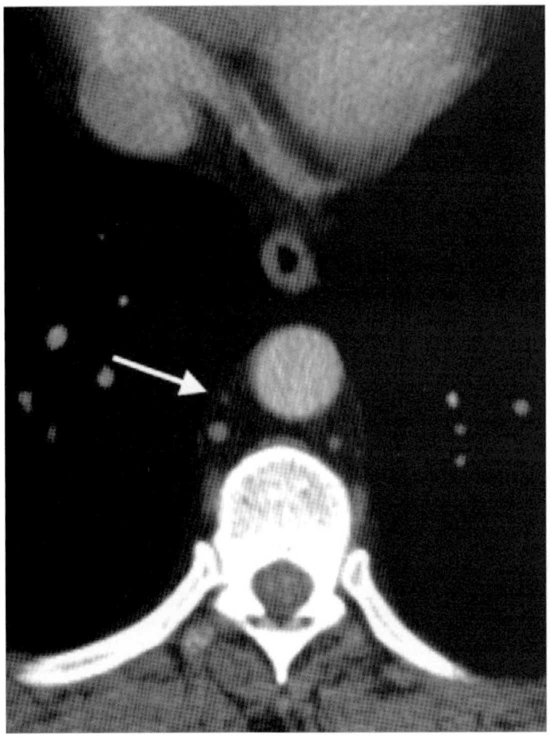

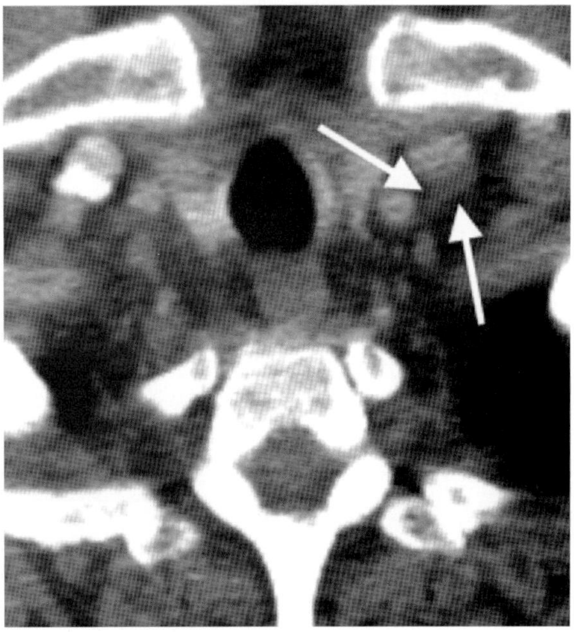

**18b**　胸导管一般引流至哪里？

A. 左锁骨下静脉和颈内静脉汇合处　　B. 右锁骨下静脉和颈内静脉汇合处

C. 上腔静脉　　D. 下腔静脉

**18c**　以下哪个结构一般不通过胸导管引流（直接或间接的）？

A. 右上肢　　B. 左上肢

C. 右下肢　　D. 左下肢

**19a**　下面成人 CT 图像中，前纵隔花斑样的脂肪改变是由什么原因引起的？

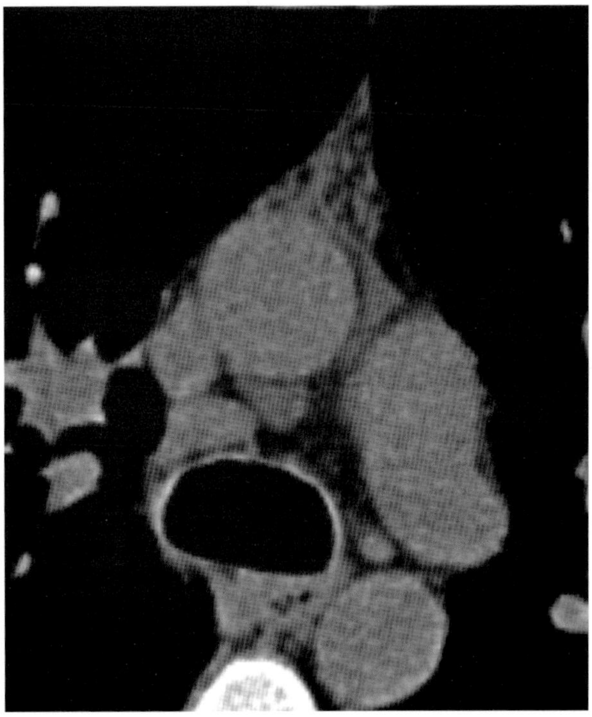

A. 纵隔出血　　B. 感染性纵隔炎

C. 正常胸腺　　D. 胸腺脂肪瘤

**19b** 胸腺一般在哪个年龄段全部由脂肪替代?

A. 20 岁　　B. 40 岁

C. 60 岁　　D. 80 岁

**20** 奇静脉食管隐窝的上界是:

A. 奇静脉弓　　B. 主动脉弓

C. 副半奇静脉　　D. 无名动脉

## 答案与解析

**1** **答案 B**。有时会被误诊为淋巴结肿大、肿块或者纵隔囊肿。心包上隐窝是正常的解剖变异，一般不需要随访复查。心包上隐窝的影像特征包括：①在心包隐窝的特定的位置，此处是沿着主动脉后方；②新月形；③液体密度，没有强化；④与邻近结构关系呈现良性的表现，即没有侵袭性。主动脉上隐窝向上可以一直延伸到气管右侧。有些良性囊性病变与上述征象可能会重叠，需要警惕并进行随访，但通过矢状面或冠状面的多平面重组可以更好地显示其是否从心包区域延伸而来。淋巴结肿大和血管瘤没有上述所有表现。

**参考文献**：Truong MT, et al. Pictorial essay: anatomy of pericardial recesses on multidetector CT: implications for oncologic imaging. *AJR Am J Roentgenol* 2003; 181:1109 – 1113.

**2** **答案 B**。膈上尖峰征是与任何原因所致的肺体积缩小相关，在正位胸片上表现为膈顶小三角形的阴影。下肺韧带相关的肺内间隔的小的副裂可导致尖峰征。上肺韧带不附着在膈肌上。正常膈神经常规在影像上是不能显示的，除非病理状态下。膈膨隆有相似的表现，但不用这个特定的术语来描述；膈膨隆一般表现为膈肌光滑的突起。

**参考文献**：Hansell DM, Bankier AA, MacMahon H, et al. Fleischner Society: glossary of terms for thoracic imaging. *Radiology* 2008;246(3).

**3** **答案 D**。胸片上右侧气管旁带由气管右侧壁和内侧胸膜构成。一般厚度 <4mm，尽管会受到吸气程度和纵隔脂肪的影响。引起右侧气管旁带增宽的病理原因最好采用 CT 进行评估，如最常见的淋巴结肿大、纵隔出血、纵隔肿块或者血管扩张。

**参考文献**：Hansell DM, Bankier AA, MacMahon H, et al. Fleischner Society: glossary of terms for thoracic imaging. *Radiology* 2008;246(3).

**4** **答案 C**。掌握胸片上正常的线和带，有助于认识或解释异常表现，如单侧肺容积缩小引起联合线的移位或者淋巴结增大导致右侧气管旁带增宽。或者说，知道这些线或带的正常表现，就会减少误认为异常的可能或者误诊的可能。本例，箭头标注的是右侧气管旁带，由气管内气体和充满气体的右肺上叶共同勾勒出来。位于此区域的解剖结构包括气管壁的上皮和气管软骨，含有淋巴结和小血管的纵隔脂肪和脏壁层胸膜。厚度 >4mm 提示病理性的增厚。

其他选项均是正位胸片或侧位胸片上的中线结构。在正位胸片上，前联合线从右上经前中纵隔延续到左下，是双肺上叶胸膜在大血管之前的交汇。后联合线也是双肺上叶胸膜在中线的交汇，但是位于气管和食管的后方，表现为中线左侧与气管重叠影，向上可以延伸至锁骨。中间支气管后壁是侧位胸片上的细线影，在位置比较好的侧位片上可以显示部分中线穿过左主干支气管。

**参考文献**：Gibbs JM, et al. Lines and stripes: where did they go? From conventional radiography to CT. *Radiographics* 2007;27:33 – 48.

**5** **答案 A**。尽管胸部影像检查的重点是胸部疾病，但是胸片上也包括邻近的结构如颈根部、双侧肩关节、上腹部等，认识这些邻近部位的正常和异常表现也是胸部检查的一部分。胸壁的病变或侵袭可以累及肌肉组织，有必要熟悉胸部 CT 图像上扫描范围内每块肌肉的名称。横断面胸部 CT 图像上回旋肌显示比较清楚。肩胛骨呈 T 字形,将肌肉分为位于肩胛骨深部(或前部)的肩胛下肌、下外侧的冈下肌、内上侧的冈上肌。小圆肌沿着冈下肌的侧面。

**参考文献**:E-Anatomy. www. imaios. com/en/e-Anatomy. Last accessed December 29,2014.

**6** **答案 C**。除去少见的解剖变异,气管支气管树在左右两肺、5 个肺叶和 18 个肺段的分布相对是固定的。熟悉邻近肺叶肺段的解剖关系可以在一个肺叶或肺段切除以后容易地辨别切除的肺叶或肺段。右肺上叶和中叶支气管起源于右肺下叶支气管的前方,若切除其中一个肺叶,则手术夹和支气管残端位于右肺下叶支气管的前方。相反,若右肺下叶切除,则手术夹和支气管残端位于右肺上叶及中叶支气管的后方。肺段切除则相对较难辨别,需要熟知正常肺段的分布。本例手术缝合线沿着右肺下叶的上部和右肺上叶的后下方,此区域是右肺下叶背段和上叶后段。手术夹和支气管残端位于右肺中间支气管后方,此区域术前是右肺下叶背段支气管。

**参考文献**:Webb WR, Higgins CB. *Thoracic imaging: Pulmonary and cardiovascular radiology*, 2nd ed. Philadelphia, PA: Lippincott Williams & Wilkins, 2011:165 - 174; Chapter 6: The Pulmonary Hila.

**7** **答案 C**。肺门的不对称性导致侧位胸片上复杂的阴影,但是若对肺门结构有充分的理解也可以在侧位片上识别肺门的结构。左肺上叶支气管起源于动脉下方,也就是当它向侧方进入肺组织时位于左肺动脉下方。相反的,右肺上叶支气管起源于肺动脉上方,右主支气管位于肺动脉的后方。这种不对称性使得左主支气管的前壁、上壁和后壁边界勾画得很清楚,较肺门其他支气管显示得更加清楚。在左主支气管上方,右上叶支气管的水平部分在气管隆嵴水平。前面讲到,在标准的侧位胸片中,右肺中间支气管的后壁垂直地穿过左主支气管的投影区。左上叶支气管和右中叶支气管在侧位胸片上没有清楚的边界。

**参考文献**:Feigin DS. Lateral chest radiograph: a systematic approach. *Acad Radiol* 2010;17:1560 - 1566.

**8** **答案 D**。气管支气管树的先天变异并不罕见,有 1%~12% 的比例。本例中,从中间支气管的内侧壁发出一个短小的分支,与右上叶支气管方向相反,称为肺底心段支气管,它可以是一个盲端,也可以伴发多发的含气囊腔或肺泡组织。若有感染或者咯血,需要手术切除;尽管绝大部分是在无症状人群中 CT 检查偶尔发现。气管性支气管则起源于气管,是右肺上叶的一个副支气管。支气管闭锁是指正常支气管树的中断,与周围的气道和相关的部分肺组织不相通。中间支气管是支气管的正常解剖,位于右肺上叶支气管开口的下方,正如名字所示,它是唯一一个叶以上的支气管,向外周又分为两个叶支气管。

**参考文献**:Ghaye B, Szapiro D, Fanchamps JM, et al. Congenital bronchial abnormalities revisited. *Radiographics* 2001;21:105 - 119.

**9a** **答案 C**。

**9b** **答案 A**。胸骨后间隙也称为前间隙,是指侧位胸片上位于心脏大血管前方、胸骨后方的间隙,双肺上叶前段的胸膜紧靠在一起。侧位胸片上,胸骨后间隙能够提高前纵隔的可视化,前纵隔在正位胸片上由于胸骨和纵隔结构的重叠导致其显示不清,是正位胸片的一个盲区,以致部分前纵隔的病变漏诊。前纵隔胸骨后间隙的正常解剖结构包括纵隔脂肪、淋巴结、胸腺和内乳血管。

当双肺上叶前段的胸膜紧靠一起时，正位胸片上可清晰显示前联合线。除了认识胸片上正常的阴影和边界之外，认识前联合线有助于加深对肺过度充气或肺气肿的认识，因为肺过度充气或肺气肿能突显前联合线。

**参考文献**：Feigin DS. Lateral chest radiograph: a systematic approach. *Acad Radiol* 2010;17:1560 – 1566.

**10** **答案 B**。胸骨肌，也称为胸骨直肌，偶尔在乳腺摄影片上可见，在人群中出现的比例是 2%~11%，男女发生率相当。认识胸片上此正常变异可以避免将其误诊为肿块。它与胸大肌的前内侧面垂直，可以是单侧的，也可以是双侧的。

**参考文献**：Bradley FM, Hoover HC Jr., Hulka CA, et al. The sternalis muscle: an unusual normal finding seen on mammography. *AJR Am J Roentgenol* 1996;166:33 – 36.

Katara P, Chauhan S, Arora R, et al. A unilateral rectus sternalis muscle: rare but normal anatomic variant of anterior chest wall musculature. *J Clin Diagn Res* 2013;7(12):2665 – 2667.

Nuthakki S, Gross M, Fessell D. Sonography and helical computed tomography of the sternalis muscle. *J Ultrasound Med* 2007;26:247 – 250.

**11** **答案 A**。这个强化的结构与主动脉弓平行，这是正常的左上肋间静脉。左上肋间静脉通常引流第 2~4 肋间隙的静脉至左侧头臂静脉，通常与副半奇静脉或奇静脉相通。有时在后前位或前后位胸片上显示其正位投影，被称为“主动脉乳头”影。当中心静脉阻塞时，其作为侧支通路会增宽。支气管动脉一般起源于 T3~T8 水平降主动脉前壁。双上腔静脉和左肺上叶肺静脉异位引流，其走行方向更趋向于垂直走行。

**参考文献**：Demos TC, Posniak HV, Pierce KL, et al. Venous anomalies of the thorax. *AJR Am J Roentgenol* 2004;182(5).

**12a** **答案 B**。

**12b** **答案 B**。气管食管带在侧位胸片上可见，位于含气的气管壁和含气的食管前壁之间，其最大宽度是 5mm。若气管后方与食管不紧密相连，则此带会变窄，最宽上限是 2.5mm，称为气管后带。此带增宽需要 CT 进一步评价食管病变、血管病变或者纵隔其他病变。

**参考文献**：Gibbs JM, Chandrasekhar CA, Ferguson EC, et al. Lines and stripes: where did they go? —from conventional radiography to CT. *Radiographics* 2007;27(1).

**13** **答案 B**。下副裂分割下叶内基底段和下叶其他基底段，通常是垂直走行且比较完整。右肺较左肺常见。上副裂与右水平裂在同一水平，分割右肺下叶背段和基底段。没有小副裂或者内侧副裂。

**参考文献**：Godwin JD, Tarver RD. Accessory fissures of the lung. *AJR Am J Roentgenol* 1985;144(1): 39 – 47.

**14** **答案 A**。次级肺小叶是肺的功能单位，在 HRCT 评估中非常重要。次级肺小叶呈多边形，大小约 1.5cm，有纤维间隔（包含肺静脉和淋巴管）。小叶中心是终末细支气管和肺动脉（也有淋巴管的中央部分）。

**参考文献**：Hansell DM, Lynch DA, McAdams HP, et al. *Imaging of diseases of the chest*, 5th ed. Mosby, 2009.

**15** **答案 D**。双侧的胸廓内动脉（内乳动脉）是负责从锁骨至肚脐的前胸壁血液供应。最常见的起源是锁骨下动脉，经锁骨下静脉后方垂直走行于横行的胸肌与肋软骨之间。远端的分支分别是膈肌动脉和腹壁上动脉。经前内侧置入胸导管（如本例图像所示）最容易损伤此动脉。损伤可导致严重的胸壁、胸膜和纵隔出血。此患者需要大量输血和动脉栓塞。当有主动脉缩窄或降主动脉阻塞时,此动脉为腹壁下动脉提供重要的侧支。

**参考文献:** Webb WR, Higgins CB. Thoracic imaging: *Pulmonary and cardiovascular radiology*, 2nd ed. Philadelphia, PA: Lippincott Williams & Wilkins, 2011.

**16** **答案 B**。侧位胸片显示在心影前上方可见严重的营养不良性的钙化,此位置是肺动脉瓣区。其他的瓣膜则较肺动脉瓣的位置低且靠后。此患者有长期的肺动脉狭窄。

**参考文献:** Hansell DM, Lynch DA, McAdams HP, et al. *Imaging of diseases of the chest*, 5th ed. Mosby, 2009.

**17a** **答案 A**。

**17b** **答案 A**。肋间隙的神经血管束从上到下依次是静脉、动脉和神经(首字母缩写 VAN 有助于记忆)。神经血管束的位置是紧贴上一肋骨的下方(肋间隙的头侧),这对于介入手术避免血管损伤非常重要。尽管肋间隙结构的典型分布如此,但是 3D CTA 可以显示肋间动脉的迂曲走行。肋间血管如果损伤,也会发生大出血,血液可渗入胸膜腔内。

**参考文献:** Hansell DM, Lynch DA, McAdams HP, et al. *Imaging of diseases of the chest*, 5th ed. Mosby, 2009.

**18a** **答案 B**。

**18b** **答案 A**。

**18c** **答案 A**。胸导管是大部分淋巴管的主要共同通道,胸导管与乳糜池(腰 1 水平)相通。它穿过主动脉裂孔,在右后纵隔主动脉与奇静脉之间上行(如图所示)。半奇静脉和副半奇静脉位于左后纵隔。胸导管尽管很细小,对于纵隔内有一定脂肪衬托的人群是可见的,但对于很瘦的人群胸导管很难显示。在胸 5 水平跨越中线进入胸廓入口,在汇入左锁骨下静脉和颈内静脉角之前走行于锁骨下动脉的前方、斜角肌的前方。引流变异包括直接引流进入颈部的其他血管(颈内静脉、颈外静脉、头臂静脉)。掌握解剖结构是非常重要的,有助于指导乳糜胸患者的外科手术或者介入治疗。导管引流下肢、腹部、左胸、左上肢和左颈部。

**参考文献:** Liu ME, Branstetter BF, Whetstone J, et al. Normal appearance of the distal thoracic duct. *AJR Am J Roentgenol* 2006;187:1615 - 1620.

**19a** **答案 C**。

**19b** **答案 D**。这是胸腺的正常表现。纵隔出血表现为更大范围的高低混杂密度影,由血管损伤或者更常见的纵隔血管周围的滋养血管的破裂所致。胸腺脂肪瘤表现为脂肪密度和软组织密度共同存在,而本例内部没有真正的肿瘤。同样,纵隔炎症会产生更大范围的纵隔铸型改变。

胸腺随着年龄逐渐退化,胸腺质量随着体形的增大而逐渐减小。实际上,在青春期前胸腺呈绝对性的生长,但相对婴儿期则占身体较小的部分。在一组 309 例 6 周至 81 岁人群的胸部 CT 扫描中发现,70 岁以下的人群中仍可见残留的胸腺组织。直到 70 岁以上(第 8 个十年)胸腺才完全被脂肪替代。这种花斑样的脂肪和软组织混杂的表现是非常典型的表现。形态通常是和纵隔轮廓边缘相同或三角形的。若出现明显的实性成分需要警惕胸腺肿瘤的发生。

**参考文献:** Francis IR, Glazer GM, Bookstein FL, et al. The thymus: reexamination of agerelated changes in size and shape. *AJR Am J Roentgenol* 1985;145:249 - 254.

Nishino M, Ashiku SK, Kocher ON, et al. The thymus: a comprehensive review. *Radiographics* 2006;26(2):335 - 348.

**20** **答案 A**。奇静脉食管隐窝是右后纵隔的隐窝。奇静脉弓形成其上缘,奇静脉和胸膜形成其后缘,食管是其内侧缘。

**参考文献**:Hansell DM, Bankier AA, MacMahon H, et al. Fleischner Society: glossary of terms for thoracic imaging. *Radiology* 2008;246(3).

# 第 3 章 术语与征象

## 问题

**1a** 慢性咳嗽患者进行胸部 CT 检查，以下哪个术语能最准确地描述以下异常表现？

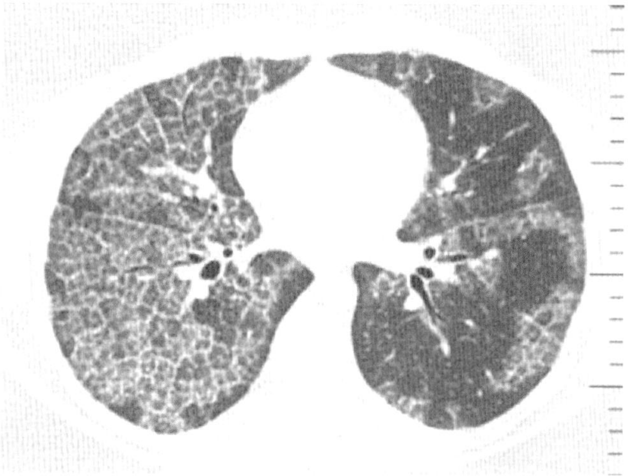

A. 实变　　B. 铺路石征

C. 小叶间隔增厚　　D. 小叶中心性结节

**1b** 考虑到慢性咳嗽和严重的职业暴露史（硅），以下哪种病变最可能引起铺路石征的表现？

A. 类脂性肺炎　　B. 肺泡蛋白沉积症

C. 肺孢子菌肺炎　　D. 肺出血

**2** 患者男，35 岁，主诉葡萄膜炎和轻微气短，胸片如下所示，哪个征象最能描述胸片的改变？

A. 银河征　　B. Fleischner 征

C. 1 -2 -3 征　　D. 金 S 征

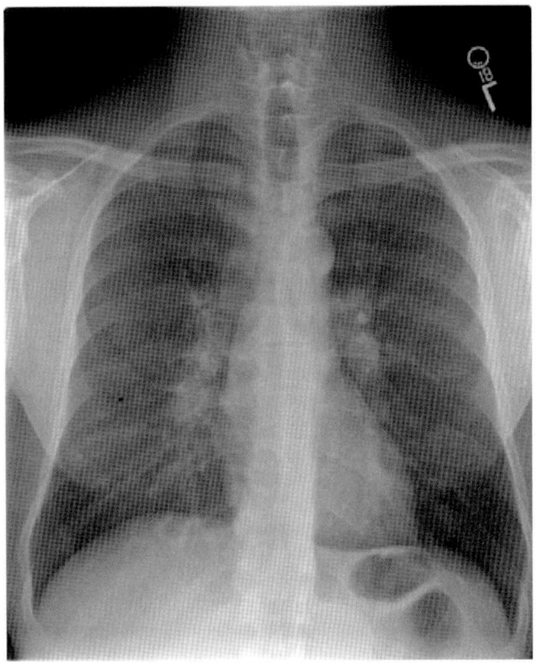

**3a**　患者女，32 岁，难治性哮喘和慢性副鼻窦炎。既往支气管镜肺泡灌洗时提示嗜酸性粒细胞增多。胸片的异常改变是：

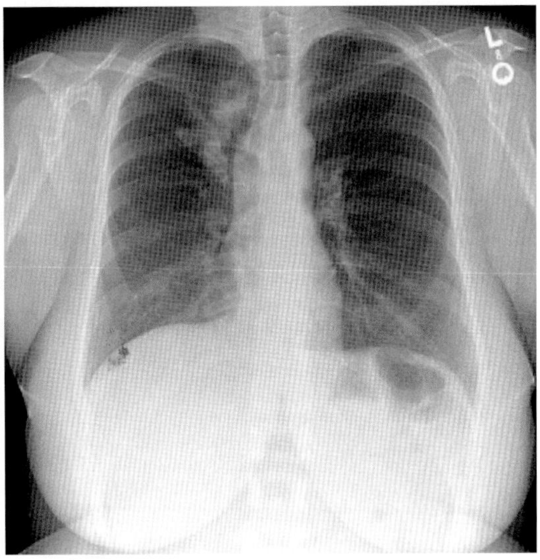

A. 树芽征　　B. 肺门重叠

C. 空气新月征　　D. 指套征

**3b**　根据影像表现和临床病史，最可能的诊断是：

A. 变态反应性肺曲霉菌病（ABPA）　　B. 曲霉菌球

C. 半侵袭性曲霉菌病　　D. 血管侵袭性曲霉菌病

**3c**　随访胸部 CT 图像如下所示，根据 CT 表现，是否支持先前的诊断？

A. 是，支气管黏液嵌塞的对比增强在 ABPA 中很常见

B. 是，支气管黏液嵌塞呈高密度影在 ABPA 中很常见

C. 否，血管炎如 Churg-Strauss 病需要考虑

D. 否，支气管黏液嵌塞呈高密度提示其他疾病，而不是 ABPA

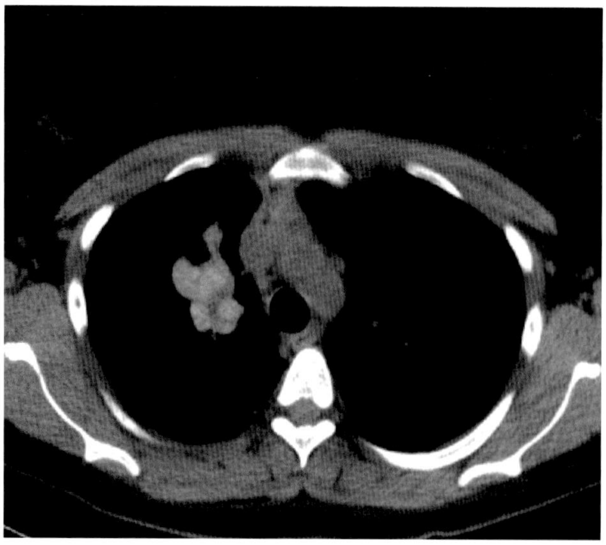

**4a** 下面吸气相 CT 图像主要的表现是:

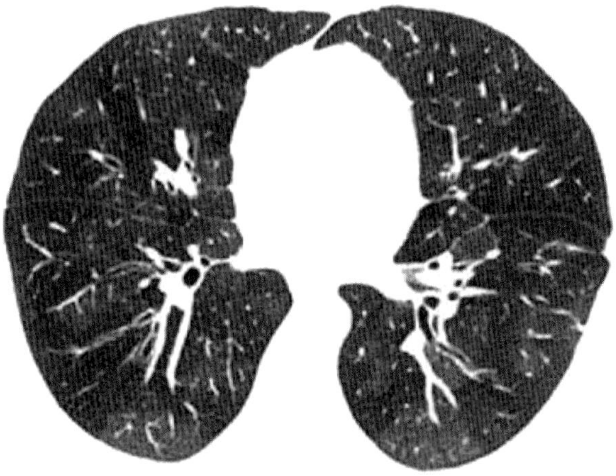

A. 马赛克样改变　　B. 实变

C. 支气管扩张　　D. 结构变形

**4b** 同一患者的呼气相 CT 图像如下所示，吸气相的马赛克样改变是由以下哪个原因引起的?

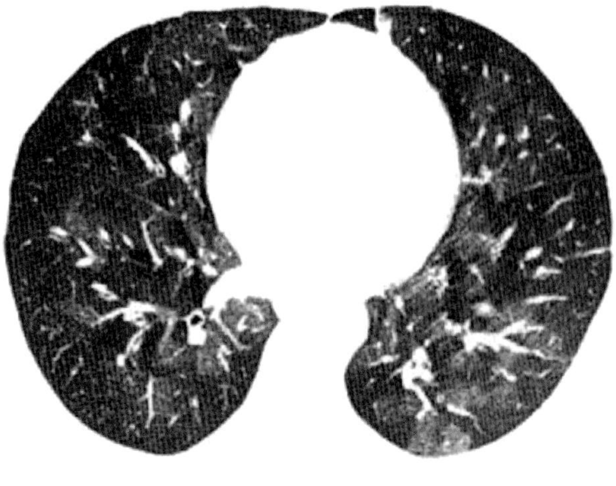

A. 空气滞留　　B. 肺血管疾病

C. 磨玻璃密度　　D. 光子不足伪影

**4c**　若此患者有吸入有毒烟雾史，最可能的病因是：

A. 超敏反应性肺炎　　B. 哮喘

C. 闭塞性细支气管炎　　D. 滤泡性细支气管炎

**4d**　以下哪种结缔组织病与闭塞性细支气管炎高度相关？

A. 硬皮病　　B. 类风湿关节炎

C. 系统性红斑狼疮　　D. 干燥综合征

**5a**　下面 CT 图像所示的征象是：

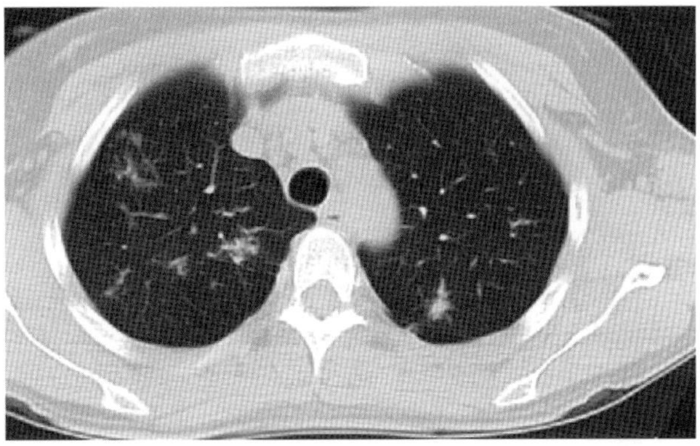

A. 新月征　　B. 猪头肉冻征（headcheese sign）

C. 晕征　　D. 银河征（galaxy sign）

**5b**　以下哪个疾病会出现银河征？

A. 结节病　　B. 支气管肺癌

C. 癌性淋巴管炎　　D. 机化性肺炎

**6**　下图胸片的影像表现是：

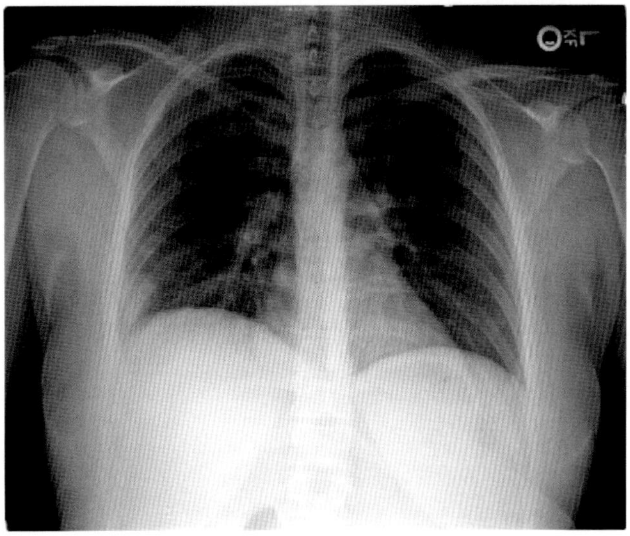

A. 金 S 征　　B. 马赛克征（Westermark sign）

C. 驼峰征（Hampton hump）　　D. Fleischner 征

**7** 主肺动脉窗的上界是：

A. 左肺动脉　　B. 主动脉弓

C. 肺动脉韧带　　D. 壁层胸膜

**8** 以下哪个疾病不会出现串珠征？

A. 结节病　　B. 癌性淋巴管炎

C. 神经源性肺水肿　　D. 煤工尘肺病

**9** 肺梗死最常累及的血管是：

A. 支气管动脉　　B. 肺动脉

C. 肺静脉　　D. 肋间动脉

**10a** 下面 CT 图像所示的征象是：

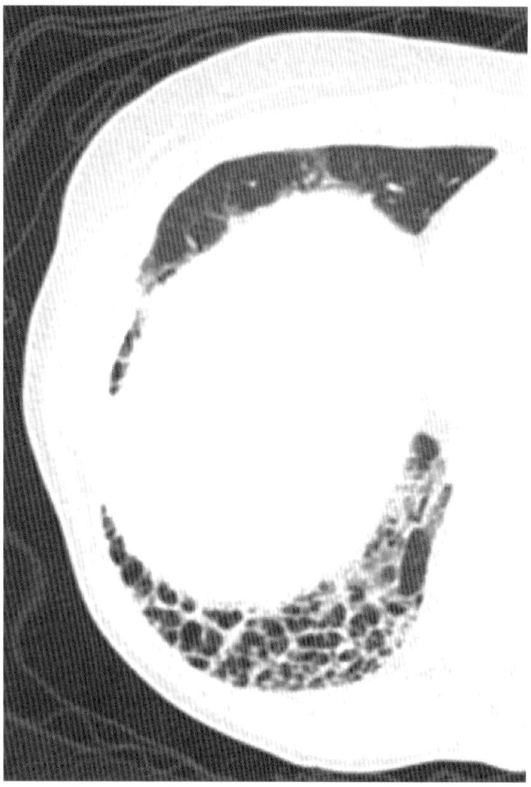

A. 肺气肿　　B. 蜂窝征

C. 马赛克改变　　D. 空气滞溜

**10b** 同一患者的 CT 图像如下，最可能的诊断是：

A. 特发性肺纤维化　　B. 超敏反应性肺炎

C. 硬皮病　　D. 石棉肺

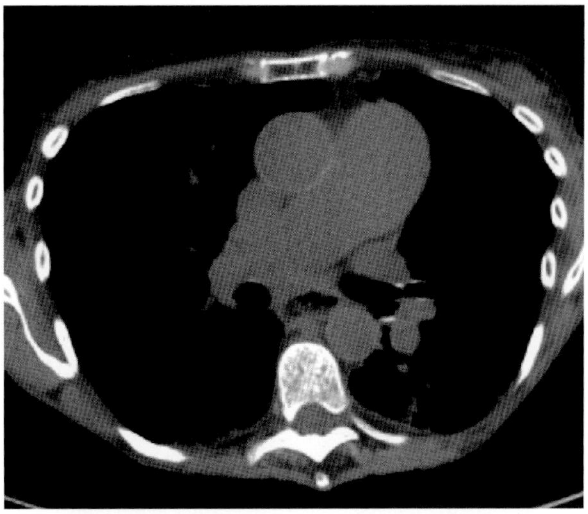

**11a**　下图所示肺结节的分布模式是：

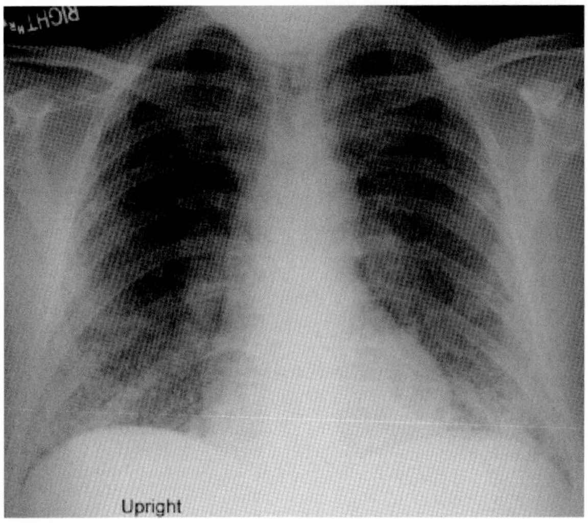


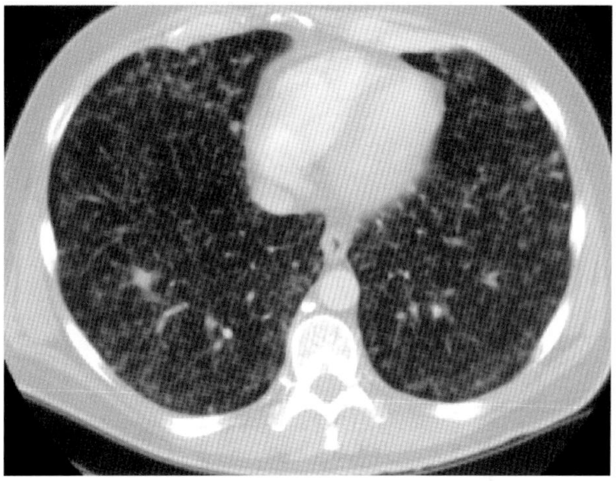

A. 小叶中心性　　B. 支气管血管束周围

C. 粟粒样　　D. 淋巴管周围

**11b**　以下哪个病变不会出现粟粒样分布的结节？

A. 结节病　　B. 播散性真菌感染

C. 播散性分枝杆菌感染　　D. 转移

**12**　哪种结节和分枝状阴影会形成树芽征？

A. 小叶中心性结节　　B. 淋巴管周围分布

C. 随机分布　　D. 胸膜下分布

**13**　Monod 征的病理基础是：

A. 分枝菌病　　B. 血管侵袭性真菌感染

C. 空洞性肿瘤　　D. 肉芽肿性血管炎

**14**　肺大疱直径的最大上限是：

A. 0.5cm　　B. 1.0cm

C. 2.0cm　　D. 3.0cm

**15** 下面 CT 图像所示的征象是:

A. 边缘征象　　B. 印戒征

C. 反晕征　　D. 晕征

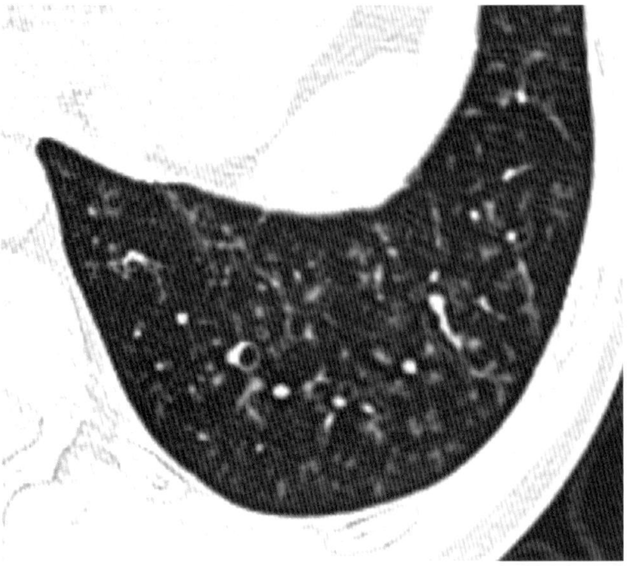

## 答案与解析

**1a**　**答案 B。**

**1b**　**答案 B。**CT 表现为地图样和肺叶分布的磨玻璃密度影和小叶间隔的增厚，这是铺路石征的影像表现。铺路石征见于很多急性或慢性肺部疾病，包括感染、肿瘤、特发性、吸入性和血液性疾病。以肺泡蛋白沉积症的铺路石征最具特征性，尽管比较少见。肺泡蛋白沉积与硅石暴露有关（除外特发性）。

**参考文献：**Marshall GB, Farnquist BA, MacGregor JH, et al. Signs in thoracic imaging. *J Thorac Imaging* 2006;21:76 – 90.

**2**　**答案 C。**胸片所示双侧肺门对称性增大伴有右侧气管旁带的增厚，见于结节病所致的淋巴结肿大的 1（右肺门），2（左肺门），3（右侧气管旁带）征。1 – 2 – 3 征高度提示结节病，但需要与其他的肉芽肿性病变进行鉴别，如硅沉着病、尘肺或肉芽肿性感染。另外，肿瘤性病变如淋巴瘤和小细胞肺癌，尽管可能性很小，但也不能完全除外，还需要进行鉴别。

**参考文献：**Webb WR, Higgins CB. Thoracic imaging: *Pulmonary and cardiovascular radiology*, 2nd ed. Philadelphia, PA: Lippincott Williams & Wilkins, 2011:466; Chapter 15: The Pulmonary Hila

**3a**　**答案 D。**

**3b**　**答案 A。**

**3c**　**答案 B。**指套征是 ABPA 最典型的表现，常表现为难治性的哮喘。尽管临床病史中支气管肺泡灌洗液中嗜酸性粒细胞增多与 ABPA 的相关性更大，但支气管闭锁或者其他慢性支气管阻塞也需要考虑。支气管黏液嵌塞呈高密度也是 ABPA 较特异性的征象，与分泌物中曲菌丝的浓聚有关。近期对 155 例确诊 ABPA 的研究发现，CT 图像上黏液嵌塞呈高密度影与血清学的严重程度、复发率增高的相关性更强。ABPA 在 CT 图像上的其他表现是以上叶为主的支气管扩张、支气管管壁增厚和树芽征。

**参考文献：**Agarwal R, Gupta D, Aggarwal AN, et al. Clinical significance of hyperattenuating mucoid impaction in allergic bronchopulmonary aspergillosis: an analysis of 155 patients. *Chest* 2007; 132: 1183 – 1190.

Marshall GB, Farnquist BA, MacGregor JH, et al. Signs in thoracic imaging. *J Thorac Imaging* 2006; 21:76 – 90.

**4a**　**答案 A。**

**4b**　**答案 A。**

**4c**　**答案 C。**

**4d**　**答案 B。**吸气相 CT 表现为地图样分布的马赛克改变，Fleischner 协会将马赛克征定义为相邻的肺组织有不同的密度。鉴别诊断包括：①间质性肺疾病；②空气滞留；③阻塞性肺血管病。以上病因中，空气滞留在呼气相会更加明显（如本例患者的呼气相 CT）。空气滞留是小气道病变的特征性表现，如超敏反应性肺炎、闭塞性细支气管炎或者哮喘。闭塞性细支气管炎的病因包括既往的感染史（尤其是腺病毒或呼吸道合胞病毒）、胶原血管疾病（尤其是类风湿关节炎）、药物毒性、工业有毒物质的吸入性损伤和慢性移植排异（心/肺移植、骨髓移植中移植物抗宿主疾病）。

**参考文献**:Hansell DM,Bankier AA,MacMahon H,et al. Fleischner Society: glossary of terms for thoracic imaging. *Radiology* 2008;246(3):697 - 722.

**5a** **答案 D**。

**5b** **答案 A**。CT 图像上多发肺结节的鉴别诊断疾病谱非常广泛,但是不同的分布模式可以缩小鉴别诊断的范围。银河征是指小结节的聚集征,在结节的周边有非常细小的结节。肉芽肿性病变最容易出现小结节聚集征,而结节病的特征性的表现是银河征(结核中的卫星灶)。本例 CT 图像表现为支气管周围结节伴有间隔增厚,提示结节病。孤立性肺结节伴有淋巴管周围结节或淋巴管间质增厚,提示支气管肺癌伴有癌性淋巴管炎,但是银河征中卫星灶的出现降低了恶性的可能。机化性肺炎也有几个典型的征象,但银河征和淋巴管周围结节不是机化肺炎的典型表现。

**参考文献**:Heo J,Choi YW,Jeon SC,et al. Pulmonary tuberculosis: another disease showing clusters of small nodules. *AJR Am J Roentgenol* 2005;184:639 - 642.

Nakatsu M,Hatabu H,Morikawa K,et al. Large coalescent parenchymal nodules in pulmonary sarcoidosis: "Sarcoid Galaxy" sign. *AJR Am J Roentgenol* 2002;178:1389 - 1393.

**6** **答案 C**。胸片显示右肺下野外带可见圆形的实变影。肺底部和外周是肺血栓栓塞性局灶性肺梗死的典型发病部位,但并无特异性。肺由肺动脉和支气管动脉双重血液供应,若要发生肺梗死,必须有相对较大的肺动脉栓子才会发生梗死。马赛克征和 Fleischner 征均是肺栓子相关的征象。马赛克征提示肺少血,胸片表现为肺密度减低;Fleischner 征是中心肺血管栓子导致的肺血管的扩张。

**参考文献**:Marshall GB,Farnquist BA,MacGregor JH,et al. Signs in thoracic imaging. *J Thorac Imaging* 2006;21:76 - 90.

**7** **答案 B**。主动脉弓是主肺动脉窗的上界。下界是左肺动脉,内侧界是肺动脉韧带,外侧界是左肺的壁层胸膜,前界是升主动脉,后界是降主动脉。

**参考文献**:Hansell DM,Bankier AA,MacMahon H,et al. Fleischner Society: glossary of terms for thoracic imaging. *Radiology* 2008;246(3):697 - 722.

**8** **答案 C**。串珠征是指小叶间隔结节状增厚,最常见的病因是癌性淋巴管炎,其他引起弥漫性淋巴管周围结节的疾病,如结节病和尘肺,并不常见。肺水肿也会引起小叶间隔的增厚,若没有其他病因,结节状增厚呈现串珠征的则非常少见。

**参考文献**:Hansell DM,Bankier AA,MacMahon H,et al. Fleischner Society: glossary of terms for thoracic imaging. *Radiology* 2008;246(3):697 - 722.

**9** **答案 B**。肺梗死是肺动脉阻塞所致。肺静脉相关性梗死也有,但是非常罕见。由于支气管动脉作为肺的第二血供的存在,缺血性坏死可能不会出现。肺栓塞和肺血管炎是肺梗死最常见的原因。

**参考文献**:Hansell DM,Bankier AA,MacMahon H,et al. Fleischner Society: glossary of terms for thoracic imaging. *Radiology* 2008;246(3):697 - 722.

**10a** **答案 B**。

**10b** **答案 C**。根据 Fleischner 协会胸部影像专业术语的定义,蜂窝征是肺的纤维囊性含气腔隙伴有厚壁,是肺部纤维化的改变。一般分布于肺的外周,是诊断纤维化性间质性肺炎的有价值的征象。影像表现上与肺气肿存在一定的重叠,尤其是对于肺纤维化伴肺气肿(CPFE)的患者,尽管厚壁和肺外周基底部分布不是肺气肿的特征性表现。

马赛克征和空气滞留不会有边界清楚的壁，而是在呼气相和吸气相有明显不同的肺密度的变化。

4 个答案均可以在肺底部出现蜂窝征，但是肺动脉明显扩张和含有食物残渣的扩张的食管高度提示是硬皮病，即系统性硬化。

**参考文献：**Bhalla M, Silver RM, Shepard JO, et al. Chest CT in patients with scleroderma: prevalence of asymptomatic esophageal dilatation and mediastinal lymphadenopathy. *AJR Am J Roentgenol* 1993; 161: 269－272.

Hansell DM, Bankier AA, MacMahon H, et al. Fleischner Society: glossary of terms for thoracic imaging. *Radiology* 2008; 246(3): 697－722.

Solomon JJ, Olson AL, Fischer A, et al. Scleroderma lung disease. *Eur Respir Rev* 2013; 22(127): 6－19.

**11a** **答案 C**。

**11b** **答案 A**。结节分布呈粟粒样。粟粒样分布是指直径 3mm 以下弥漫性分布、不可计数的肺结节。粟粒性结节属于随机分布结节，但随机分布结节一般较大且数量相对较少。粟粒样分布提示感染性病变或者恶性肿瘤的血型播散，常见的病因是结核、真菌感染（如组织胞浆菌病）和甲状腺癌。结节病可以表现为粟粒样结节，但相比之下比较少见。小叶中心性结节一般是以支气管为中心的结节，如支气管内感染、呼吸性细支气管炎或亚急性超敏性肺炎。淋巴管周围的结节常见于结节病或尘肺。本例是血型播散性组织胞浆菌病。

**参考文献：**Hansell DM, Bankier AA, MacMahon H, et al. Fleischner Society: glossary of terms for thoracic imaging. *Radiology* 2008; 246(3): 697－722.

**12** **答案 A**。树芽征是支气管远端气道内充满条带样、结节状密度增高影，与小叶中心型结节类似。树芽征的鉴别诊断包括感染、支气管炎性病变，但最常见的原因是感染或吸入性病变的支气管内播散。过去，树芽征被认为是结核支气管内播散特有的征象，现在发现树芽征可以见于多种疾病。

**参考文献：**Nupur V, Jonathan HC, Tan-Lucien HM. Tree-in-bud sign. *J Thorac Imaging* 2012; 27(2): W27.

**13** **答案 A**。Monod 征是在原发空洞病变的基础上出现足菌肿肿块，肿块在空洞内具有重力依赖性，会随着体位（如仰卧或俯卧）改变，其位置发生变化。足菌肿由团聚的菌丝、黏蛋白、纤维蛋白和碎屑组成。与空洞性结节或肿块的影像表现有一定重叠，空气新月征（最初用于免疫缺陷患者血管侵袭性真菌感染的征象）也用于描述足菌肿。空洞内部的血肿也可以出现类似的表现。

**参考文献：**Ashley N, Peter S, Thomas SL. et al. Monod sign. *J Thorac Imaging* 2013; 28(6): W120.

**14** **答案 B**。肺大疱是指胸膜下肺组织内最大直径 <1cm 的含气囊腔性病变。肺大疱具有相似的表现，但直径 >1cm。两者壁厚度均 <1mm，且同时伴有肺气肿。巨大肺大疱常指肺大疱的体积大于单侧胸腔 30% 以上，但有时更常用于指最大的肺大疱。

**参考文献：**Hansell DM, Bankier AA, MacMahon H, et al. Fleischner Society: glossary of terms for thoracic imaging. *Radiology* 2008; 246(3): 697－722.

Palla A, Desideri M, Rossi G, et al. Elective surgery for giant bullous emphysema: a 5-year clinical and functional follow-up. *Chest* 2005; 128: 2043.

**15** **答案 B**。印戒征指扩张的支气管（指环）和周围伴行的小肺动脉（戒指）。正常情况下，支气管管径与其伴行的肺动脉管径相当，当支气管管径增大时称为支气管扩张。支气管扩张是不可逆的，但偶发的支气管扩大是可逆的。但在较罕见的情况下，肺动脉血管性收缩会出现与支气管扩张相似的表现，如慢性血栓栓塞性疾病。

注意，这个印戒征与肌肉骨骼系统中反映舟月骨分离或泌尿生殖系统中肾乳头坏死之间没有关系。

**参考文献**：Hansell DM，Bankier AA，MacMahon H，et al. Fleischner Society：glossary of terms for thoracic imaging. *Radiology* 2008；246（3）：697－722.

Ouellette H. The signet ring sign. *Radiology* 1999；212（1）.

# 第 4 章　重症监护

## 问题

**1a** 患者男，56 岁，因急性呼吸窘迫综合征在 ICU 住院 10 天，胸片如下所示，胸片上最紧要的表现是：

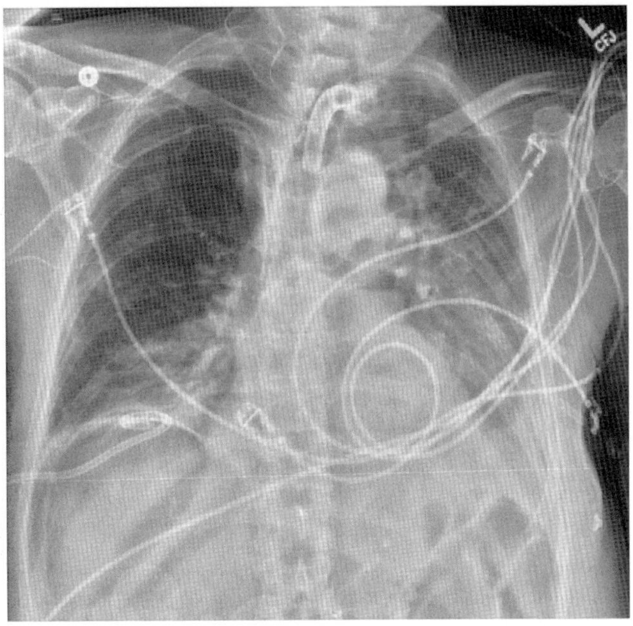

A. 胸腔积液　　B. 食管插管
C. 气腹　　D. 肺炎

**1b** 小肠肠袢显示清楚的原因是：

A. 口服对比剂　　B. 肠壁内外均有气体
C. 肠袢周围的腹水　　D. 肠壁增厚

**2a** 成人气管内插管的最佳位置是：

A. 气管正中插管　　B. 锁骨水平
C. 右主支气管　　D. 气管隆嵴以上 6cm

**2b** 气管内插管（ETT）的末端相对于头端如何移动？

A. 当提起头端时，ETT 向下移动；　　B. 当放低头端时，ETT 向下移动；
C. 当放低头端时，ETT 向上移动；　　D. ETT 不会随着头端的位置而移动。

**3a** 下图中箭头所示的不透光的物体是：

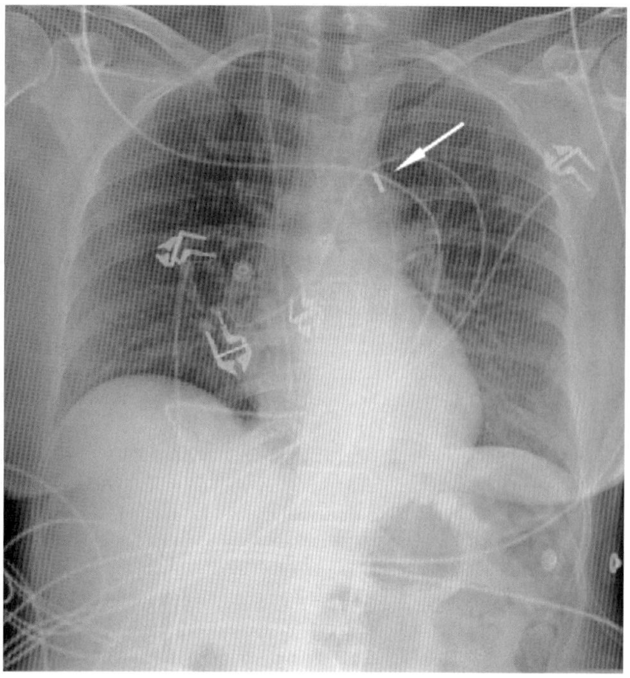

A. 动脉导管闭合夹　　B. 下肢中心静脉导管

C. 主动脉内球囊泵　　D. 漂浮（Swan-Ganz）导管

**3b** 如上图所示，主动脉内球囊泵（IABP）移位的主要并发症是：

A. 脑卒中　　B. 主动脉夹层

C. 主动脉破裂　　D. 肢体乏力

**4** 在胸片上，上腔静脉和右心房连接处的大概位置是：

A. 气管正中　　B. 气管隆嵴

C. T9/T10 椎间隙水平　　D. 隆突下 2 个椎体的高度

**5a** 胸片所示为左中心线置管，若没有既往影像检查，此患者下一步最好的处理方法是：

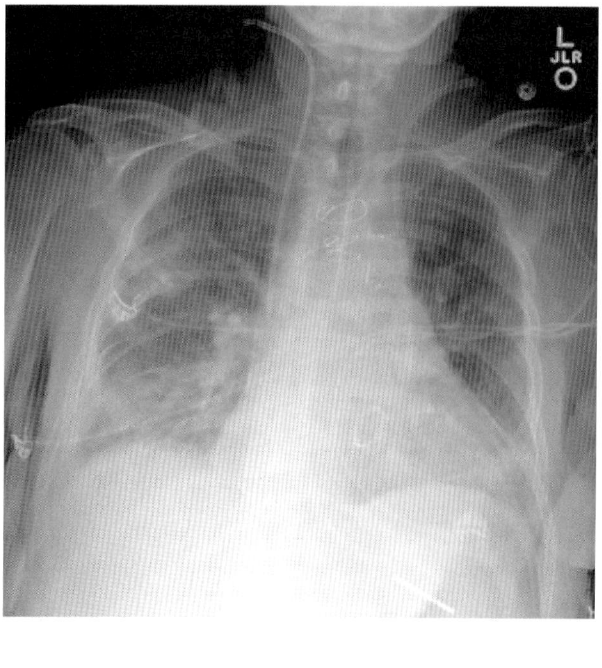

A. 6 小时后复查胸片

B. 评估血液回流和血气

C. 拔除并置换左中心线

D. 行左侧胸廓造瘘术

**5b** 同一患者的 CT 图像如下所示，则左中心线的位置最可能的是：

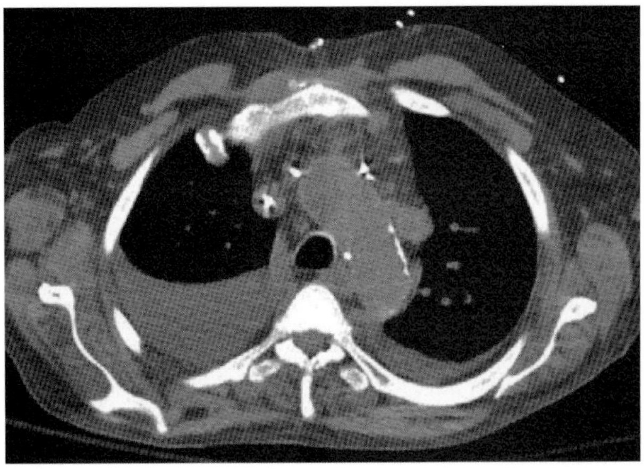

A. 左锁骨下动脉置管

B. 左颈总动脉置管

C. 血管外置管

D. 左上腔静脉置管

**6** ICU 内气管插管患者，间隔 6 小时的胸片如下所示，左肺改变最可能的原因是：

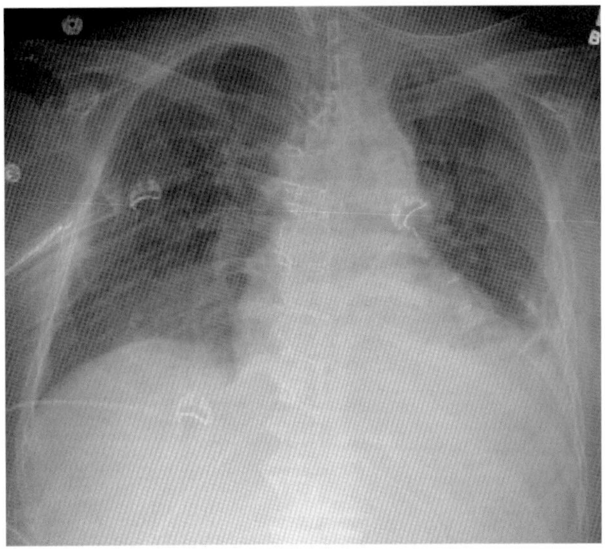

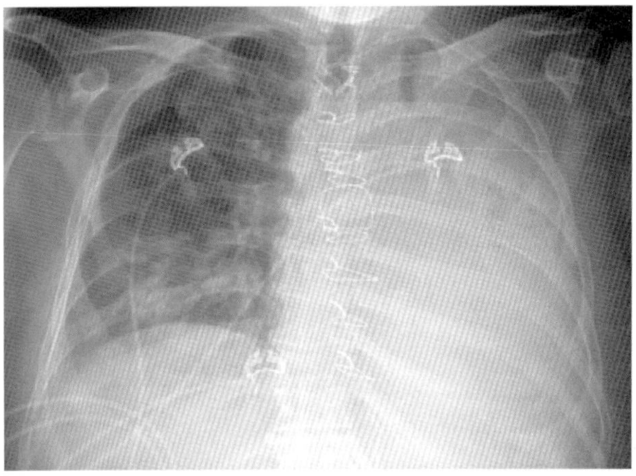

A. 肺炎

B. 血肿

C. 恶性病变

D. 黏液栓

**7a** 左心室辅助装置如图所示，箭头所示的装置是：

A. 储存器

B. 流出套管

C. 驱动线

D. 泵

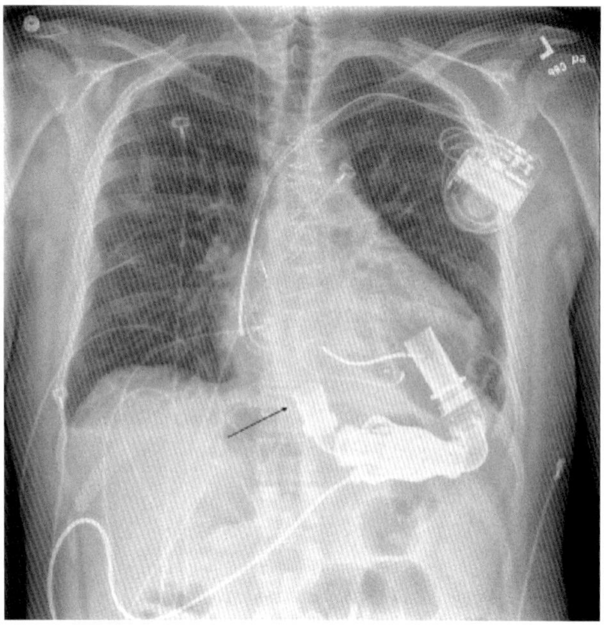

**7b**　当血液离开流出套管以外，直接流入哪里？

A. 主动脉　　B. 左心室

C. 左心房　　D. 肺动脉

**8a**　下图箭头所示导线的位置在哪里？

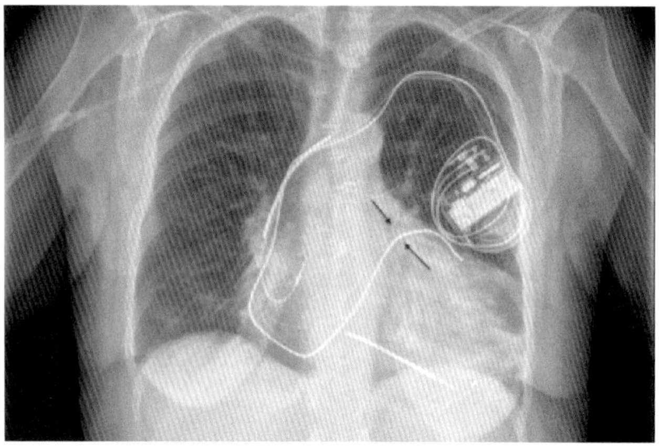

A. 肺动脉　　B. 左心房

C. 冠状窦　　D. 右心室

**8b**　放置双室起搏器的主要适应证是：

A. 心动过缓　　B. 心力衰竭

C. 心室颤动病史　　D. 室上性心动过速

**9**　胸膜外血肿与血胸最主要的鉴别点是：

A. 分层状　　B. 密度增加

C. 胸腔插管内有血液回流　　D. 胸膜外脂肪移位

**10**　诊断食管插管最可靠的方法是：

A. pH 探针　　B. 呼气相胸片

C. 后斜位胸片　　D. 胸片上新发肺不张

**11**　肺动脉（漂浮）导管的最佳位置是：

A. 肺动脉主干　　B. 上腔静脉与心房交界处

C. 第 5 级肺动脉分支　　D. 肺动脉瓣水平

**12a**　下图胸片主要的异常表现是：

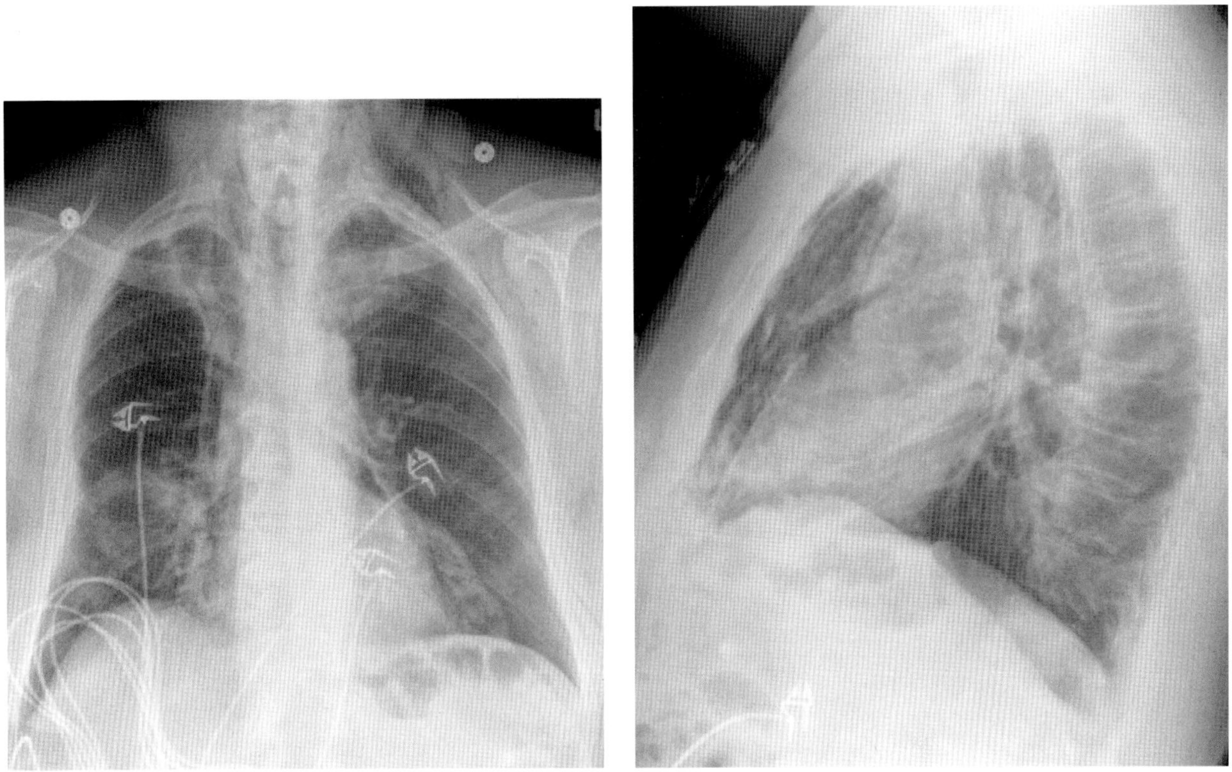

A. 气胸　　B. 心包积气

C. 气腹　　D. 纵隔积气

**12b**　另外 1 例患者的胸片，心脏底部的透亮影是：

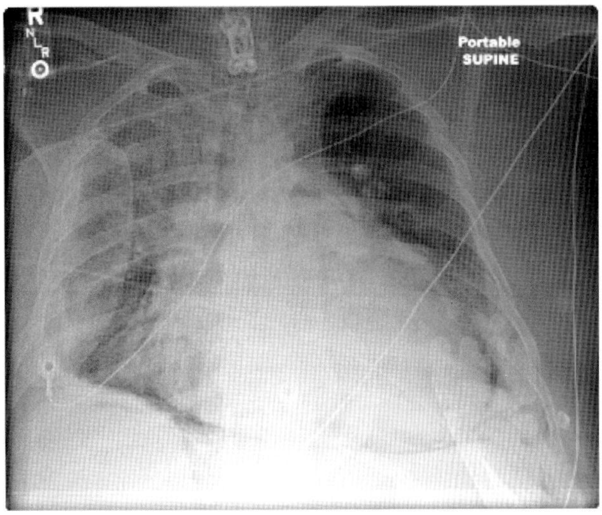


A. 气胸　　B. 心包积气

C. 气腹　　D. 纵隔积气

**13** 心脏起搏器电极所致的心肌穿孔的继发性征象是：

A. 心包积液　　B. 血胸

C. 纵隔积气　　D. 气胸

**14** 三腔双囊管的作用是：

A. 直接引流胃溃疡的出血　　B. 胃切除术后肠内营养

C. 食管静脉曲张的气囊填塞　　D. 分枝杆菌肺炎暂时性的填塞治疗

**15a** 下面 2 幅图是同一患者间隔 3 小时的胸片，右侧胸腔改变的可能原因是：

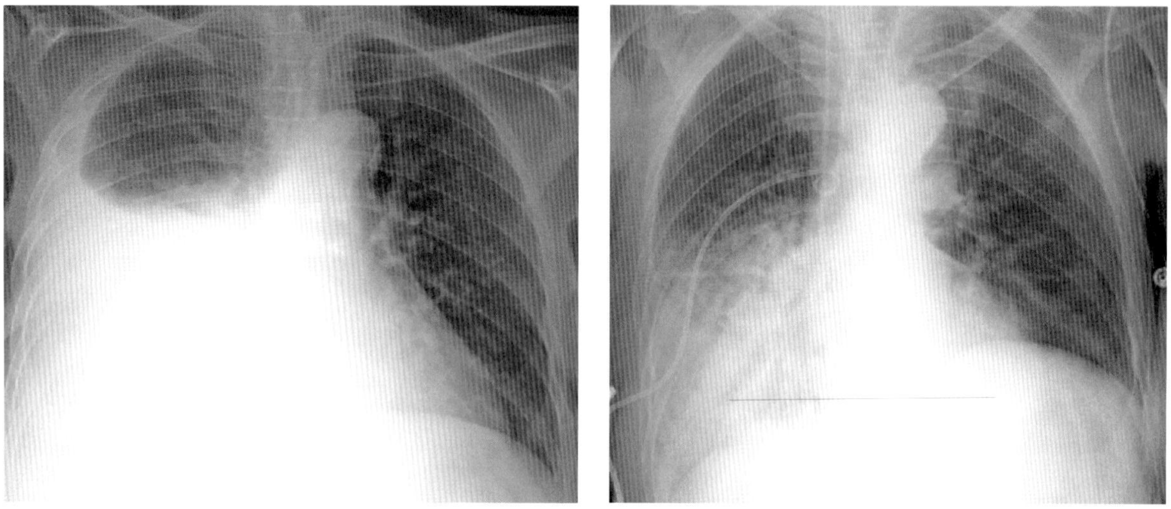

A. 中心静脉导管留置　　B. 胸腔引流管置入

C. 气管内插管置入　　D. 患者体位改变

**15b** 右肺下叶新发实变影的原因是：

A. 气胸　　B. 吸入性肺炎

C. 复张性肺水肿　　D. 肺出血

**16a** 经静脉置入的起搏器导线断裂最常见的位置是：

A. 起搏器附着处　　B. 终端导线的头

C. 静脉通道位置　　D. 上腔静脉心房连接处

**16b** 心脏起搏器导线断裂的最常见的原因是：

A. 金属老化　　B. 导线之间的相互摩擦

C. 电极短路　　D. 锁骨和第 1 肋骨间的挤压

**17** 一般来讲，血管性导管断裂和移位的最佳处理方式是：

A. 无须处理　　B. 绞断器

C. 血管手术　　D. 吸引术

**18** 1 例长期在 ICU 留观的患者，曾有长期肺动脉导管置入，出现连续 6 周的咯血，最可能的病因是：

A. 肺动脉假性动脉瘤　　B. 胃溃疡出血

C. 支气管胸膜瘘　　D. 支气管动脉瘘

**19a** 下图胸片的主要影像征象是：

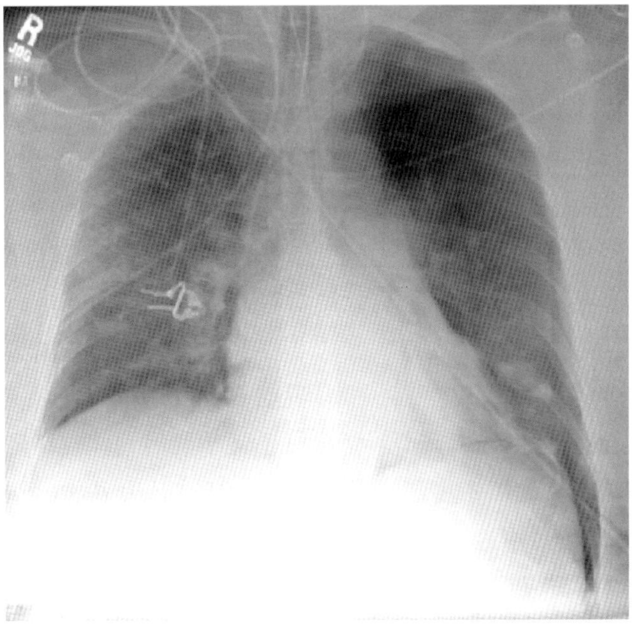


A. 深沟征　　　　B. 边缘征象

C. 空气新月征　　D. 弯刀征（scimitar sign）

**19b** 在深沟征中，气体位于：

A. 胸膜腔后外侧　　B. 胸膜腔前外侧

C. 左上象限　　　　D. 侧胸壁

**20** 下图的胸片用于评价喂饲管的位置，喂饲管的头端位于：

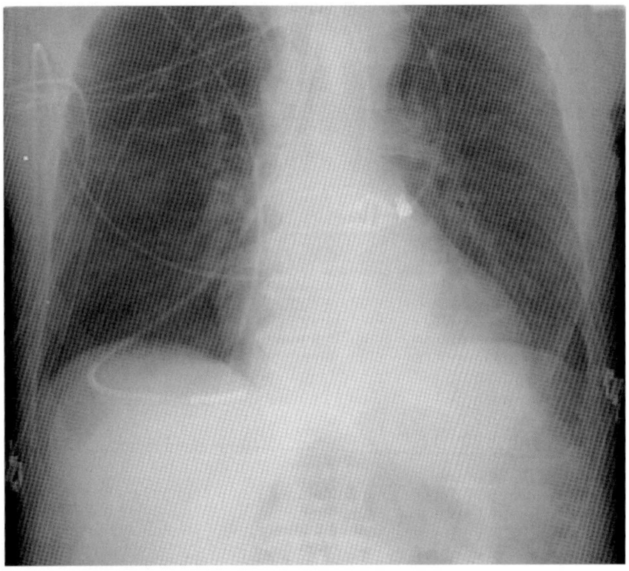

A. 右下叶支气管　　B. 右中叶支气管

C. 右侧胸膜腔　　　D. 较大的食管裂孔疝

## 答案与解析

**1a** **答案 C**。

**1b** **答案 B**。气腹可见于许多良性病变和急诊事件,也是许多严重疾病的先兆表现。常见的原因包括外科手术、腹膜透析或者近期器材置入等。严重的疾病包括肠缺血、感染性或炎性胃肠疾病或穿透性外伤。类固醇和非甾体抗炎药可以引起良性的气腹。游离气体进入人体内非重力依赖区域的空腔内。直立位,气腹表现为弧形的透亮影,能清楚地勾勒出膈肌的形状。ICU 中不能行走的插管患者的胸片是仰卧位拍摄的。右上腹的气体在膈下间隙,与肝脏分界清晰。正常小肠内气体仅能勾勒出肠腔内表面。肠管浆膜面表现为软组织密度影,周围为肠系膜脂肪,边界显示不清。但是当气体位于肠壁外面时,会出现不透光的线影,称为双壁征(Rigler sign)。

**参考文献**:Ly JQ. The Rigler sign. *Radiology* 2003;228(3):706 – 707.

**2a** **答案 A**。

**2b** **答案 B**。气管内插管可以给严重疾病患者提供通气支持。约有 15% 的患者会出现气管插管移位。插管后拍摄胸片可以评估插管的位置,以尽可能降低潜在的并发症。气管插管的最佳位置是气管正中隆突以上约 5cm,在正位胸片其头端位于胸部正中,上颌骨与下颈椎重叠的位置。头端弯曲引起套管向尾侧移位,头端过伸则套管向头侧移位。插管位置过高会引起管子易拔出、咽下插管、胃胀、通气不良和声带损伤。插管位置过低会导致主支气管插管、单侧肺过度膨胀、气胸和对侧肺不张的风险增大。支气管插管最常见于右肺,主要是右主支气管走行更加垂直。食管插管是致命的,表现为气管旁边插管、食管内气柱与气管平行或者胃扩张。右后斜位胸片可以辅助区分气管与误被插管的食管。

**参考文献**:Godoy MCB, Leitman BS, de Groot PM, et al. Chest radiography in the ICU: part I, evaluation of airway, enteric, and pleural tubes. *AJR Am J Roentgenol* 2012;198:563 – 571.

**3a** **答案 C**。

**3b** **答案 A**。主动脉内球囊泵用于心源性休克患者增加冠状动脉的灌注。它由一个导管及其周围可扩张的球囊组成,带有一个不透射线的头端。通过股动脉插入,直至其不透射线尾侧位于降主动脉上段距主动脉弓 2cm 处,远端位于左锁骨下动脉。在心脏舒张期时膨胀,增加冠状动脉和颈动脉的血流;在收缩期时收缩,减少左心室的后负荷。含气的球囊勿与异常的空气团相混淆。移位的并发症包括主动脉分支阻塞,可以引起脑缺血或左侧肢体缺血。在主动脉远端的移位可引起肾或肠系膜缺血。据报道,主动脉夹层有 1%~4% 的发生率。

**参考文献**:Godoy M, Leitman B, Groot P, et al. Chest radiography in the ICU: part 2, evaluation of cardiovascular lines and other devices. *AJR Am J Roentgenol* 2012;198:572 – 581.

**4** **答案 D**。上腔静脉和右心房交界处(CAJ)是上腔静脉和真性右心房的连接处。CAJ 是界嵴前部和界嵴分支后方斜线的中点。由于上腔静脉是从后上方汇入右心房,所以 CAJ 的位置要比胸片上所示的位置低。目前,有多种方法来判断中心静脉置管的适当的位置,包括气管隆嵴下 2 个椎体的高度、距离隆突 4cm 以内、与中间支气管下部平行。

**参考文献**:Baskin KM,Jimenez RM,Cahill AM,et al. Cavoatrial junction and central venous anatomy: implications for central venous access tip position. *J Vasc Interv Radiol* 2008;19(3):359-365.

Ridge CA,Litmanovich D,Molinari F,et al. Radiographic evaluation of central venous catheter position: anatomic correlation using gated coronary computed tomographic Angiography. *J Thorac Imaging* 2013;28(2):129-133.

Webb WR,Higgins CB. *Thoracic imaging: pulmonary and cardiovascular radiology*,2nd ed. Philadelphia,PA: Lippincott Williams & Wilkins,2011. Chapter 11: Pulmonary Edema,ARDS and Radiology in the ICU:p. 368.

**5a** **答案 B**。

**5b** **答案 D**。中心静脉线为液体、药物或压力检测提供静脉通道。常见的类型包括颈内静脉、锁骨下静脉和外周置入性中心静脉管(PICC)。中心静脉线头端的最佳位置是位于上腔静脉的下游,即在上腔静脉与右心房的连接处。心脏内置管的危害是心脏损伤或者心律失常,但高位置管会导致血栓形成或者药物被稀释。导管移位包括颈内静脉、对侧锁骨下静脉或奇静脉。若不慎插入动脉,则会引起血栓栓塞和脑卒中。

解剖变异可能会导致插管位置不在胸片预期的位置上,可以通过横断面图像进行判断。永存左上腔静脉也是较常见的解剖变异,会引起左中心静脉线异常投影在左上纵隔。应该通过可用的图像努力寻找血管异常。如果没有发现原因,与护理小组沟通时,要提醒其高度警惕动脉插管的可能性。保持静脉输液以防止血栓形成。明确动脉插管的方法包括判断血液的颜色、动脉血气测量、导管转导和脉搏波形的评价。CT扫描或透视下使用对比剂可以明确诊断。中心静脉线应该保持在适当的位置,为血管内科或外科处理提供便利。

**参考文献**: Godoy MC,Leitman BS,de Groot PM,et al. Chest radiography in the ICU: part 2,evaluation of cardiovascular lines and other devices. *AJR Am J Roentgenol* 2012;198(3):572-581.

Pikwer A,Acosta S,Kölbel T,et al. Management of inadvertent arterial catheterisation Associated with central venous access procedures. *Eur J Vasc Endovas Surg* 2009;38(6):707-714.

**6** **答案 D**。中央支气管内阻塞由于肺泡内气体的再吸收会引起阻塞性肺不张。中央性的黏液栓可导致相对快速和严重的全肺的不张。由于本例患者有插管史,同侧肺容积的缩小,可以明确诊断是黏液栓所致的肺不张,而不是大量的胸腔积液。支气管镜可以确诊并可以清除黏液栓。

**参考文献**:Collins J,Stern EJ,eds. *Chest radiology: the essentials*. Philadelphia,PA:Lippincott Williams & Wilkins,2008.

**7a** **答案 B**。

**7b** **答案 A**。左心室辅助装置是可置入装置,适用于心脏移植之前终末期心力衰竭、心脏复苏或不能移植的患者。心室辅助装置有几种不同的类型(本例所示是HeartMate Ⅱ,Thoratec,Inc.)。基本设计包括流入套管(与左心室相连)、泵、流出套管(与主动脉相连)。正常情况下,流出套管和降主动脉之间的连接是射线可以穿透的,具体的位置需要根据胸片进行推测。潜在的并发症包括术后出血、心脏压塞、血栓形成、主动脉瓣狭窄、主动脉瓣关闭不全、右心心力衰竭和感染。这些并发症最好通过CT扫描来评估。

**参考文献**:Carr CM,Jacob J,Park SJ,et al. CT of left ventricular assist devices 1. *RadioGraphics* 2010;30

(2):429－444.

**8a** **答案 C**。

**8b** **答案 B**。正位胸片上,冠状窦从心脏右下缘至心脏左上缘的倾斜角上。冠状窦内的起搏器对左心室进行起搏,本例是放置了双腔双室起搏器。双室起搏器的主要适应证是心力衰竭,而且对于难治性心力衰竭,其能改善心功能。

**参考文献**:Costelloe CM, et al. Radiography of pacemakers and implantable cardioverter Defibrillators. *AJR Am J Roentgenol* 2012;199(6):1252－1258.

Singh JP, Gras D. Biventricular pacing: current trends and future strategies. *Eur Heart J* 2012;33(3):305－313.

**9** **答案 D**。胸膜由壁层胸膜以外脂肪层包绕。胸膜外血肿位于脂肪层外侧,引起胸膜外脂肪向内侧移位。胸膜外血肿也可见于胸腔穿刺术,表现为分叶状轮廓、位置固定(不随患者体位改变而发生变化)。

**参考文献**:Godoy MCB, Leitman BS, de Groot PM, et al. Chest radiography in the ICU: part I, evaluation of airway, enteric, and pleural tubes. *AJR Am J Roentgenol* 2012;198:563－571.

**10** **答案 C**。前面提到食管插管是致命性的,表现为插管位于气管旁边,食管内气柱与气管平行或者胃膨胀。右后斜位摄片有助于区分气管与插管的食管。

**参考文献**:Godoy MCB, Leitman BS, de Groot PM, et al. Chest radiography in the ICU: part I, evaluation of airway, enteric, and pleural tubes. *AJR Am J Roentgenol* 2012;198:563－571.

**11** **答案 A**。漂浮管是为重症患者监测血流动力学的肺动脉导管,可以测量肺毛细血管楔压评估左心房压力。这有助于鉴别心源性与非心源性肺水肿。若为心源性肺水肿,则左心压力会增高。导管经常插入颈内静脉或锁骨下静脉。理想的位置是距肺门左右肺动脉近端 2cm 以内。若插入远端肺动脉则会导致肺动脉损伤、破裂、阻塞、夹层、梗死、假性动脉瘤或瘘。

**参考文献**:Godoy M, Leitman B, Groot P, et al. Chest radiography in the ICU: part 2, evaluation of cardiovascular lines and other devices. *AJR Am J Roentgenol* 2012;198:572－581.

**12a** **答案 D**。

**12b** **答案 D**。纵隔气肿的原因很多,包括肺泡破裂、气管支气管束撕裂、胃肠道损伤(尤其是食管)或者其他部位的气体进入纵隔。机械通气的患者纵隔气肿的发生率较高。第 1 个病例与近期的支气管镜相关。正位胸片上条带形的空气透亮影与纵隔重叠,侧位胸片比较典型。

纵隔气体若沿着心脏下缘分布,则膈肌的上表面可以被清楚地勾勒出来。通常,左侧膈肌的前内侧不容易显示,主要是由于膈肌和心脏均呈等密度的软组织影。若有纵隔气肿,则气体带可以将心脏与膈肌分开,可以清楚显示左半膈肌,如第 2 个病例所示。

**参考文献**:Bejvan SM, Godwin JD. Pneumomediastinum: old signs and new signs. *AJR Am J Roentgenol* 1996;166(5):1041－1048.

Schmitt ER, Burg MD. Continuous diaphragm sign. *West J Emerg Med* 2011;12(4):526－527.

**13** **答案 A**。心脏辅助装置的置入所致的心肌损伤并不常见,但最常发生于右心室。若导线头端的投影位于心脏轮廓之外,或者有心包积液或心脏压塞,则可以明确诊断心肌穿孔。起搏器置入可以引起气胸,但气胸、纵隔气肿和血胸的并发症非常罕见。

**参考文献**:Godoy M,Leitman B,Groot P,et al. Chest radiography in the ICU: part 2,evaluation of cardiovascular lines and other devices. *AJR Am J Roentgenol* 2012;198:572－581.

**14** **答案 C**。食管静脉曲张出血危及生命,及时治疗对稳定病情至关重要。通过药物和外科干预增加血容量是最主要的治疗方法。通过三腔双囊管进行机械球囊填塞治疗,经口腔或鼻腔插入,球囊头端扩张压迫出血的静脉。在顶端有开口的导管称为Minnesota导管。并发症包括食管穿孔、破裂、溃疡和坏死。由于现代内镜技术的发展,现在应用的三腔双囊管较过去明显减少。

**参考文献**:Shen TC,Tu CY. Common procedure-related complications in the ICU: a pictorial review. *J Intern Med Taiwan* 2013;24(6):453－460.

**15a** **答案 B**。

**15b** **答案 C**。初次胸片显示右侧大量胸腔积液;随访胸片显示右侧胸腔引流管,胸腔积液几乎完全消失,但间隔期内快速出现的右肺中下叶的实变影,几近累及单侧肺组织。没有胸膜线或气胸的其他征象。吸入性的肺炎是可能的,但是如此广泛的实变若为吸入性肺炎改变则通常为双侧的。本例诊断是复张性肺水肿,临床症状一般比较严重,常发生在复张后2小时以内,有时也会在2天左右才发生,通常持续1~2天或者更长时间。单侧肺实变是最常见的表现。

复张性肺水肿潜在的机制尚不清楚,推断毛细血管渗透性水肿可能与长期肺塌陷和不张的相关性更大。危险因素主要是肺组织快速膨胀所致,主要见于持续7天及以上的大量胸腔积液或气胸的引流。临床处理方式对诊断至关重要。

一些指南建议每天胸腔积液引流量为1~1.5L,以防止复张性肺水肿的发生。

**参考文献**:Echevarria C,Twomey D,Dunning J,et al. Does re-expansion pulmonary oedema exist? *Interact Cardiovasc Thorac Surg* 2008;7(3):485－489.

Godoy MCB,Leitman BS,de Groot PM,et al. Chest radiography in the ICU: part I,evaluation of airway,enteric,and pleural tubes. *AJR Am J Roentgenol* 2012;198:563－571.

**16a** **答案 C**。

**16b** **答案 D**。起搏器用于暂时性或永久性治疗多种心脏传导紊乱的疾病。永久性起搏器有脉冲发生器、置入前胸壁的电池组和控制装置。根据需要在血管内可以放置一根或多根导线。双室起搏器可以治疗先天性心力衰竭,可以同时加入自动复律除颤器,以降低室性快速型心率失常的发生率。并发症有气胸、血管损伤、心肌穿孔和导线断裂。导线断裂可以出现在静脉通道处(受锁骨和第1肋骨的压迫)、电池组或者导线头端。若旋转患者皮下的脉冲发生器会引起导线牵拉或移位。

**参考文献**:Godoy MC,Leitman BS,de Groot PM,et al. Chest radiography in the ICU: part 2,evaluation of cardiovascular lines and other devices. *AJR Am J Roentgenol* 2012;198(3):572－581.

**17** **答案 B**。当发现血管内异物时,需要仔细评估以确定去除移位的必要性、最好的方法、安全性和技术。绞断器圈套环是取出异物最简单和最常见的设备。它有可调节的环,可以紧密贴合在血管内导管的周围取出异物。

**参考文献**:Kaufman JA,Lee MJ. *Vascular and interventional radiology*. Philadelphia,PA:Elsevier Health Sciences,2013.

**18** **答案 A**。肺动脉气囊漂浮导管经常用于ICU患者进行血流动力学监测。并发症包括移位、缠绕成环状、卷曲、打结和气胸。罕见的并发症包括肺动脉破裂、夹层、假性动脉瘤、肺动脉支气管瘘。医源性的假性动脉瘤常进展、破裂,导致咯血。

**参考文献:**Godoy MC,Leitman BS,de Groot PM,et al. Chest radiography in the ICU: part 2,evaluation of cardiovascular lines and other devices. *AJR Am J Roentgenol* 2012;198(3):572 – 581.

**19a 答案 A。**

**19b 答案 B。**仰卧位时,气胸的气体积聚在胸部非重力依赖区域的前部。当气体在侧面时,则侧面的肋膈角显示得非常清楚,形成深沟征。气胸的其他征象包括膈肌受压、心脏边缘和心包脂肪垫更加锐利、脏层胸膜线或双膈影。侧位片有助于进一步评估。

**参考文献:**Kong A. The deep sulcus sign. *Radiology* 2003;228(2):415 – 416.

**20 答案 C。**喂饲管走行在右肺投影区。喂饲管走行在右侧支气管树,但呈 L 形则不支持在肺组织内。喂饲管穿透脏层胸膜,在胸膜腔内。这属于急症影像表现,医护人员应准备给此患者拔出喂饲管后放置胸导管引流。没有食管裂孔疝的明显征象,尽管喂饲管偶尔在疝内环绕走行。

**参考文献:**Godoy MCB, Leitman BS, de Groot PM, et al. Chest radiography in the ICU: part I, evaluation of airway, enteric, and pleural tubes. *AJR Am J Roentgenol* 2012;198:563 – 571.

# 第 5 章　肺部病变

## 问题

### 第一部分：感染性肺炎

**1a**　下面 CT 图像中，能够鉴别巨细胞病毒性肺炎与肺孢子虫肺炎的典型征象是：

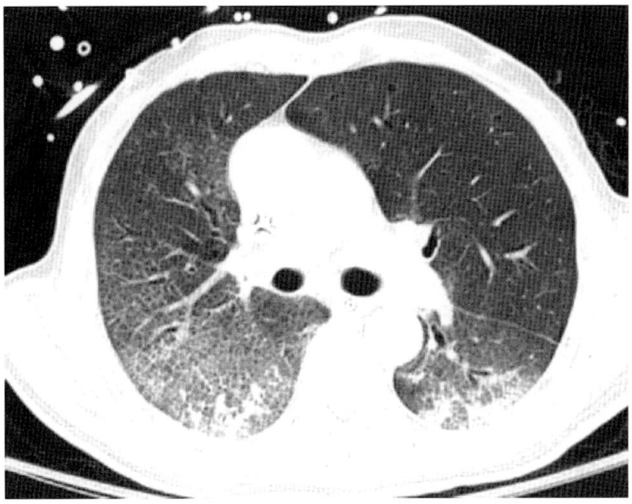

A. 铺路石征　　B. 实变

C. 囊肿　　D. 图像中没有体现

**1b**　CD4 + 细胞计数低于多少会出现肺囊虫肺炎？

A. 400 细胞/$mm^3$　　B. 200 细胞/$mm^3$

C. 100 细胞/$mm^3$　　D. 50 细胞/$mm^3$

**2**　疗养院中 1 例 66 岁的肺炎患者，有糖尿病史、慢性呼吸衰竭气管造口术、慢性肾衰竭。根据 CT 表现，肺炎最可能的病原体是：

A. 绿脓杆菌　　B. 巨细胞病毒

C. 肺孢子虫　　D. 组织胞浆菌

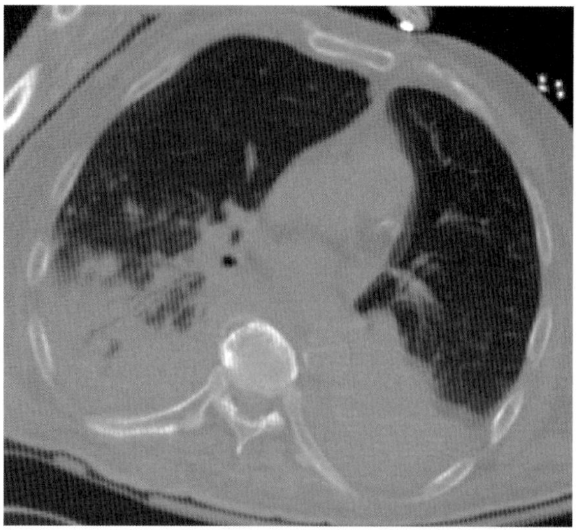

**3a** 74 岁老年患者，头部外伤后 2 周出现夜间呼吸功能降低。CT 血管造影如图所示，在保护性的支气管冲洗后，最佳治疗方式是：

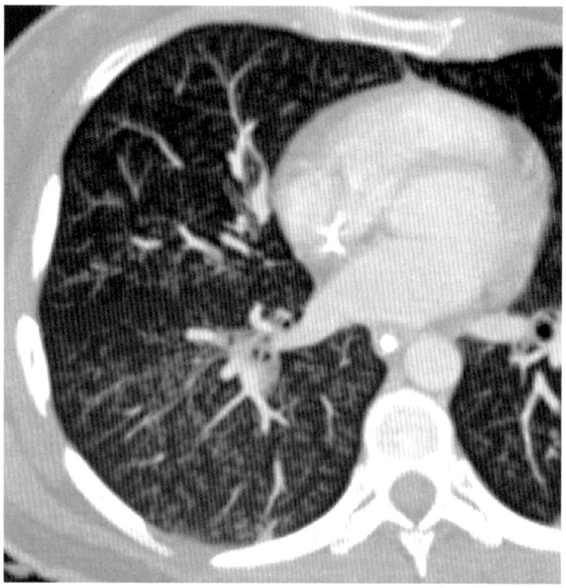

A. 磺胺甲□唑和甲氧苄啶　　B. 异烟肼和利福平
C. 左氧氟沙星　　D. 头孢他啶和万古霉素

**3b** 社区获得性耐甲氧西林金黄色葡萄球菌感染的危险因素是：
A. 女性　　B. 长期隔离
C. 社会地位较高　　D. 硅接触史

**4** 患者女，37 岁，干咳 5 个月，门诊 CT 图像如下所示。最恰当的治疗方式是：
A. 左侧支气管插管　　B. 支气管肺泡灌洗
C. 抗感染治疗　　D. 食管钡餐检查

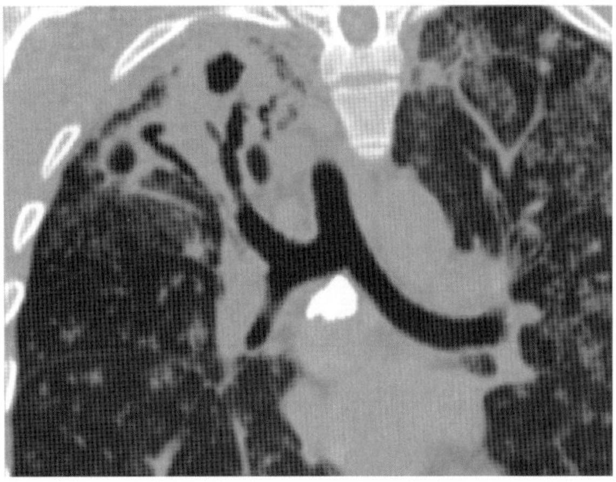

**5**　患者 26 岁，HIV 感染者，出现呼吸窘迫，影像检查如图所示，最可能的病原体是：

A. 球孢子菌　　B. 巨细胞病毒

C. 肺孢子虫　　D. 星形诺卡菌

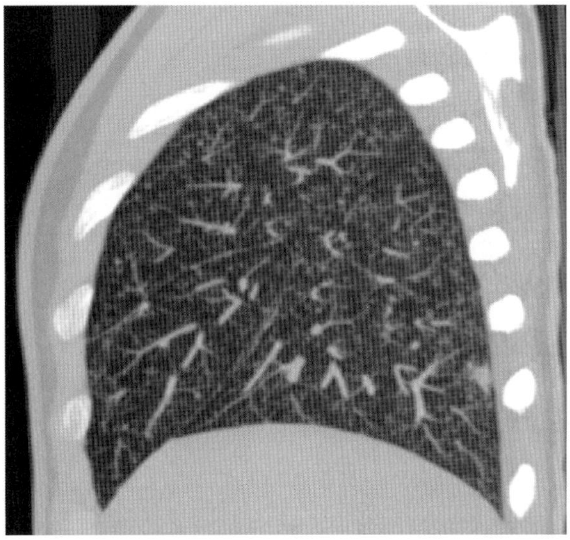

**6a**　脓毒血栓患者，最常见的心脏瓣膜感染是：

A. 三尖瓣　　B. 二尖瓣

C. 肺动脉瓣　　D. 主动脉瓣

**6b**　脓毒血栓最常见的病原体是：

A. 肺炎双球菌　　B. 产气肠杆菌

C. 流感嗜血杆菌　　D. 葡萄球菌

**7a**　患者女，79 岁，患有 COPD，近期诊断为全血细胞减少，快速出现呼吸窘迫。CT 图像如下所示，最可能的病原体是：

A. 肺炎双球菌　　B. 新型隐球菌

C. 葡萄球菌　　D. 军团杆菌

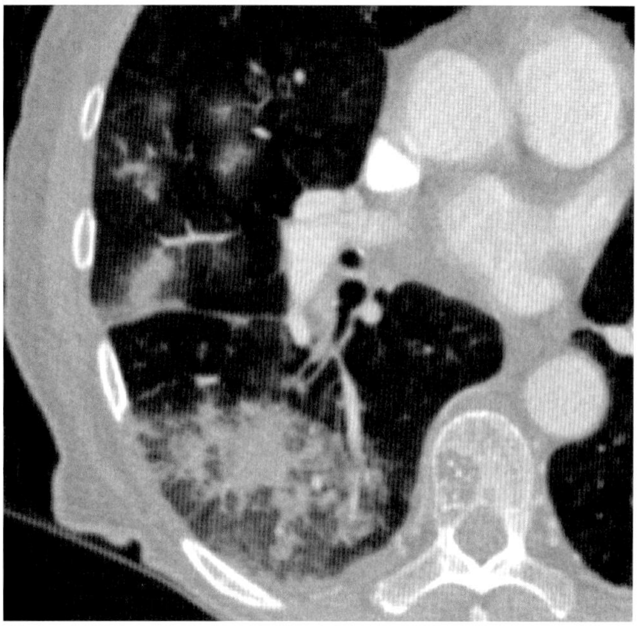

**7b** 以下哪个常见的军团杆菌的 CT 征象在上述图像中未见显示:

A. 空洞　　B. 胸腔积液

C. 气胸　　D. 胸壁侵犯

**8a** 下图 CT 所示征象中，肺分枝杆菌感染最常见的是:

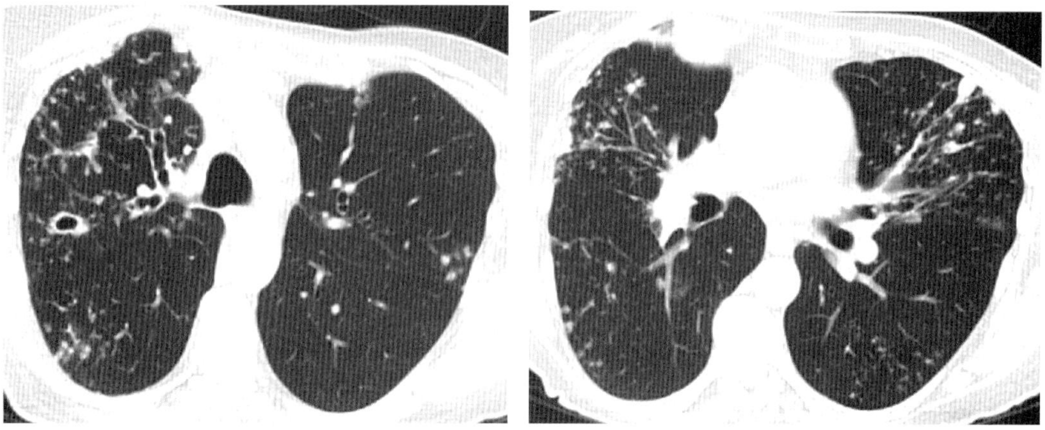

A. 空洞　　B. 支气管扩张

C. 实变　　D. 结节

**8b** 与分枝杆菌感染相比，鸟型结核分枝杆菌更具特征性的征象是:

A. 空洞　　B. 支气管扩张

C. 实变　　D. 树芽征

**8c** 癌症患者若出现分枝杆菌脓肿，最常见的危险因素是:

A. 潜在的肺疾病　　B. 造血干细胞移植

C. 男性　　D. 血液系统肿瘤

**9** 心脏移植者的 CT 图像如下图，肺结节最常见的病因是:

A. 曲霉菌　　B. 巨细胞病毒

C. 移植后淋巴增生性疾病　　D. 圆形肺不张

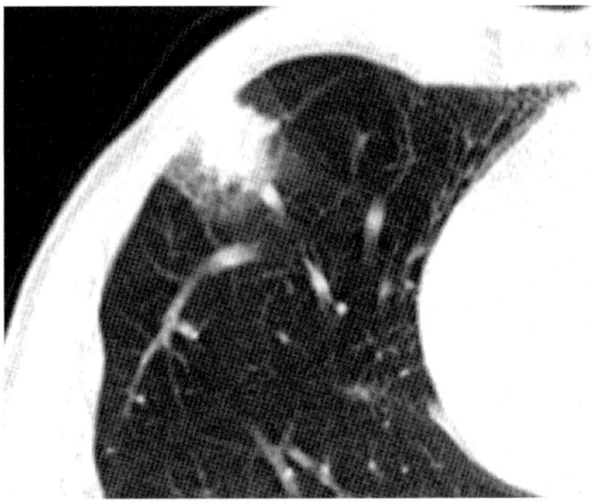

**10**　患者男，61 岁，肺功能减低。根据 CT 图像，最可能的病因是：

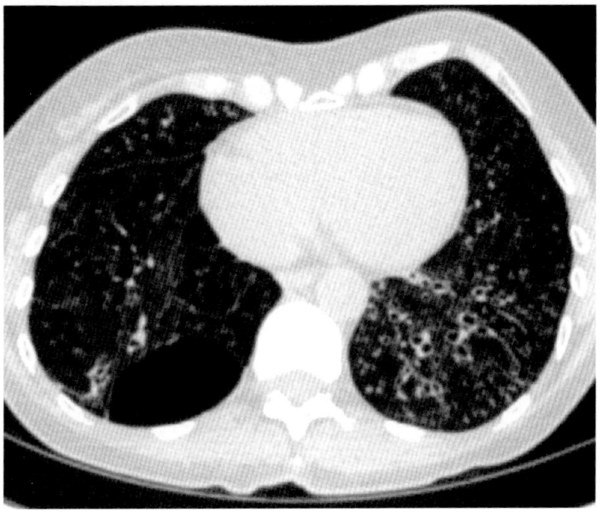

A. 变应性支气管肺曲霉菌病　　B. 成人囊性纤维化

C. 结节病　　D. 复发性感染

**11**　患者男，19 岁，H1N1 感染患者，2 次胸片间隔 6 天，第 2 次胸片病变进展的最可能的原因是：

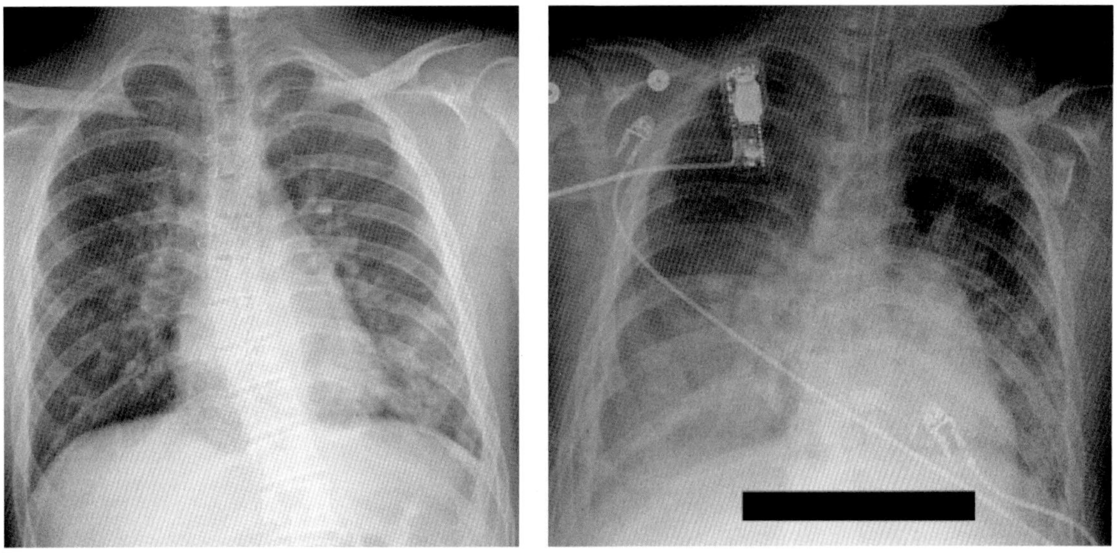

A. 肺出血　　B. 心源性肺水肿

C. 肺泡蛋白沉积症　　D. 弥漫性肺泡损伤

**12** 患者女，42 岁，终末期结节病，行肺移植后呼吸窘迫加重 3 个月。胸部 CT 显示移植肺出现新发的实变影，最可能的原因是：

A. 急性排异性肺炎　　B. 感染

C. 机化性肺炎　　D. 结节病复发

**13a** 下图胸片所示，右肺上叶哪个肺段没有被累及？

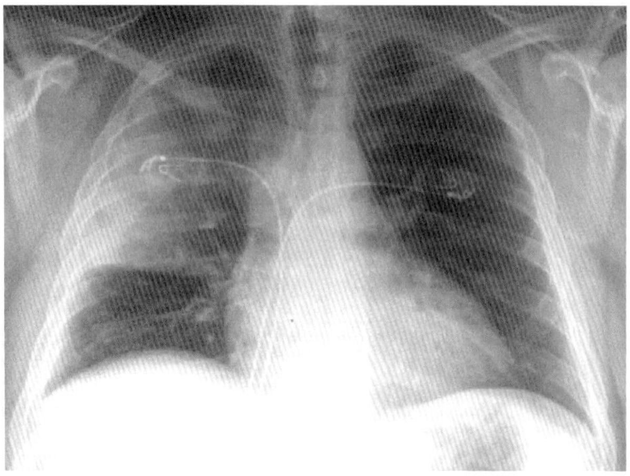

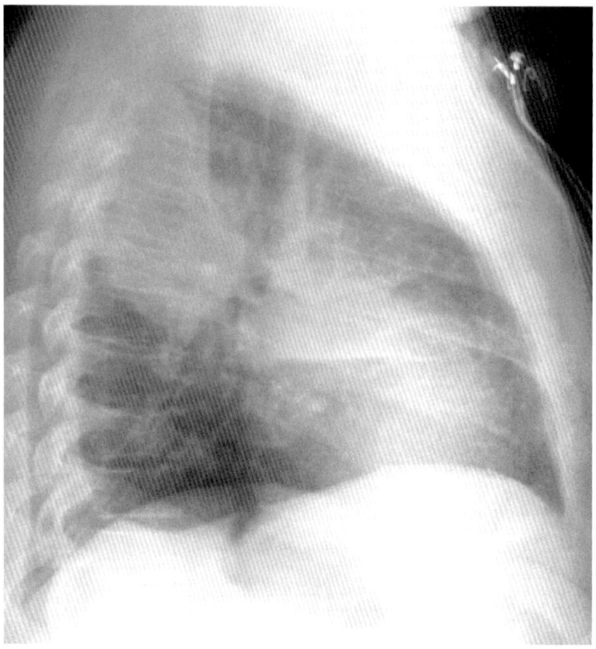

A. 尖段　　B. 后段

C. 前段　　D. 尖后段

**13b** 免疫缺陷者社区获得性肺炎最常见的病原体是：

A. 肺炎链球菌　　B. 星形诺卡额菌

C. 巨细胞病毒　　D. 肺炎支原体

**14** 以下哪个肺部感染的特异性表现是出血性纵隔淋巴结肿大？

A. 结核杆菌　　B. 吸入性炭疽

C. 兔热病　　D. 金黄色葡萄球菌

**15a** 右肺上叶气腔性病变的并发症是：

A. 胸腔积液　　B. 气胸

C. 空洞　　D. 肺出血

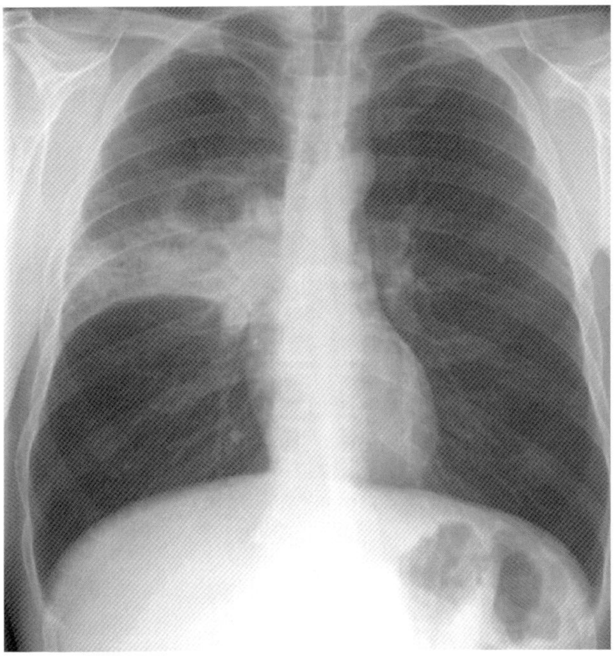

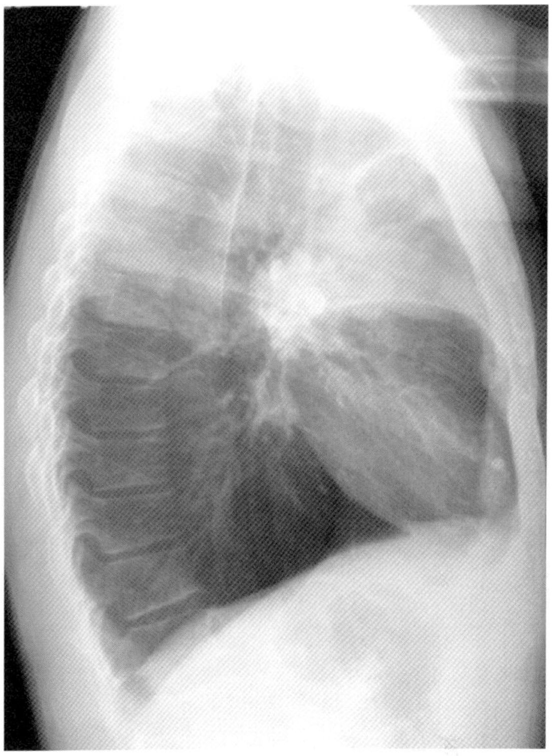

**15b** 假设是肺感染性病变，结合上述并发症最可能的病因是：

A. 混合性厌氧菌感染　　B. 金黄色葡萄球菌

C. 绿脓杆菌　　D. 结核杆菌

**16** EB 病毒感染最常见的影像学表现是：

A. 肺叶实变　　B. 支气管肺炎

C. 间质性肺炎　　D. 淋巴结肿大

**17** HIV 患者肺叶实变最常见的原因是：

A. 细菌性肺炎　　B. 病毒性肺炎

C. 真菌性肺炎　　D. 结核

**18** HIV 感染患者的胸片和 CT 如下，全身症状缓慢进行性加重，最可靠的诊断是：

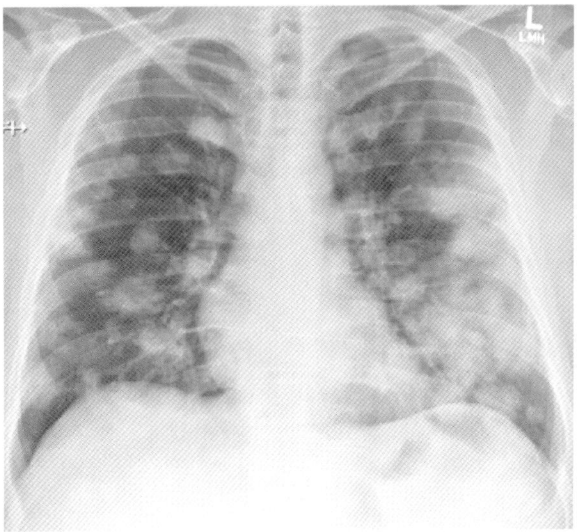


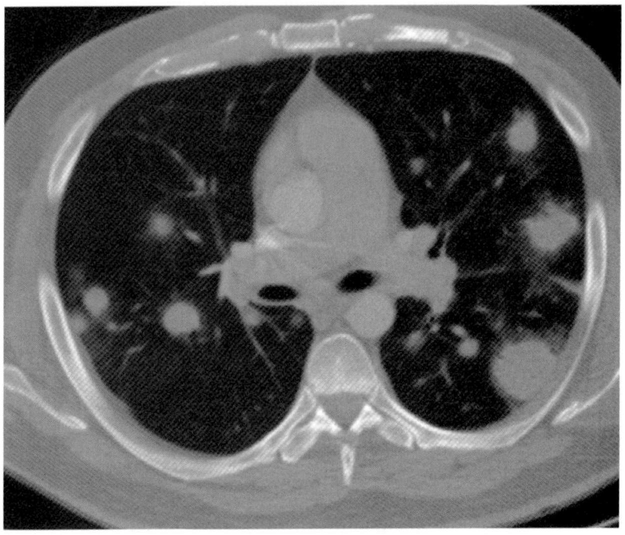

A. 脓毒栓子　　B. 血管侵袭性真菌感染

C. 淋巴瘤　　D. 机化性肺炎

**19a** 患者 CT 图像如下所示，同时伴有弥漫性进展性红斑，依次为斑点状、水泡、结痂。肺部异常最可能的原因是：

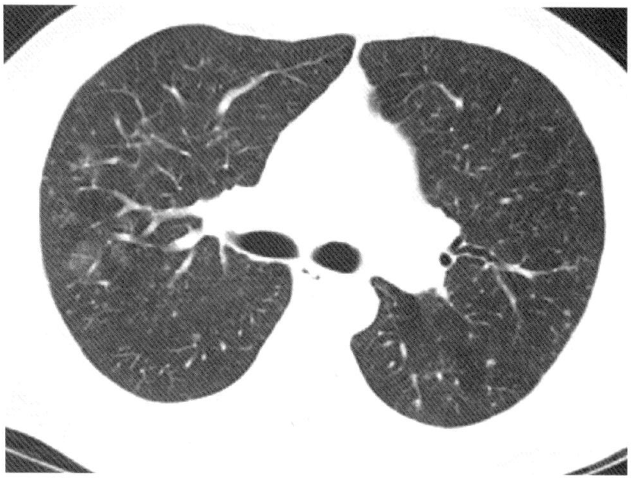

A. 水痘肺炎　　B. 呼吸性细支气管炎

C. 肺出血　　D. 超敏反应性肺炎

**19b** 痊愈的水痘性肺炎最常见的残存病变是：

A. 线样瘢痕影　　B. 圆形肺不张

C. 弥漫性小的钙化结节　　D. 肺囊肿

## 第二部分:弥漫性肺疾病

**20a** 患者女，28 岁，黑人，慢性干咳、夜间盗汗、ACE 水平升高、轻度皮疹。胸片如下所示，最可能的诊断是：

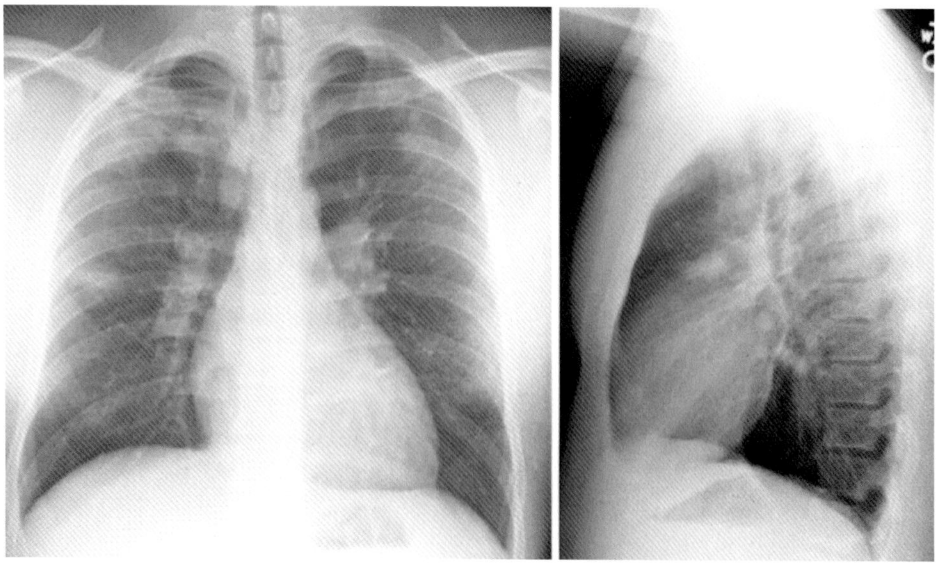

A. 结核　　B. 结节病

C. 霍奇金淋巴瘤　　D. 肺淋巴组织增生性疾病

**20b** 肺结节病的分期是依据肺功能的损害和哪种影像检查方法？

A. 增强 CT　　B. 平扫 CT

C. 胸片　　D. PET/CT

**20c** 结节病淋巴管周围结节的典型表现是：

A. 弥漫性分布，无特定好发区域　　B. PET/CT 检查 FDG 摄取明显增高

C. 上中肺为主、斑片状分布　　D. 肺功能降低与肺同种异体移植具有直接相关性

**21a** 患者女，40 岁，其正位胸片的表现是：

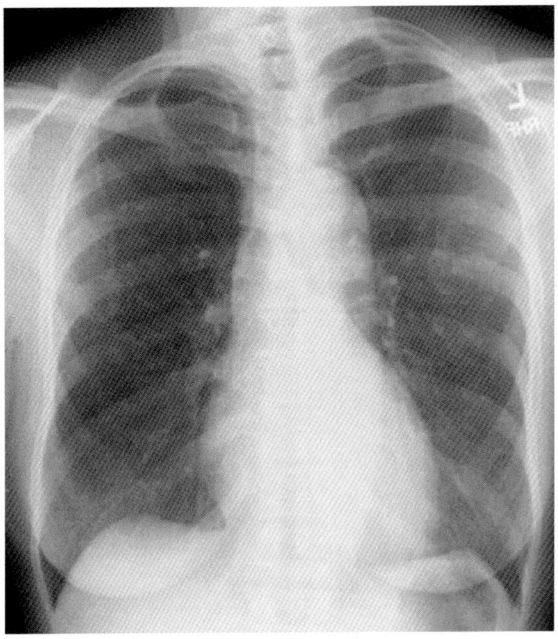

A. 中心性分布的磨玻璃密度影　　B. 双侧肺外周的蜂窝征

C. 先前的放射治疗征象　　D. 双侧网格影伴散在的囊性病变

**21b** 同一患者的轴位和冠状位 CT 图像，与影像表现最相关的临床信息是：

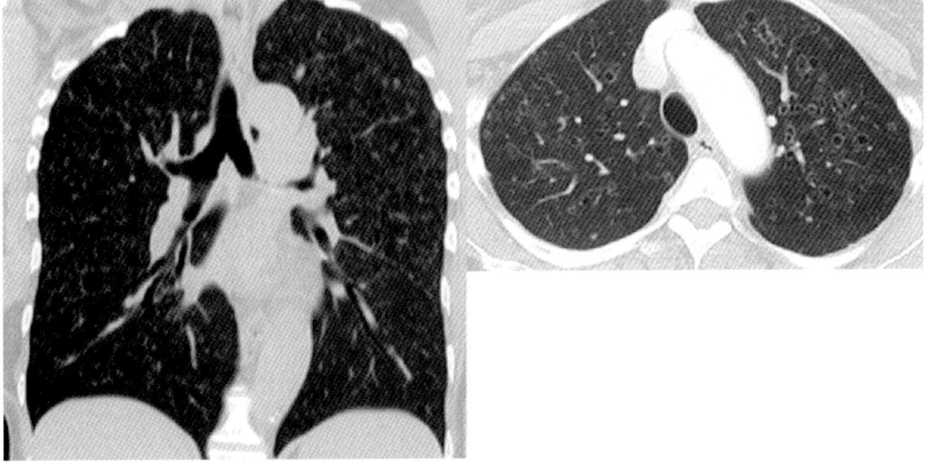

A. 吸烟史　　B. 心脏瓣膜赘生物

C. 近期上呼吸道病毒感染　　D. 暴露于环境吸入抗原

**21c** 关于肺朗格汉斯组织细胞增多症（PLCH）正确的描述是：

A. 终末期 PLCH 的特点是细胞间质浸润，包括朗格汉斯细胞、淋巴细胞、巨噬细胞、嗜酸性粒细胞、浆细胞和成纤维细胞；

B. 病变中只要出现朗格汉斯细胞就可以明确诊断；

C. TGF-β 是朗格汉斯细胞和气道中心性纤维化形成的重要因素；

D. 气胸是常见的并发症，但应用类固醇后会明显减轻。

**22a** 患者女，36 岁，慢性气促急性加重，根据下面胸片判断下一步最佳的处理方式是：

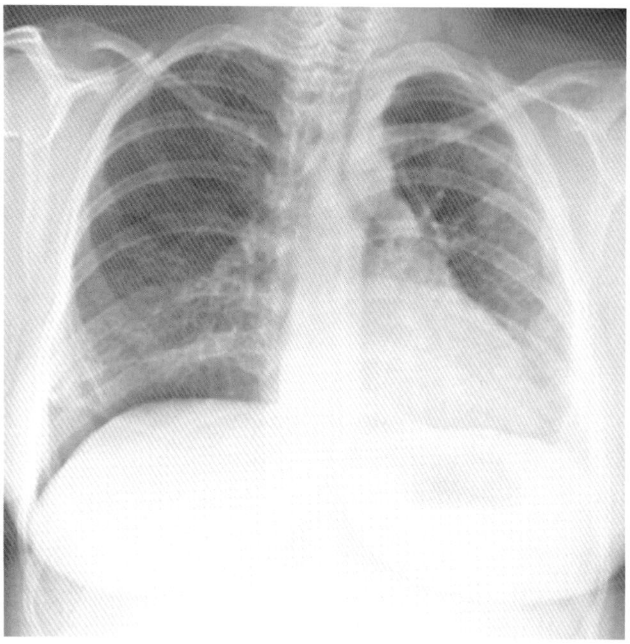

A. 拍摄侧位胸片　　B. 增强 CT 检查

C. 使用利尿剂　　D. 请急诊医生会诊

**22b** 肺淋巴管平滑肌瘤病最常发生于哪些人群？

A. 年轻女性　　B. 男性和女性发病率相当

C. 年轻男性　　D. 老年男性

**22c** 同一患者的轴位及冠状位胸部 CT 图像如下所示，最可能的诊断是：

A. 淋巴管平滑肌瘤病（LAM）　　B. 肺朗格汉斯组织细胞增多症（PLCH）

C. 淋巴间质性肺炎（LIP）　　D. 慢性肺囊虫肺炎

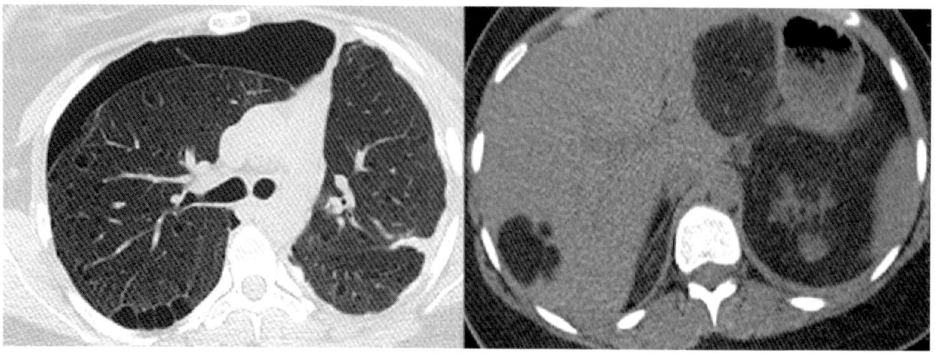

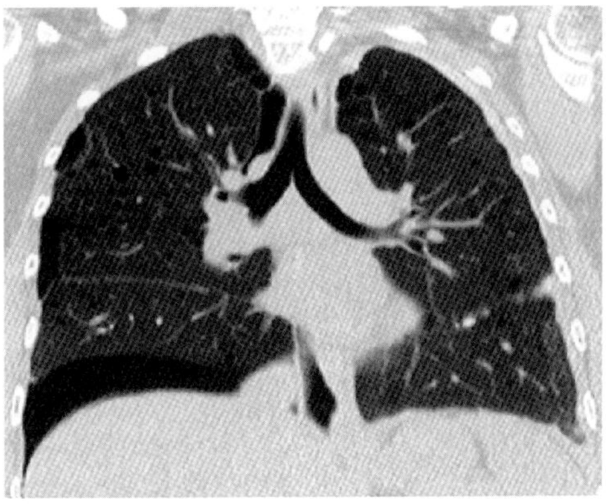

**22d** LAM 不典型的影像学表现是：

A. 薄壁囊肿进行性扩大　　B. 肺容积缩小

C. 胸片呈网格影　　D. 肺门和腹部淋巴结肿大

**23a** 患者男，33 岁，声音嘶哑及反复性肺炎，正侧位胸片的表现是：

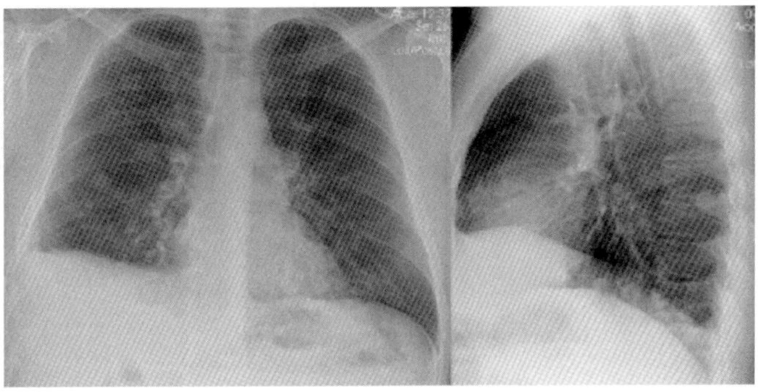

A. 流体静力性肺水肿伴右侧胸腔积液

B. 双侧肺门淋巴结肿大伴右肺底部实变

C. 空洞性肺结节、支气管扩张、右侧膈肌抬高

D. 蜂窝肺，右侧比左侧明显

**23b** 结合病史和 CT 表现，最可能的诊断是：

A. 鸟型结核分枝杆菌感染　　B. 复发性多软骨炎

C. Wegener 肉芽肿　　D. 呼吸道乳头状瘤病

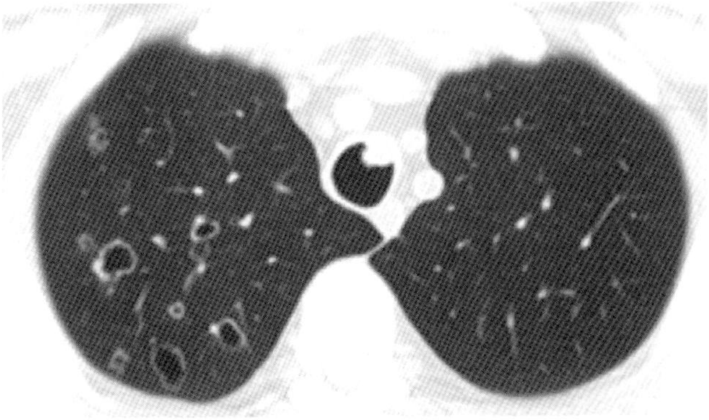

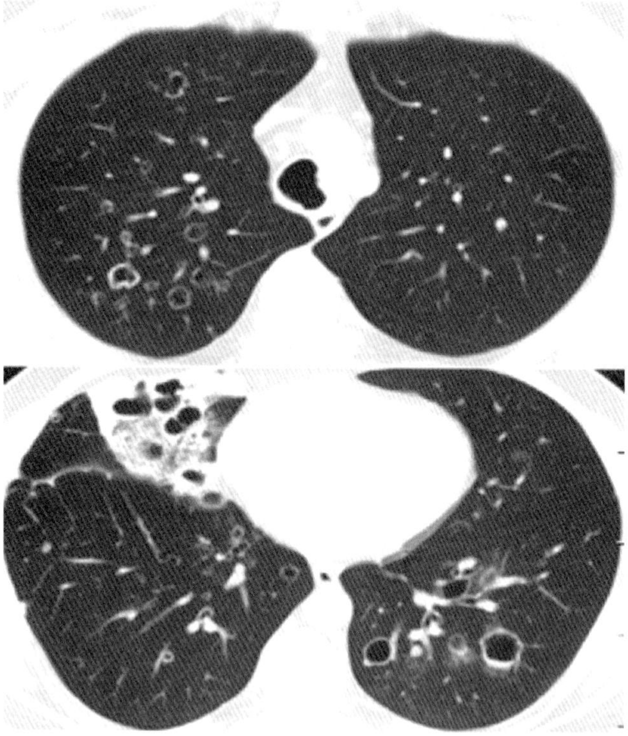

**23c** 大气道肿块的最佳影像学评价方法是：

A. 胸片　　B. CT

C. PET/CT　　D. MRI

**23d** 儿童和成人喉部复发性乳头状瘤病的差别是：

A. 发病率和严重度没有差别　　B. 不发生在最常受累的解剖部位

C. 成人呼吸道乳头状瘤病的喉外扩散比例高　　D. 儿童肺结节钙化比例高

**24a** 中年女性患者，有口干、眼干症状，其胸片如下所示，下一步最好的处理方法是：

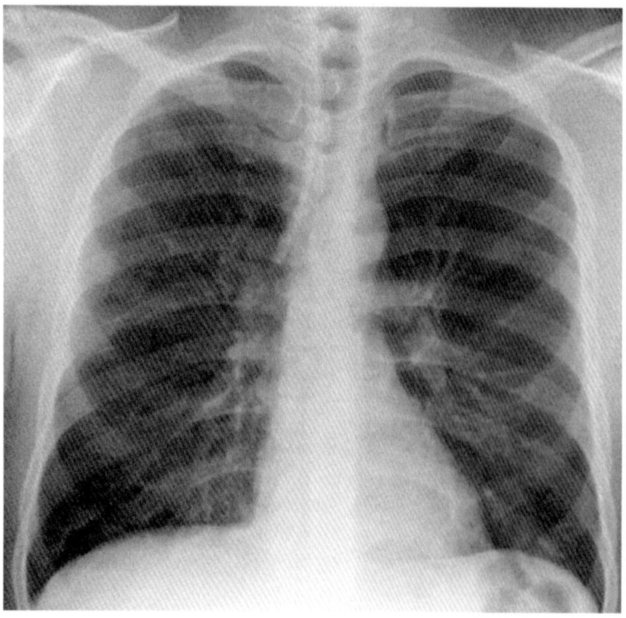

A. 胸部 CT　　B. PET/CT

C. 活检　　D. 复查胸片

**24b** 根据其 CT 表现，最可能的诊断是：

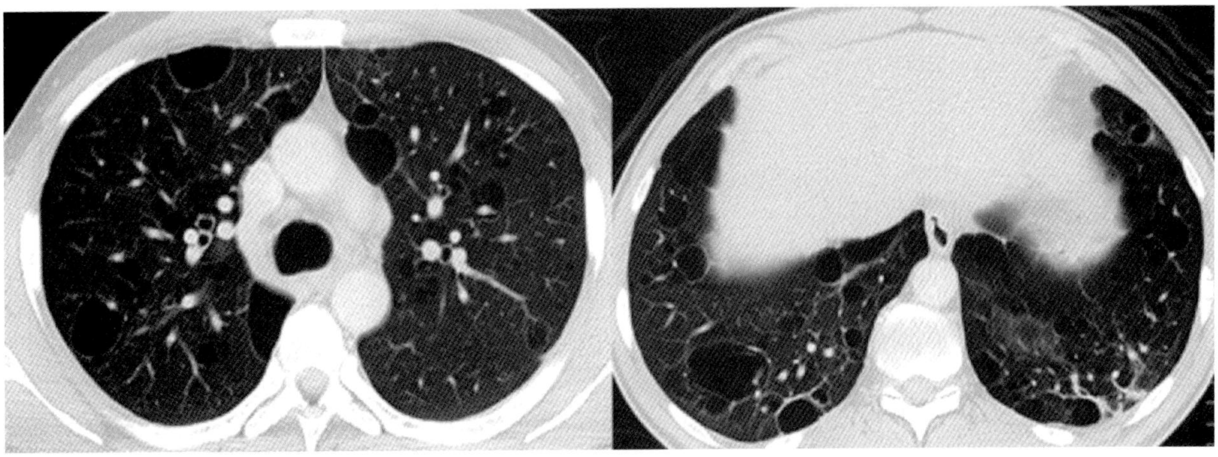

A. 肺朗格汉斯组织细胞增多症　　B. 淋巴间质性肺炎

C. 淋巴管肌瘤病　　D. 特发性肺纤维化

**24c** 下面关于淋巴间质性肺炎（LIP）的描述正确的是：

A. 至少 25% 的 Sjögren 综合征患者会发生 LIP

B. 绝大多数患有 LIP 的 AIDS 患者是无症状的成人

C. 病程是不可预测的

D. 大概一半的 LIP 患者会发展成淋巴瘤

**25a** 患者男，43 岁，AIDS 患者，慢性咳嗽，其 CT 表现为：

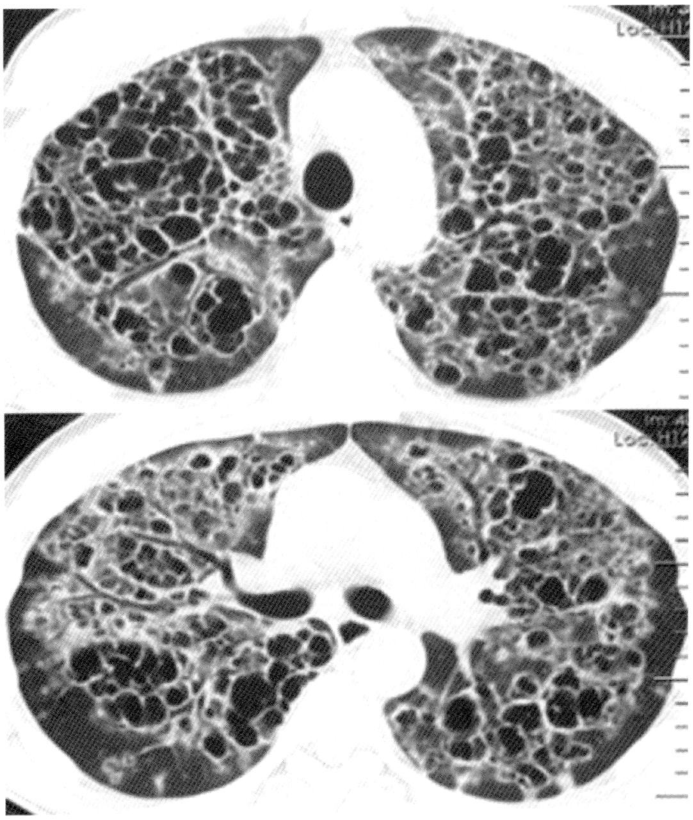

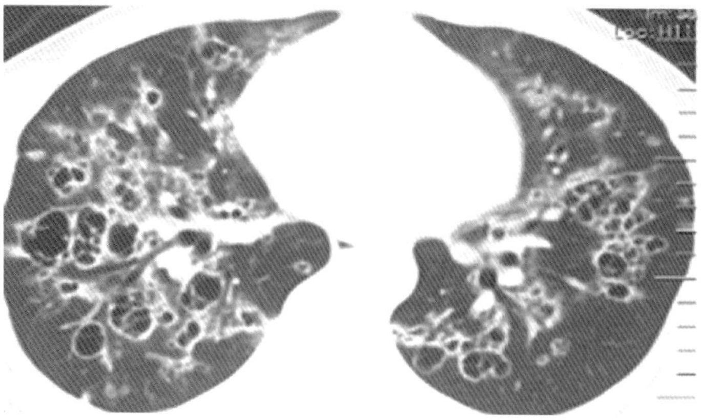

A. 实变伴有广泛的血管周围囊肿;

B. 肺实质病变的基础上，以中上肺为主的囊性病变，部分有分隔、囊壁厚薄不均匀;

C. 小叶中心性肺气肿伴不完全消散的肺泡性肺水肿;

D. 外周网织影和瘢痕性肺气肿。

**25b** 最可能的诊断是:

A. 卡氏肺孢子虫感染　　B. 肺朗格汉斯组织细胞增多症

C. 脓毒栓子　　D. 淋巴管平滑肌瘤病

**26a** 患者男，60 岁，铸造厂工人。胸片的主要异常是:

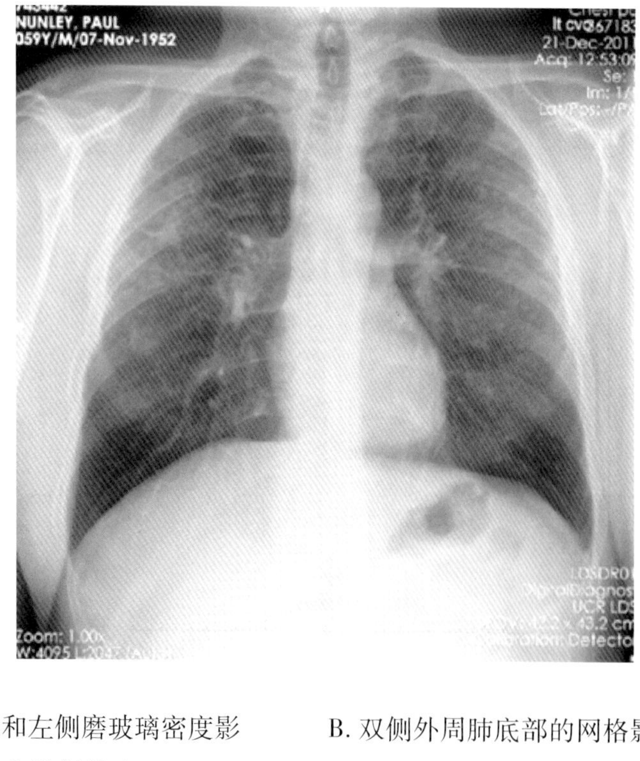


A. Kerley B 线和左侧磨玻璃密度影　　B. 双侧外周肺底部的网格影和肺容积缩小

C. 双侧小结节和肺门缩小　　D. 斑片状模糊的实变影

**26b** 根据 CT 图像和临床病史，最可能的诊断是:

A. 肺尘埃沉着病　　B. 肉芽肿性多血管炎

C. 愈合水痘　　D. 粟粒性肺结核

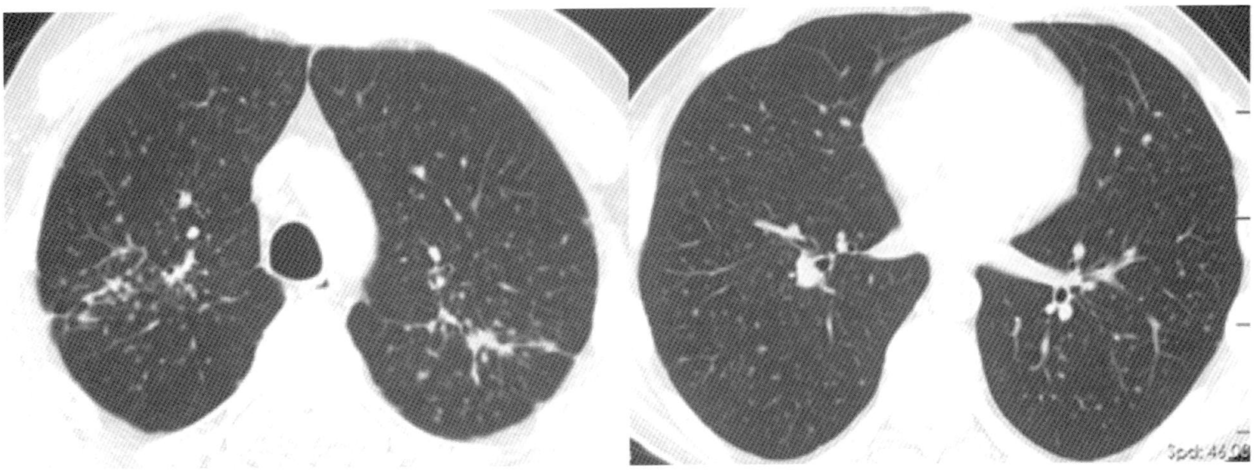


**26c**　下列影像特征中与典型尘肺最相关的是：

A. 解剖分布的磨玻璃密度伴小叶间隔增厚　　B. 胸膜钙化斑

C. 淋巴管周围结节　　D. 上叶融合密度影伴肺门收缩

**27a**　下图最可能的诊断是：

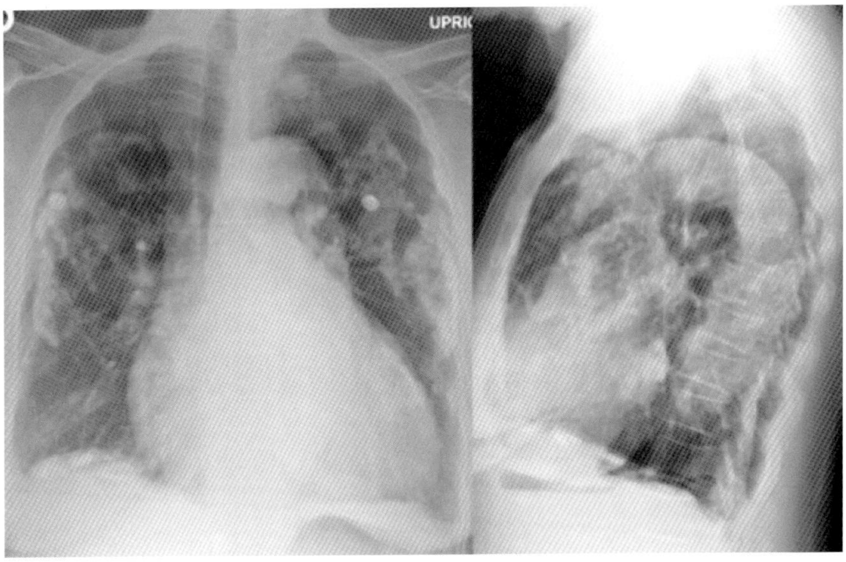


A. 石棉暴露　　B. 双侧间皮瘤

C. 多发圆形肺不张　　D. 多发鳞状细胞癌

**27b**　另 1 例呼吸困难患者的 CT 图像。软组织窗示双侧膈肌及壁层胸膜钙化（未提供图像）。最可能的诊断是：

A. 石棉肺　　B. 药物毒性反应

C. 特发性肺纤维化　　D. ARDS 后相关性肺纤维化

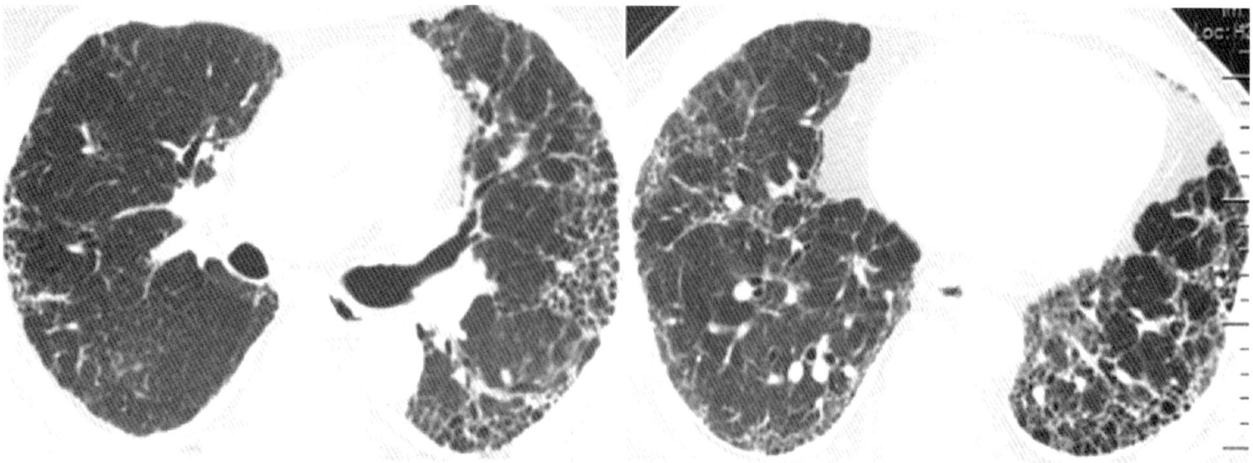

**27c** 石棉肺最早期的 HRCT 征象是:

A. 支气管扩张　　B. 肺内条片影

C. 胸膜下曲线影　　D. 蜂窝征

**27d** 关于石棉肺 HRCT 应用的描述正确的是:

A. 疾病早期需要进行俯卧位扫描;

B. 胸片正常时,无须进行 HRCT 检查;

C. 出现膈胸膜钙化时,需要进行 HRCT 进行确诊;

D. HRCT 可以鉴别进展性石棉相关的纤维化与寻常型间质性肺炎和非特异性间质性肺炎纤维化。

**27e** 石棉暴露者肺癌的发生率是:

A. 与非石棉暴露者一样　　B. 低于非石棉暴露者

C. 高于非石棉暴露者　　D. 有争议

**28a** 头皮血管肉瘤患者 2 次胸部 CT:初次 CT(左),间隔 1 个月的随访 CT(右)。复发性气胸的原因是:

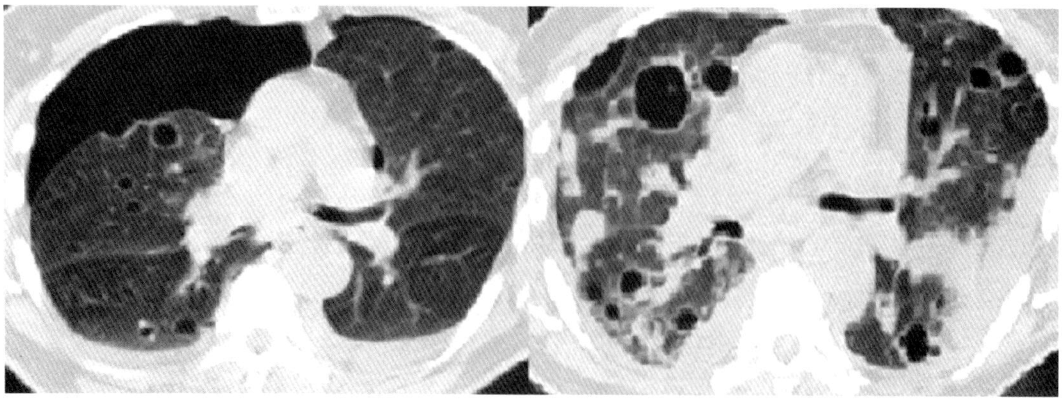

A. 胸膜下肺大疱破裂　　B. 肺朗格汉斯组织细胞增多症

C. 转移瘤　　D. Birt-Hogg-Dube 综合征

**28b** 肺转移瘤典型的影像表现是:

A. 大小不等的圆形结节　　B. 气腔实变

C. 孤立肿块　　D. 气胸

**28c** 以下哪种类型的转移很少出现空洞？

A. 腺癌　　B. 鳞状细胞癌

C. 移行细胞癌　　D. 肉瘤

**29a** 航空航天工厂的工人，明确的肺部职业暴露史，根据 CT 表现，最可能的诊断是：

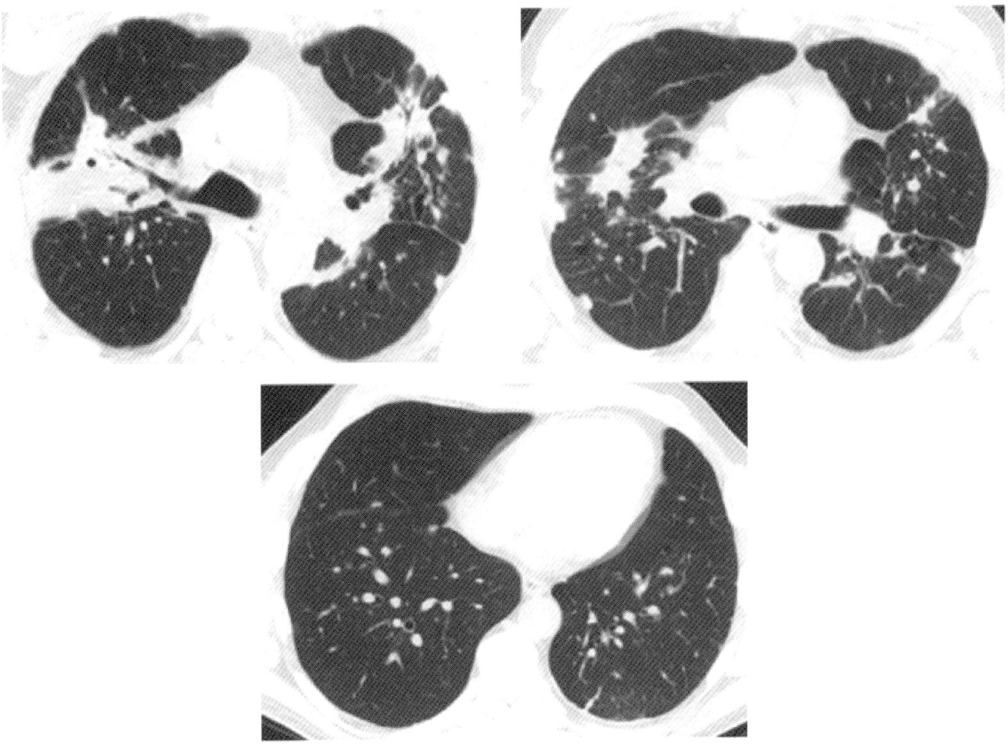

A. 结节病　　B. 慢性铍病

C. 寻常型间质性肺炎　　D. 硅沉着病

**29b** 慢性铍病的病理学特征是：

A. 干酪性肉芽肿性病变，与结核很难鉴别；

B. 非酪性肉芽肿性病变，与结节病很难鉴别；

C. 干酪性肉芽肿性病变，与肉芽肿性血管炎很难鉴别；

D. 非干酪性肉芽肿性病变，与朗格汉斯组织细胞增多症很难鉴别。

**29c** 对于铍暴露者，诊断慢性铍病的依据是：

A. 特征性的 CT 表现　　B. 铍特异性的淋巴细胞增生性检测阳性结果

C. 支气管镜活检发现非干酪坏死性肉芽肿　　D. 必须经开胸肺活检

**30a** 患者女，48 岁，具有胃灼热和指尖溃疡的病史，胸片的主要异常是：

A. 心影增大　　B. 纵隔淋巴结肿大

C. 网状影　　D. 胸腔积液

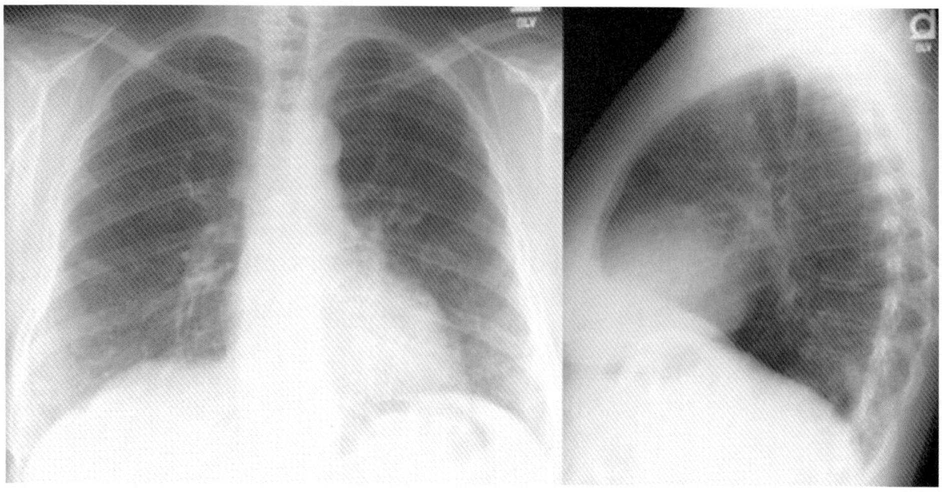

**30b**　患者女，37岁，混合结缔组织病，两次CT检查（间隔3年）如下所示，是哪种类型的间质性肺炎？

A. 非特异性间质性肺炎（NSIP）　　B. 寻常型间质性肺炎（UIP）

C. 淋巴细胞间质性肺炎（LIP）　　D. 机化性肺炎（OP）

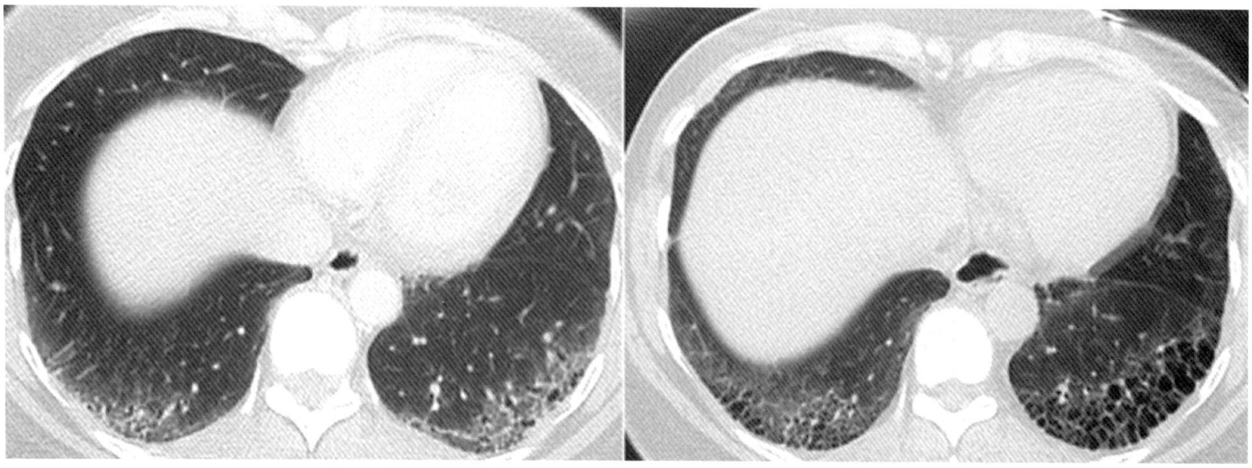

**30c**　早期UIP肺纤维化的典型HRCT表现是：

A. 上肺为主的蜂窝征和网状影　　B. 磨玻璃密度影和牵拉性支气管扩张

C. 下肺为主的胸膜下网状影　　D. 纵隔淋巴结肿大

**30d**　关于特发性肺纤维化的描述正确的是：

A. CT表现为非特异性间质性肺炎　　B. 磨玻璃密度影比网状影具有更好的预后预测价值

C. 与结缔组织病相关　　D. 50%~70%的患者出现典型的CT特征

**31a**　患者女，58岁，硬皮病患者，其CT图像如下，肺纤维化的模式是：

A. 非特异性间质性肺炎　　B. 寻常型间质性肺炎

C. 特发性肺纤维化　　D. 囊性肺纤维化

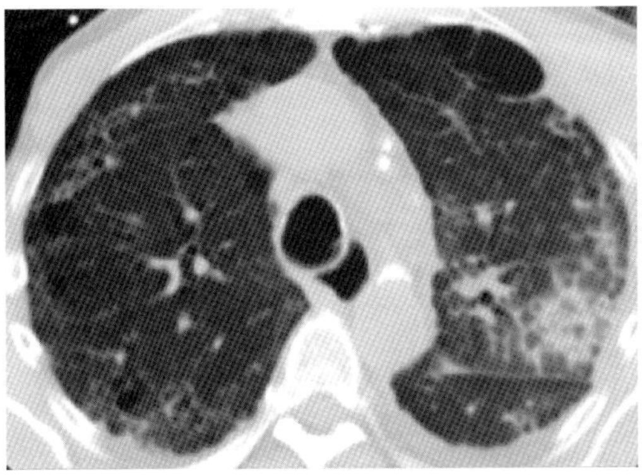
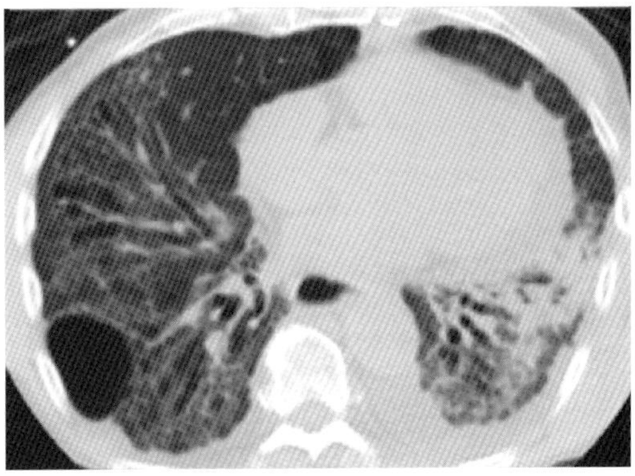
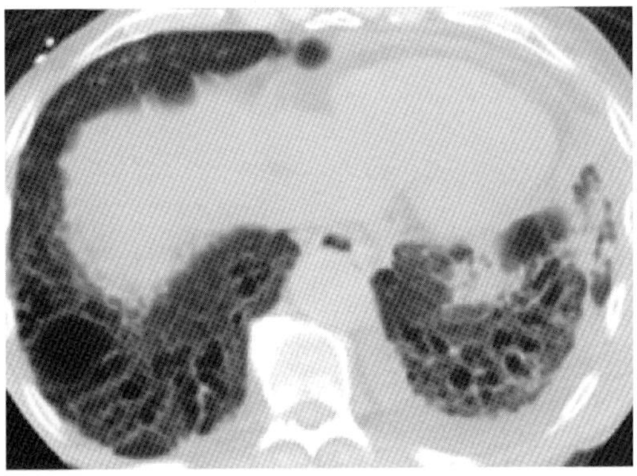

**31b** 细胞性非特异性间质性肺炎最特征性的薄层 CT 表现是：

A. 双下肺对称性的磨玻璃密度影
B. 纵隔淋巴结肿大
C. 细支气管扩张
D. 下肺蜂窝征

**31c** 非特异性间质性肺炎公认的病因是：

A. 细菌性肺炎
B. 结缔组织病
C. 肺气肿
D. 结核病

**31d** 关于非特异性间质性肺炎的描述正确是：

A. 非特异性间质性肺炎肺纤维化的 5 年生存率与特发性肺纤维化相似
B. 若蜂窝征是主要表现，则需要进行活检
C. NSIP 的组织学证据足以用于特发性形式的最终诊断
D. 不同的 NSIP 类型对皮质类固醇的反应是不同的

**32a** 患者男，48 岁，有劳累性呼吸困难和重度吸烟史，根据 CT 表现，最可能的诊断是：

A. 寻常型间质性肺炎
B. 脱屑性间质性肺炎
C. 肺水肿
D. 过敏性肺炎

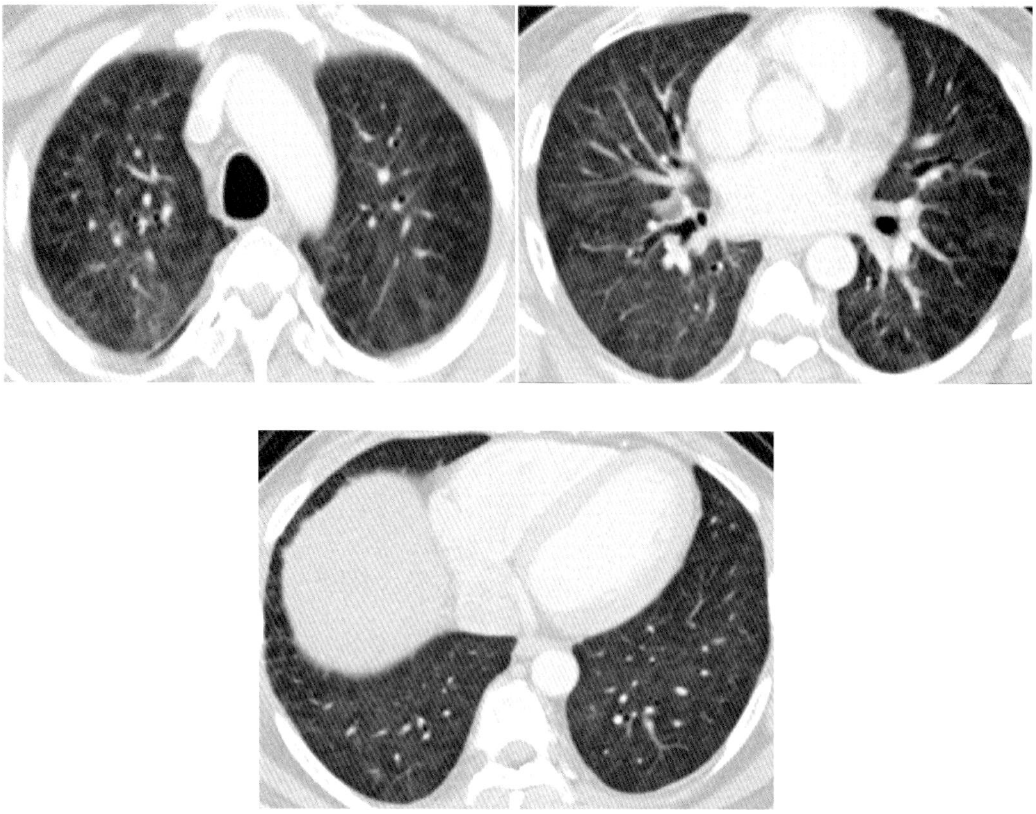

**32b** 脱屑性间质性肺炎：

A. 与吸烟高度相关

B. 与呼吸性细支气管炎的分布相似

C. 肺功能检测最常见表现为严重的阻塞性肺功能降低

D. 几乎全有胸膜下囊肿

**33a** 患者女，26 岁，严重呼吸衰竭的正位胸片，是以下哪种病变的最典型表现：

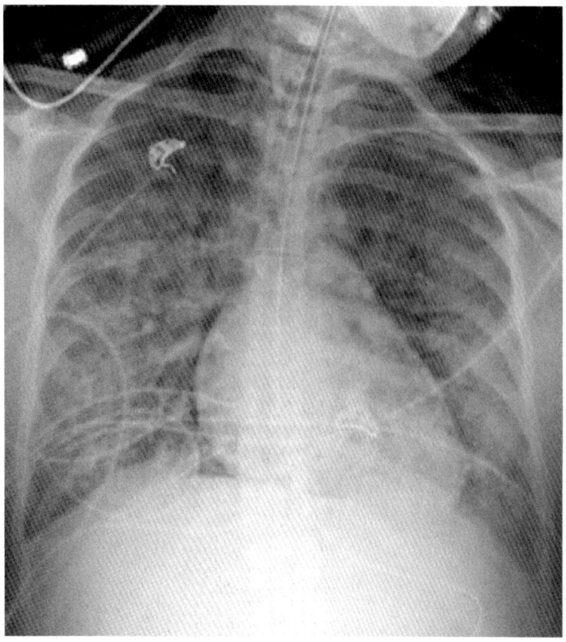

A. 心源性肺水肿　　B. 非心源性肺水肿

C. 大叶性肺炎　　D. 吸入性肺炎

**33b**　另外 1 例，健康年轻人急性发作呼吸衰竭行急诊气管插管术，CT 表现潜在的发病机制是：

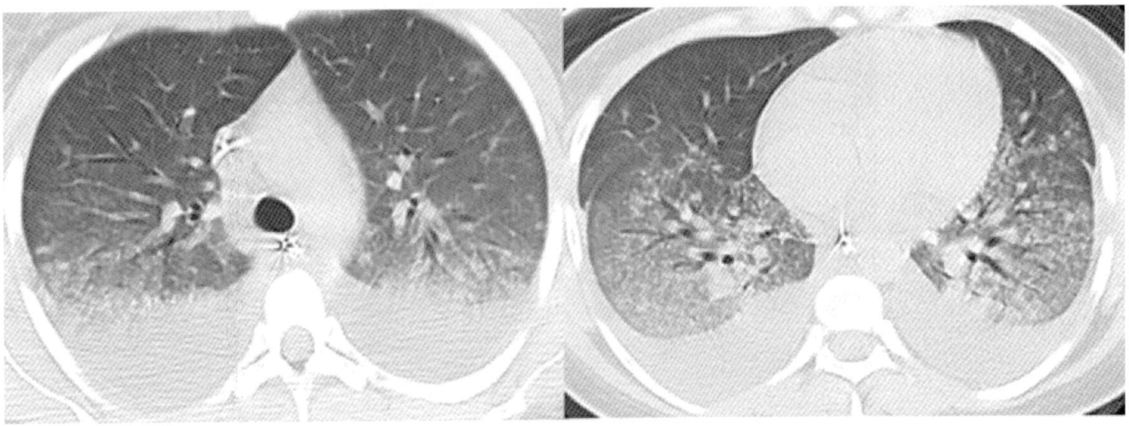

A. 肺泡中的脂蛋白物质的积聚　　B. 肺泡和间质被成纤维细胞替代

C. 弥漫性肺泡损伤　　D. 胶体渗透压增加

**33c**　同一患者几个月后的复查 CT，纤维化的原因可能是：

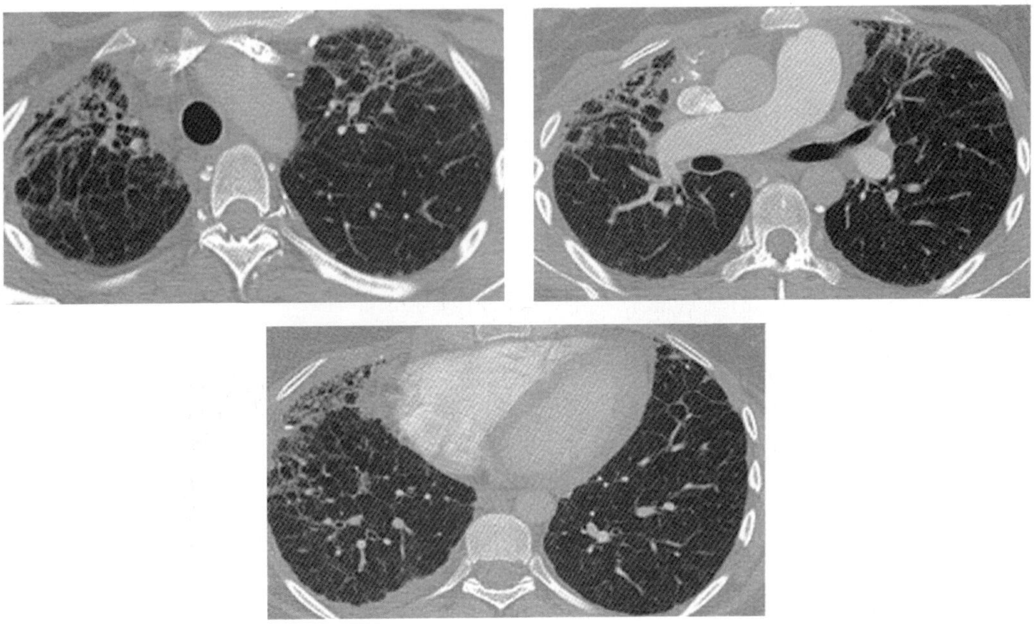

A. 非特异性间质性肺炎　　B. 纤维增生性的 ARDS

C. 结节病　　D. 特发性肺纤维化

**33d**　弥漫性肺泡损伤（DAD）：

A. 急性期和机化期的 DAD 的生存率相似　　B. DAD 不可能出现于快速的特发性肺纤维化中

C. DAD 中急性和慢性肺实质改变明显不同　　D. 恢复与基底膜损伤程度和修复过程相关

**34a**　患者女，72 岁，乏力，可能的诊断是：

A. 肺气肿　　B. 肺水肿

C. 癌性淋巴管炎　　D. 硅沉着病

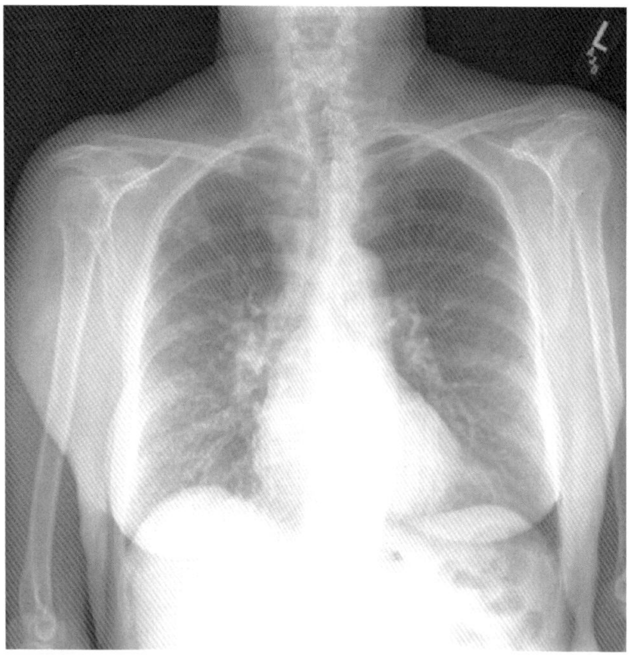

**34b** CT 图像如下，影像表现包括：

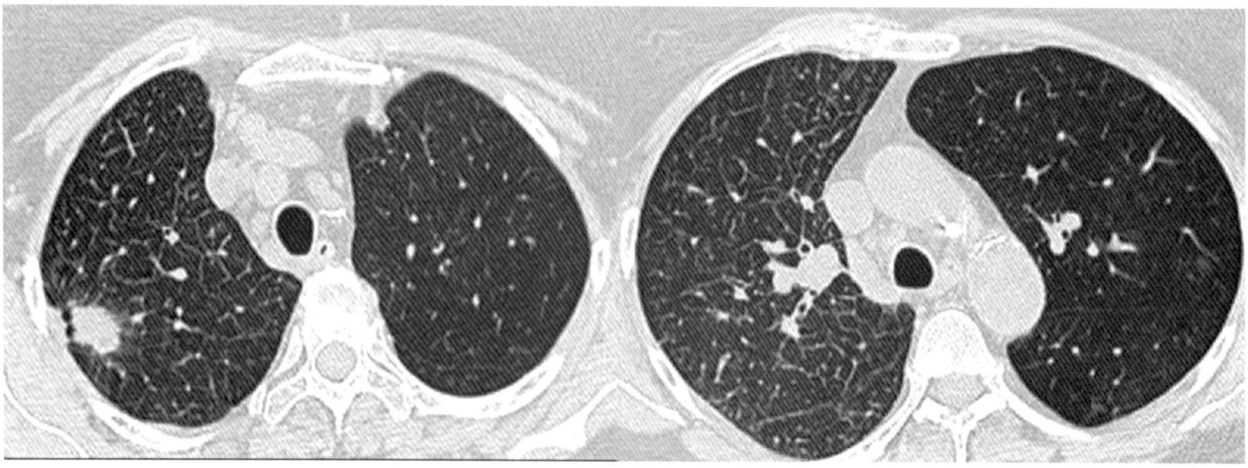

A. 正常肺结构扭曲　　B. 蜂窝肺

C. 间质纤维化　　D. 间质结节状增厚

**34c** 下一步的处理策略是：

A. 抗生素　　B. 糖皮质激素

C. 肿瘤科会诊　　D. 肺结节楔形切除

**34d** 与癌性淋巴管炎最相关的恶性肿瘤是：

A. 支气管肺癌　　B. 乳腺癌

C. 胃癌　　D. 结肠癌

**35** 根据胸片和 CT 图像判断，导致小叶间隔增厚的最可能的原因是：

A. 心源性肺水肿　　B. 纤维化间质性肺病

C. 癌性淋巴管炎　　D. 淋巴管扩张

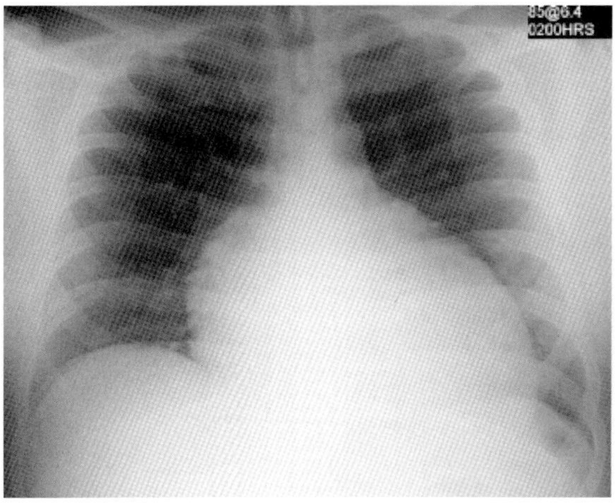


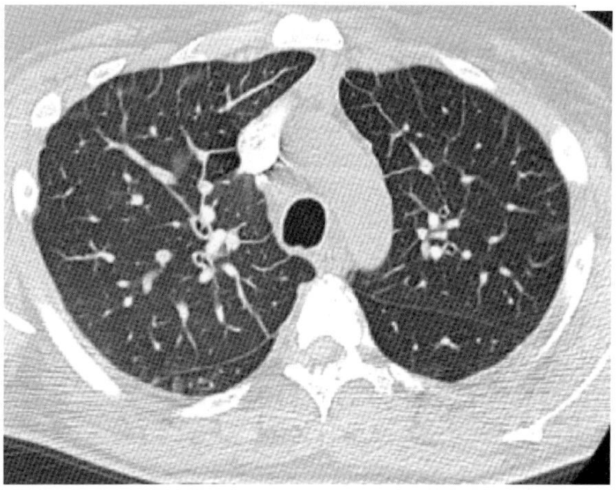

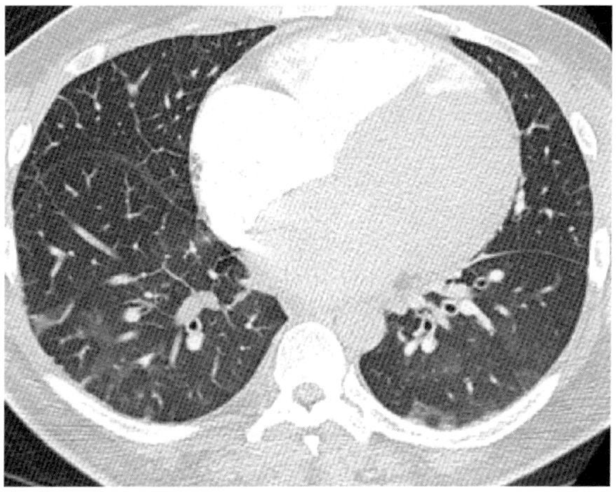

## 第三部分：弥漫性肺泡疾病和炎症

**36a**　下图胸片的表现是：

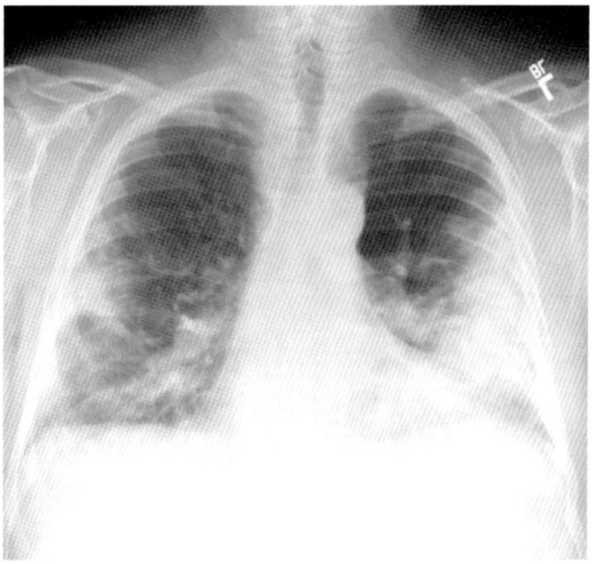

A. 网状影　　B. 结节影

C. 胸膜增厚　　D. 实变

**36b** 同一患者6个月后的胸部CT图像，最可能的病因是：

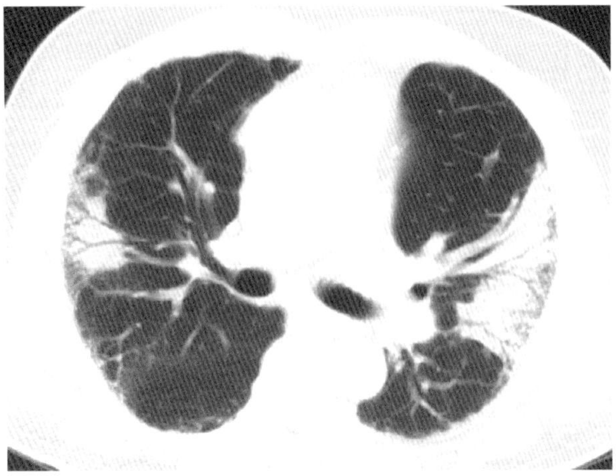

A. 类脂性肺炎　　B. 急性呼吸窘迫综合征（ARDS）
C. 细菌性肺炎　　D. 肺栓塞

**36c** 外源性类脂性肺炎的最佳处理方式是：

A. 支气管肺泡灌洗　　B. 远离病原体
C. 糖皮质激素　　D. 广谱抗生素

**37a** 最能准确描述下图胸片中实变的特征是：

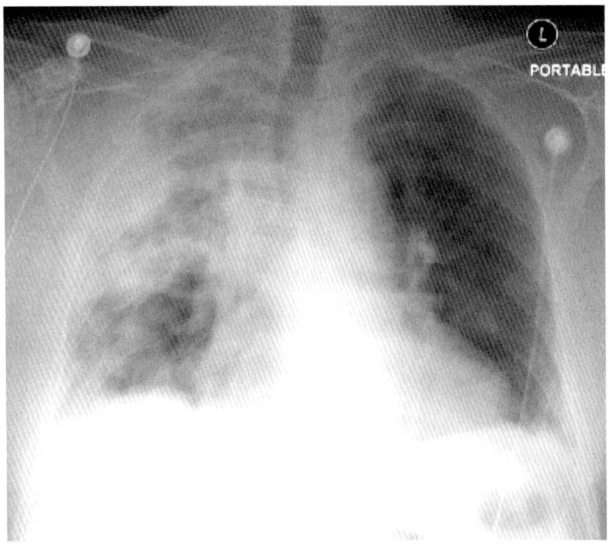


A. 容积缩小　　B. 水平裂显示不清
C. 轨道征　　D. 外周分布

**37b** 随访CT图像，哪个肺叶实变最多？

A. 右肺中叶　　B. 左肺上叶
C. 舌叶　　D. 右肺上叶

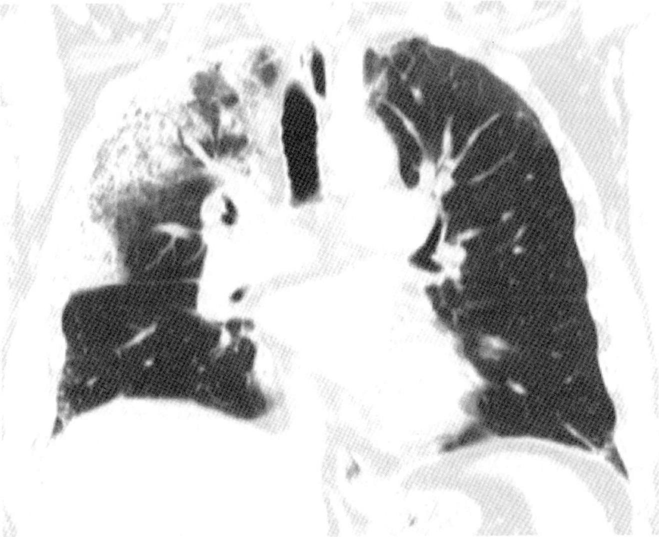

**37c**　1 个月后患者病情缓解，并拍胸片复查（左）；数月后患者症状反复，再次拍胸片（右）。若行支气管肺泡灌洗最可能的病因是：

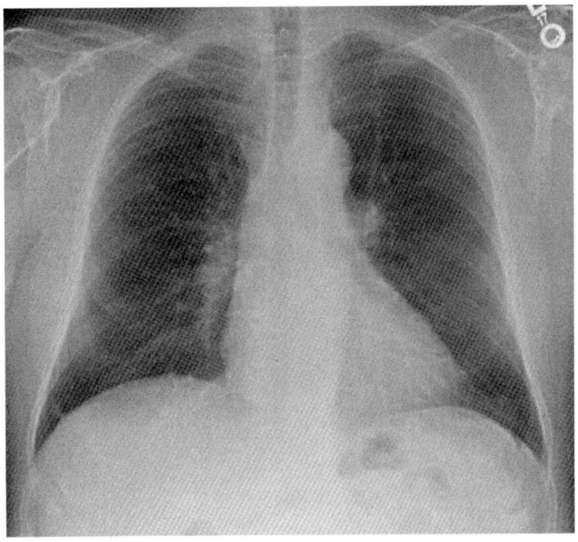

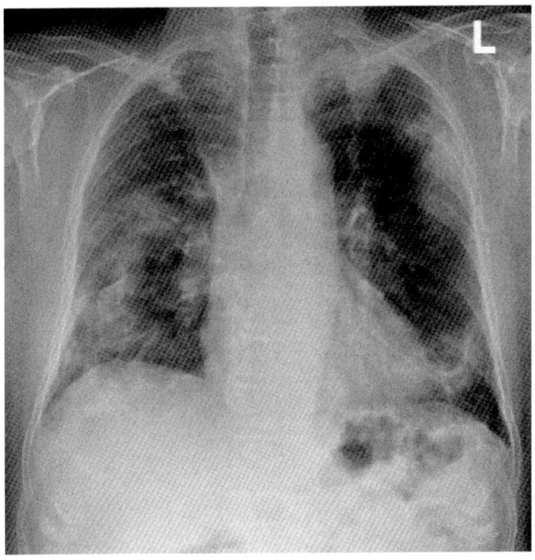


A. 低分化腺癌　　B. 富含脂质的物质

C. 淋巴瘤　　D. 嗜酸性粒细胞

**37d**　单纯嗜酸性粒细胞性肺炎与慢性嗜酸性粒细胞性肺炎最特异性的鉴别诊断征象是：

A. 肺内分布　　B. 病程

C. 症状　　D. 嗜酸性粒细胞增多

**38a** 支气管肺泡灌洗提示轻度的 PAS 阳性脂蛋白，CT 图像如下所示，最可能的诊断是：

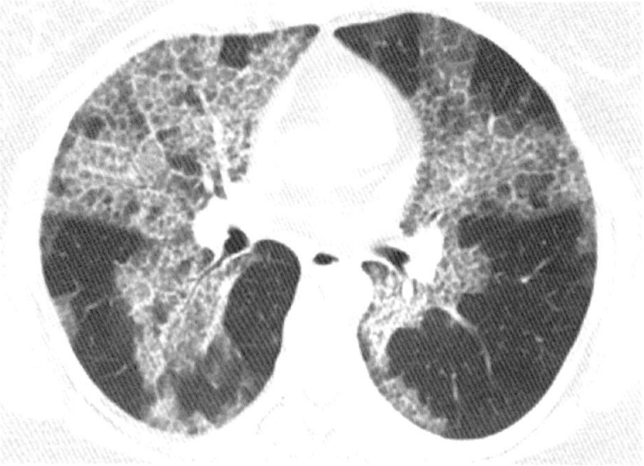

A. 外源性类脂性肺炎　　B. 肺泡蛋白沉积症

C. 卡氏肺孢子虫肺炎　　D. 肺水肿

**38b** 特发性肺泡蛋白沉积症，与以下哪个因素相关：

A. 吸烟　　B. 肥胖

C. 女性　　D. 航空旅行

**39** 输血患者的胸片，临床担心发生输血相关性急性肺损伤（TRALI），输血多长时间后会出现典型的 TRALI？

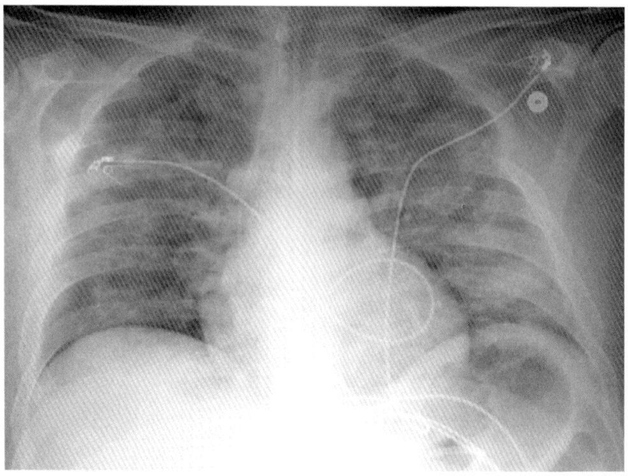

A. 立刻　　B. 1~6 小时

C. 12~24 小时　　D. 24 ~48 小时

**40** 非吸烟者的吸气和呼气 CT 图像如下所示，最可能的诊断是：

A. 呼吸性细支气管炎　　B. 过敏性肺炎

C. 机化性肺炎　　D. 嗜酸性粒细胞性肺炎

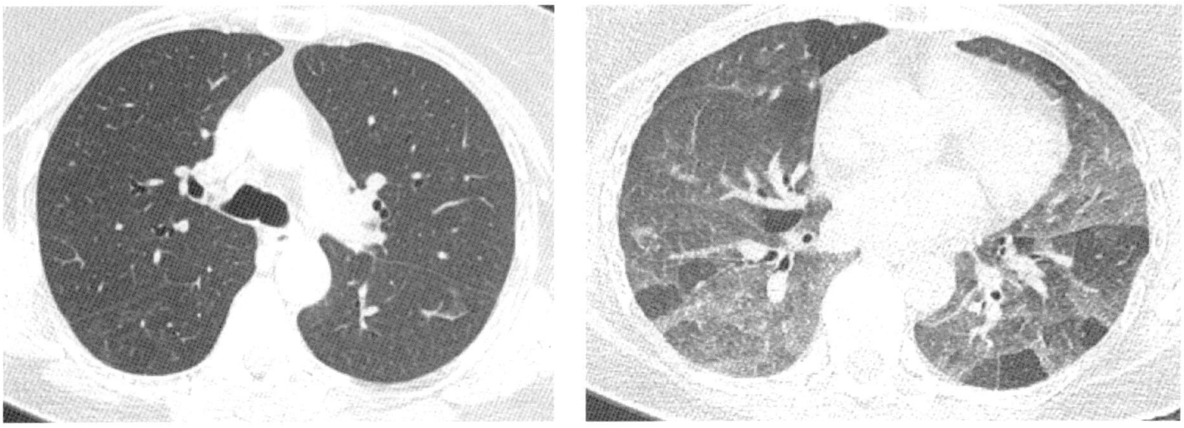

**41a**　结合临床症状、哮喘史、多神经元病变和鼻窦病变，肺实变的最可能的病因是：

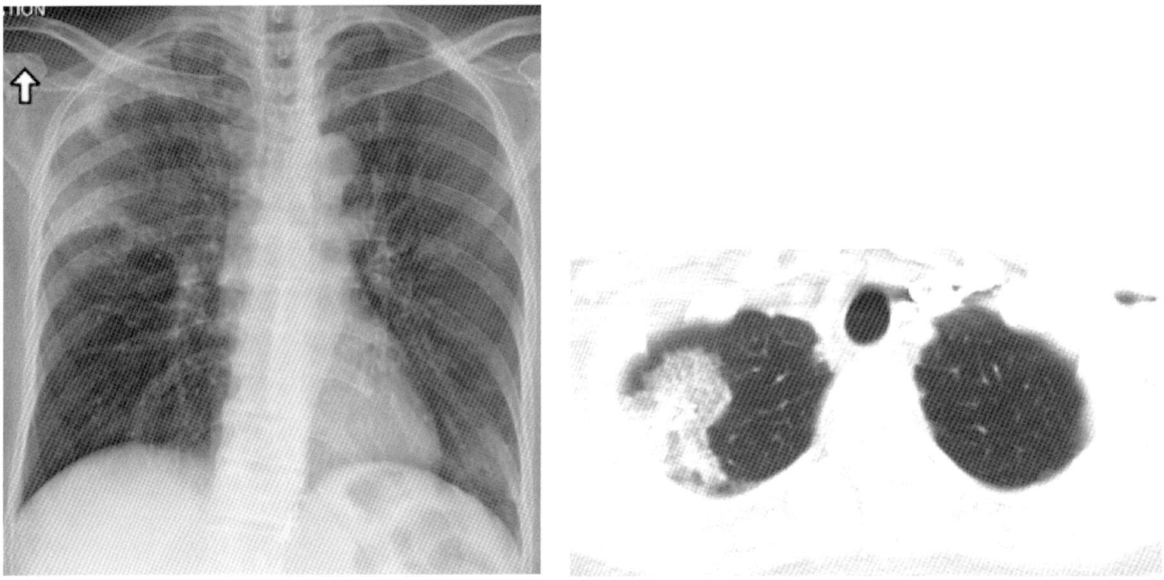

A. Churg-Strauss 综合征（嗜酸性肉芽肿伴多血管炎）

B. 机化性肺炎

C. 血管炎性肉芽肿（Wegener 肉芽肿）

D. 细微的多血管炎

**41b**　与该疾病最相关的生物标志物是：

A. cANCA　　B. p-ANCA

C. 类风湿因子　　D. 抗磷脂抗体

**42**　长期反复尿路感染患者的 CT 图像如下，最可能的诊断是：

A. 机化性肺炎　　B. 脓毒栓

C. 肺出血　　D. 寻常型间质性肺炎

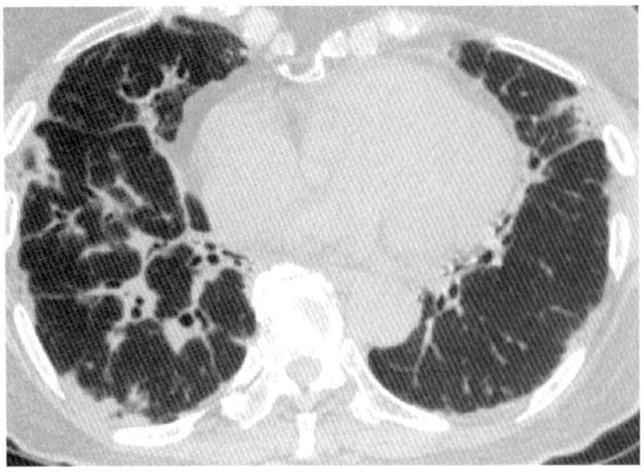 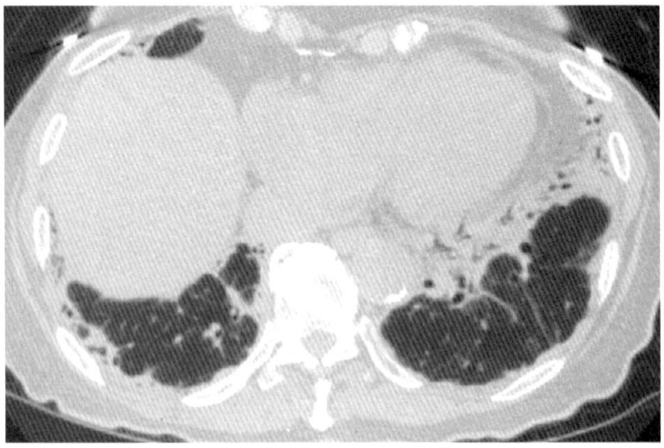

**43a** 下图呼气相 CT 图像的表现是：

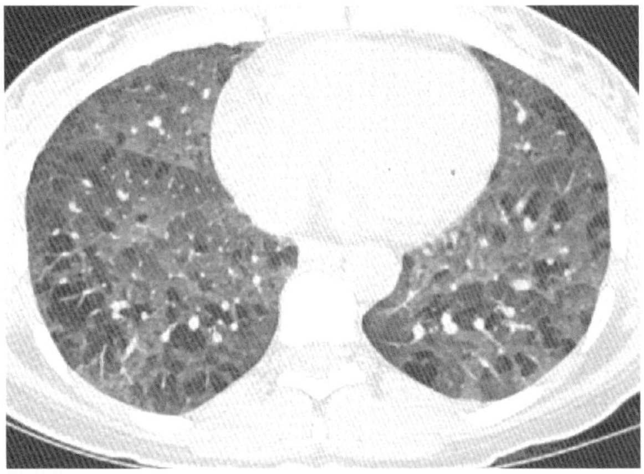

A. 猪头肉冻征　　B. 彗星尾征
C. 反晕征　　D. 银河征

**43b** 这个征象最常见于哪种疾病？

A. 过敏性肺炎　　B. 机化性肺炎
C. 嗜酸性粒细胞性肺炎　　D. 脱屑性间质性肺炎

**44** 36 岁既往健康的男性，徒步登山后突发呼气急促并进行性加重，无发热及畏寒，最可能的诊断是：

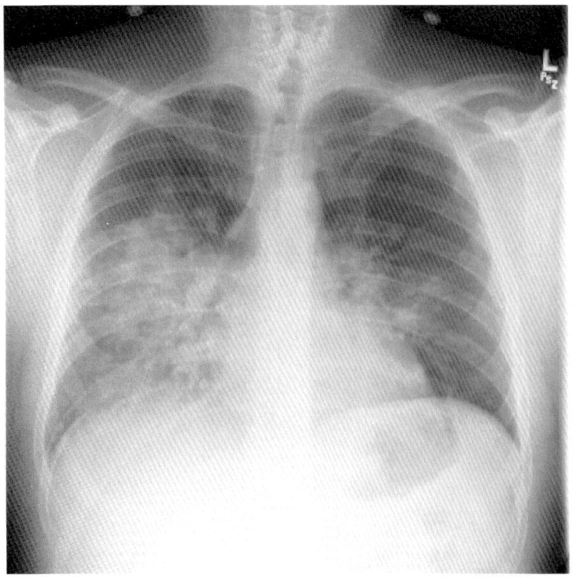

A. 支气管肺炎
B. 非心源性肺水肿
C. 肺出血
D. 心源性肺水肿

**45** 下面 CT 图像出现的影像征象是：

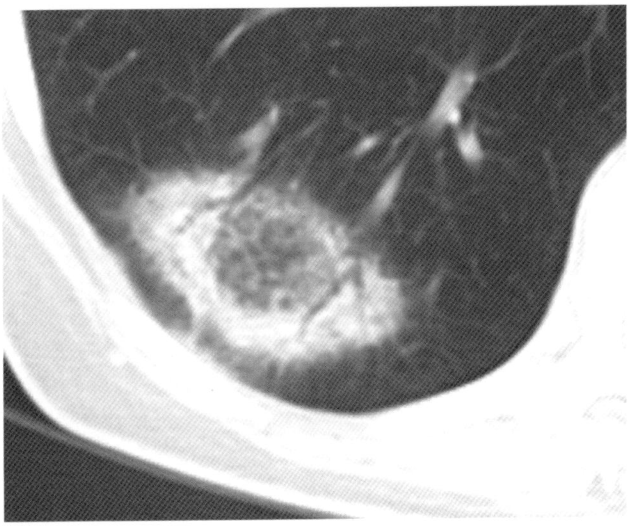

A. 晕征
B. 反晕征
C. 银河征
D. 脏器重力依赖征

**46** 以下吸气（左）和呼气（右）CT 图像，最可能的诊断是：

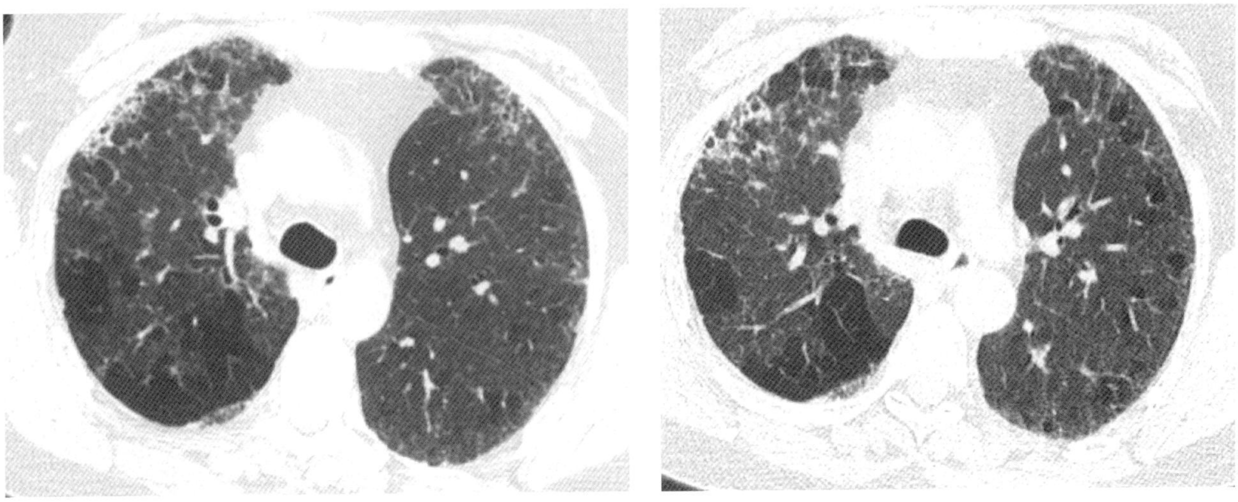

A. 慢性过敏性肺炎
B. 特发性肺纤维化
C. 结节病
D. 进行性大面积纤维化

## 第四部分：气道疾病

**47a** 患者女，62 岁，慢性咳嗽，胸片如下，最显著的影像征象是：
A. 支气管扩张和结节征
B. 实变影和纤维瘢痕
C. 胸腔积液和肺过度充气
D. 肺气肿和线性肺不张

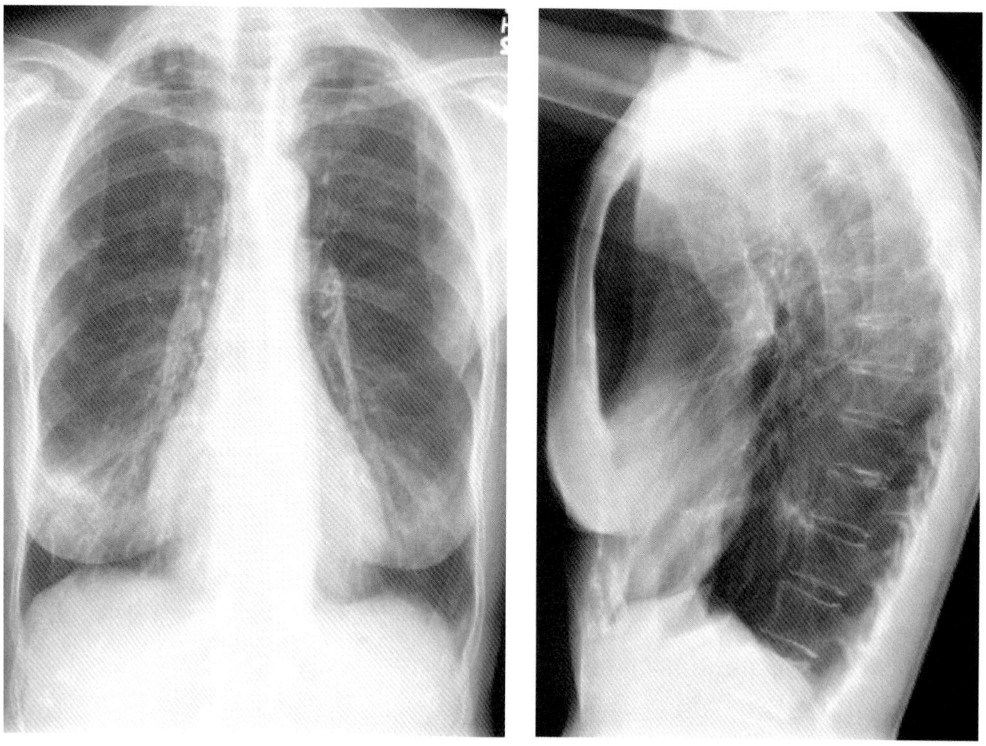

**47b** 下面 CT 图像中未出现哪个征象？

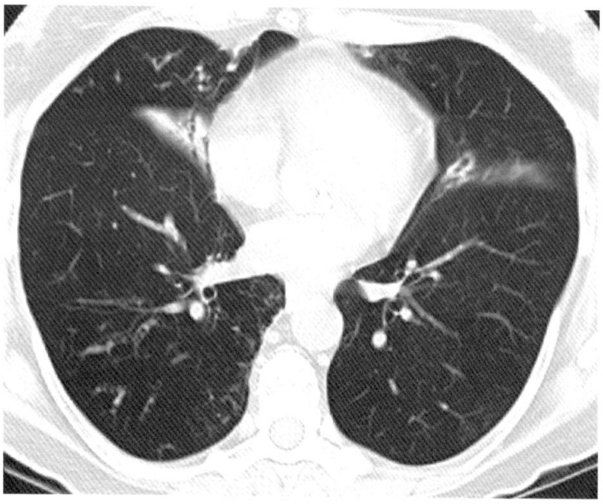

A. 树芽征　　　　B. 支气管扩张伴黏液栓

C. 空气滞留　　　　D. 空洞

**47c** 此患者最可能的诊断是：

A. 吸入性肺炎　　　　B. 鸟胞内分枝杆菌（MAI）

C. 过敏性肺曲霉菌病（ABPA）　　　　D. 囊性纤维化

**48a** 下图所示的解剖变异是：

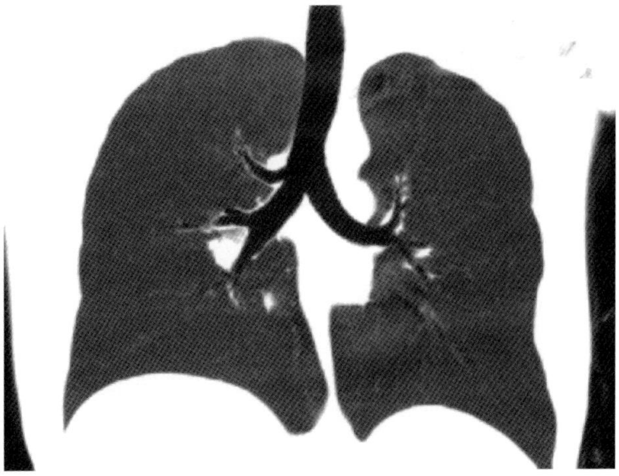

A. 副右上叶支气管　　B. 右上叶支气管额外分支

C. 右上叶支气管起源异常　　D. 右上叶支气管亚段的异常分支

**48b** 上述解剖变异的特异性的专业术语是：

A. 气管性支气管　　B. 猪支气管

C. 心段支气管　　D. 气管憩室

**49a** 吸气和呼气相 CT 图像如下所示，诊断是：

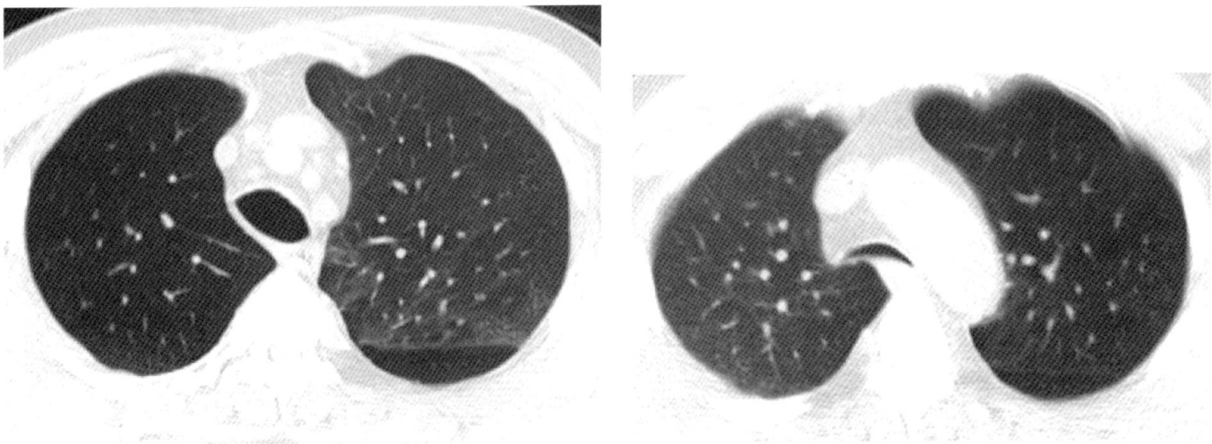

A. 剑鞘状气管　　B. 气管憩室

C. 气管支气管炎　　D. 气管软化

**49b** 在吸气相 CT 图像上，气管支气管软化高度特异性表现是：

A. 剑鞘状气管　　B. 新月形气管

C. 气管壁增厚　　D. 皱眉征

**50a** 下面 CT 图像所示，最可能的诊断是：

A. 吸入性肺病　　B. 肺挫伤

C. 支气管内肿块伴阻塞性改变　　D. 囊性纤维化

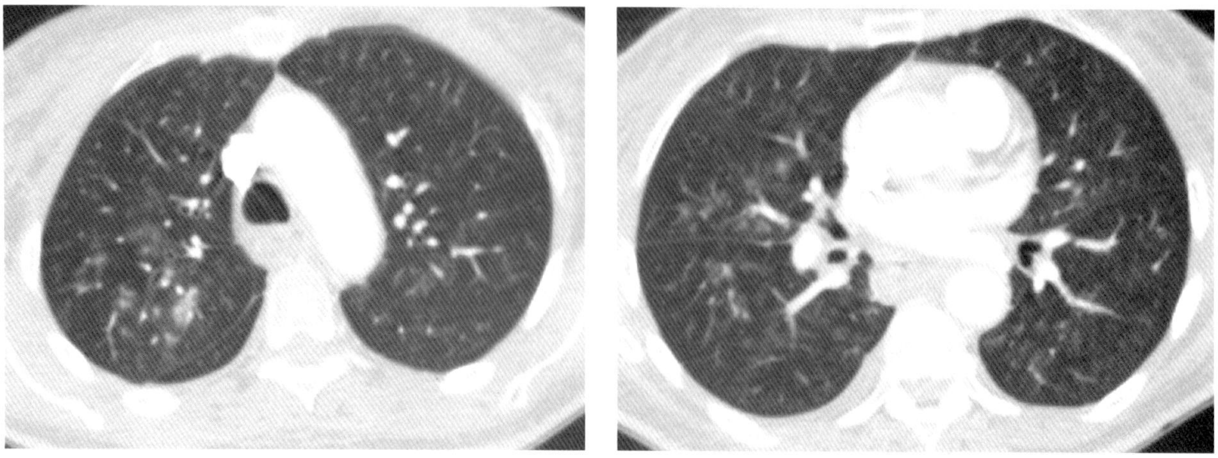

**50b**　以下哪个不是吸入性肺病的 CT 表现？

A. 气道增厚和实变　　B. 双下肺分布的树芽征

C. 小叶中心性磨玻璃密度　　D. 随机分布的肺结节

**51**　气短患者的 CT 图像如下所示，最可能的诊断是：

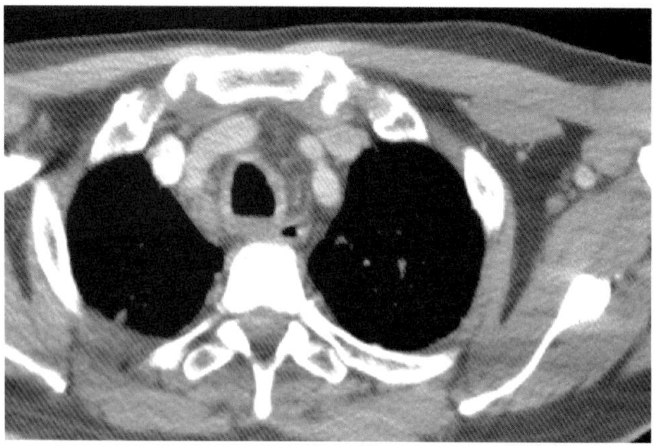

A. 肉芽肿性血管炎　　B. 插管后狭窄

C. 气管肿瘤　　D. 骨化性气管支气管病

**52**　下图最可能的诊断是：

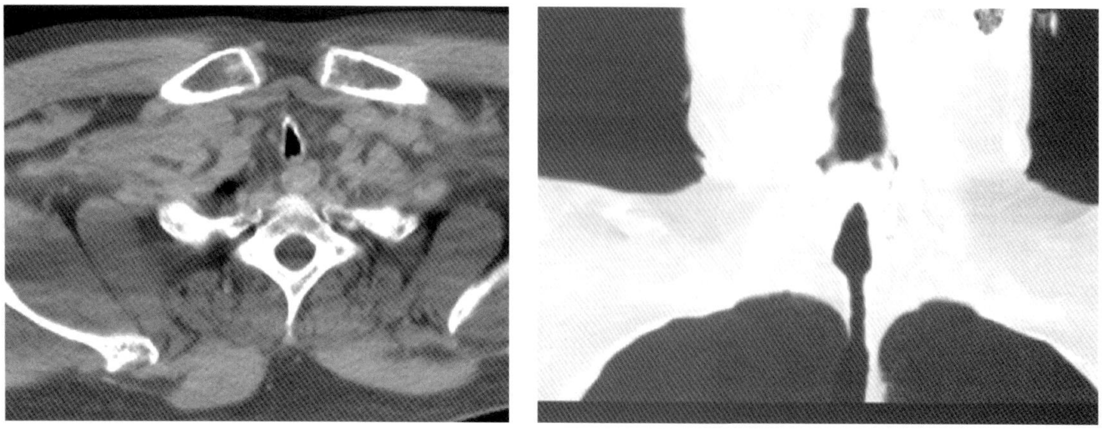

A. 继发于先前气管造口术后的气管插管后狭窄

B. 肉芽肿性血管炎

C. 骨化性气管支气管病（TBPO）

D. 鳞状细胞癌

**53a** 下图的影像征象是：

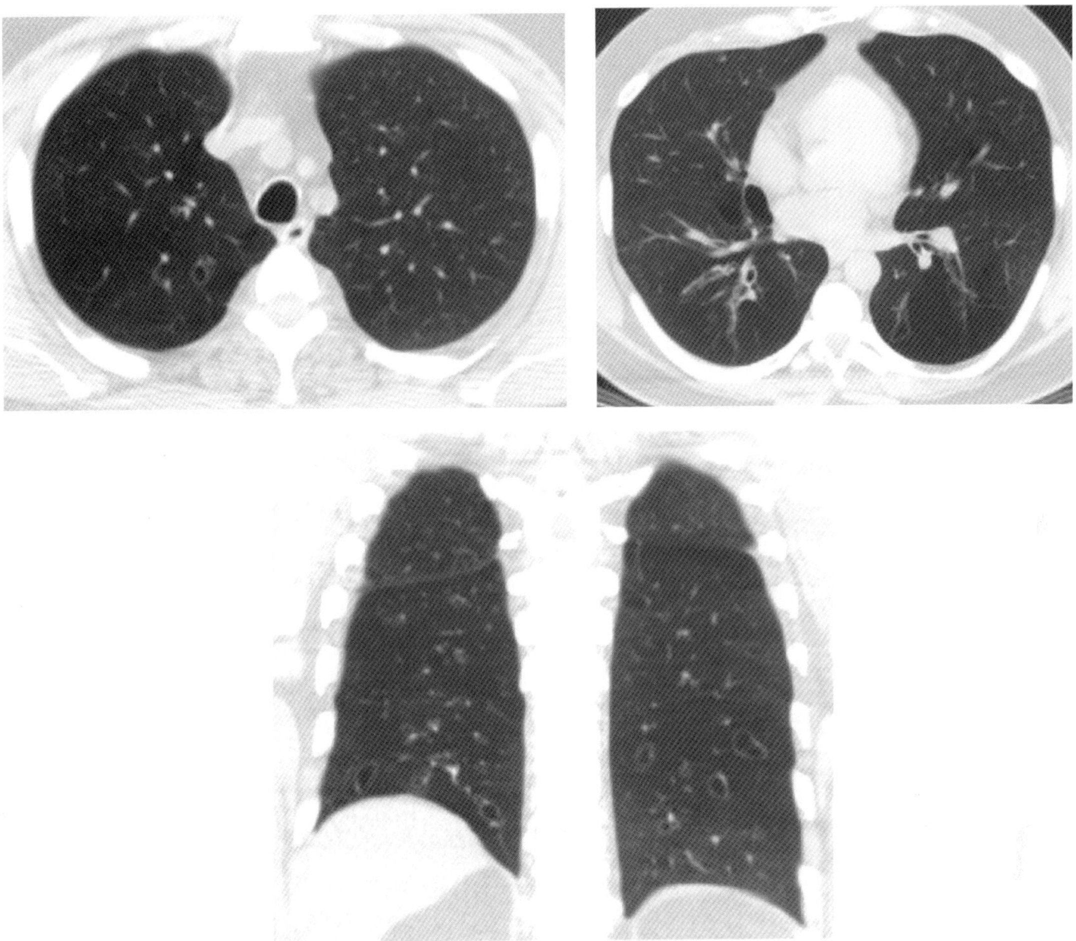

A. 支气管扩张，马赛克征　　B. 肺囊肿，马赛克征

C. 支气管扩张，树芽征　　D. 肺囊肿，结节

**53b** 最可能的诊断是：

A. 囊性纤维化　　B. 哮喘

C. 闭塞性细支气管炎　　D. 过敏性支气管肺曲霉病

**54a** 下图的影像表现是：

A. 插管后气管狭窄　　B. 支气管扩张

C. 气管支气管扩大　　D. 气管外源性压迫

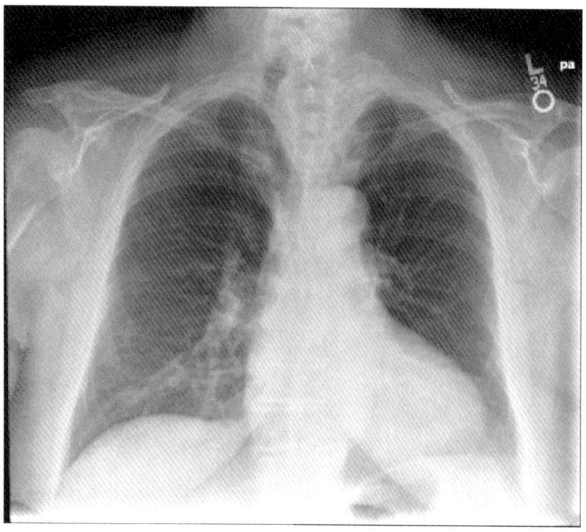


**54b** 根据 CT 图像所示，最可能的诊断是：

A. 甲状腺囊肿/结节　　B. 气管鳞状细胞癌

C. 前肠重复囊肿　　D. 左颈总动脉瘤

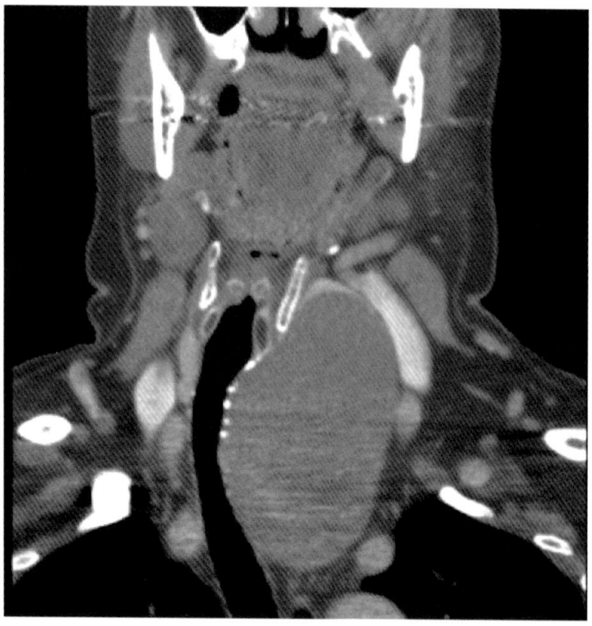

**55a** 气管最常见的原发性恶性肿瘤是：

A. 鳞状细胞癌　　B. 黏液表皮样癌

C. 腺样囊性癌　　D. 类癌

**55b** 气管最常见的经血液转移的肿瘤是：

A. 甲状腺癌　　B. 食管癌

C. 肺癌　　D. 黑色素瘤

**56a** 下图最可能的诊断是：

A. 普通变异型免疫缺陷病　　B. Kartagener 综合征

C. 结节病　　D. 弥漫性泛细支气管炎

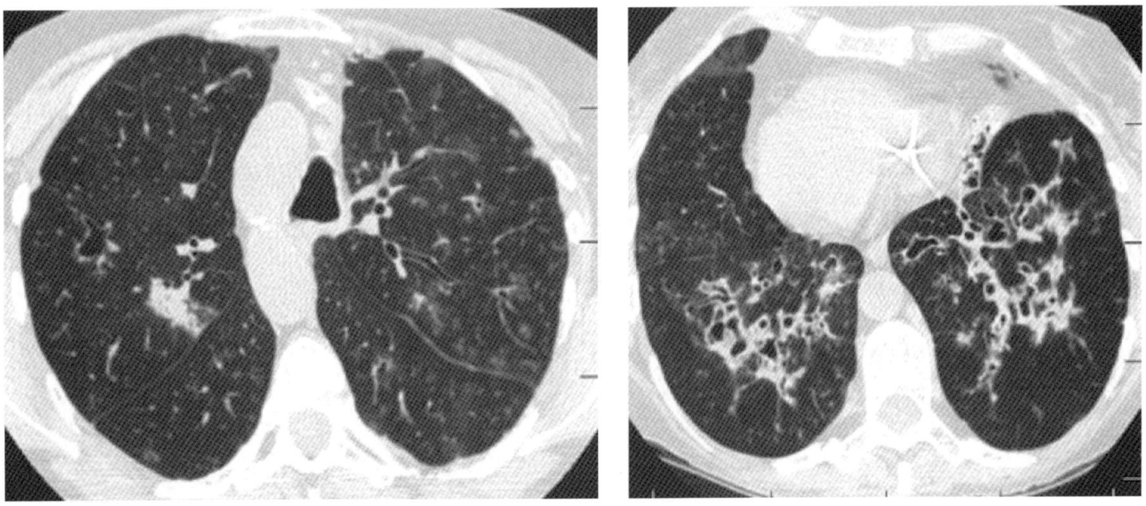

**56b** 纤毛不动综合征患者出现完全性内脏逆位的比例是：

A. 10%　　B. 25%

C. 50%　　D. 100%

**57** 需要进行肺减容手术的 COPD 患者，最重要的 CT 特征是：

A. 肺气肿上叶为主　　B. 小叶中心性肺气肿为主

C. 出现肺大疱　　D. 以全小叶肺气肿为主

**58a** 囊性纤维化患者，咯血的主要责任血管是：

A. 肺动脉　　B. 扩张的支气管动脉

C. 内乳动脉　　D. 肋间动脉

**58b** 支气管扩张伴支气管动脉扩张、反复咯血患者的最经典的治疗方式是：

A. 支气管动脉栓塞　　B. 抗菌治疗

C. 甾体类激素治疗　　D. 外科切除

**59a** 下图的典型影像特征是：

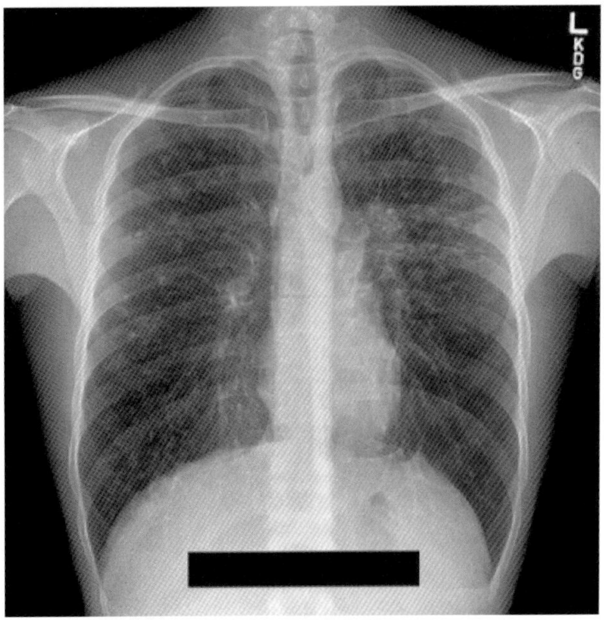

A. 气道型，下叶为主　　B. 结节型，下叶为主

C. 实变型，上叶为主　　D. 气道型，上叶为主

**59b** 患者女，27 岁，其 CT 图像如下，最可能的诊断是：

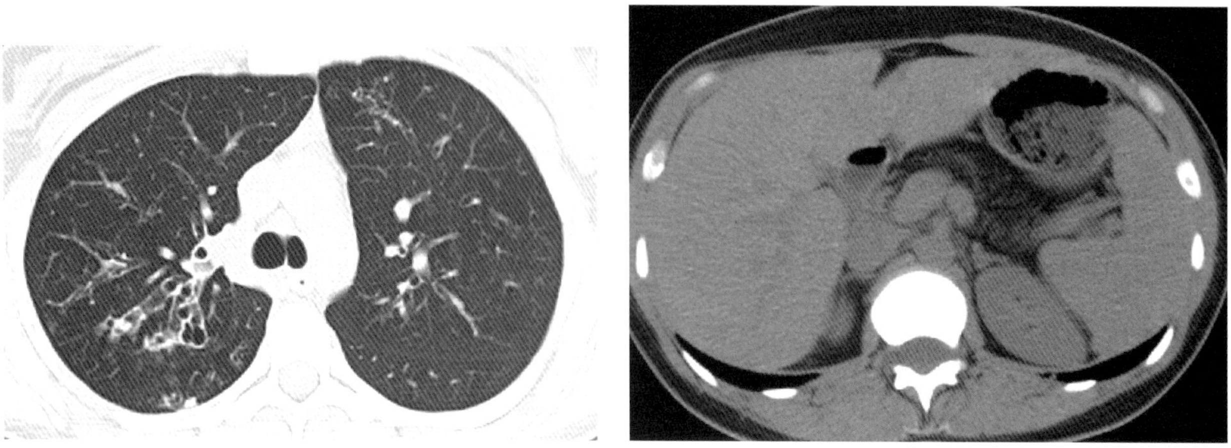

A. 过敏性支气管肺部曲霉病　　B. 囊性纤维化

C. Kartagener 综合征　　D. 普通变异型免疫缺陷病

**60a** 下图胸片中，肺气肿是哪种类型？

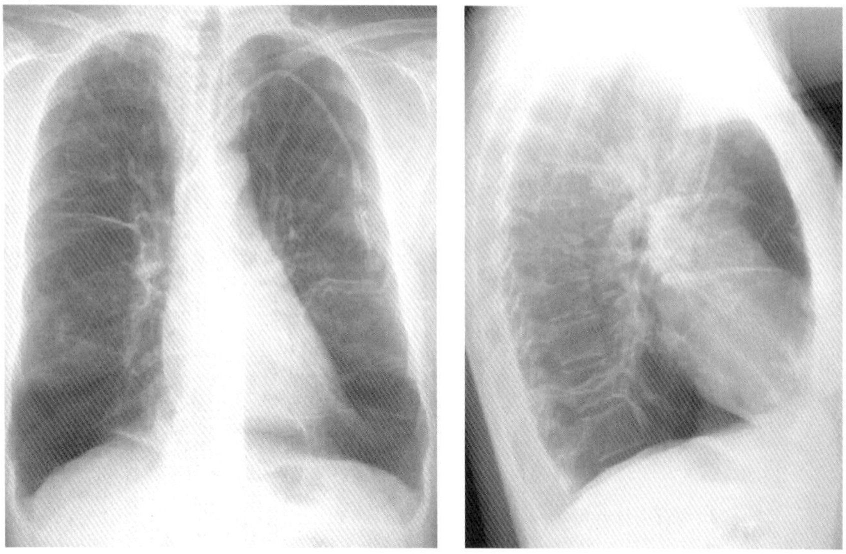

A. 间隔旁型　　B. 下叶中心型

C. 全小叶型　　D. 瘢痕型

**60b** 肺气肿最常见的病因是：

A. $\alpha$-1 抗胰蛋白酶缺乏症　　B. 吸烟

C. HIV 感染　　D. 马方综合征

**60c** 除了 $\alpha$-1 抗胰蛋白酶缺乏症，以下哪种疾病与全小叶型肺气肿最相关？

A. 马方综合征　　B. 吸烟

C. 静脉滥用四哌甲酯　　D. 营养不良

**61a** 下面 CT 图像所示，最可能的诊断是：

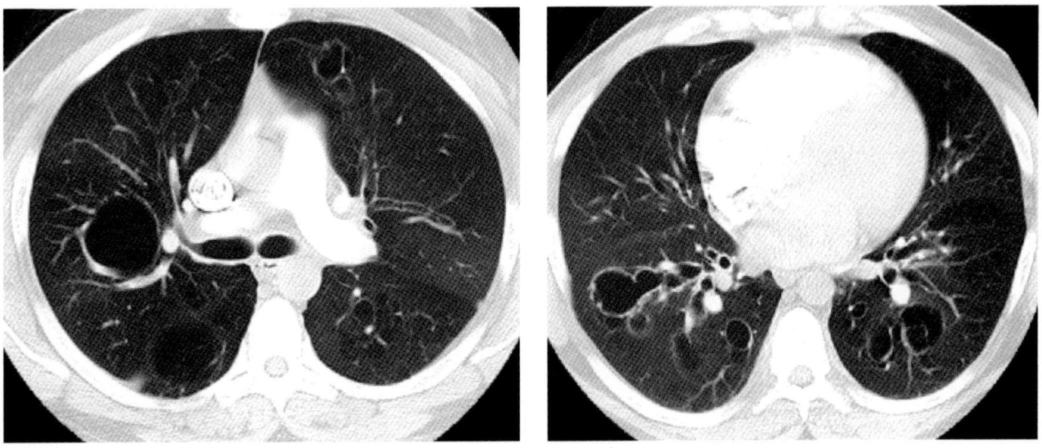

A. Williams-Campbell 综合征　　B. 气管支气管巨大症
C. 纤毛运动障碍　　D. 囊性纤维化

**61b** Williams-Campbell 综合征最容易累及哪级支气管？

A. 1~2 级　　B. 3~4 级
C. 4 ~6 级　　D. 7 级以下

**62** 下面 CT 图像所示，最可能的诊断是：

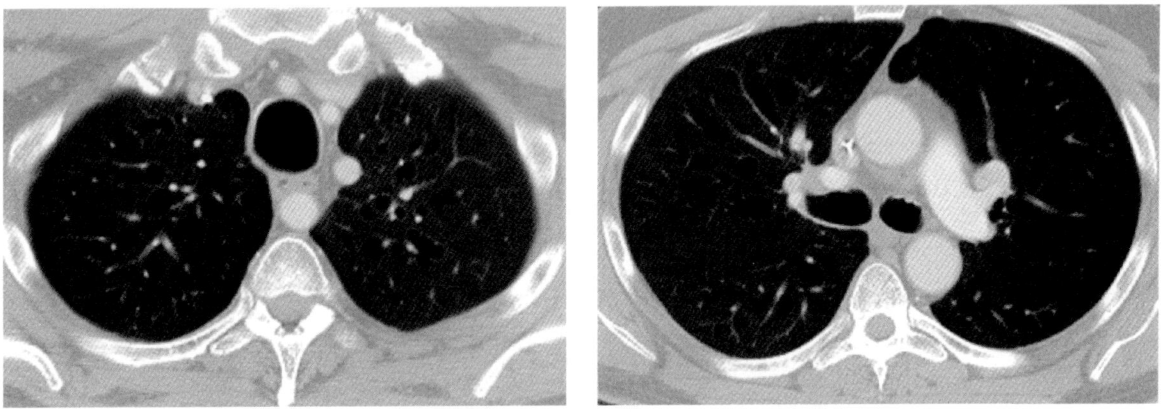

A. Williams-Campbell 综合征　　B. 气管支气管巨大症
C. 纤毛运动障碍　　D. 囊性纤维化

**63** 下图中异物位于：

A. 右主支气管　　B. 食管
C. 右肺动脉　　D. 右上肺静脉

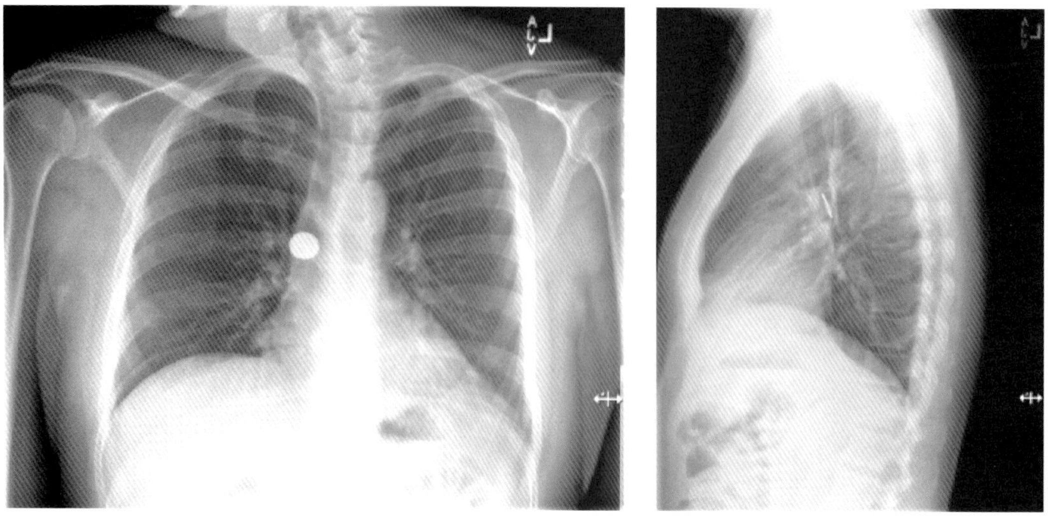

## 第五部分：系统性病变的胸部表现

**64a**　综合下图中的征象，最可能的诊断是：

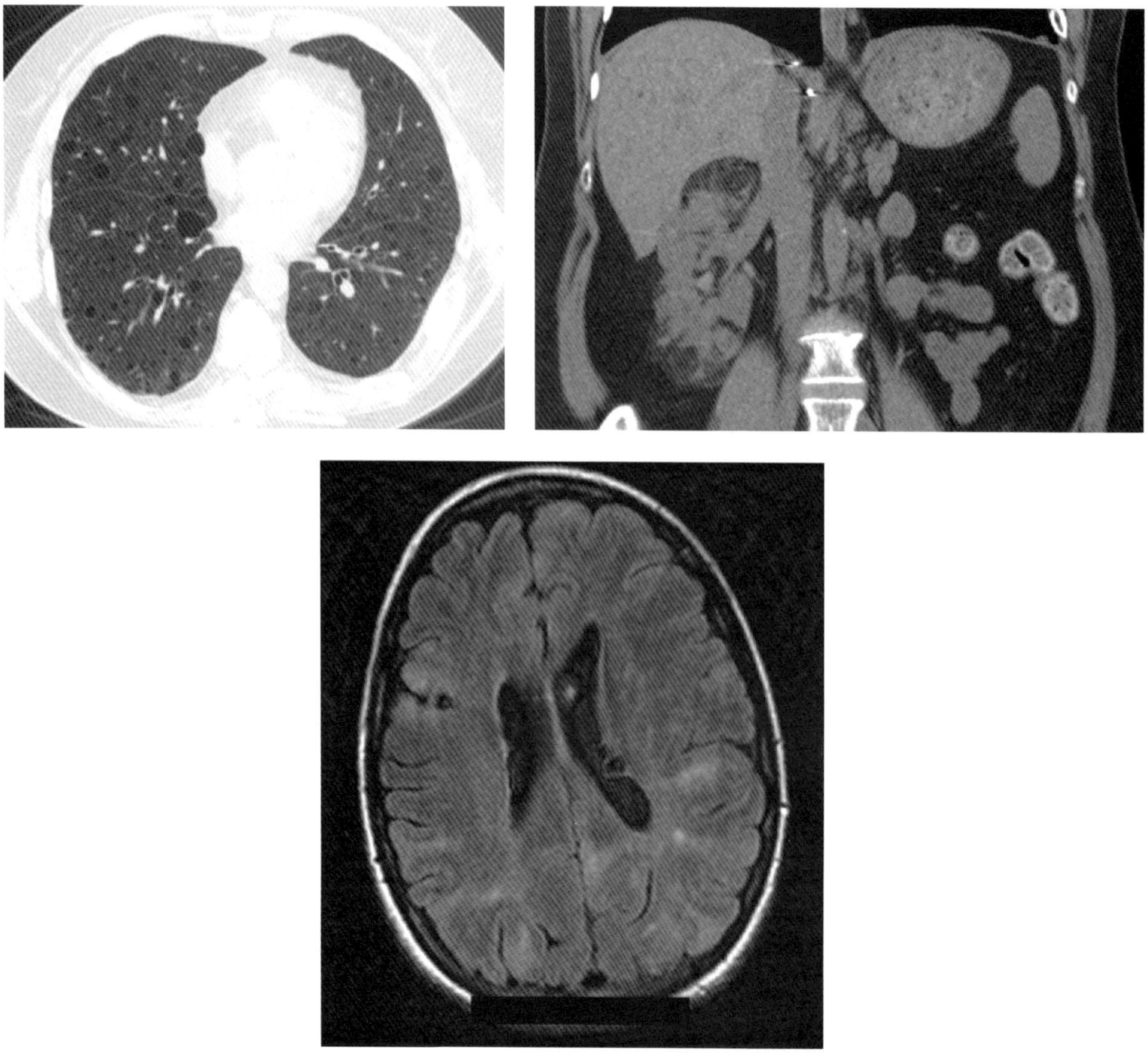

A. 囊性淋巴细胞性间质性肺炎　　B. 肺朗格汉斯组织细胞增多症

C. 结节性硬化　　D. 神经纤维瘤病

**64b** 结节性硬化的主要诊断标准中，以下哪个相对少见？

A. 室管膜下巨细胞瘤　　B. 淋巴管肌瘤病

C. 肾血管平滑肌脂肪瘤　　D. 心脏横纹肌瘤

**65a** 慢性肾衰竭患者的胸部 CT 图像如下所示，肺实变的原因是：

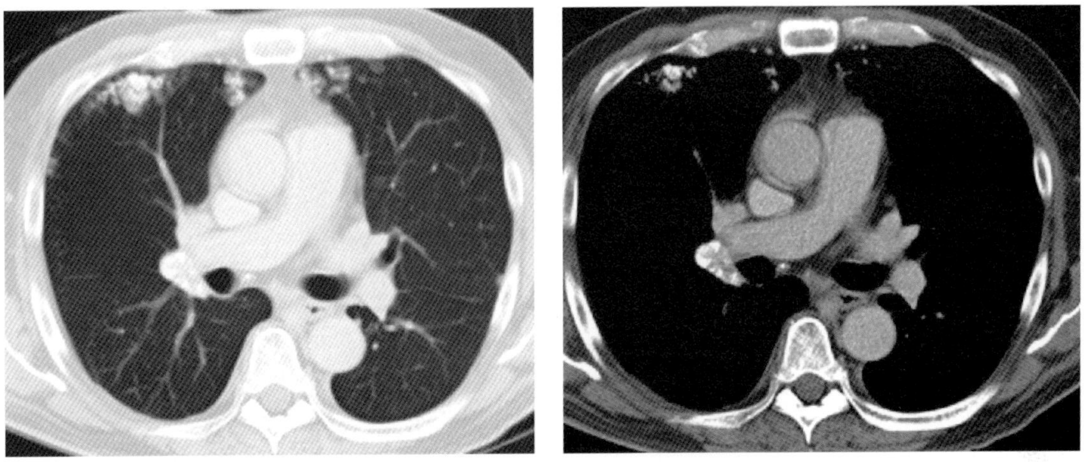

A. 肺水肿　　B. 钙化性转移

C. 肺纤维化　　D. 迁移性钙化

**65b** 血液透析的患者，尸检中发现肺部迁移性钙化的比例是：

A. 10%~25%　　B. 40%~55%

C. 60%~75%　　D. 95%~100%

**65c** 迁移性肺钙化在以下哪种情况下会加重？

A. 肾移植失败　　B. 透析开始时

C. 甲状旁腺切除术　　D. 肾移植初期

**66a** 下图为肺部囊性疾病患者，与软组织相关的表现是：

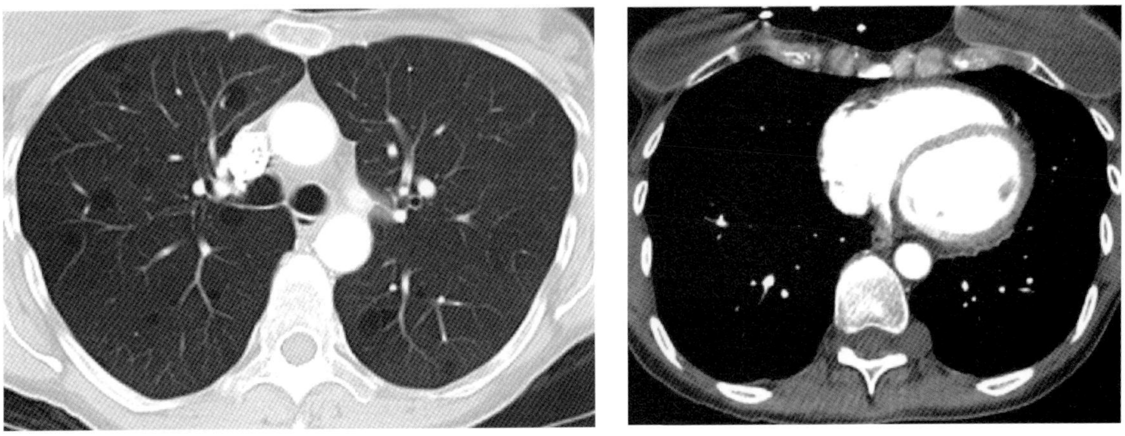

A. 淋巴结肿大　　B. 肋间动脉瘤

C. 脊柱旁肿块　　D. 肺结节

**66b** 最可能的诊断是:

A. 淋巴细胞间质性肺炎　　B. Birt-Hogg-Dube 综合征

C. 朗格汉斯组织细胞增多症　　D. 神经纤维瘤病

**67** 多发性肌炎皮肌炎所致的间质性肺疾病最常见的肺部表现是:

A. 寻常型间质性肺炎　　B. 非特异性间质性肺炎

C. 肉芽肿性淋巴细胞间质性肺病　　D. 淋巴细胞性间质性肺炎

**68a** 下图胸片的典型表现是:

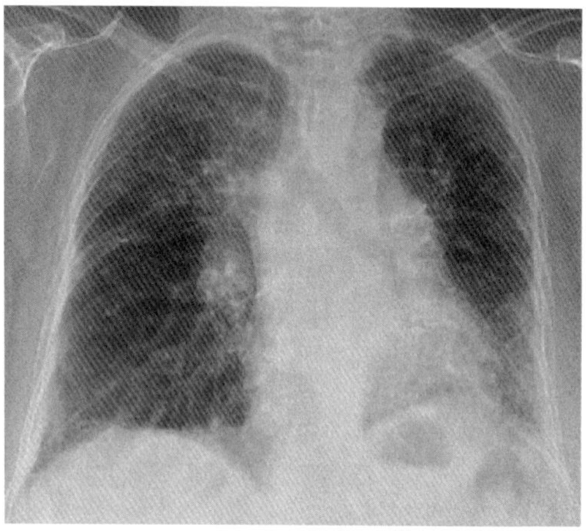

A. 网状影　　B. 结节

C. 实变　　D. 支气管扩张

**68b** 类风湿关节炎的肺部 CT 表现为:

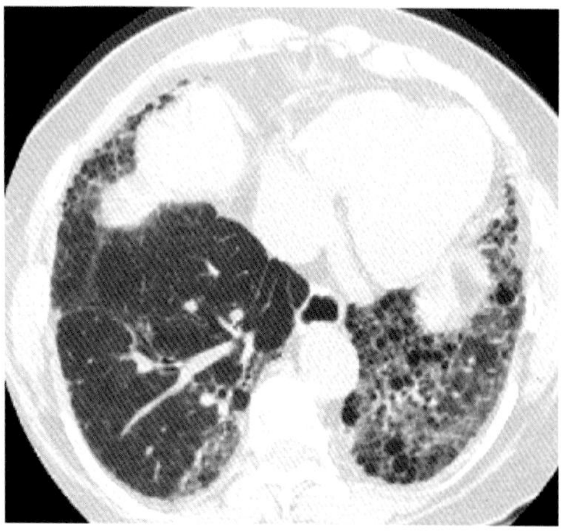

A. 非特异性间质性肺炎　　B. 寻常型间质性肺炎

C. 细支气管炎　　D. 机化性肺炎

**68c** 类风湿关节炎最常见的胸部表现是:

A. 非特异性间质性肺炎　　B. 寻常型间质性肺炎

C. 细支气管炎　　D. 机化性肺炎

**69a** 下图胸片表现是:

A. 网状影　　B. 实变

C. 囊性病变　　D. 结节

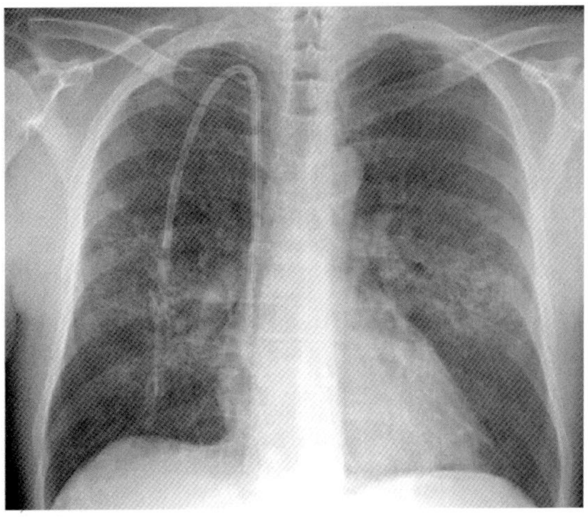

**69b** Goodpasture 综合征肺部实变的原因是：

A. 肺水肿　　B. 吸入性肺炎

C. 肺泡蛋白沉积症　　D. 肺出血

**70a** 下面 CT 图像的诊断是：

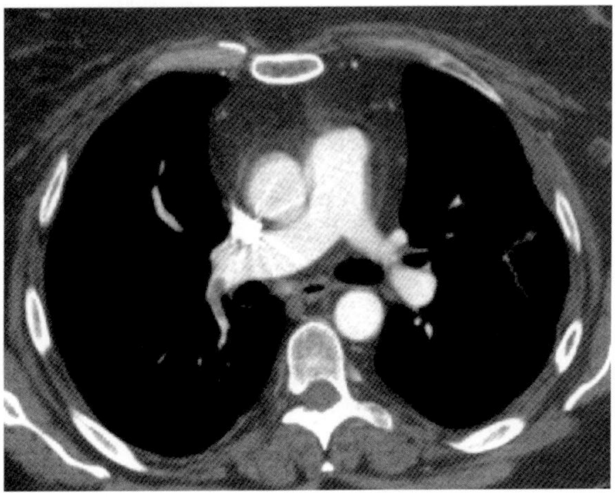

A. 肺动脉高压　　B. 肺栓塞

C. 肺水肿　　D. 肺出血

**70b** 以下哪个自身免疫性疾病发生肺栓塞的风险最高：

A. Sögren 综合征　　B. 系统性红斑狼疮

C. 系统性硬化症　　D. Wegener 肉芽肿

**70c** 系统性红斑狼疮最常见的胸部并发症是：

A. 肺实质病变　　B. 肺动脉高压

C. 胸腔积液　　D. 淋巴瘤

**71a** 成人镰状细胞贫血患者最常见的死因是：

A. 脑血管事件　　B. 心肌梗死

C. 主动脉夹层　　D. 急性胸痛综合征

**71b** 下面的 CT 图像，哪些征象是诊断急性胸痛综合征所必需的？

A. 实变　　B. 胸腔积液

C. 肺栓塞　　D. 心脏增大

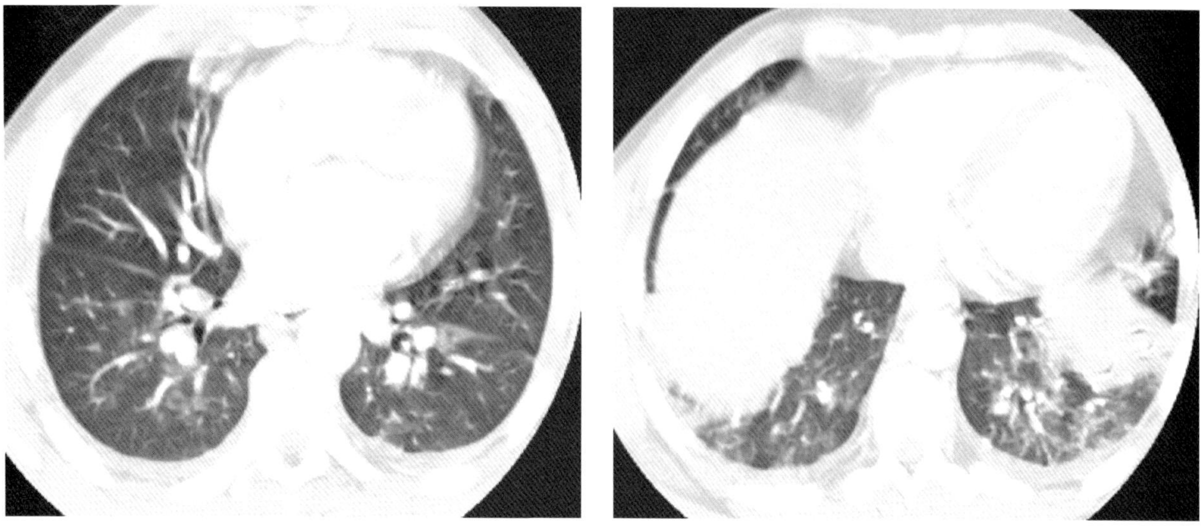

**72a** 哪种系统性疾病最常出现以下 CT 表现?

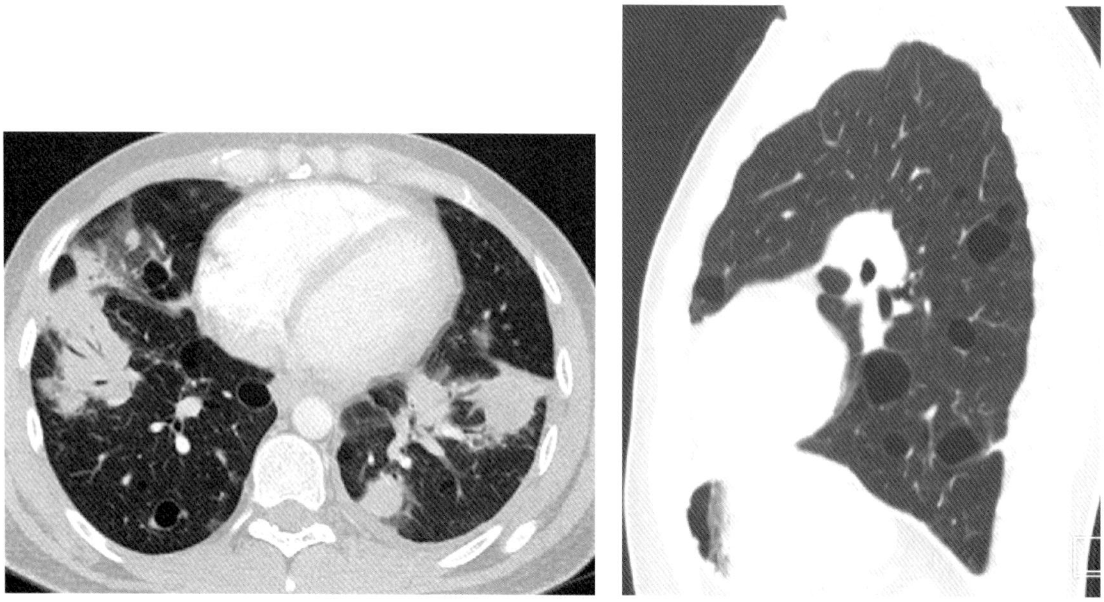

A. 糖尿病
B. 肉芽肿性血管炎
C. 肝肺综合征
D. Sögren 综合征

**72b** Sögren 综合征若出现慢性实变，则需要考虑出现了哪种并发症?

A. 淋巴瘤
B. 结节病
C. 肺泡蛋白沉积症
D. 类脂性肺炎

**73a** 胸片中哪个征象提示肉芽肿性血管炎?

A. 右肺尖帽
B. 肺部空洞
C. 动脉粥样硬化
D. 气管移位

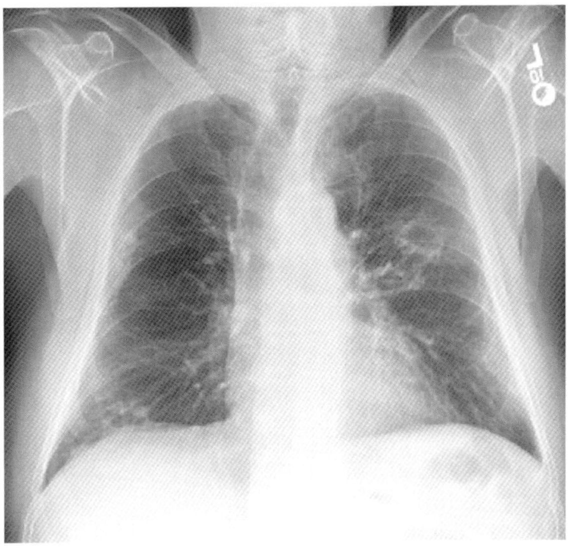

**73b**　肉芽肿性血管炎肺结节出现空洞的比例是：

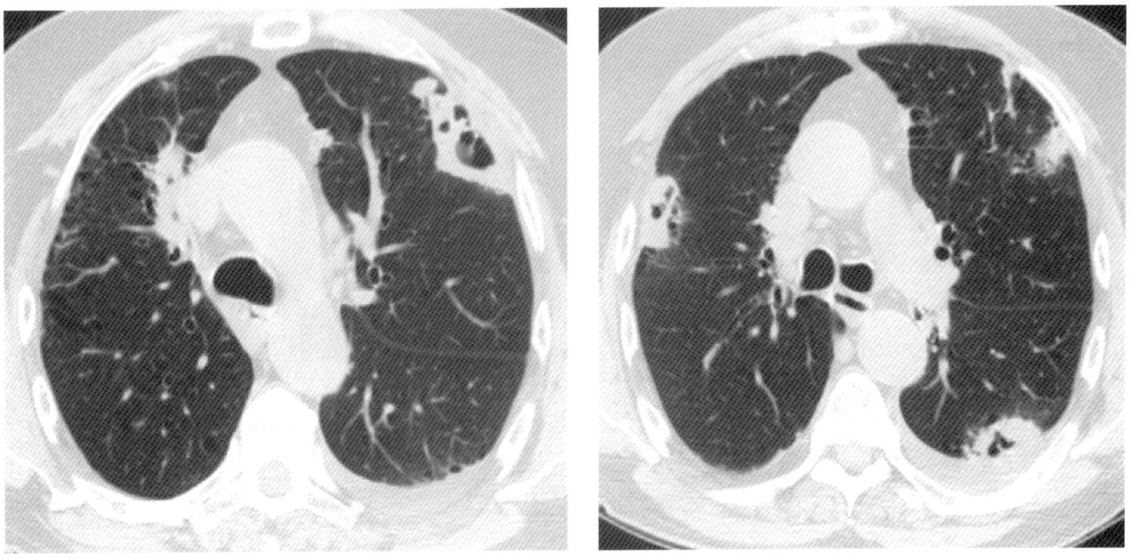

A. 5%　　　　B. 25%

C. 50%　　　　D. 85%

**73c**　肉芽肿性血管炎最常累及哪个器官？

A. 上呼吸道　　　　B. 肺

C. 肾脏　　　　D. 肝脏

**74a** CT 图像上类风湿结节出现空洞的比例是：

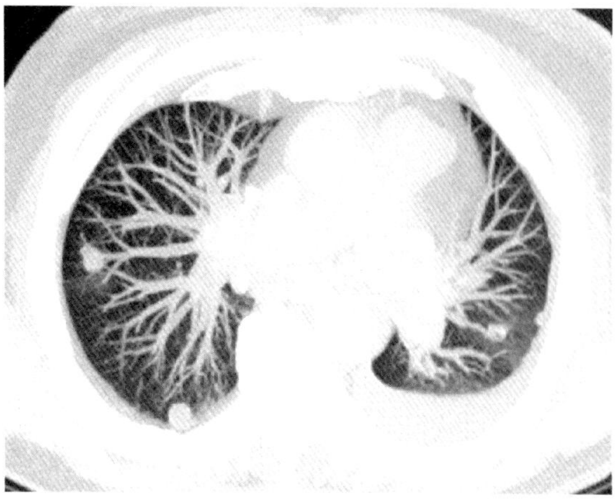

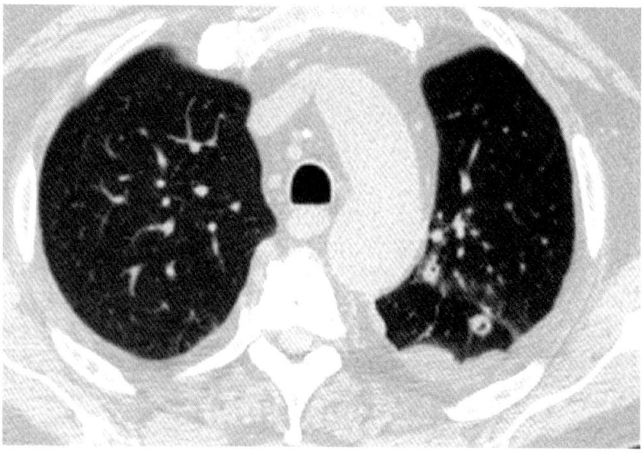

A. 0 ~10%　　B. 25%

C. 50%　　D. 90%~100%

**74b** 类风湿关节炎及有煤矿开采史的患者，结合纵隔 CT 图像，应考虑：

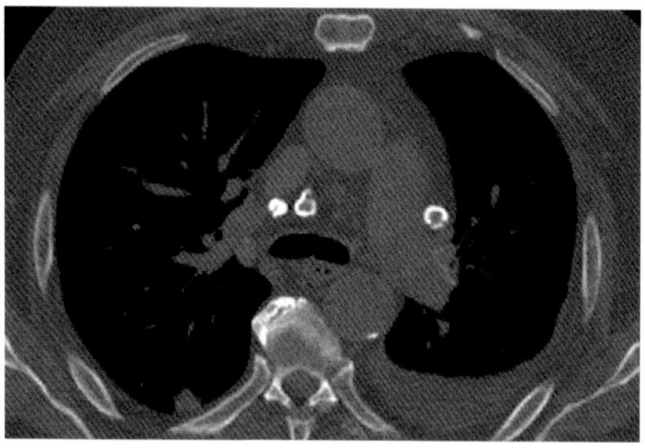

A. Carney 三联征　　B. Caplan 综合征

C. Sögren 综合征　　D. Heerfordt 综合征

**75** 肝硬化患者出现肝肺综合征的胸部 CT 表现是：

A. 肺动脉主干增宽　　B. 肺纤维化

C. 肺间质增厚和磨玻璃密度影　　D. 肺外周血管扩张

**76** 下图患者肺容积慢性缩小，最可能的诊断是：

A. Sögren 综合征　　B. 系统性硬化症

C. 系统性红斑狼疮　　D. 肉芽肿性血管炎

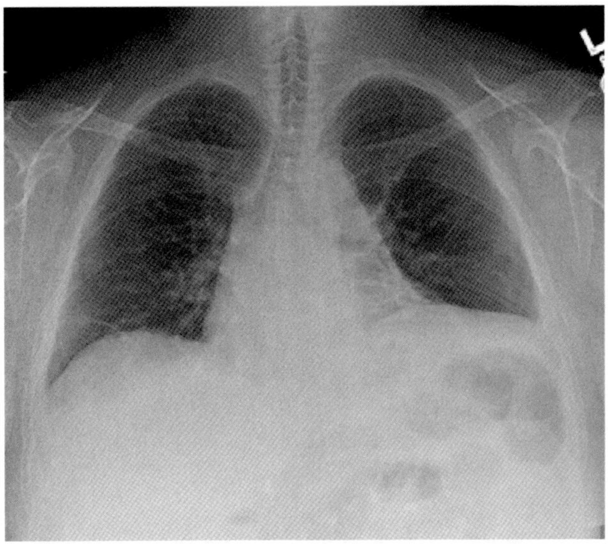

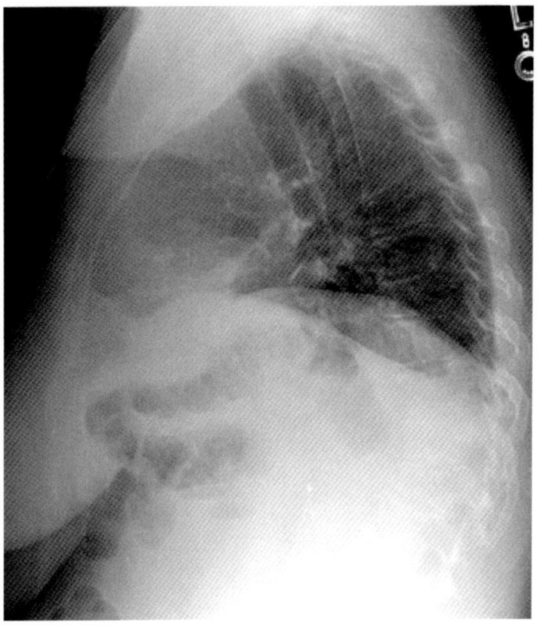

**77a** 下面吸气相和呼气相 CT 表现是哪个疾病的常见表现？

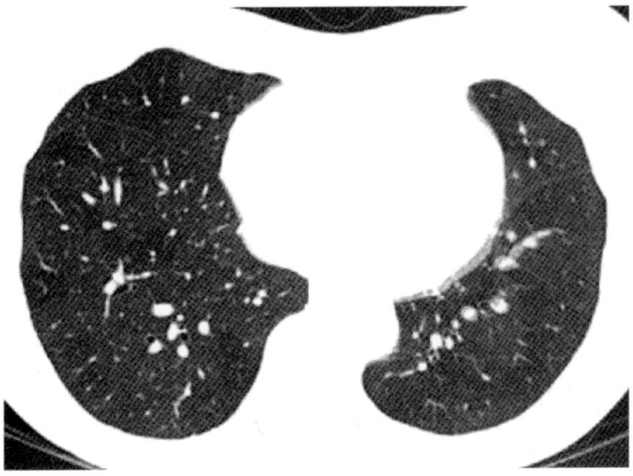

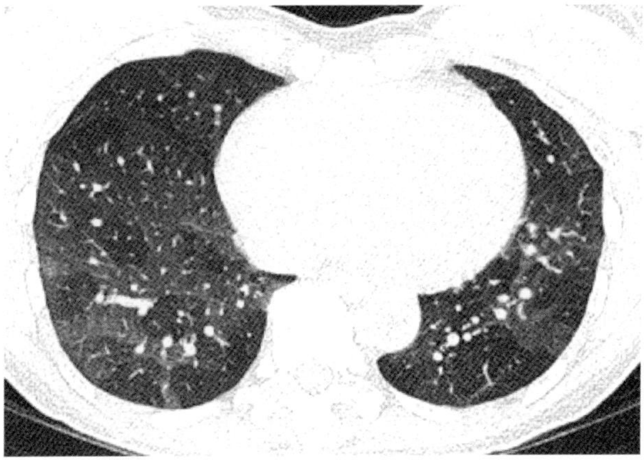

A. 肺气肿　　B. 非特异性间质性肺炎
C. 闭塞性细支气管炎　　D. 机化性肺炎

**77b** 闭塞性细支气管炎与哪种胶原血管疾病最相关？

A. 类风湿关节炎　　B. 系统性红斑狼疮
C. 硬皮病　　D. 混合性结缔组织病

**78a** 哪种胶原血管性疾病会出现以下 CT 表现？

A. Sögren 综合征　　B. 系统性硬化症
C. 多发性肌炎皮肌炎　　D. 系统性红斑狼疮

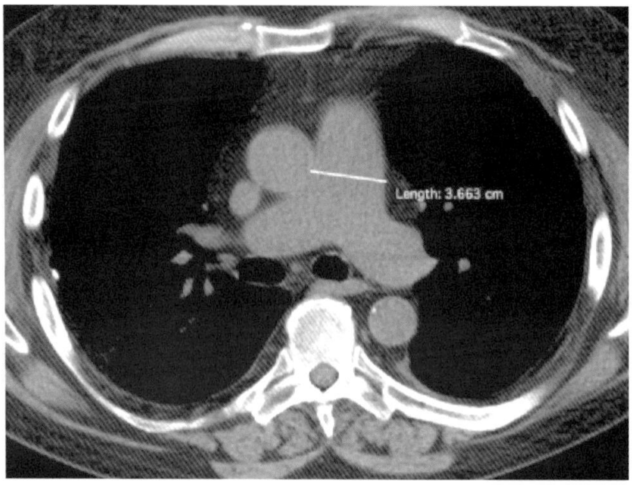


**78b** 系统性硬化患者肺实质损伤最常见的表现是:

A. 非特异性间质性肺炎(NSIP)

B. 寻常型间质性肺炎(UIP)

C. 闭塞性细支气管炎

D. 机化性肺炎

## 第六部分:肺不张、肺萎陷

**79a** 患者女,65 岁,咳嗽。胸片的表现是:

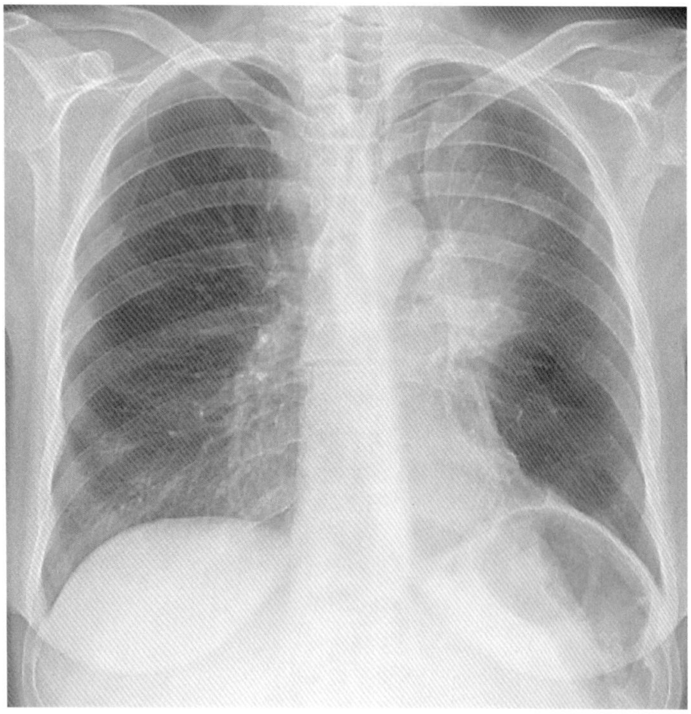

A. 平腰征

B. 镰刀征

C. S 征

D. 彗星尾征

**79b** 可能的异常是:

A. 左肺上叶不张

B. 舌叶不张

C. 肺炎

D. 左肺下叶不张

**79c** 引起空气新月征或镰刀征的是：

A. 左肺上叶支气管　　B. 左肺下叶背段

C. 左肺上叶前段　　D. 舌叶

**79d** 最可能的诊断是：

A. 错构瘤　　B. 异物

C. 黏液栓　　D. 肺癌

**80a** 患者男，45 岁，插管后突发低氧，胸片如图（左），数小时后复查胸片（右）。引起低氧的最可能的原因是：

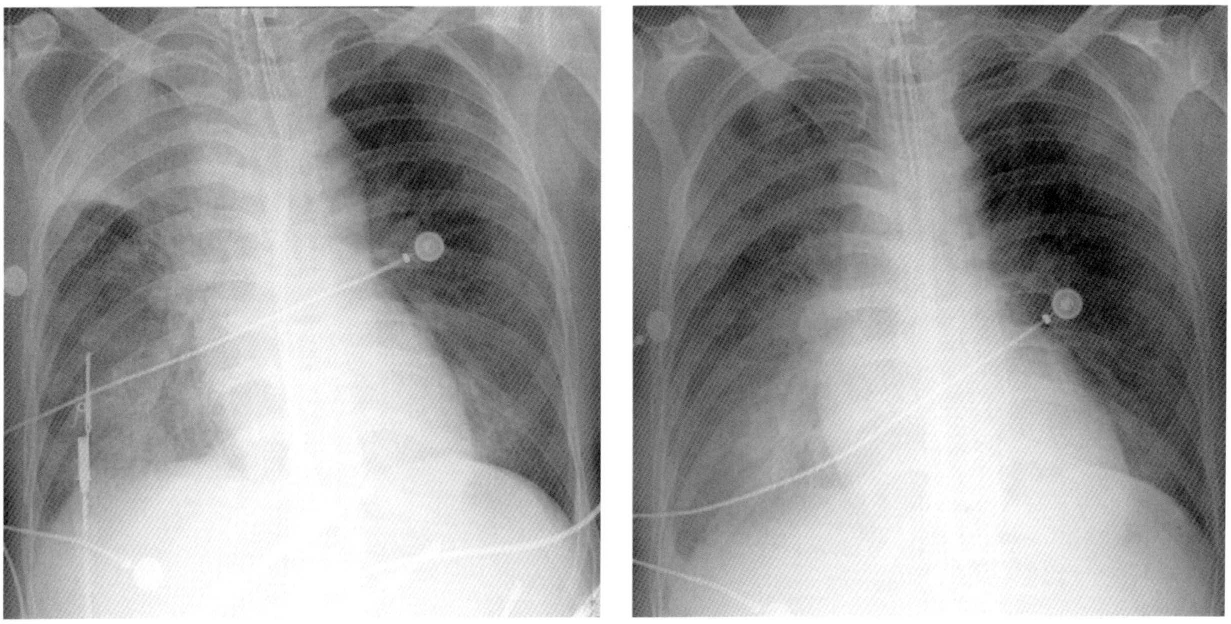

A. 肺炎　　B. 肺水肿

C. 胸腔积液增多　　D. 右肺上叶不张

**80b** 肺容积缩小的直接征象是：

A. 水平裂移位　　B. 肺实变

C. 气管移位　　D. 右膈肌抬升

**80c** 右肺上叶不张最可能的原因是：

A. 错构瘤　　B. 异物

C. 黏液栓　　D. 肺癌

**81** 在复查胸片上，由于肺不张程度的改变，肺实质内病变的位置发生变化，这种征象称为：

A. 游走性肉芽肿征　　B. 移动性肺不张征

C. 变化位置征　　D. 结节游走征

**82a** 患者男，70 岁，胸痛，最明显的异常是：

A. 肺肿块　　B. 肺结节

C. 胸腔积液　　D. 肺叶不张

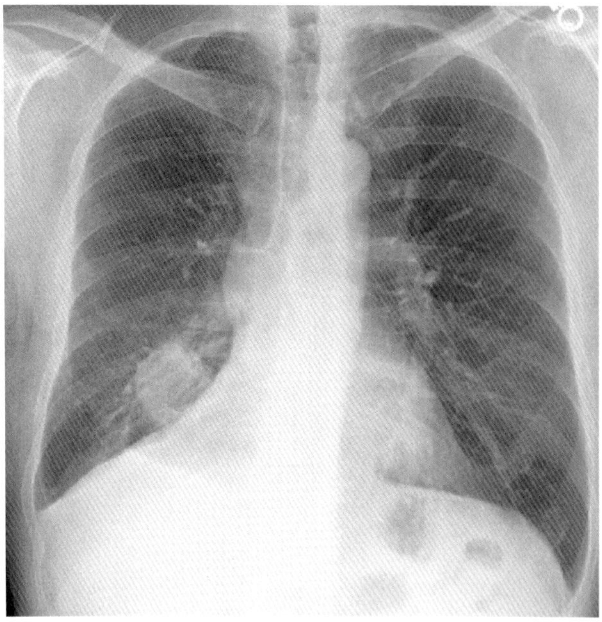

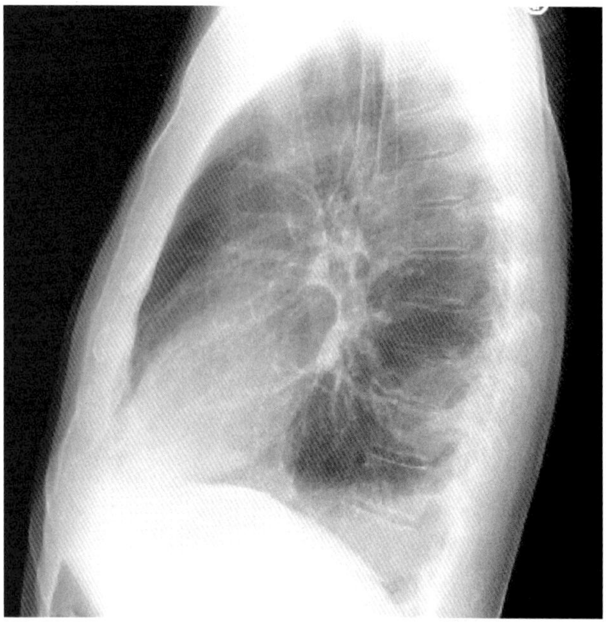

**82b** CT图像如下，最可能的诊断是：

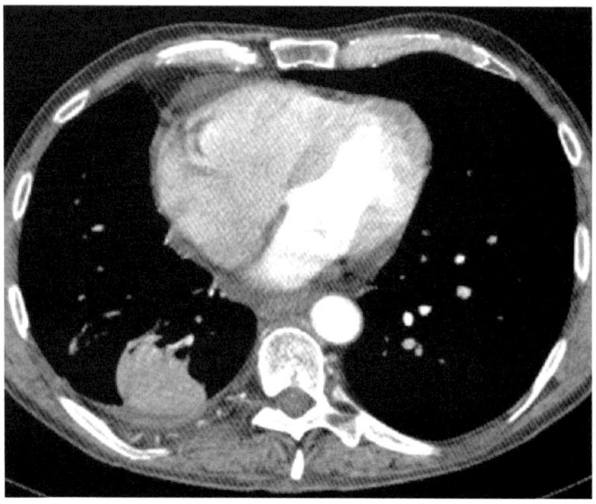

A. 圆形肺不张
B. 肺癌
C. 错构瘤
D. 肺炎

**82c** 诊断圆形肺不张最重要的征象是：

A. 胸膜斑
B. FDG摄取高于纵隔血池
C. 圆形肿块
D. 受累肺叶体积缩小

**83a** 患者男，50岁，插管后每天拍摄床旁胸片，无发热、白细胞计数正常，肺外周和基底部密度增高影，最可能的病因是：

A. 肺水肿
B. 恶性病变
C. 胸腔积液
D. 肺炎

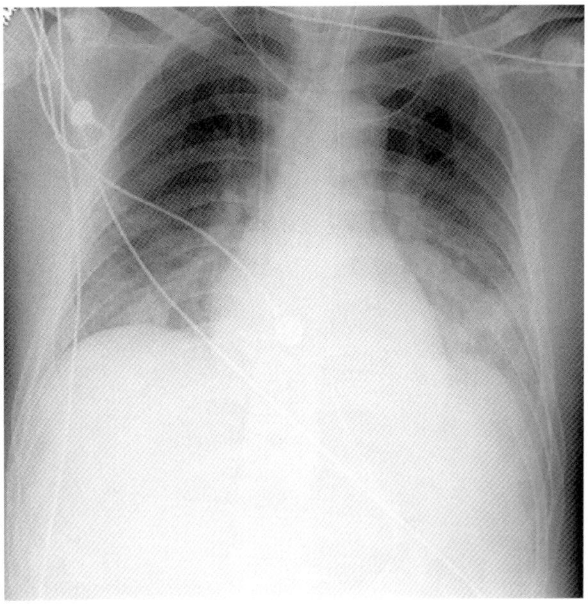

**83b** 4 小时后，突发低氧，胸片的异常表现是：

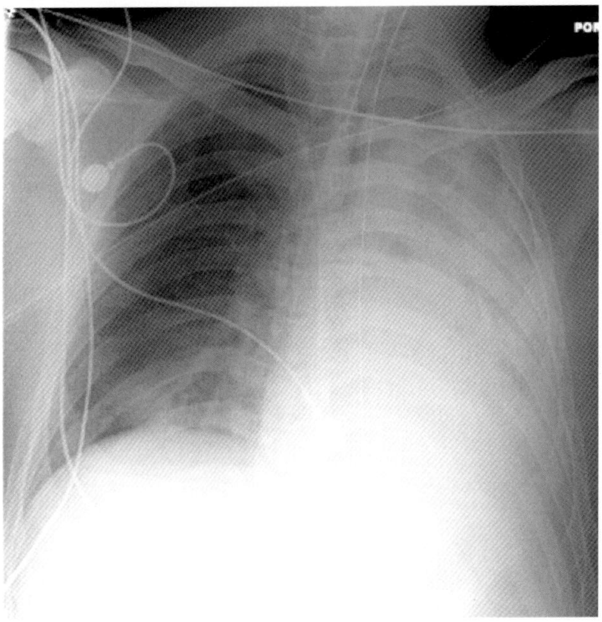

A. 肺水肿加重　　B. 肺炎
C. 气胸　　D. 左全肺不张

**83c** 肺不张最可能的原因是：

A. 类癌　　B. 异物吸入
C. 黏液栓　　D. 肺癌

**84a** 患者女，45 岁，系统性红斑狼疮史，由于胸痛行胸部 CT 检查。胸腔积液旁边异常密度最可能的病因是：

A. 肺炎　　B. 肺癌
C. 肺不张　　D. 肺梗死

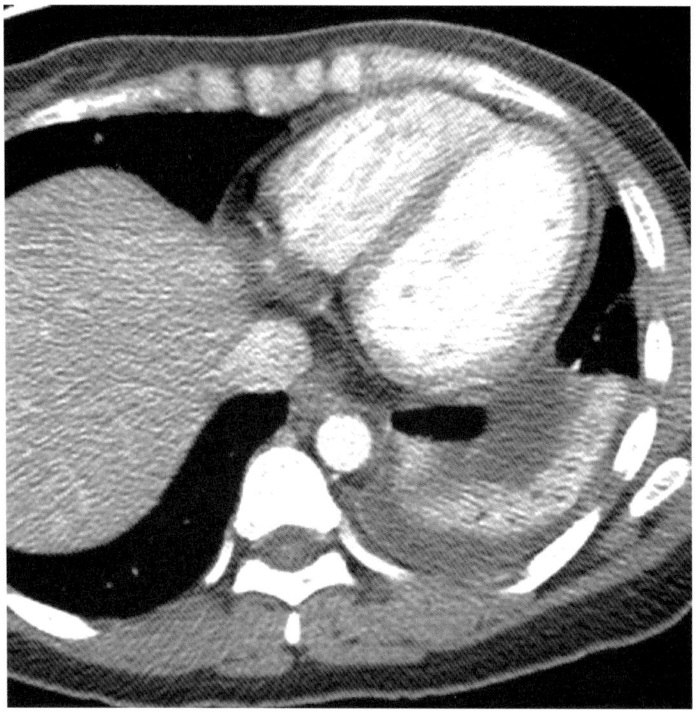

**84b**　上述肺不张属于哪种类型？

A. 松弛型　　B. 黏附型

C. 瘢痕型　　D. 吸收型

**85**　俯卧位 HRCT 在评价弥漫性肺疾病方面的主要价值是：

A. 鉴别蜂窝肺和支气管扩张　　B. 鉴别重力依赖性不张和轻度胸膜下实变影

C. 明确是否出现下肺牵引性支气管扩张　　D. 鉴别圆形肺不张和肺肿块

**86a**　患者女，68 岁，进行性咳嗽和呼吸困难，胸片如下，主要异常是：

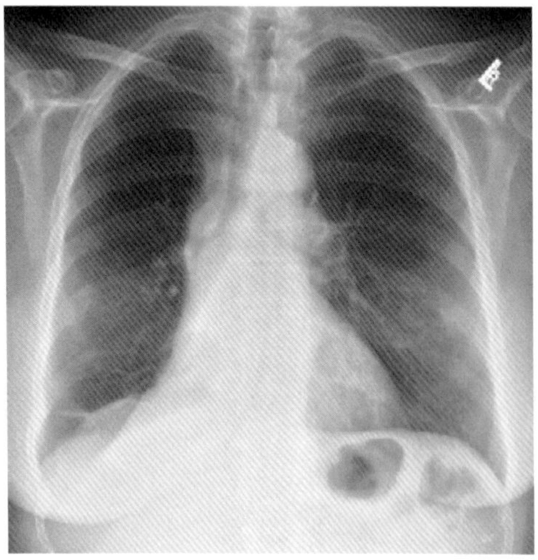

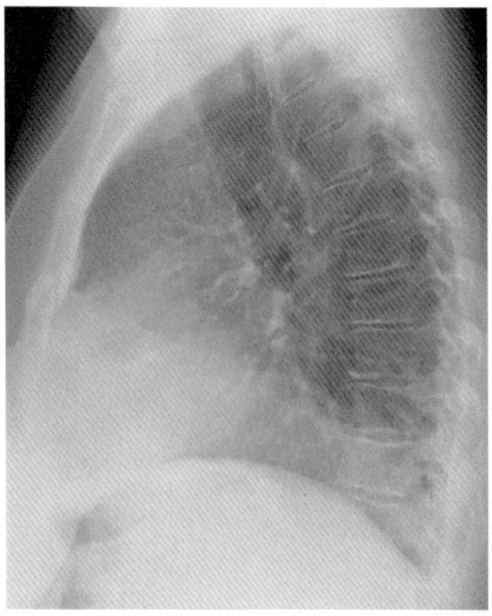

A. 肺炎　　B. 主肺动脉窗淋巴结肿大

C. 包裹性胸腔积液　　D. 肺不张

**86b**　哪个或哪几个肺叶不张？

A. 右肺上叶　　B. 右肺下叶

C. 右肺中叶　　D. 右肺下叶和中叶

**86c** 正位胸片上，哪个叶间裂可以显示？

A. 仅右肺水平裂　　B. 仅右肺斜裂

C. 仅左肺斜裂　　D. 右肺水平裂和斜裂

**86d** 胸部 CT 图像如下图所示，最可能的诊断是：

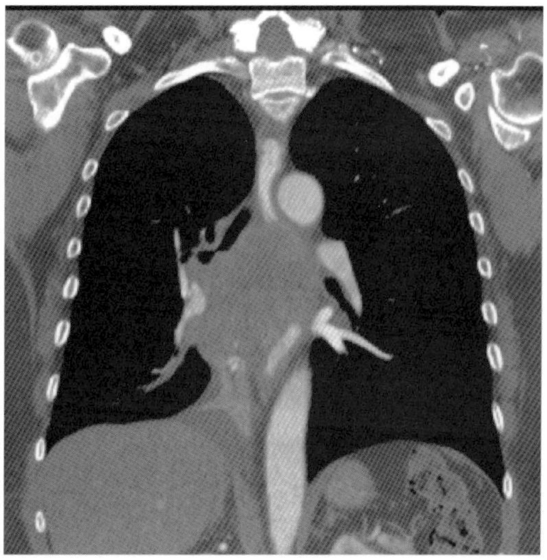

A. 肺癌　　B. 异物

C. 黏液栓　　D. 类癌

**87a** 患者男，55 岁，呼吸困难，拍摄胸片如下，异常表现是：

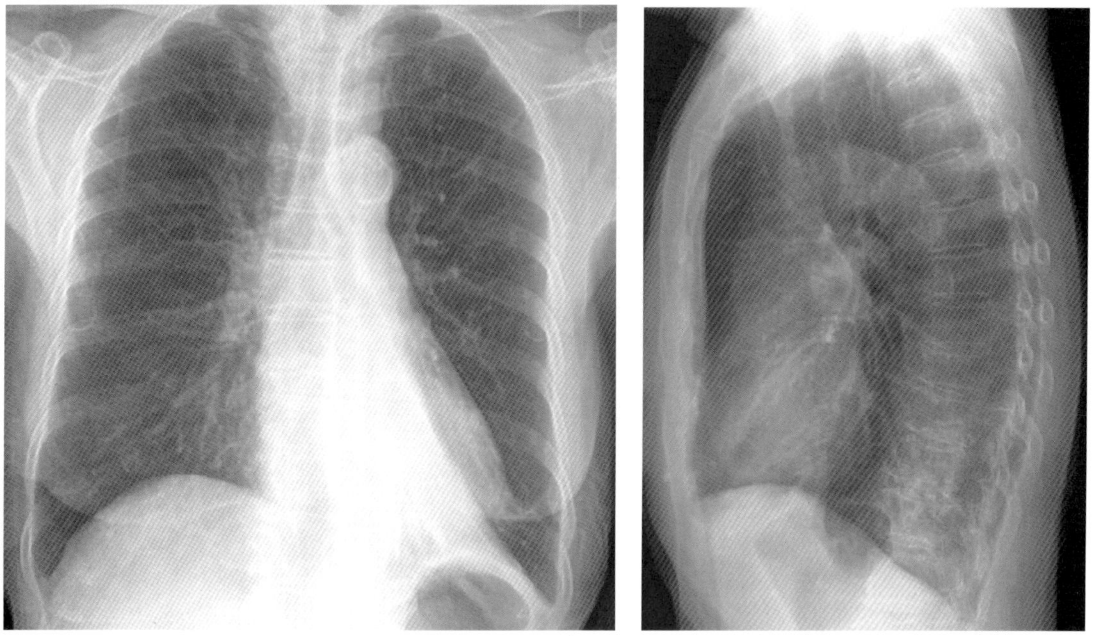

A. 肺炎　　B. 纵隔肿块

C. 包裹性胸腔积液　　D. 肺叶不张

**87b** 这种异常改变，可以出现哪个征象？

A. S 征　　B. 平腰征

C. 彗星尾征　　D. 镰刀征

**87c** 侧位胸片上出现了哪个征象?

A. 脊柱征　　B. 甜甜圈征

C. 脂肪垫征　　D. 彗星尾征

**87d** 成人肺叶不张, 可能的病因是:

A. 肺癌　　B. 异物

C. 黏液栓　　D. 吸入性肺炎

**88a** 患者男, 48 岁, 咳嗽, 胸片如下, 异常表现是:

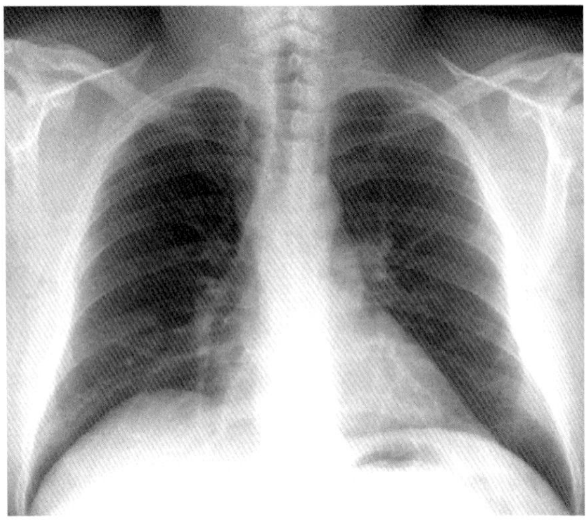

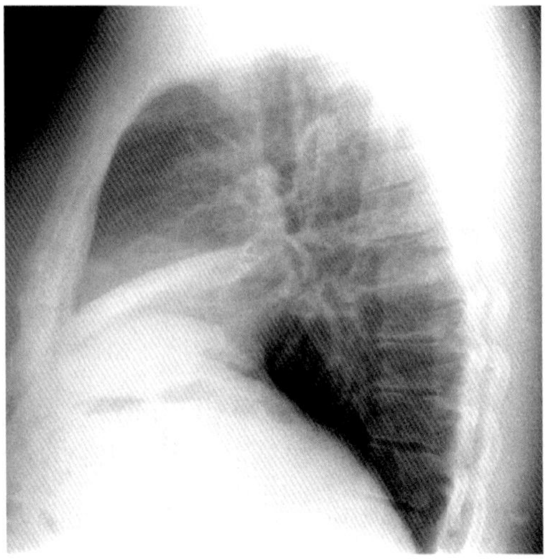

A. 肺炎　　B. 肺叶不张

C. 肺肿块　　D. 纵隔淋巴结肿大

**88b** 侧位胸片上, 哪个解剖结构与此阴影的上部紧密相连?

A. 水平裂　　B. 斜裂

C. 中间干线　　D. 右肺门血管影

**88c** 胸部 CT 显示没有中央大气道的阻塞, 几年前的腹部 CT 也没有变化。 成人出现这种改变, 最常见的原因是:

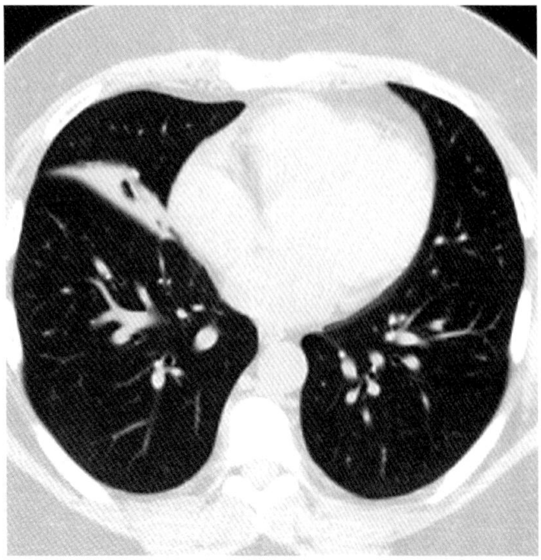

A. 结节病　　B. 尘肺

C. 良性肿瘤　　D. 非阻塞性炎性病变

**88d** 在儿童出现这种改变，最常见的病因是：

A. 囊性纤维化　　B. 哮喘

C. 类癌　　D. 异物吸入

**89a** 患者男，55 岁，呼吸困难，胸片如下，异常表现是：

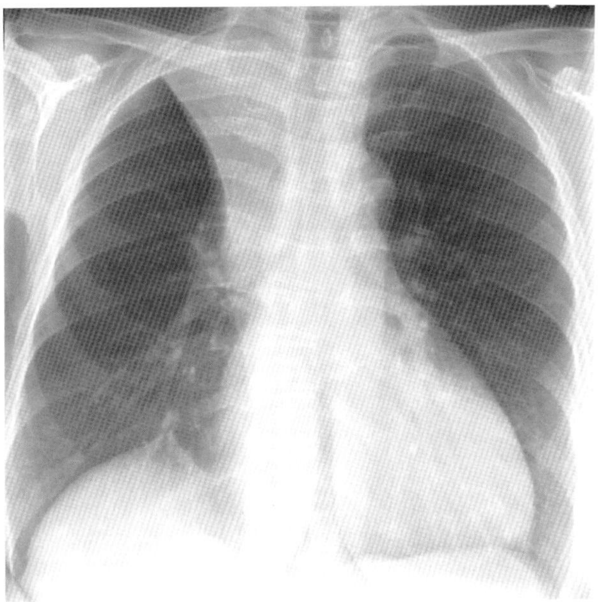

A. 肺炎　　B. 纵隔肿块

C. 包裹性胸腔积液　　D. 肺叶不张

**89b** 出现了哪个征象？

A. S 征　　B. 平腰征

C. 彗星尾征　　D. 镰刀征

**89c** 出现 S 征的意义是：

A. 中央型肿块　　B. 异物

C. 黏液栓　　D. 肺炎

**89d** 肿瘤的密度是：

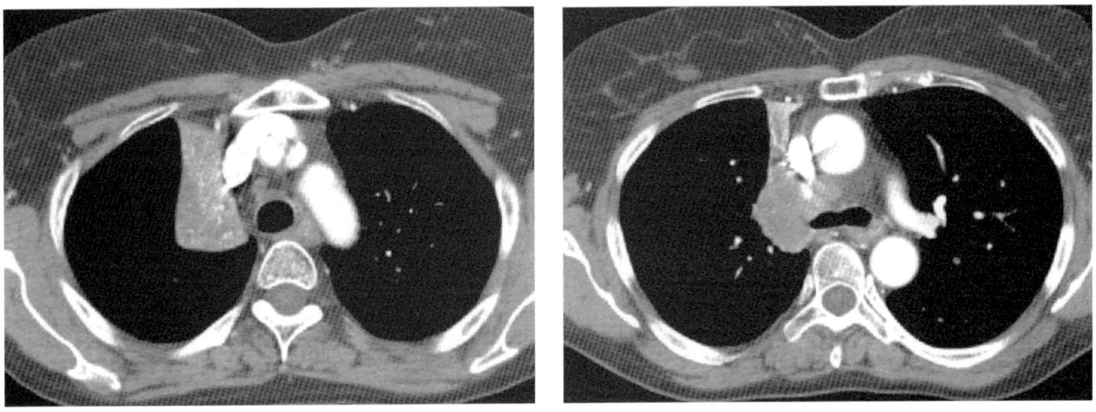

A. 钙化　　B. 软组织

C. 液性密度　　D. 空洞

**90a** 气管插管的肺泡表面活性物质缺乏的早产儿，日常胸片示弥漫性细颗粒状的气腔实变（左）。2 小时后，突发氧饱和度下降，复查胸片（右）。主要的原因是：

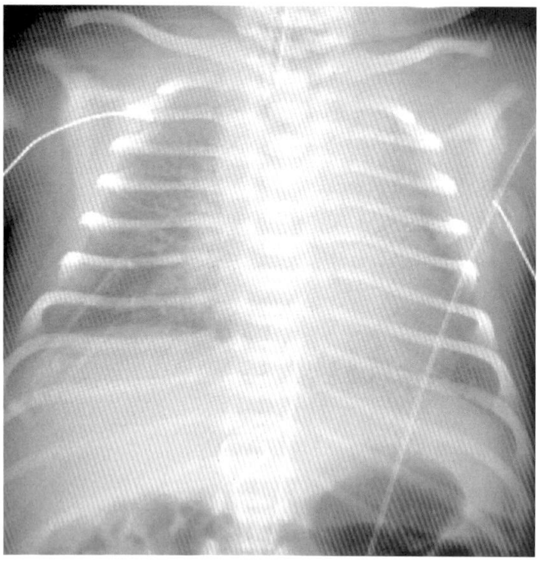

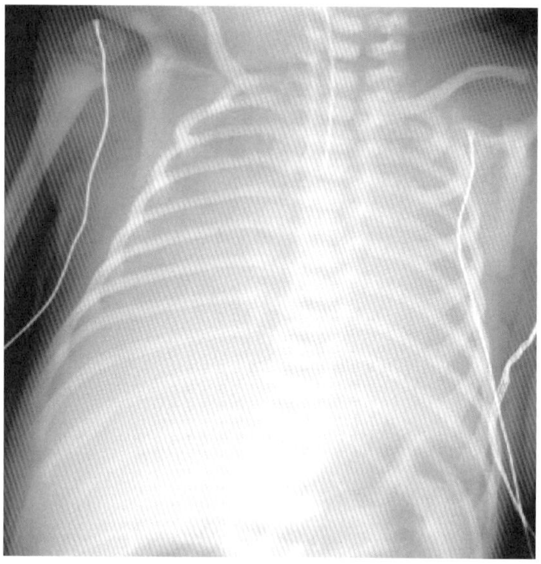

A. 肺不张　　B. 肺水肿

C. 肺炎　　D. 吸入性肺炎

**90b** 属于哪种类型的肺不张？

A. 松弛型　　B. 黏附型

C. 瘢痕型　　D. 吸收型

## 第七部分:肺生理

**91a** 患者男，67 岁，吸烟指数 50 包/年，气短，肺功能检测(PFT)结果如下，其属于哪种类型的异常改变？

A. 气道阻塞　　B. 可变性的胸内阻塞

C. 限制性　　D. 过度充气

| | 实测值 | 预计值 | 占预计值百分比（%） |
|---|---|---|---|
| FVC（L） | 2.42 | 2.47 | 98 |
| $FEV_1$（L） | 1.09 | 1.82 | 60 |
| $FEV_1$/FVC（%） | 45 | | |

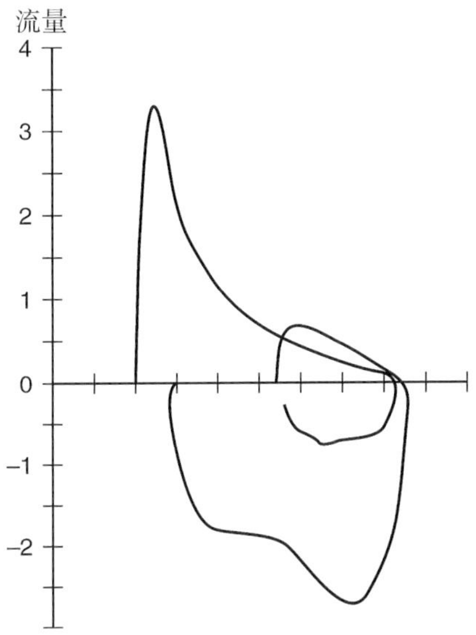


**91b** 哪个疾病可以出现上述改变?

A. 声带功能障碍　　B. 特发性肺纤维化

C. 慢性阻塞性肺病　　D. 气管狭窄

**92a** 患者男，65 岁，气短、咳嗽，每天吸烟 1 包，持续 40 多年，有几年的石棉暴露职业史，肺功能检测结果如下，属于哪类异常改变?

| | 实测值 | 预计值 | 占预计值百分比（%） |
|---|---|---|---|
| FVC（L） | 2.73 | 4.27 | 64 |
| $FEV_1$（L） | 2.19 | 3.17 | 69 |
| $FEV_1$/FVC（%） | 80% | — | — |
| TLC | 4.67 | 6.49 | 72 |
| RV | 1.59 | 2.34 | 68 |
| FRC | 2.30 | 3.83 | 60 |

A. 气道阻塞　　B. 可变性的胸内阻塞

C. 限制性　　D. 空气滞溜

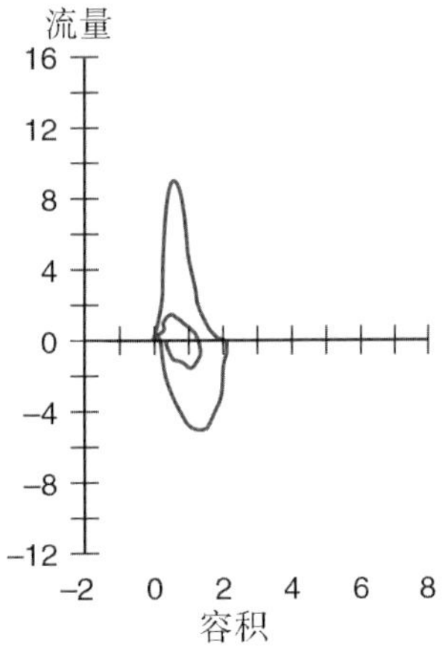

**92b** 哪个疾病可以出现上述改变?

A. 慢性阻塞性肺病　　B. 闭塞性细支气管炎

C. 石棉沉着病　　D. 气管狭窄

**93** 32岁男性，入职前例行体检，无呼吸系统症状，无吸烟史，但有重度二手烟暴露史。肺功能检测结果如下，哪种疾病可以出现这种异常改变?

| | 实测值 | 预计值 | 占预计值百分比(%) |
| --- | --- | --- | --- |
| FVC(L) | 5.25 | 5.12 | 103 |
| $FEV_1$(L) | 3.80 | 4.04 | 94 |
| $FEV_1$/FVC(%) | 72 | — | — |
| TLC(L) | 6.69 | 6.83 | 98 |
| RV(L) | 1.52 | 1.69 | 90 |
| FRC(L) | 3.30 | 3.36 | 98 |
| DLCO[mL/(min·mmHg)] | 18.80 | 19 | 99 |

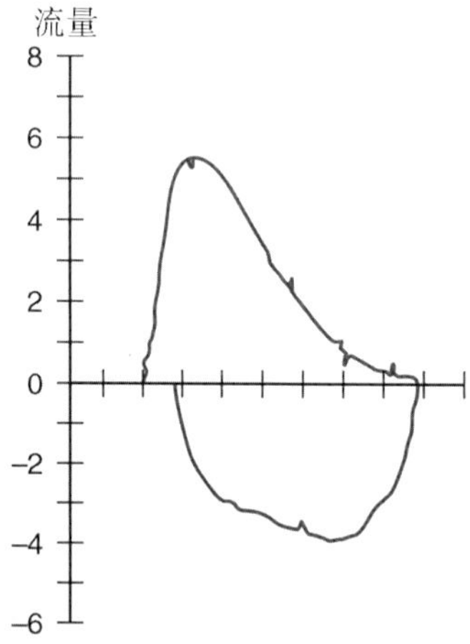


A. 肺血管病　　B. 无明显疾病

C. 慢性阻塞性肺病　　D. 肺纤维化

**94a** 患者男，24岁，近5年出现运动时气短，近3个月明显加重，无吸烟史。检查中，出现喘息、氧饱和度91%。使用支气管扩张剂前后的结果如下，最准确的判断是:

| | 治疗前 | | | 治疗后 | | |
| --- | --- | --- | --- | --- | --- | --- |
| | 实测值 | 预计值 | 百分比(%) | 实测值 | 百分比(%) | 变化率(%) |
| FVC(L) | 4.34 | 5.57 | 78 | 4.40 | 79 | 79 |
| $FEV_1$(L) | 1.60 | 4.61 | 35 | 1.76 | 38 | 10 |
| $FEV_1$/FVC(%) | 37 | — | — | 40 | — | — |

A. 中度阻塞，可逆性　　B. 中度阻塞，不可逆性

C. 重度阻塞，可逆性　　D. 重度阻塞，不可逆性

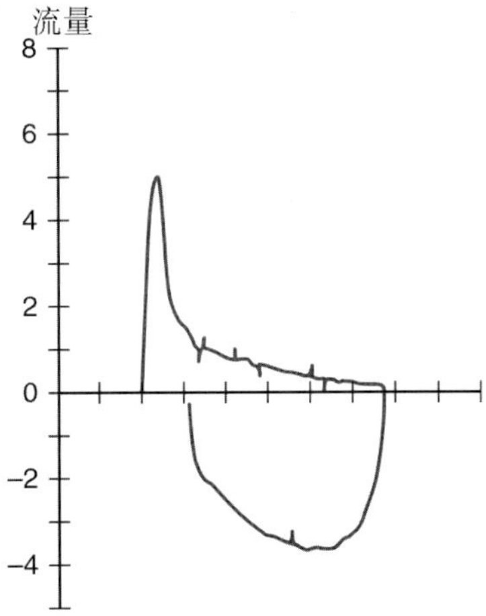


**94b** 最可能的诊断是：

A. 哮喘　　B. 肺纤维化

C. 主肺动脉高压　　D. α-1 抗胰蛋白酶缺乏症

**95** 患者女，25 岁，运动时呼吸困难。每天吸烟 1 包，持续 5 年，有季节性过敏反应，服用氯雷他定。使用支气管扩张剂前后的结果如下，最准确的判断是：

| | 使用前 | | | 使用后 | |
|---|---|---|---|---|---|
| | 实测值 | 预计值 | 占预计值百分比（%） | 实测值 | 变化率（%） |
| FVC（L） | 4.40 | 4.37 | 101 | 4.46 | 1 |
| $FEV_1$（L） | 2.72 | 3.65 | 75 | 3.08 | 13 |
| $FEV_1$/FVC（%） | 62 | — | — | 69 | — |

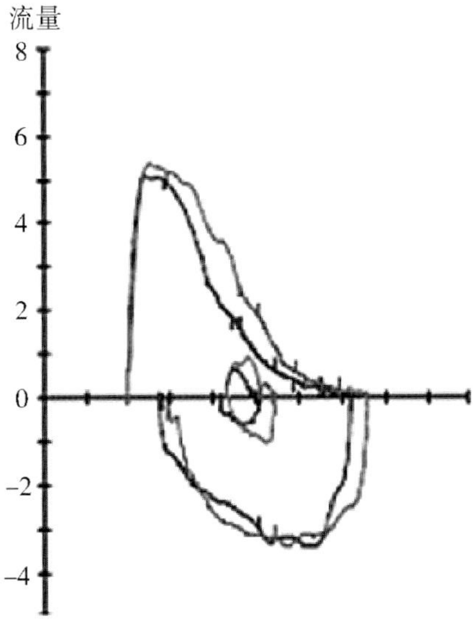


A. 气道阻塞，对支气管扩张剂没有反应

B. 限制性改变，对支气管扩张剂没有反应

C. 气道阻塞，对支气管扩张剂有反应

D. 限制性改变，对支气管扩张剂有反应

**96** 患者女，45 岁，呼吸困难、喘息，无吸烟史。3 年前有过一次交通事故，曾行机械通气和气管切开术数周。肺功能检测及流量 - 容积曲线如下，最准确的诊断是：

| | 实测值 | 预计值 | 占预计值百分比（%） |
|---|---|---|---|
| FVC（L） | 1.86 | 3.10 | 60 |
| $FEV_1$（L） | 1.26 | 2.82 | 45 |
| $FEV_1$/FVC（%） | 68 | — | — |

A. 可变的胸内阻塞　　B. 固定的气道阻塞

C. 可变的胸外阻塞　　D. 限制性

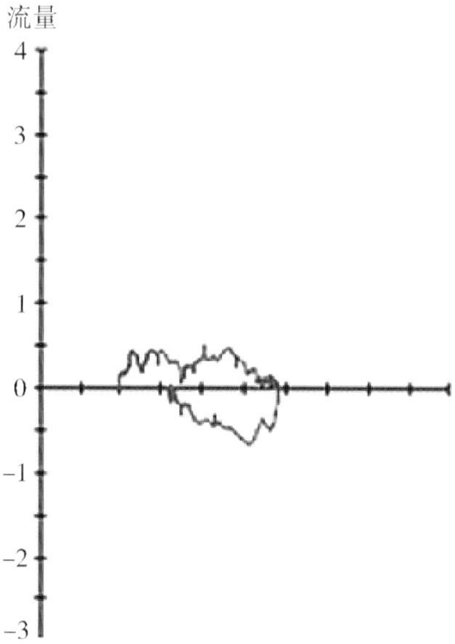


**97** 患者女，60 岁，爬一层楼后出现气短和喘息 4 个月，无胸痛，无咳嗽，但有间歇性声音嘶哑。最可能的诊断是：

| | 实测值 | 预计值 | 占预计值百分比（%） |
|---|---|---|---|
| FVC（L） | 2.78 | 2.90 | 96 |
| $FEV_1$（L） | 1.81 | 2.19 | 83 |
| $FEV_1$/FVC（%） | 65 | — | — |

A. 声带功能障碍　　B. 气管软化

C. 气管狭窄　　D. 肺气肿

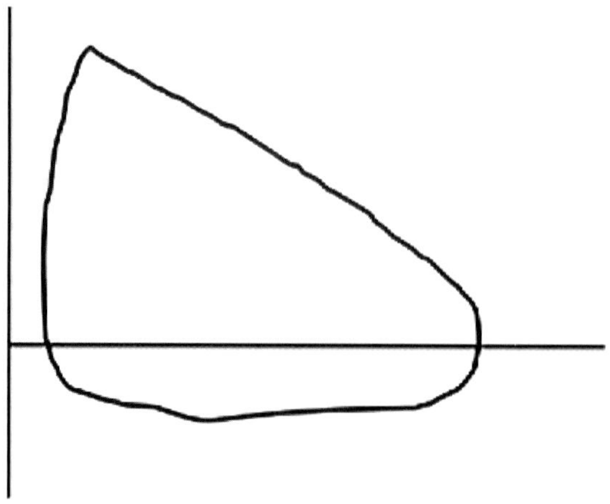

**98**　65 岁重度肥胖女性，气短，肺功能检测的流量 - 容积曲线如下，最可能的诊断是：

A. 声带功能障碍　　B. 气管软化

C. 气管狭窄　　D. 肺气肿

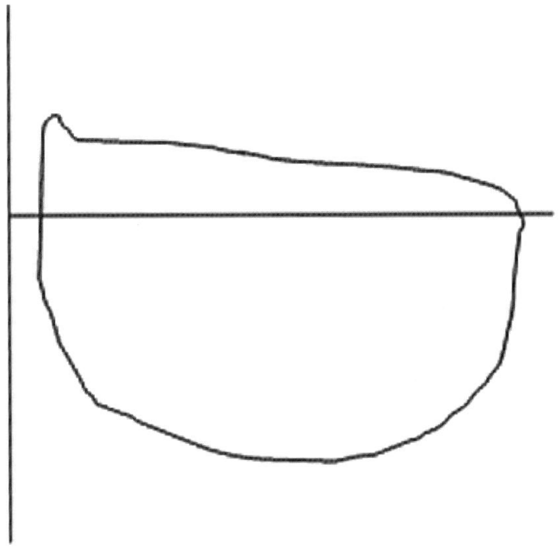

**99a**　患者男，50 岁，吸烟史 65 包/年，咳嗽。CT 图像和肺功能检测结果如下。对肺功能最准确的描述是：

| | 实测值 | 预计值 | 占预计值百分比（%） |
|---|---|---|---|
| FVC（L） | 1.90 | 3.06 | 62 |
| $FEV_1$（L） | 1.10 | 2.61 | 42 |
| $FEV_1$/FVC（%） | 58 | — | — |
| TLC（L） | 3.00 | 4.68 | 64 |
| RV（L） | 1.40 | 1.31 | 107 |
| DLCO[mL/（min · mmHg）] | 10.40 | 26 | 40 |

A. 中度气道阻塞和限制　　B. 中度气道阻塞和过度充气

C. 严重气道阻塞和限制　　D. 严重气道阻塞和过度充气

**99b**　最可能的诊断是：

A. 慢性阻塞性肺病　　B. 特发性肺间质纤维化

C. 肺朗格汉斯组织细胞增多症　　D. 闭塞性细支气管炎

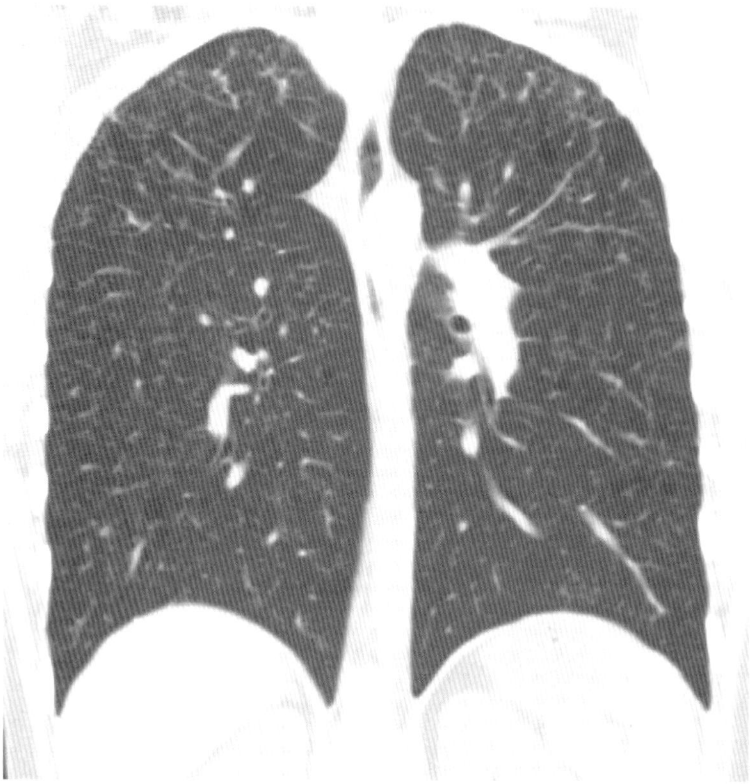

**100a** 患者男，70 岁，运动时呼吸困难，吸烟史 60 包/年，肺功能检测结果如下，最准确的描述是：

| | 实测值 | 预计值 | 占预计值百分比（%） |
|---|---|---|---|
| FVC（L） | 2.06 | 4.58 | 45 |
| $FEV_1$（L） | 0.90 | 3.60 | 25 |
| $FEV_1$/FVC（%） | 44 | | |
| TLC（L） | 8.30 | 6.41 | 129 |
| RV（L） | 3.00 | 2.31 | 130 |
| DLCO[mL/（min·mmHg）] | 12 | 24 | 50 |

A. 非常严重的气道阻塞，限制，空气滞留

B. 非常严重的气道阻塞，过度充气，空气滞留

C. 非常严重的气道阻塞，限制，无空气滞留

D. 非常严重的气道阻塞，过度充气，无空气滞留

**100b** 最可能的诊断是：

A. 慢性阻塞性肺病

B. 特发性肺间质纤维化

C. 结节病

D. 原发性肺动脉高压

# 答案与解析

## 第一部分:感染性肺炎

**1a** **答案D**。

**1b** **答案B**。这是1例急性AIDS患者的影像学表现,由于同时感染巨细胞病毒(CMV)和耶氏肺孢子虫(PJ)而致呼吸衰竭。

然而,CMV和PJ的鉴别诊断非常困难,由于两者均可表现为磨玻璃密度影、铺路石征和实变等。因此,痰培养和血清标志物是CT重要的辅助诊断指标,可以鉴别CMV和PJ。

在HIV患者中,不同的感染有不同的CD4+细胞计数。PJ肺炎是AIDS特异性的感染,CD4+细胞计数<200个/$mm^3$。这个CD4+细胞计数水平与其他感染一致,如CMV肺炎、分枝杆菌感染、弓形体病。若CD4+<50个/$mm^3$则见于其他感染,如侵袭性曲霉菌病、中枢神经系统淋巴瘤。其他AIDS相关的疾病如卡波西肉瘤与CD4+细胞计数无关。

**参考文献**:Jung AC,Paauw DS. Diagnosing HIV-related disease: using the CD4 count as a guide. *J Gen Intern Med* 1998; 13:131-136.

Kanne JP,Yandow DR,Meyer CA. Pneumocystis jiroveci pneumonia: high-resolution CT findings in patients with and without HIV infection. *AJR Am J Roentgenol* 2012;198: W555-W561.

Kunihiro Y,Tanaka N,Matsumoto T,et al. The usefulness of a diagnostic method combining high-resolution CT findings and serum markers for cytomegalovirus pneumonia and pneumocystis pneumonia in non-AIDS patients. *Acta Radiol* 2014.

**2** **答案A**。绿脓杆菌肺炎是常见的医源性感染肺炎,在危重症患者中的死亡率非常高。支气管壁的增厚和胸腔积液是绿脓杆菌肺炎较CMV和PJ更常见的影像征象。此外,重力依赖性的分布使吸入性相关肺炎在此情况下可能性非常大。该患者长期患病,通气和免疫功能受损,这是绿脓杆菌感染常见的病因。

**参考文献**:Okada F,Ono A,Ando Y,et al. Thin-section CT findings in Pseudomonas eruginosa pulmonary infection. *Br J Radiol* 2012; 85:1533-1538.

Omeri AK,Okada F,Takata S,et al. Comparison of high-resolution computed tomography findings between Pseudomonas aeruginosa pneumonia and Cytomegalovirus pneumonia. *Eur Radiol* 2014;24(12): 3251-3259.

**3a** **答案D**。

**3b** **答案B**。这是1例医院获得性肺炎,树芽征是耐甲氧西林金黄色葡萄球菌(MRSA)的表现,MRSA除了树芽征没有特异性的影像表现。迟发性(>5天)医院获得性肺炎主要应使用广谱抗生素治疗,包括MRSA和假单胞菌治疗有效的患者。

最近,MRSA肺炎逐渐增多,是健康儿童和成人社区获得性肺炎的主要原因。有一部分社会群体,如社会经济地位较低、滥用静脉注射、监禁,发生社区获得性MRSA肺炎的风险很高。

**参考文献**:American Thoracic Society; Infectious Diseases Society of America. Guidelines for the management of adults with hospital-acquired, ventilator-associated, and healthcareassociated pneumonia. *Am J Respir Crit Care Med* 2005;171(4):388－416.

Morikawa K, Okada F, Ando Y, et al. Methicillin-resistant Staphylococcus aureus and methicillin-susceptible S. aureus pneumonia: comparison of clinical and thin-section CT findings. *Br J Radiol* 2012;85(1014):e168-e175.

Nguyen ET, Kanne JP, Hoang LM, et al. Community-acquired Methicillin-resistant Staphylococcus aureus pneumonia: radiographic and computed tomography findings. *J Thorac Imaging* 2008;23(1):13－19.

Rossi SE, Franquet T, Volpacchio M, et al. Tree-in-bud pattern at thin-section CT of the lungs: radiologic-pathologic overview. *Radiographics* 2005;25(3):789－801.

**4**　**答案 B**。根据已知病史和 CT 图像所示空洞性病变、上肺树芽征,在确诊之前,分枝杆菌结核性肺炎需要首先考虑。若在未取得合格的痰标本之前进行抗菌治疗,可能会影响有机物培养的结果,进而影响根据有机物药物敏感性的治疗。左侧支气管插管并不能防止右肺感染,感染已经发生。此患者是以双上肺感染为主,不是吸入性肺炎的典型表现。对此患者来讲,支气管镜可以获得较好的培养标本。痰培养结果是结核杆菌阳性,没有明显的耐药性。

**参考文献**:Jeong YJ, Lee KS. Pulmonary tuberculosis: up-to-date imaging and management. *AJR Am J Roentgenol* 2008;191(3):834－844.

**5**　**答案 A**。图像所示均匀一致随机分布的微结节,部分结节与胸膜和叶间裂相连。影像上,这种表现为粟粒性结节分布模式。尽管孢子菌、耶氏肺孢子菌、巨细胞病毒、星形诺卡菌会出现结节,但粟粒性分布结节是血行播散型真菌或分枝杆菌感染的典型表现。鉴别诊断需与粟粒性转移鉴别,临床病史有助于两者的鉴别。另外,AIDS 患者多发的 1cm 以下的肺结节通常与感染相关。

**参考文献**:Edinburgh KJ, Jasmer RM, Huang L, et al. Multiple pulmonary nodules in AIDS: usefulness of CT in distinguishing among potential causes. *Radiology* 2000; 214:427－432.

Walker CM, Abbott GF, Greene RE, et al. Imaging pulmonary infection: classic signs and patterns. *AJR Am J Roentgenol* 2014;202(3):479－492

**6a**　**答案 A**。

**6b**　**答案 D**。三尖瓣最常受脓毒栓子累及。这与体循环静脉的血液流入有关,尤其是败血症、长期留置导管、滥用静脉药物的患者。脓毒栓最典型的表现是以肺外周分布为主,随机分布的结节伴周边边界模糊的实变影。可以表现为楔形分布。"供血血管征"与梗死区域的供血血管有关,但这在临床实践中偶尔会对诊断有所帮助。金黄色葡萄球菌是最常见的病原体。

**参考文献**:Dodd JD, Souza CA, Müller NL. High-resolution MDCT of pulmonary septic embolism: evaluation of the feeding vessel sign. *AJR Am J Roentgenol* 2006;187(3):623－629.

Engelke C, Schaefer-Prokop C, Schirg E, et al. High-resolution CT and CT angiography of peripheral pulmonary vascular disorders. *Radiographics* 2002;22(4):739－764.

**7a**　**答案 D**。

**7b**　**答案 B**。嗜肺军团菌性肺炎常见于 50 岁以上的免疫功能低下患者。最典型的影像学表现是亚段分布的实变影周边伴有磨玻璃密度影。与链球菌肺炎相比,嗜肺军团菌性肺炎的这种影像表现是独一无二的。另有研究发现,在 35 例嗜肺军团菌性肺炎中有 23 例出现了胸腔积液,与其他的研究结果相似。嗜肺军团菌性肺炎当出现脓肿时会出现空洞,尤其是免疫功能低下患者,但并不常见。

**参考文献**:Yu H,Higa F,Hibiya K,et al. Computed tomographic features of 23 sporadic cases with Legionella pneumophila pneumonia. *Eur J Radiol* 2010;74(3):e73-e78.

**8a** **答案 B**。

**8b** **答案 C**。

**8c** **答案 A**。这是一例脓肿分枝杆菌痰培养阳性的病例。脓肿分枝杆菌是一种生长迅速的结核分枝杆菌,较其他非结核分枝杆菌相比侵袭性更强,主要的治疗方法是经静脉抗菌药物治疗。一些文献研究了其特异性的 CT 表现,也与鸟型分枝杆菌感染的 CT 表现进行了对照。最常见的 CT 表现是结节征、树芽征和支气管扩张,常见于 80%~90% 的患者。与巨细胞病毒相比,脓肿分枝杆菌很少出现实变、薄壁空洞和散在的肺结节,两者具有统计学差异。

在关于快速生长的结核分枝杆菌的专项研究中,包括癌症患者的脓肿分枝杆菌有 3 个不同的亚型。脓肿分枝杆菌是最常见的能引起肺感染的亚型,相关的危险因素包括肺部基础病变(70%)、女性(57%)和实性肿瘤(60%)。

**参考文献**:Han D,Lee KS,Koh WJ,et al. Radiographic and CT findings of nontuberculous mycobacterial pulmonary infection caused by Mycobacterium abscessus. *AJR Am J Roentgenol* 2003; 181:513 – 517.

Okazaki A,Takato H,Fujimura M,et al. Successful treatment with chemotherapy and corticosteroids of pulmonary Mycobacterium abscessus infection accompanied by pleural effusion. *J Infect Chemother* 2013;19(5):964 – 968.

Redelman-Sidi G,Sepkowitz KA. Rapidly growing mycobacteria infection in patients with cancer. *Clin Infect Dis* 2010;51(4):422 – 434.

**9** **答案 A**。心脏移植患者,肺内新发结节最大的可能是感染性病变,而非肿瘤性病变,但是在一定情况下,这两者均需要考虑。此例表现为实性结节伴周围磨玻璃密度影,即 CT 晕征,这一征象常见于血管侵袭性感染,尤其是曲霉菌感染,是移植患者发生感染的最常见病因。巨细胞病毒性肺炎最常见的表现是弥漫性磨玻璃密度影,而不是孤立的肺结节。尽管术后若有明显的胸膜刺激会发生圆形肺不张,但本例没有任何征象支持圆形肺不张。诺卡菌也是心脏移植后常见的感染,与其他感染类似。本例是活检证实的诺卡菌感染结节。

若在移植后 4 ~6 个月或更晚的时间出现肺结节或肿块,需要考虑移植后淋巴增生性疾病(PTLD)。若在 4 ~6 个月之内出现结节或肿块,感染的可能性更大。需要注意的是,胸部淋巴结肿大与 PTLD 的相关性更大,而不是诺卡菌或曲霉菌。

**参考文献**:Knollmann FD,Hummel M,Hetzer R,et al. CT of heart transplant recipients:spectrum of disease. *Radiographics* 2000;20(6):1637 – 1648.

**10** **答案 D**。典型的影像表现是柱状支气管扩张,下肺支气管扩张伴有小的小叶中心性结节。考虑到弥漫性的下肺分布位置,支气管扩张最常见于先前感染或者慢性吸入所致。囊性肺纤维化、结节病和过敏性支气管肺曲霉菌病均以上肺分布为主。其他的先天性综合征则不常见,如纤毛运动障碍或成人囊性肺纤维化。没有牵拉或间质的改变,提示间质纤维化性肺炎引起牵拉性支气管扩张。滤泡性细支气管炎和弥漫性泛细支气管炎需要考虑,但是与其他相比是罕见的。考虑到本例支气管扩张的程度,潜在的免疫缺陷性疾病需要考虑。

参考文献:Cantin L, Bankier AA, Eisenberg RL. Bronchiectasis. *AJR Am J Roentgenol* 2009;193:W158-W171.

**11** **答案 D**。俗称猪流感,甲型 H1N1 流感病毒在 2009 年在世界各地传播,引起不同程度的呼吸道感染。甲型 H1N1 通常是自限性疾病,而其中一小部分进展到严重或暴发性疾病。更常见于有潜在慢性疾病的患者,H1N1 病毒相对于普通季节性流感肺炎,更常见于相对较年轻的人群。根据疾病控制中心公布的最终估计数,1976—2001 年与季节性流感相比,87% 的死亡发生于 65 岁以下人群,是儿童住院和死亡率的 4~7 倍,成人住院和死亡率的 8~12 倍。

参考文献:Marchiori E, Zanetti G, D'Ippolito G, et al. Swine-origin influenza A (H1N1) viral infection: thoracic findings on CT. *AJR Am J Roentgenol* 2011;196:W723-W728.

Shrestha SS, Swerdlow DL, Borse RH, et al. Estimating the burden of 2009 pandemic influenza A (H1N1) in the United States (April 2009-April 2010). *Clin Infect Dis* 2011;52(S1): S75-S82.

**12** **答案 B**。以下所有选项均可以引起实变,但是依据病史,仅有一个是最可能的。实变是肺移植患者的一个非特异性的表现。临床信息,尤其是移植后时间有助于依据各种可能性分析做出鉴别诊断。在 1 周~2 个月的时间范围内,急性排异、支气管断裂和念珠菌感染是最常见的。而在 2~4 个月(原发性晚期阶段),感染最常见于巨细胞病毒或曲霉菌。4 个月后(继发性晚期阶段),最常发生机化性肺炎、原发疾病的复发(此例为结节病)、慢性排异和移植后淋巴增生性疾病。值得注意的是,一项肺移植受者 CT 表现的研究发现,结节病是移植后最易复发的疾病。

参考文献:Collins J, Hartman MJ, Warner TF, et al. Frequency and CT findings of recurrent disease after lung transplantation. *Radiology* 2001; 219:503-509.

Krishnam MS, Suh RD, Tomasian A, et al. Postoperative complications of lung transplantation: radiologic findings along a time continuum. *Radiographics* 2007;27(4):957-974.

**13a** **答案 A**。

**13b** **答案 A**。右肺上叶分为三段,包括前段、后段和尖段。前段和后段紧邻水平裂,两者均可在正位胸片上显示。而侧位胸片上,绝大多数实变位于前段和后段,尖段有少量实变。尖后段是左肺上叶的分段,除非存在解剖变异。

肺炎链球菌是免疫功能正常的患者的最常见病原体,表现为大叶性肺炎。值得注意的是,"大叶"这一术语有时会被误解,因为现在很多患者由于早期及时正确的治疗,往往不会进展为全肺叶的炎症。空气支气管征比较常见,但在感染性病变中并非特异性的征象。叶间裂膨隆是肺炎克雷伯菌感染的典型表现(更常见于酗酒者和疗养院的患者),但也可见于其他疾病,如链球菌的感染率较高。变形杆菌、摩根菌、嗜肺军团菌是表现为大叶性肺炎的常见病原体,嗜肺军团菌典型的表现是快速进展为整个肺叶的实变。

参考文献:Washington L, Palacio D. Imaging of bacterial pulmonary infection in the immunocompetent patient. *Semin Roentgenol* 2007;42(2):122-145.

Webb WR, Higgins CB. *Thoracic imaging*. Philadelphia, PA: Lippincott Williams & Wilkins, 2010.

**14** **答案 B**。吸入性炭疽病表现为出血性纵隔淋巴结肿大和水肿,在某些情况下,这种表现具有明显的特异性。平扫 CT 图像上,由于炭疽诱发的淋巴结肿大的出血会出现密度增高。幸运的是,在没有生物恐怖袭击的情况下,这是一种罕见的病。结核性淋巴结肿大表现为边缘强化，但这种表现也可见于其他疾病，如淋巴瘤、睾丸癌、惠普尔和克罗恩病。兔热病是另一个可能的致病因素，通常快速发展为局灶性实变和肺门淋巴结肿大（无淋巴结出血性改变）。

**参考文献**：Ketai L，Tchoyoson Lim CC. Radiology of biological weapons-old and the new? *Semin Roentgenol* 2007；42（1）：49－59. Review.

**15a** **答案 C**。

**15b** **答案 A**。多菌厌氧感染是肺内空洞和脓肿形成的最常见病因。其次是金黄色葡萄球菌和假单胞菌。吸入性是住院患者和 ICU 患者最常见的多菌厌氧感染途径，而且住院和 ICU 患者增加了厌氧感染的风险。尽管继发性肺结核的空洞以上肺分布为主，但并没有其他慢性结核的征象，如上叶的支气管扩张和体积缩小。

依据临床病史，在这种情况下随访是必需的以排除潜在的肿瘤性病变。其他需要考虑的病变包括血管炎。

**参考文献**：Washington L，Palacio D. Imaging of bacterial pulmonary infection in the immunocompetent patient. *Semin Roentgenol* 2007；42（2）：122－145.

Webb WR，Higgins CB. *Thoracic Imaging*. Philadelphia，PA：Lippincott Williams & Wilkins，2010.

**16** **答案 D**。EBV 最常见的原因是通过咽部 B 淋巴细胞直接的人对人的传播，最常见的表现是肝脾大、淋巴结肿大和咽炎。最常见的胸内表现是纵隔淋巴结肿大。有时也出现间质性肺炎，但非常罕见。了解这种影像表现非常重要，因为其他与 EBV 感染相关的淋巴增生性疾病包括 Burkitt 淋巴瘤、HIV 和移植后淋巴组织增生性疾病。

**参考文献**：Webb WR，Higgins CB. *Thoracic Imaging*. Philadelphia，PA：Lippincott Williams & Wilkins，2010.

**17** **答案 A**。社区获得性细菌性肺炎仍然是感染性肺炎中最常见的原因，即使在免疫抑制的患者。支气管肺炎或大叶性肺炎与病原体相关，复发性肺炎与 AIDS 相关。结核是可能的，而且需要考虑，尤其是如果出现明显的淋巴结肿大。病毒性肺炎更常见的表现是间质改变，而非肺叶实变。

**参考文献**：Oh YW，Effmann EL，Godwin J D. Pulmonary infections in immunocompromised hosts：the importance of correlating the conventional radiologic appearance with the clinical setting. *Radiology* 2000；217（3）：647－656.

**18** **答案 C**。这是 AIDS 患者的 B 细胞淋巴瘤。HIV 患者与免疫正常者相比，结外淋巴瘤更常见。而且其倍增时间非常快，以致于很难用倍增时间来鉴别结外淋巴瘤和感染。脓毒栓和血管侵袭性真菌感染更常表现为急性呼吸困难和肺部症状，而非此患者所出现的全身性症状。CT 图像上几个结节周围出现晕征，但本例并不是血管侵袭性曲霉菌病。卡波西肉瘤是最常见的 AIDS 相关性肿瘤，典型表现是出现支气管血管束征。过去，同位素镓扫描可以鉴别两者（摄取阳性，则为淋巴瘤），但目前一般采用活检证实。机化性肺炎更常表现为外周气腔，而非如图所示的多发结节。反晕征可见于机化性肺炎。

**参考文献**：Marchiori E，Müller NL，Soares Souza A，et al. Pulmonary disease in patients with AIDS：high-resolution CT and pathologic findings. *AJR Am J Roentgenol* 2005；184（3）：757－764.

**19a** **答案 A**。

**19b** **答案 C**。图片所示是水痘肺炎的典型表现：弥漫性的、边缘模糊的肺结节。当患者有皮肤病史，尤其是水痘皮疹时，可以明确诊断。水痘肺炎占肺炎的10%~20%（较带状疱疹/带状疱疹肺炎常见）。免疫功能低下、妊娠、淋巴瘤/白血病会增加肺炎的风险。一般是在皮肤病变出现后2~3天发生肺炎。愈合期的肺炎常表现为弥漫性、微小的肺钙化结节。成人水痘肺炎的发病率和死亡率要高于儿童。尽管呼吸性细支气管炎和过敏性肺炎表现为上肺为主的小叶中心性结节，但与水痘没有特异的相关性。

**参考文献**：Kim JS，Ryu CW，Lee SI，et al. High-resolution CT findings of varicella-zoster pneumonia. *AJR Am J Roentgenol* 1999；172(1)：113 – 116.

## 第二部分：弥漫性肺疾病

**20a** 答案 **B**。

**20b** 答案 **C**。

**20c** 答案 **C**。临床病史，Garland 三联征（右上气管旁和双侧肺门淋巴结肿大、心脏边缘清楚），中上肺为主的异常密度影，是胸部结节病的表现。

依据胸片表现进行临床分期，Scadding 五分分类法：0，胸片正常（5%~15%）；Ⅰ，淋巴结肿大，肺内无病变（50%）；Ⅱ，淋巴结和肺内病变同时存在（25%~30%）；Ⅲ，仅肺内病变（15%）；Ⅳ，肺纤维化（10%~15%）。明确诊断需要至少一个器官出现非干酪坏死性上皮样肉芽肿或 Kveim Siltzbach 皮肤试验阳性。

HRCT 有助于鉴别活动性间质性肺炎与不可逆性纤维化，评价不典型征象和鉴别诊断。60%~70%出现典型的实质性病变：双侧肺门增大、沿支气管血管束和叶间裂分布的淋巴管周围微小结节（斑片、上中肺为主）、肺门周围阴影和纤维化。其他肺实质的改变，如孤立性的淋巴结肿大、胸膜/气道受侵、蜂窝征和足菌肿是不常见的表现。淋巴周围的结节可以好转、稳定或进展为纤维化。胸部结节病的 FDG 摄取没有特异性，其摄取值变化较大，常常以淋巴结、肺内结节和异常密度影为主。

约50%的Ⅰ期和Ⅱ期患者是没有症状的，随着分期的加重，肺功能逐步减低，但影像学分期与肺功能减低的严重度并没有明显的相关性。通常，肺部异常较肺功能的减低更加明显。结节病是自限性疾病，Ⅰ期的自发缓解率是60%~90%，Ⅱ期是40%~70%，Ⅲ期是10%~20%，Ⅳ期是0%。

治疗不仅限于Ⅰ期。口服激素治疗是Ⅰ期至终末期肺纤维化之前的一线治疗方法。对于复杂或严重顽固性结节病应考虑使用细胞毒性药物和免疫调节剂。Lofgren 综合征（发热、关节炎、结节性红斑、双侧肺门淋巴结肿大）的自然缓解率在85%以上，通常不需要激素。肺移植术后肺部疾病复发率为47%~67%，但经常没有临床意义。

**参考文献**：Criado E，Sanchez M，Ramirez J，et al. Pulmonary sarcoidosis：typical and Atypical manifestations at high-resolution CT with pathologic correlation. *Radiographics* 2010；30(6)：1567 – 1586.

Prabhakar HB，Rabinowitz CB，Gibbons FK，et al. Imaging features of sarcoidosis on MDCT，FDG PET，and PET/CT. *AJR Am J Ronetgenol* 2008；190(Suppl)：S1 – S6.

Wu JJ，Rashcovsky Shiff K. Sarcoidosis. *Am Fam Physician* 2004；70(2)：312 – 322.

**21a** 答案 **D**。

**21b** 答案 **A**。

**21c** 答案 **C**。正位胸片示双肺容积轻度增加，以中上肺为主的双侧网状影和散在的囊性病变。这种表现可见于原发性肺朗格汉斯组织细胞增多症（PLCH）、淋巴管平滑肌瘤病和肺气肿。没有特发性肺间质纤维化表现的蜂窝肺或肺容积缩小。放疗后改变在胸片上可以不明显，如表现为以肺泡为中心的密度增高影（放射性肺炎），或纤维化的特点，如肺容积缩小、肺结构扭曲变形。

中上肺为主的小叶中心性微结节和薄壁、形态各异的空洞性病变，心膈角处病变较少，是吸烟相关的 PLCH 的典型影像学表现。中上肺分布为主的微结节可见于上呼吸道病毒感染或吸烟相关的呼吸性细支气管炎，但两者均不伴有囊性病变。心瓣膜（通常是三尖瓣）赘生物会引起脓毒栓，但以下肺分布为主，具有游走性的特点，肺外围局灶性实变伴有空洞形成。过敏性肺炎（HP）由吸入抗原所致，表现为小叶中心性微结节和磨玻璃密度影，但 HP 中的囊性病变与 PLCH 中的薄壁空洞截然不同。

PLCH 病变发展从早期支气管中心性多细胞被朗格汉斯细胞（具有特征性 Birbeck 颗粒）浸润，发展为由成纤维细胞与支气管扩张为主的中期，然后进入星状瘢痕及瘢痕周围气腔扩大的终末期。

支气管黏液或肺泡实质内出现朗格汉斯细胞并不是 PLCH 的特异性表现，COPD、肺癌或其他间质性肺疾病也可见到朗格汉斯细胞。明确诊断 PLCH 需要结合临床吸烟史、影像学表现和光学显微镜下含有朗格汉斯细胞聚集体的结节和囊性病变同时存在。转化生长因子 β 在朗格汉斯细胞的发展，持续的慢性炎症和以气道为中心的纤维化过程中是一个重要因素。

大约 15% 的 PLCH 患者出现气胸（以单侧为主），与预后差有一定的相关性，而且常常使用糖皮质激素治疗效果不佳，常需要外科处理或机械性胸膜固定术。糖皮质激素对部分病例有效，如实质病变稳定或合并肺动脉高压；但是戒烟是疾病稳定的最重要的因素（高达 50%），甚至在早期病变的消退期（25%）。

**参考文献：**Abbott GF, Rosado-de-Christenson ML, Franks TF. From the archives of the AFIP pulmonary Langerhans cell histiocytosis. *Radiographics* 2004;24:821 – 841.

Caminati A, Harari S. Smoking-related interstitial pneumonias and pulmonary Langerhans cell histiocytosis. *Proc Am Thorac Soc* 2006;3(4):299 – 306.

Kim HJ, Lee KS, Johkoh T, et al. Pulmonary Langerhans cell histiocytosis in adults: highresolution CT-pathology comparisons and evolutional changes at CT. *Eur Radiol* 2011;21:1406 – 1415.

**22a**　答案 D。

**22b**　答案 A。正位胸片示右侧中等量的气胸，网状影和双侧散在的囊性病变。对于有临床症状的右侧气胸患者，需要紧急通知临床医生有需要放置胸管的可能。待患者稳定后，胸部 CT 将有助于评估其他的异常和气胸的原因。

对于女性患者，双侧散在分布薄壁囊性病变，病变在分布上没有偏好，同时伴有肝脏、肾脏含脂肿块，高度提示淋巴管平滑肌瘤病（LAM）伴结节硬化（TS），LAM-TS 综合征。

LAM 患者出现薄壁、均匀一致的圆形或卵圆形囊肿，是由沿着细支气管、血管和淋巴管的平滑肌样细胞增生引起空气滞留所致。囊肿通常随着疾病进展而增大。气胸见于 50% 的患者，有时伴有乳糜胸（10%~20%）。约 50% 的患者由于空气滞留致使肺组织过度膨胀。平片上网格影较常见（90%），是由薄壁囊肿集聚所致。肺门和腹部淋巴结肿大较常见，由沿着淋巴管周围的异常平滑肌细胞增生所致。

LAM 常见于有症状的育龄期女性,症状有呼吸困难(70%)、气胸(50%)或乳糜胸(28%)。咳乳糜液和咯血也可见于肺血管和淋巴管被 LAM 细胞阻塞者。

在结节硬化的女性中出现典型的 LAM 表现的仅有 30%,而当不考虑性别因素时,结节硬化中出现典型 LAM 表现的不超过 1%。有趣的是,偶发的 LAM 与 LAM-TS 综合征相比,有更多的囊性病变和更高的气胸、乳糜胸的发生率。

吸烟可导致远端小气道损伤、加重空气滞留和增加气胸的发生率。除此之外,妊娠与雌激素和孕激素的波动有关,它们都会对疾病的进程产生负面影响。肺移植后 LAM 的复发较罕见。

影像主要的鉴别诊断要点如下:①PLCH:中上肺为主、形态各异的囊肿,吸烟者会出现小叶中心性结节;②LIP:最常见于自身免疫性疾病和 AIDS 患者,仅仅表现为以下肺为主、血管周围分布的薄壁囊肿;③耶氏肺孢子虫肺炎:免疫功能低下患者出现散在的囊性病变。

**参考文献:**Abbott GF, Rosado-de-Christenson ML, Frazier AA, et al. Lymphangioleiomyomatosis: radiologic-pathologic correlation. *Radiographics* 2005;25:803–828.

Avila NA, Dwyer AJ, Moss J. Imaging features of lymphangioleiomyomatosis: diagnostic pitfalls. *AJR Am J Roentgenol* 2011;196(4):982–986.

Seaman DM, Meyer CA, Gilman MD, et al. Diffuse cystic lung disease at high-resolution CT. *AJR Am J Roentgenol* 2011;196(6):1305–1311.

**22c** 答案 **A**。

**22d** 答案 **B**。

**23a** 答案 **C**。

**23b** 答案 **D**。

**23c** 答案 **B**。

**23d** 答案 **B**。胸片所示支气管扩张和双侧部分空洞性病变。右侧膈肌抬高伴部分肺不张(侧位显示更清楚)是右肺底部的阴影和右侧膈肌的侧面轮廓在正位上的投影。胸片未发现淋巴结肿大、静压性水肿和右侧胸腔积液或蜂窝肺。

CT 显示气管腔内存在较长范围的息肉样肿块和双侧肺实质内空洞性病变。病变的分布具有重力依赖性的特点。右肺中叶表现为慢性肺不张和阻塞后实变伴有广泛的支气管扩张。

最可能的诊断是复发性气管支气管乳头状瘤病伴肺部侵犯。复发性喉乳头状瘤在美国儿童和成人中的发生率分别为 4.3/10 万和 1.8/10 万。年龄越小,远处播撒的可能性越大,疾病越严重。由人乳头状瘤病毒感染所致(最常见的是 HPV-6 和 HPV-11)。儿童在出生时通过直接接触母亲的生殖器病变获得疾病。成人由于潜伏性病毒的复活或口腔性接触后的新发感染而导致该病。

最常见的部位是喉部,气道侵犯占 5%,肺部侵犯 <1%。儿童和成人的喉外播散比例分别是 30% 和 16%。

气管支气管乳头状瘤病可以表现为局限性的肿块或者黏膜弥漫性的鹅卵石样改变。支气管可以出现结节样改变。肺乳头状瘤病变开始为无症状、非钙化的肺周围结节,可以继续进展为中央空洞/液化坏死,常伴有气液平面。具有重力依赖性分布的特点,钙化不是特征性改变。

目前没有明确的治疗方法。不管年龄大小,其转化为恶性鳞状细胞癌的比例约 14%,但通常与儿童接触辐射和成人吸烟相关,更多见于 HPV-16 和 HPV-18 感染。

在评价大气道病变时,传统的胸片依旧是最初的影像检查方法,然而它的敏感性较低。MDCT 在病变检出、定位、范围确定和并发症的评估方面是最佳方法。CT 动态成像可以评价大气道的狭窄和(或)软化。出于成本考虑,MRI 在此方面不具优势。虚拟支气管镜检查优于传统的支气管镜检查,在感染扩散范围的确定和病程程度的判断方面更安全。

**参考文献:**Hammoud D, Haddad BE. Squamous cell carcinoma of the lungs arising in recurrent respiratory papillomatosis (case report). *Resp Med* 2010;3(4):270 – 272.

Marchiori E, Neto CA, Meirelles GS, et al. Laryngotracheobronchial papillomatosis: findings on computed tomography scans of the chest. *J Bras Pneumol* 2008;34(12):1084 – 1089.

Ngo AV, Walker CM, Chung JH, et al. Tumors and tumorlike conditions of the large airways. *AJR Am J Roentgenol* 2013;201:301 – 313.

**24a** **答案 A**。

**24b** **答案 B**。

**24c** **答案 C**。胸片最重要的表现是肺容积正常,不同于特发性肺纤维化所致的肺容积缩小。双侧中下肺为主的网状影支持行 CT 检查。没有明确的肿块支持行活检或 PET/CT(两者均是在 CT 之后做的检查)。

主要的 CT 表现是淋巴管周围的囊性病变和外周小的斑片影。结合临床和影像学表现,在 Sögren 病的基础上,最可能的诊断是淋巴间质性肺炎(LIP)。CT 所示其他肺实质性的表现为边界模糊的小叶中心性和胸膜下结节、支气管血管束和小叶间隔的增厚。最有价值的鉴别诊断征象是血管周围薄壁囊肿(80%),它是由支气管周围细胞集聚所致的气道部分阻塞所致。结节可以是淋巴增生性病灶、淀粉样沉积或者钙化。偶尔可见纵隔和肺门淋巴结肿大。胸腔积液罕见。

LIP 见于 1% 的 Sögren 综合征患者。25% 的 LIP 患者存在 Sögren 综合征。女性较男性多见(2:1),尤其是 40 ~60 岁为高发年龄段。LIP 一般都与自身免疫性疾病并存,单发者罕见。儿童患 LIP 是 AIDS 相关的特征性疾病。值得注意的是,影像学表现的改善与免疫状态下降相关。80% 的成人 LIP 患者患有血清脂蛋白血症(最常见的是 IgM)。组织病理学检查可见,浸润由多克隆淋巴细胞和浆细胞组成。

起病通常是隐匿性轻度低氧血症、咳嗽和数年内进展性呼吸窘迫。组织学的诊断需要胸腔镜或开胸肺活检。疾病的病程是不可预测的。用糖皮质激素和(或)细胞抑制剂治疗后,症状改善或完全消失约占 50% 和 60%。33%~50% 的患者在诊断后 5 年内由于免疫抑制引起的感染。或与潜在疾病相关的肺纤维化而死亡。5% 的患者进展为低级别 B 细胞淋巴瘤。淋巴瘤患者仅有 2% 出现囊肿,而气腔实变和 1cm 以上的结节淋巴瘤(66%、41%)较 LIP(18%、6%)更常见。胸腔积液见于 25% 的淋巴瘤患者,而罕见于 LIP 患者。

**参考文献:**Johkoh T, Muller N, Pickford HA, et al. Lymphocytic interstitial pneumonia: thinsection CT findings in 22 patients. *Radiology* 1999;212:567 – 572.

Lynch DA, Travis WD, Muller NL, et al. Idiopathic Interstitial Pneumonias: CT features. *Radiology*

2005;236:10-21.

Mueller-Mang C, Grosse C, Schmid K, et al. What every radiologist should know about idiopathic interstitial pneumonias. *Radiographics* 2007;27:595-615.

Swigris JJ, Berry GJ, Raffin TA, et al. Lymphoid interstitial pneumonia: a narrative review. *Chest* 2002;122(6):2150-2164.

**25a** **答案 B。**

**25b** **答案 A。**CT 图像示双侧中上肺分布广泛的空洞或囊性病变,壁厚薄不均匀,磨玻璃病变内含有厚度不一的分隔。病变位于肺实质内,沿支气管周围分布,而非血管周围分布。没有小叶中心性肺气肿、肺水肿或肺外周纤维化。

结合病史和影像学表现,最大的可能是肺囊虫肺炎。慢性肺囊虫肺炎主要的影像表现是小叶间隔增厚、支气管扩张和不同程度的纤维化。

PLCH 以上肺为主,一般不出现大的囊肿。脓毒栓为随机分布的肺外周结节伴有不同程度的空洞,而非中心性分布和以上肺为主。LAM 的囊肿分布更加弥散且为薄壁囊肿。

虽然 AIDS/HIV 最常见的感染是细菌性感染(20~40 倍)。肺囊虫肺炎是 AIDS/HIV 最常见的机会性感染。

大约 1/3 的患者首诊影像学检查是阴性的,在急性期影像学表现异常滞后于临床症状。典型的表现是双侧外周或间质的异常密度(网状影、网织结节或磨玻璃影)。若没有接受治疗,几天内即可出现进行性的肺泡腔内实变。若接受治疗,则在数周内可以改善,然而部分患者会进展为不可逆的网状影(纤维化所致)。

一线治疗一般是甲氧苄啶-磺胺甲噁唑。起病 72 小时内给予糖皮质激素治疗,可以提高生存率。HIV 合并肺囊虫肺炎患者的生存率高于无 HIV 的肺囊虫肺炎患者(86%~92% vs 51%~80%),可能与 HIV 患者炎症反应减少有关。

急性期主要的 CT 表现是按照肺解剖单位分布的磨玻璃密度影(90%)。对于 HIV 患者出现这种影像表现,具有很高的预测价值,足以开始经验性的治疗。大约 10% 的病例出现不典型的表现,如孤立的或不对称的实变、淋巴结肿大、大小不一的结节(可以出现空洞或钙化)。50% 的病例会出现气胸。38% 的病例会出现薄壁囊肿,通常认为是肺囊肿,以上叶为主的多发性囊肿。这些囊肿可以在年度随访复查中消失,也可以永久存在。

前文提到,绝大多数 HIV/AIDS 患者的 CD4 T 淋巴细胞计数为100~200 个/$mm^3$,而只有 10%~15% 的患者 T 细胞计数 >200 个/$mm^3$。

**参考文献:**Allen CA, Al-Jahdali HH, Irion KL, et al. Imaging manifestations of HIV/AIDS. *Ann Thorac Med* 2010;5(4):201-216.

David MH, David AL, McAdams HP, et al. *Imaging of Diseases of the Chest.* Philadelphia, Pa: Elsevier Mosby; 2009.

Kanne JP, Yandow DR, Meyer CA. Pneumocystis jiroveci pneumonia: high-resolution CT findings in patients with and without HIV infection. *AJR Am J Roentgenol* 2012;198:W555-W561.

Kim KL, Kim CW, Lee MK, et al. Imaging of occupational lung disease. *Radiographics* 2001;21(6):1371-1391.

**26a** **答案 C。**

**26b** **答案 A**。

**26c** **答案 C**。最明显的影像特征是双肺淋巴管周围分布的多发小结节(绝大多数位于中上肺)。一些结节在上叶融合聚集,形成细长的密度增高影伴肺结构扭曲变形。鉴别诊断包括尘肺和结节病,但结合铸造工作史,尘肺的可能性更大。Kerley B 线为下肺垂直于胸膜的短而粗的线状影,可见于尘肺,但最常见于间质性肺水肿。水痘愈合期典型表现为散在的粟粒样的钙化结节,肺结构扭曲不是水痘的特征。肉芽肿性血管炎不会出现这种结节聚集的征象。钙化的胸膜斑见于石棉暴露者。5% 的硅沉着病患者会出现纵隔淋巴结钙化(蛋壳样钙化),但蛋壳样钙化也没有特异性,可以见于结节病和组织胞浆菌病。

经典硅沉着病是一种慢性过程,由于吸入含有二氧化硅结晶的低剂量粉尘而引起。通常在暴露粉尘 10~20 年后起病。若在暴露 10 年内发生变化,称为加速期。CT 表现是淋巴管周围分布的 1~10mm 的结节。按照肺解剖分布和边界模糊的磨玻璃密度影伴有小叶间隔增厚是急性硅沉着病和硅蛋白沉积症的典型特征,由吸入大量的颗粒引起。患者表现为进行性的呼吸困难,通常在 1 年内死亡。除了二氧化硅颗粒沉积外,酸希夫 - 阳性物质会充填肺泡,类似于肺泡蛋白沉积症,可以解释其影像学表现。

慢性硅沉着病的形成过程复杂,最初表现为中上肺的异常密度影,逐渐向肺门迁移。当形成肺门周围软组织肿块时(进展性大量纤维化)会出现肺结构扭曲和瘢痕性肺气肿,肺门软组织肿块可出现钙化。肿块内部可见坏死所致的低密度影。偶尔可见空洞形成,伴有或不伴有胸膜增厚,这时需要警惕分枝杆菌感染的可能。硅沉着病患者肺结核易感性增加 2~30 倍。

煤工尘肺与硅沉着病是明显不同的,尽管都是吸入有机粉尘所致,具有相似的影像表现。患煤工尘肺的工人暴露于精煤清洗环境,这几乎是无硅或掺和少量的高岭土、云母或二氧化硅。煤工尘肺见于煤矿工,而硅沉着病涉及广阔的职业暴露范围(沙土爆破工、矿工、挖掘工、陶瓷工、玻璃制造工、铸造/采石场/牙科/建筑工人)。临床上,煤工尘肺合并原发性骨髓纤维化患者的预后要比硅沉着病合并原发性骨髓纤维化的患者预后好,前者临床严重程度和影像学表现之间存在不匹配的现象更明显。

**参考文献**:Chong S, Lee KS, Chung MJ, et al. Pneumoconiosis: comparison of imaging and pathologic findings. *Radiographics* 2006;26(1):59 - 77.

Cox CW, Rose CS, Lynch DA. State of the art: imaging of occupational lung disease. *Radiology* 2014;270(3):681 - 696.

Hansell DM, Armstrong P, Lynch DA. Inhalational lung disease. Pneumoconiosis. In: *Imaging of diseases of the chest*, 4th ed. Elsevier Mosby:440 - 449.

**27a** **答案 A**。

**27b** **答案 A**。

**27c** **答案 C**。

**27d** **答案 A**。

**27e** **答案 C**。胸片所示边界清楚、形态各异的密度增高影,在侧位上的表现不同,提示是肺实质外起源。相比之下,肺实质起源的病灶边界往往不清楚,如果在正侧位片上均能显示,其表现不会因为投照体位的关系而发生明显的变化。高密度影的密度高于骨髂，提示是钙化，同时横膈和心脏边缘可见线样粗大的钙化。如果先前有石棉暴露史，这个表现几乎能明确诊断，代表进行性的钙化性胸膜斑。

石棉暴露胸膜最常见的表现是单侧反应性胸腔积液（潜伏期10年，从石棉纤维的慢性刺激开始）。石棉暴露20年后，壁层胸膜钙化，胸片的检出率是25%，CT的检出率是60%，最常见于第4~8肋区域。叶间裂胸膜可以出现脏层胸膜钙化。斑块致密的白色边缘称为卷边。当斑块比较软时，表现为不规则的、胸膜光滑的增厚，边界不清（斑块与正常的胸膜混合在一起）。不论是孤立的或者多灶性的圆形不张并不是唯一的，但较常见于石棉暴露胸膜增厚的患者。

石棉沉着病肺实质最早的表现是下肺胸膜下的曲线影。这些曲线影一般比较模糊，常因重力依赖性肺不张而变得更加模糊。因此，俯卧位影像检查有助于早期诊断。后期，肺实质内出现条带影、纤维化、蜂窝征和支气管扩张（本例CT图像所示）。

石棉沉着病的蔓延是离心式的，从终末细支气管向肺泡管蔓延。正如本例所示，病变以下肺和背侧为主。组织学上，它不能与寻常型间质性肺炎鉴别。尽管去除暴露因素以后，纤维化依旧会进展。石棉沉着病的纤维化没有特异性。与药物反应相关的纤维化常表现为机化性肺炎或非特发性间质性肺炎模式，不会出现双侧胸膜斑。ARDS相关的纤维化以前上部中肺为主，可能与宿主的机械通气高氧状态或者前肺的气压伤所致。IPF的诊断需要排除其他原因所致的肺纤维化，若出现胸膜斑则强烈提示曾有石棉暴露史。

石棉沉着病的诊断需要有职业史或潜在的环境暴露史、临床表现（不能缓解的下肺湿啰音、杵状指和呼吸困难）、肺功能异常（肺活量和弥散能力降低）和影像学表现。HRCT的适应证之一是胸片表现正常的有症状的石棉工人。其他的CT检查适应证包括：肺纤维化与肺气肿和弥漫性胸膜疾病的鉴别，当胸片不能解释异常肺功能时，CT作为补充检查观察肺纤维化情况，胸膜或肺实质肿块的进一步检查。当临床表现和胸片表现非常典型时，没有必要进行HRCT检查。

重度石棉暴露史的患者出现肺癌和胸膜间皮瘤的概率是20%~25%。石棉相关的肺癌为腺癌或鳞状细胞癌。石棉暴露的吸烟者的患病风险是非吸烟且无石棉暴露者的100倍。另一方面，胸膜间皮瘤与吸烟的相关性不强，但与石棉颗粒的类型相关，最常见于石棉沉积。恶性胸膜间皮瘤是石棉相关性疾病，特征性的表现是结节状或弥漫性胸膜增厚（>1cm），可有少量胸腔积液。石棉暴露史工人（潜伏期30年或以上）中该病的发病率是10%，也可发生在居住在石棉矿山和工厂附近的家庭成员或居民。

**参考文献：**Chong S, Lee KS, Chung MJ, et al. Pneumoconiosis: comparison of imaging and pathologic findings. *Radiographics* 2006;26(1):59 - 77.

Hansell DM, Armstrong P, Lynch DA. Inhalational lung disease pneumoconiosis. In: *Imaging of diseases of the chest*, 4th ed. Elsevier Mosby: 458 - 462.

Kim KL, Kim CW, Lee MK, et al. Imaging of occupational lung disease. *Radiographics* 2001;21(6):1371 - 1391.

Webb WR, Muller NL, Naidich DP. Pneumoconiosis. Occupational and environmental lung disease, (Chapter 9). In: *High-resolution of the lung*, 4th ed. Philadelphia, PA: Lippincott Williams & Wilkins, 2014:302 - 318.

**28a**　答案 **C**。

**28b**　**答案 A**。

**28c**　**答案 A**。CT 图像上双侧囊性病变进展迅速。一些病灶位于胸膜下，是引起气胸的原因。随访可见支气管血管束增粗，局部肺实质的实变，散在的边界不清、大小各异的结节，胸腔积液。结合病史，囊性或空洞性转移是最可能的诊断。其余的选项均不可能：①典型的肺气肿没有囊壁；② 肺朗格汉斯组织细胞增多症是与吸烟相关的形态各异的小囊肿，小叶中心性微小结节，没有胸腔积液或间质性增厚；③Birt-Hogg-Dube 综合征是常染色体显性遗传疾病，下肺为主的薄壁有分隔的大囊肿，皮肤异常（纤维毛囊瘤）和肾肿瘤。

以上所有疾病均可以出现继发性气胸，约占所有气胸的 20%。最常见的气胸是 COPD，其次是囊性纤维化和肺囊性病变。10%~15% 的气胸在胸片上是隐匿性的。在仰卧位胸片上，早期气胸的气体积聚于前内侧（心脏/纵隔的轮廓显示得更加清楚，能勾勒出心脏轮廓下的内侧膈肌）。

多发大小不等的周围圆形结节和间质增厚是肺实质转移性肿瘤最典型的表现。不典型的表现包括其余选项所列征象，如钙化、结节周围磨玻璃密度影、肿瘤栓子、支气管内转移、肿块内部血管扩张和静止性转移（PET 阴性、CT 显示持续存在的结节、组织学表现为坏死或纤维细胞，没有活性的肿瘤细胞）。

原发性支气管肺癌的空洞发生率要高于转移性肺肿瘤（9% vs 4%）。空洞型原发性肺癌主要见于鳞状细胞癌和腺癌。继发性肺恶性肿瘤中，70% 的空洞型转移是鳞状细胞癌（最常见的是头颈部鳞状细胞癌）。泌尿生殖道的移行细胞癌、结直肠癌、黑色素瘤、肉瘤可表现为囊性转移。这与肺活瓣机制形成和肿瘤外周坏死破裂进入胸腔有关。

**参考文献**：Lee KH, Lee JS, Lynch DA, et al. The radiologic differential diagnosis of diffuse lung diseases characterized by multiple cysts or cavities (pictorial essay). *J Comput Assist Tomogr* 2002;26(1):5 – 12.

Seo JB, Im JG, Goo JM, et al. Atypical pulmonary metastases: spectrum of radiologic findings. *Radiographics* 2001;21:403 – 417.

Tateishi U, Hasegawa T, Kusumoto M, et al. Metastatic angiosarcoma of the lung: spectrum of CT findings. *AJR AM J Roentgenol* 2003;180:1671 – 1674.

**29a**　**答案 B**。

**29b**　**答案 B**。

**29c**　**答案 B**。UIP 相关的纤维化以肺外周和底部为主，主要的表现是胸膜下网状影和蜂窝征。肿块样的纤维化、支气管血管束周围和胸膜下结节、上中肺容积缩小、肺门牵拉均不是 UIP 和 IPF 的征象，但可见于结节病进展期、慢性铍病和其他尘肺病。然而，铍暴露与陶瓷制造、核武器生产和航空航天工业密切相关，在一些研究中高达 16% 的相关工人发生铍病。

慢性铍病的病理特征是非干酪坏死性肉芽肿，与结节病很难鉴别。这是由于最初的巨噬细胞对吸入铍的反应引起的，CD4T 细胞引发慢性炎症。病理和影像学表现均很难与结节病鉴别。因此，出现非干酪坏死性肉芽肿也不具有特征性。铍暴露史、单核细胞浸润和铍淋巴细胞增殖试验阳性足以明确诊断。约 90% 的慢性铍病患者铍淋巴细胞增殖试验阳性（支气管灌洗敏感性最高）。临床表现与结节病相似，包括胸外皮肤病变(最常见)。淋巴结肿大(高达40%)、高钙血症、肝脾肿大和肾钙质沉着症也有报道。

根据工作场所标准,8小时内铍的最大允许浓度为2μg/m$^3$,峰值浓度为25μg/m$^3$。任何铍尘或烟雾潜在的暴露都足以引起对慢性疾病的关注。

**参考文献**:Hansell DM, Armstrong P, Lynch DA. Inhalational lung disease pneumoconiosis. In: *Imaging of diseases of the chest*, 4th ed. Elsevier Mosby: 465 – 466.

Sharma N, Patel J, Mohammed TL. Chronic beryllium disease: computed tomographic findings. *J Comput Assist Tomogr* 2010; 34(6): 945 – 948.

Cox CW, Rose CS, Lynch DA. State of the art: imaging of occupational lung disease. *Radiology* 2014; 270(3): 681 – 696.

Webb WR, Muller NL, Naidich DP. Pneumoconiosis. Occupational and environmental lung disease, (Chapter 9). In: *High-resolution of the lung*. 4th ed. Philadelphia, PA: Lippincott Williams & Wilkins, 2014: 329 – 330.

**30a** 答案 **C**。

**30b** 答案 **B**。

**30c** 答案 **C**。

**30d** 答案 **D**。胸片所示双侧肺底部及后部为主的网状影。没有心脏增大、淋巴肿大或胸腔积液。肺容积缩小和相对对称的后底部为主的网状影提示肺纤维化。

CT图像显示肺外周和下肺为主的网状影,逐步进展为蜂窝肺。这是典型的UIP模式的纤维性间质性肺炎。非特异性间质性肺炎(NSIP)的纤维化表现为更多的磨玻璃密度影(尤其是在支气管血管束周围)和更多的牵拉性支气管扩张。NSIP可出现蜂窝囊肿,但通常是在晚期出现,提示终末期纤维化。机化性肺炎表现为肺外周和下肺为主的实变和磨玻璃影。LIP的典型特点是下肺为主的囊肿,主要在血管周围分布,而不是胸膜下蜂窝肺。

一些疾病会出现UIP的特征(结缔组织疾病,如类风湿关节炎、慢性过敏性肺炎、药物毒性)。排除其他任何已知病因的纤维化对IPF的诊断及指导正确治疗非常重要。IPF与其他原因所致的纤维化性间质性肺炎相比,其预后更差。

**参考文献**:Hobbs S, Lynch D. The idiopathic interstitial pneumonias: an update and review. *Radiol Clin North Am* 2014; 52(1): 105 – 120.

Lynch DA, Travis WD, Muller NL, et al. Idiopathic interstitial pneumonias: CT features. *Radiology* 2005; 236: 10 – 21.

Webb WR, Muller NL, Naidich DP. The idiopathic interstitial pneumonias (Chapter 4). In: *High-resolution of the lung*. 4th ed. Philadelphia, PA: Lippincott Williams & Wilkins, 2014: 177 – 189.

Souza CA, Müller NL, Flint J. Idiopathic pulmonary fibrosis: spectrum of high-resolution CT findings. *AJR Am J Roentgenol* 2005; 185: 1531 – 1539.

**31a** 答案 **A**。

**31b** 答案 **A**。

**31c** 答案 **B**。

**31d** 答案 **D**。CT显示进展性的牵拉性支气管扩张,绝大多数位于下肺,下肺背侧胸膜下相对较少,但累及心膈角。同样,双侧磨玻璃密度影在肺最外周带的也相对较少。左侧斑片状实变和少量胸腔积液的影像表现高度提示非特发性间质性肺炎(NSIP)。左肺多发实变是多灶性机化性肺炎。

NSIP是慢性间质性肺疾病,约占病理证实的间质性肺炎的40%。最常见的病因包括结缔组织病、药物毒性、过敏性肺炎和职业病。

NSIP的主要表现包括:①广泛的磨玻璃密度影伴或不伴轻度的网状影;②牵拉性的支气管扩张;③无或轻微蜂窝肺;④背侧为主;⑤胸膜下较少见。这些标准中,磨玻璃密度影伴或不伴轻度的网状影提示细胞型NSIP。纤维化性NSIP对应其他影像学表现。NSIP的CT特征可与机化性肺炎、脱屑性间质性肺炎的特征有重叠;这种情况下,需要对多个肺叶进行外科活检。

纤维化性NSIP的生存期要比细胞性NSIP短(6~14年vs完全改善)。然而,纤维化性NSIP的预后并不像IPF那样差(最初诊断后平均生存期为2.5~3.5年)。特发性NSIP的5年生存率至少为80%。

NSIP对激素及细胞毒性药物的治疗反应是不一样的,取决于类型。细胞性NSIP一般对激素治疗反应较好,但只是NSIP很罕见的一种类型。纤维化性NSIP对激素和细胞毒性药物的治疗反应较差。

**参考文献**:Lynch DA, Travis WD, Muller NL, et al. Idiopathic interstitial pneumonias: CT features. *Radiology* 2005;236:10–21.

Poletti V, Romagnoli M, Piciucchi S, et al. Current status of idiopathic nonspecific interstitial pneumonia. *Semin Respir Crit Care Med* 2012;33:440–449.

Silva CI, Muller NL, Hansell DM, et al. Nonspecific interstitial pneumonia and idiopathic pulmonary fibrosis: changes in pattern and distribution of disease over time. *Radiology* 2008;247(1):251–259.

Webb WR, Muller NL, Naidich DP. The idiopathic interstitial pneumonias (Chapter 4). In: *High-resolution of the lung*. 4th ed. Philadelphia, PA: Lippincott Williams & Wilkins, 2014:189–198.

**32a** **答案B**。

**32b** **答案A**。CT显示双侧广泛的磨玻璃密度影,这种表现是非特异性的,需要活检进行明确诊断。鉴别诊断需要包括过敏性肺炎(接触外源性过敏原)、脱屑性间质性肺炎(DIP)(吸烟史)和非特异性间质性肺炎。在这个患者中,过敏性肺炎在吸烟的环境中是不太可能发生的(这是吸烟所能预防的少数疾病之一)。寻常型间质性肺炎表现为胸膜下网织影、小叶间隔线和蜂窝肺,本例未出现这些征象。肺水肿表现为血管扩张和小叶间隔增厚,本例也未出现这些征象。

DIP的影像特征包括双侧融合或斑片状的磨玻璃密度影,经常在磨玻璃区域可见小的肺实质囊肿。由于轻度的间隔纤维,可出现轻度的网格样影。

尽管DIP与呼吸性细支气管炎-间质性肺疾病(RB-ILD)相似,但DIP是与吸烟相关的疾病,影像表现的分布也不同:DIP以下肺为主,弥漫或以肺解剖为单位的磨玻璃密度影,而RB-ILD以上肺为主的磨玻璃结节。有研究认为RB-ILD与DIP是吸烟相关肺损伤的两个连续的过程。病理学上,RB-ILD是小叶中心性的支气管周围病变,而DIP是肺泡内巨噬细胞和巨细胞集聚。“脱屑”是一个误称,源于一个先前认为肺细胞脱落的说法。

DIP可见于40%的非吸烟人群,与吸入职业性的有机颗粒(铍、铝、柴油烟雾)和黄曲霉毒素相关。也与药物(呋喃妥因、白消安)、病毒性疾病和自身免疫性疾病相关。

然而，最常见于40~60岁吸烟男性（男：女=2：1），表现为劳力性呼吸困难和（或）轻度干咳。查体常见基底裂纹和发绀。最常见的肺功能异常是限制性功能异常，严重阻塞（$FEV_1$ <70%）不具有特征性，但出现阻塞常提示伴发的慢性支气管炎或肺气肿。

DIP的预估生存率是68%~98%。戒烟（或去除非吸烟相关DIP的危险因素）是关键。大约20%的患者在去除暴露因素后会有明显改善。大多数患者需要及时治疗。若不治疗，会有60%的患者迅速恶化。有25%接受治疗的患者病情还会进一步发展。

**参考文献**：Attili A, Kazerooni E, Gross BH, et al. Smoking-related interstitial lung disease: radiologic-clinical-pathologic correlation. *Radiographics* 2008;28:1383－1398.

Godbert B, Wissler M, Vignaud J. Desquamative interstitial pneumonia: an analytic review with an emphasis on aetiology. *Eur Respir Rev* 2013;22(128): 117－123.

Hobbs S, Lynch D. The idiopathic interstitial pneumonias: an update and review. *Radiol Clin North Am* 2014;52(1):105－120.

**33a** 答案 **B**。

**33b** 答案 **C**。

**33c** 答案 **B**。

**33d** 答案 **D**。胸片显示双侧广泛的斑片状实变影，左侧少量胸腔积液，右侧少量气胸，上胸部和下颈部皮下积气。上纵隔内可见几个细小的垂直透亮影，疑似轻度纵隔气肿。请注意此患者是气管插管患者。此床旁胸片上未见心影增大。肺容积正常。这种表现肯定不是心源性肺水肿。没有肺结构扭曲、尖后段分布和外周重力依赖的影响。机械通气的患者出现气胸、皮下积气和可疑轻度纵隔气肿，可能是气压伤所致，这是非心源性水肿或急性呼吸窘迫综合征（ARDS）的常见原因。吸入性病变一般是中心性（肺门旁）或下肺为主，不会像这个病例如此弥漫，但可以发展成ARDS。同样，大叶性肺炎指单纯一个分叶的感染，而此例非常弥漫。

这是一例急性间质性肺炎（AIP）。AIP是一特发性疾病，在组织学和影像学上与ARDS相似。ARDS的病因有多种，包括但不限于病毒感染、吸入、败血症、休克、外伤或药物反应。CT表现为双侧磨玻璃密度影，逐渐出现更高密度的实变影，分布具有重力依赖性的特点。间隔增厚相对较少，但在肺水肿中常见。双侧胸腔积液明显。潜在的病理机制是弥漫性肺泡损伤（DAD）。在急性期，气腔渗出、非心源性间质性水肿、炎症和重力依赖区域的肺泡塌陷常见。ARDS的机化期最早出现于损伤后2周，取决于裸露的肺泡和暴露的上皮细胞膜重组和修复的能力，从而引起实变加重。纤维增生期表现为前部和上肺为主的纤维化。前部纤维化被认为是前部肺组织的机械通气气压伤和氧毒性所致，而背侧肺组织则受到重力依赖性肺不张和实变的相对保护。

**参考文献**：Webb WR, Muller NL, Naidich DP. The idiopathic interstitial pneumonias (Chapter 4). In: *High-resolution of the lung*, 4th ed. Philadelphia, PA: Lippincott Williams & Wilkins, 2014:206－209.

Lynch DA, Travis WD, Muller NL, et al. Idiopathic interstitial pneumonias: CT features. *Radiology* 2005;236:10－21.

Kligerman SJ, Franks TJ, Galvin JR. From the radiologic pathology archives: organization and fibrosis as a response to lung injury in diffuse alveolar damage, organizing pneumonia, and acute fibrinous and organizing pneumonia. *Radiographics* 2013;33(7):1951－1975.

**34a** 答案 **C**。

**34b** 答案 **D**。

**34c** 答案 **C**。

**34d** 答案 **A**。正位胸片可见单侧(右侧)网状影和网织结节。鉴别诊断包括癌性淋巴管炎或不典型感染(病毒性肺炎)。CT 图像显示单侧、可变的(光滑的结节状)间隔增厚,小叶中心核结构的增厚,但保持正常的小叶结构。病灶可见毛刺征和邻近胸膜反应。单侧病变及毛刺征提示癌性淋巴管炎的可能性最大。肺气肿表现为过度膨胀和上肺的透亮影。肺水肿一般是双侧的。

单侧病变同时出现上肺可疑病灶时,通常是支气管肺癌(正如本病例)。转移性肿瘤伴有癌性淋巴管炎的常为腺癌,尤其是乳腺癌、胃癌、结肠癌和前列腺癌。这些病变双肺转移率是 80%~90%。癌性淋巴管炎是临床Ⅳ期,楔形切除不适用于大范围的病变。

大约一半的癌性淋巴管炎胸片上表现为阴性。其余的表现为网状影或网织结节影。CT 表现为小叶间隔增厚所致的网状影,最常见的表现为小叶间隔呈结节状或串珠状改变。

发病机制是早期血行播散至肺,随后入侵间质和淋巴管。极少数情况下,由肿瘤所致肺门淋巴结的逆向转移播散。癌性淋巴管炎预后差,生存期一般为 6 个月以内。

**参考文献**:Johkoh T, Ikezoe J, Tomiyama N, et al. CT findings in lymphangitic carcinomatosis of the lung: correlation with histologic findings and pulmonary function tests. *AJR Am J Roentgenol* 1992; 158: 1217 - 1222.

Prakash P, Kalra MK, Sharma A, et al. FDG PET/CT in assessment of pulmonary lymphangitic carcinomatosis. *AJR Am J Roentgenol* 2010;194:231 - 236.

Scheafer-Prokop C, Prokop M, Fleischman D, et al. High-resolution CT of diffuse interstitial lung disease: key findings in common disorders. *Eur Radiol* 2001;11:373 - 392.

**35** 答案 **A**。胸片显示心脏轮廓明显增大,可能是心脏肥大或心包积液,CT 检查明确为心脏肥大。除此之外,小叶间隔光滑、广泛的增厚,双下肺轻度的磨玻璃密度影。这种表现是典型的心源性间质性肺水肿。胸腔积液常见,如果量少则常见于右侧。

癌性淋巴管炎多表现为小叶间隔结节状增厚。同样,没有肺结构扭曲提示纤维化肺疾病的可能。淋巴管扩张症通常是儿童致命性的疾病,但也可见于成人。小叶间隔的增厚通常伴有胸膜增厚、明显的纵隔异常如淋巴管瘤(本例未见)。其他引起小叶间隔光滑增厚的疾病包括结节病、Niemann-Pick 病和淋巴管瘤病(不要与淋巴管平滑肌瘤病相混淆)。

**参考文献**:Oikonomou A, Prassopoulos P. Mimics in chest disease: interstitial opacities. *Insights Imaging* 2013;4(1):9 - 27.

## 第三部分:弥漫性肺泡疾病和炎症

**36a** 答案 **D**。

**36b** 答案 **A**。

**36c** 答案 **B**。胸片最初的表现是均匀一致的实变伴有支气管充气征。肺外围分布需要警惕胸膜增厚的可能,尽管实变的内缘不清楚、勾勒出水平裂,但支气管充气征与胸膜起源的病变相背。间质性密度增高影,如网织结节影,也可以是肺外围分布,但不会出现均匀一致的密度增高影、支气管充气征或清晰的叶间裂。

所有选项中，只有类脂性肺炎可以出现稳定的实变长达 6 个月之久。虽然许多观点常认为类脂性肺炎只见于肺泡低密度（脂肪）实变，但并不是一直出现。顾名思义，ARDS 是一种急性过程，会出现呼吸窘迫的症状，如气管插管。

细菌性肺炎治疗不完全也会出现持续存在的实变，但是本例实变保持不变区别于细菌性肺炎会随时间而进展。感染性肺炎会转变成机化性肺炎，但本例并无此选项。肺动脉栓塞会产生由梗死所致的肺外周的实变，但是 6 个月无变化可以除外这个诊断。除此之外，出血作为肺梗死肺实变的原因通常位于气道内，不会出现明显的支气管充气征。

在治疗方面，Gondouin 等开展了 44 例外源性类脂性肺炎的多中心研究。这个研究及其他一些研究表明，激素和支气管肺泡灌洗对类脂性肺炎的治疗没有明显效果。由于这个疾病不是感染性病变，抗生素也没有效果，但患者经常在早期被认为是感染性病变使用抗生素治疗而无效。Gondouin 研究的 44 例患者中，有 13 例在除去有害物质之后得到改善，7 例稳定，5 例进展恶化（肺纤维化、反复感染和曲霉菌病）。

**参考文献**：Gondouin A, et al. Exogenous lipid pneumonia: a retrospective multicentre study of 44 cases in France. *Eur Respir J* 1996; 9:1463 – 1469.

**37a** 答案 **B**。

**37b** 答案 **D**。

**37c** 答案 **D**。

**37d** 答案 **B**。初次胸片表现为右肺上叶为主的实变，可以清晰显示水平裂。胸片上实变的典型表现是边界模糊、支气管充气征、受叶间裂的阻挡、肺容积无变化。然而这些异常密度增高影以肺外周分布为主，这个特点并不能把这些异常密度影归为实变影。初次胸片肺容积变化不明显，这也是实变的一个特征。轨道征是轴位间质的表现，与支气管壁增厚有关，因此也不是实变的表现。

单次 CT 检查对局限性肺疾病的诊断具有挑战性，因此认识病变与叶间裂的关系是有帮助的。CT 上的解剖位置与胸片一致，即患者面对观察者（患者的右侧在图像的左侧）。CT 图像显示实变在右肺。实变沿着水平裂的上部，所以定位在右肺上叶。有趣的是，该患者有左侧的水平副裂。

当疾病复发时，表现为嗜酸性细胞肺炎的典型分布特点，即肺外周斑片状实变，常以上叶为主。这种表现被描述为“肺水肿摄影阴性”。支气管肺泡灌洗在实变区域出现嗜酸性细胞可明确诊断嗜酸性细胞肺炎，其他的继发病因如感染或药物毒性可以除外。自发消散与疾病复发可以除外肿瘤性的病变，如支气管肺癌或淋巴瘤。富脂性肺炎如类脂性肺炎、肺泡蛋白沉积症可引起慢性实变，但复发及外周上叶分布更倾向于嗜酸性细胞肺炎。

本例患者在病程初期 1 个月后自发消散，属于单纯的嗜酸性细胞肺炎，也称为 Loeffler 综合征，有助于与慢性嗜酸性细胞肺炎的鉴别，后者一般需要激素治疗和（或）明确潜在的病程。单纯的嗜酸性粒细胞性肺炎可出现典型的实变迁移，而慢性嗜酸性粒细胞性肺炎多是稳定的实变。然而，两种类型的嗜酸性粒细胞性肺炎均可以表现为相似的肺外周的实变、临床症状和血嗜酸性粒细胞增多。

**参考文献**:Jeong YJ,et al. Eosinophilic lung diseases: a clinical,radiologic,and pathologic overview. *Radiographics* 2007;27:617-639.

Webb WR, Higgins CB. *Thoracic imaging*. Philadelphia, PA: Lippincott Williams & Wilkins. 2010.

**38a** **答案 B**。

**38b** **答案 A**。铺路石征的鉴别诊断包括感染、肺水肿、恶性肿瘤、类脂性肺炎和肺出血。支气管肺泡灌洗(BAL)对 PAS 阳性脂蛋白类物质诊断肺泡蛋白沉积症起着重要作用。BAL 也有治疗作用,连续灌洗至少可以暂时治愈。最初的灌洗可能会显示出一种浓稠的乳状液,重复灌洗逐渐变得清亮。外源性类脂性肺炎是由吸入富含脂质的物质所致,其临床诊断通常依据吸入材料的性质即可确诊,而非 BAL,由于固定液中的脂质被清除,很少有病理结果。

大约 75% 的特发性肺泡蛋白沉着症患者是吸烟者。患者除应戒烟外,性别、体重和活动(如航空旅行)与此疾病没有关联。

**参考文献**:Frazier AA,Franks TJ,Cooke EO. From the archives of the AFIP: pulmonary Alveolar proteinosis. *Radiographics* 2008; 28:883-899.

Michaud G,Reddy C,Ernst A. Whole-lung lavage for pulmonary alveolar proteinosis. *Chest* 2009; 136: 1678-1681.

**39** **答案 B**。TRALI 是一种严重且可危及生命的输血并发症。具体机制尚未完全清楚,但临床表现与 ARD 和非心源性肺水肿相似。发病最常见于输血后 1~2 小时内,大多数病例在 6 小时内出现。常规在 2~4 天内采取支持治疗措施。与液体超负荷相关的输血反应的鉴别(输血相关的循环超负荷-TACO)是非常重要的,因为 TRALI 应避免使用利尿剂。这是一例 TRALI。缺乏支持心源性水肿和 TACO 诊断的特征,表现为心脏大小正常、没有胸腔积液、病变不够弥漫、下肺重力依赖区分布。

**参考文献**:Carcano C,Okafor N,Martinez F,et al. Radiographic manifestations of transfusion-related acute lung injury. *Clin Imaging* 2013;37(6):1020-1023.

**40** **答案 B**。呼气相 CT 示弥漫性的小叶中心性磨玻璃结节。鉴别诊断应该包括过敏性肺炎(HP)和呼吸性细支气管炎。然而,呼气相图像上出现明显的肺解剖性分布和肺叶的空气滞留更提示亚急性过敏性肺炎。呼吸性细支气管炎与吸烟有明显的相关性,戒烟实际上可轻度预防过敏性肺炎。

过敏性肺炎是间质性肺疾病,与吸入有机颗粒相关,引起弥漫性炎性肉芽肿的过程。急性 HP 的特征性表现是先前已致敏的患者几乎在接触过敏原后立即发病。亚急性 HP 是连续多次接触少量的过敏原,若过敏原不除去会发展为慢性疾病。过敏原是多种多样的,典型的包括真菌和鸟类,但 40% 的患者没有明确的过敏原。

亚急性 HP 最常见的 CT 表现是上肺为主的小叶中心性磨玻璃密度结节。空气滞留和马赛克征是常见的相关征象。部分病例仅表现为空气滞留,甚至正常 CT。偶尔,会出现机化性肺炎的实变、肺囊肿或肺气肿。慢性 HP 表现相似,但网状影和纤维化的程度会更加明显(NSIP 或 UIP 模式)。

**参考文献**:Cox CW,Rose CS,Lynch DA. State of the art: imaging of occupational lung Disease. *Radiology* 2014;270(3):681-696.

Silva CI,Churg A,Müller NL. Hypersensitivity pneumonitis: spectrum of high-resolution CT and pathologic findings. *AJR Am J Roentgenol* 2007;188(2):334-344.

**41a 答案 A**。

**41b 答案 B**。Churg-Strauss 综合征,现在被称为嗜酸性肉芽肿血管炎,表现为嗜酸性粒细胞增多、坏死性血管炎和哮喘三联征。根据风湿性疾病指南,诊断至少需要满足下述6个表现中的4个:①哮喘;②单或多发性神经病;③游走性的肺异常密度影;④鼻旁窦疾病;⑤血管外嗜酸性粒细胞;⑥全血计数外周嗜酸性粒细胞。组织学是坏死性小血管炎和嗜酸性粒细胞炎性浸润(新命名的依据)。

最常见的影像学表现是一过性的双肺实变,肺外周为主,部分研究发现上肺稍多(不同于机化性肺炎,下肺为主)。支气管壁增厚和小叶中心性小结节也是常见表现,尤其与哮喘相关。大约70%的患者 p-ANCA 阳性。

Wegener 肉芽肿尽管存在血管炎和鼻旁窦病变,但与哮喘没有任何特异性的相关性;与 cANCA 具有较强的相关性。机化性肺炎与此临床图像之间没有任何特异的相关性,但可见于各种结缔组织病或药物毒性。显微镜下多血管炎是一种非肉芽肿性坏死性系统性血管炎,最常见的原因是肺肾综合征(同时出现肺出血和肾小球肾炎);然而肾脏的异常更常见,约90%的患者有急进性肾小球肾炎,但肺出血仅占30%。

**参考文献**:Castañer E, Alguersuari A, Gallardo X, et al. When to suspect pulmonary vasculitis: radiologic and clinical clues. *Radiographics* 2010;30(1):33 - 53.

**42 答案 A**。CT 表现为下肺为主的支气管血管束周围和小叶周围的实变伴有轻度的纤维化。所列选项中,这种表现与机化性肺炎最为一致。慢性 UTI 的病史需要考虑到药物毒性的可能。这是一例呋喃妥因相关的机化性肺炎。停药后症状明显改善。

脓毒栓多表现为结节和空洞(尽管外周的异常密度影常见)。肺出血应该更弥漫,没有肺外周分布的偏好。UIP 的特征包括胸膜下网状影和蜂窝囊肿形成,此例未见这些征象。需要考虑 NSIP,但是实变的程度较典型的没有合并机化性肺炎的 NSIP 更明显。

www. pneumotox. com 是一个评价药物是否具有潜在的肺毒性和相应表现的很好的网站。

药物毒性的其他表现包括嗜酸性粒细胞肺炎、弥漫性肺泡损伤、肺水肿、肺出血、纤维性间质性肺炎、狼疮、血管炎、过敏性肺炎、缩窄性毛细支气管炎。

**参考文献**:Rossi SE, Erasmus JJ, McAdams HP, et al. Pulmonary drug toxicity: radiologic And pathologic manifestations. *Radiographics* 2000;20(5):1245 - 1259.

Webb WR, Higgins CB. *Thoracic imaging*. Philadelphia, PA: Lippincott Williams & Wilkins, 2010.

**43a 答案 A**。

**43b 答案 A**。猪头肉冻征指在邻近的次级肺小叶出现低密度、正常密度和高密度影,反映的是气腔疾病(高密度)和阻塞性疾病(低密度)。小气道低密度部分反映的是马赛克密度,高密度部分反映的是磨玻璃密度。

该病与亚急性过敏性肺炎最相关,可以得到明确诊断。然而,其他疾病包括结节病、不典型感染(如支原体肺炎)、呼吸性细支气管炎和 DIP 也可以出现这个征象。此外,在多发性病理过程中,如缩窄性细支气管炎和肺出血,也可出现这种征象。

**参考文献**:Chong BJ, Kanne JP, Chung JH, et al. Headcheese sign. *J Thorac Imaging* 2014;29(1):W13.

**44 答案 B**。胸片表现为非对称性的、右侧为主的肺泡疾病,以肺中央部位最明显,没有明显胸腔积液,心脏无增大。考虑到患者年龄及没有心脏异常和胸腔积液,心源性水肿的可能性很小。其他三种疾病都有可能,但是有近期高原旅行史,应高度怀疑高原肺水肿(HAPE),一种非心源性肺水肿。

HAPE 是一种潜在的致命性的疾病,前往一个低氧低气压环境后发病(常见于高海拔地区)。最常见于年轻男性快速到达 3000 米以上高海拔地区 1~2 天后发病。具体的机制尚不完全清楚,可能与血管收缩和急性肺动脉高压引起的毛细血管外渗出血有关。治疗采取支持治疗,回到正常的海拔是关键因素。

**参考文献**:Gluecker T, Capasso P, Schnyder P, et al. Clinical and radiologic features of pulmonary edema. *Radiographics* 1999;19(6):1507 – 1531.

**45**　**答案 B**。反晕征的典型特点是周围一圈实变、中央是磨玻璃密度影(不是坏死、空洞或假性空洞)。最初被认为是机化性肺炎的特异性征象,但现在发现可以见于其他疾病,如某些感染(副球孢子菌病、南美芽生菌病、毛霉病、结核)、肺梗死、血管炎或结节病。其他的别称包括环礁征和仙女环征。

**参考文献**:Walker CM, Mohammed TL, Chung JH. Reversed halo sign. *J Thorac Imaging* 2011;26(3):W80.

**46**　**答案 A**。疾病的特点在吸气 CT 和呼气 CT 几乎是一样的,表现为弥漫性磨玻璃密度影、部分肺叶未累及、马赛克征(空气滞留)、外周网状影和纤维化。上肺为主的纤维化伴有这种程度的马赛克空气滞留最常见的是慢性过敏性肺炎(亚急性超敏反应性肺炎的表现合并纤维化)。尽管结节病也可出现上肺为主的纤维化和空气滞留,但主要是沿支气管血管束,从肺门向外周辐射伴有支气管扩张时典型特征。进行性块状纤维化也可出现上肺纤维化,但除了肿块样肺外周的实变外更类似于结节病相关的纤维化。特发性肺纤维化是寻常型间质性肺炎的特发形式,通常以下肺为主,胸膜下网状纤维化,伴或不伴蜂窝囊肿。

**参考文献**:Silva CI, Churg A, Müller NL. Hypersensitivity pneumonitis: spectrum of highresolution CT and pathologic findings. *AJR Am J Roentgenol* 2007;188(2):334 – 344.

## 第四部分:气道疾病

**47a**　**答案 A**。

**47b**　**答案 D**。

**47c**　**答案 B**。树芽征结节代表扩张、嵌塞的小叶细支气管。CT 图像上表现为小叶中心型分枝状结构,像发芽的小树。树芽征可见于多种疾病,如感染(分枝杆菌、真菌、病毒、寄生虫),先天性病变(囊性纤维化、Kartagener 综合征),特发性疾病(闭塞性细支气管炎、泛细支气管炎),吸入性疾病,免疫性疾病(过敏性肺曲霉菌病),结缔组织病,肿瘤性肺栓塞。

以右肺中叶和左肺舌叶分布为主,同时出现树芽征、支气管扩张伴黏液嵌塞和空气滞留,高度提示 MAI 感染,常被称作 Lady Windermere 综合征,是指一个地区性经常感染 NTM 的人群。其他人群则是典型的,常见于老年肺气肿和 COPD 的男性,影像表现与初次感染结核后的表现一致。

有机物的培养对诊断非常重要,它可以指导抗生素的使用(常常持续使用数年)。

即便每个操作流程都是正确的，培养依旧非常困难，所以影像学表现提示 NTM 感染是非常重要的，可以在支气管镜检查前提醒支气管镜医生。

**参考文献**：Martinez S, et al. The many faces of pulmonary nontuberculous mycobacterial infection. *AJR Am J Roentgenol* 2007;189(1):177 – 186.

**48a** **答案 C**。

**48b** **答案 B**。气管支气管解剖变异分为肺叶和肺段水平的小的变异（常见）和异常起源或副支气管等大的变异（罕见）。主要的支气管异常包括副心支气管（ACB）和气管性支气管。ACB 是一个副支气管，其起源于右主支气管或者中间支气管的内侧壁，与右上叶支气管起源相反。

气管性支气管解剖变异的特点是段或叶支气管异常起源于距隆突 2cm 之内，供应部分或整个上叶。这个术语也指副支气管起源于主支气管，供应右上叶支气管。若供应整个右上叶，正如本例所示，称为“猪支气管”。400 例正常人群中会有 1 例气管性支气管。

很多时候，解剖变异是没有症状的，然而当气管插管时会出现症状，有发展为肺不张和（或）肺炎的倾向。

**参考文献**：Ghaye B, et al. Congenital bronchial abnormalities revisited. *Radiographics* 2001; 21 (1): 105 – 119.

**49a** **答案 D**。

**49b** **答案 B**。气管软化或气管支气管软化（TBM）是指弥漫性或节段性气管无力，动态呼气相 CT 显示内径狭窄达 70%。CT 表现与气道阻塞肺功能的相关性非常重要，因为正常的程度是可变的。TBM 根据病因可以分为原发性（先天性）和继发性（获得性）。先天性疾病包括心血管异常、胃食管反流、气管食管瘘。获得性疾病更常见，包括插管过长、慢性气管感染、外部压迫（如主动脉瘤）或慢性气管炎症如复发性多软骨炎。如果气管前后壁相接触，则为非常严重的软化。吸气相 CT 上气管呈新月形是气管软化的特异性表现，但其敏感性较低。气管支气管软化“皱眉征”是指呼气相 CT 上气管后膜部特征性的前弓，使得气管管腔呈倒 U 型。剑鞘状气管和气管壁增厚可见于气管软化症，但无特异性。

**参考文献**：Chung J, Kanne J, Gilman M. CT of diffuse tracheal diseases. *AJR Am J Roentgenol* 2011;196: w240-w246.

Ridge CA, O' Donnell CR, Lee, et al. Tracheobronchomalacia: current concepts and controversies. *J Thorac Imaging* 2011;26:278 – 289.

**50a** **答案 A**。

**50b** **答案 D**。吸入相关的肺疾病是未被临床病理认可的疾病，在社区获得性肺炎中至少占 5%~15%。被认为是神经性吞咽困难患者最常见的死因。急性吸入性肺疾病的最常见表现是气道的充盈缺损、叶支气管增厚、树芽征、小叶中心性磨玻璃结节和气腔疾病。慢性期表现为支气管扩张、肺实质肉芽肿形成、网状影和蜂窝肺。

**参考文献**：Prather AD, et al. Aspiration related lung diseases. *J Thorac Imaging* 2014;29(5):304 – 309.

**51** **答案 A**。肉芽肿性血管炎（GPA）是系统性肉芽肿性病变伴有坏死性血管炎，累及肺、上呼吸道和肾脏。这类病变以前被称为 Wegener 肉芽肿，现在被重新命名。典型的胸部影像学表现是肺结节和磨玻璃密度影。大约 50% 的 2cm 以上的结节出现中心性空洞。

16%~23%的病例累及气管和支气管。气管管壁环形增厚是特征性改变,可与其他常见的气管疾病鉴别,如骨化性气管支气管病(TBPO或TO)、复发性多软骨炎,均不会累及气管后方的膜部。

**参考文献**:Chung J,Kanne J,Gilman M. CT of diffuse tracheal diseases. *AJR Am J Roentgenol* 2011;196:w240-w246.

**52**　**答案A**。插管后气管狭窄是气管局限性狭窄最常见的原因。表现为网状狭窄(<1cm),膜性向心性狭窄而不损伤软骨,呈"A"形狭窄,见于曾有气管切开史患者软骨的侧面撕裂(正如本例所示)。这种表现在支气管镜检查时称为"假声门狭窄"。影像上严重的气管狭窄定义为管腔<10mm。

长段的气管壁增厚和(或)狭窄可能继发于剑鞘状气管、复发性多软骨炎或骨化性气管支气管病。少见的原因包括淀粉样变性、肉芽肿性血管炎(Wegner肉芽肿)、肿瘤、炎性肠病或热损伤。剑鞘状气管是指气管指数<0.6(气管横径除以前后径)。注意,有一些不会累及气管后方膜部(没有软骨)的疾病,如复发性多软骨炎和骨化性气管支气管病,可以缩小鉴别诊断的范围。

气管小范围的狭窄鉴别诊断包括肉芽肿性血管炎、鳞状上皮乳头状瘤、鼻硬结病、瘢痕性类天疱疮、结节病和淀粉样变性。

**参考文献**:Chung J,Kanne J,Gilman M. CT of diffuse tracheal diseases. *AJR Am J Roentgenol* 2011;196:w240-w246.

Grenier PA,Beigelman-Aubry C,Brillet PY. Nonneoplastic tracheal and bronchial stenoses. *Radiol Clin North Am* 2009;47(2):243-260.

**53a**　**答案A**。

**53b**　**答案C**。影像表现为下肺为主的柱状和静脉曲张样的支气管扩张伴有明显的马赛克征,与小气道疾病相关。图中所示囊肿未与支气管相通,没有明显的结节征。所列选项中,哮喘可以表现为明显的小气道疾病,尤其是急性加重期,但是哮喘以空气滞留为主,而非马赛克征。除此之外,支气管扩张的严重度在单纯的哮喘中不典型。囊性纤维化和过敏性肺曲霉菌病(ABPA)可以上肺为主,通常出现更多的结节和黏液嵌塞。ABPA的黏液嵌塞特征性表现是高密度影,据此几乎能够做出明确诊断。不典型分枝杆菌感染的典型性表现是右肺中叶和左肺舌叶为主(Lady Windermere综合征),但也可表现为图片所示。然而,必须有结节(空洞或树芽征)才提示活动性病变,本例未见结节。闭塞性细支气管炎(缩窄性细支气管炎)是本题最佳答案。需要进一步了解详细的临床病史,如先前的感染史、吸入物、结缔组织病(尤其是类风湿关节炎)或药物毒性,以判断其潜在的病因。

**参考文献**:Hansell DM, Lynch DA, McAdams HP, et al. *Imaging of diseases of the chest*. 5th ed. Mosby, 2009.

**54a**　**答案D**。

**54b**　**答案A**。胸片显示上纵隔肿块致气管明显向右侧偏移。CT显示胸廓入口肿块,气管受压移位。肿块呈中低密度,边界清楚,没有恶性肿瘤常见的侵犯邻近结构的表现。前肠重复囊肿的位置是不典型的,但没有强化可以除外动脉瘤。但可见其与甲状腺相连(肿块上部),说明是由甲状腺起源。

**参考文献**:Hansell DM, Lynch DA, McAdams HP, et al. *Imaging of diseases of the chest*. 5th ed. Mosby,

2009.

**55a** **答案 A**。

**55b** **答案 D**。气管最常见的原发性恶性肿瘤是鳞状细胞癌,其次是腺样囊性癌和黏液表皮样癌。气管最常见的转移瘤是甲状腺癌、食管癌和肺癌的局部侵犯。血行转移至气管的肿瘤较罕见,但可见于黑色素瘤和乳腺癌。

**参考文献**:Hansell DM, Lynch DA, McAdams HP, et al. *Imaging of diseases of the chest*. 5th ed. Mosby,2009.

**56a** **答案 B**。

**56b** **答案 C**。CT 图像显示下肺为主的支气管管壁增厚和静脉曲张样支气管扩张伴有实变影和树芽征。这些表现需要考虑免疫缺陷性疾病(如 CVID)、纤毛运动障碍和弥漫性泛细支气管炎。然而,该患者存在全内脏反位(右位主动脉弓和右位心)。这些均是 Kartagener 综合征的典型表现,是原发性纤毛运动障碍的一个亚型,也可以有不孕症和慢性鼻窦疾病。大约 50% 的纤毛不动综合征患者有完全性内脏反位,内脏在胚胎发育期需要正常的纤毛运动。无功能的纤毛会导致内脏位置一半正常、一半反位。

其他选项相关的改变包括 CVID 与脾大相关、东亚特有的弥漫性泛细支气管。结节病可以表现为纤维化所致的中心性支气管扩张,但分布是以上肺为主。

**参考文献**:Hansell DM, Lynch DA, McAdams HP, et al. *Imaging of Diseases of the Chest*. 5th ed. Mosby, 2009.

**57** **答案 A**。国家肺气肿治疗试验(NETT)报道了肺气肿患者过度充气的治疗信息。最重要的发现之一是,肺减容手术可以使一部分患者在经过内科治疗之后症状明显改善。特别是上叶为主的肺气肿和运动能力低下的人群,其生存率较单纯内科治疗明显提高。因此,术前 CT 评估肺气肿的分布或者通气 - 灌注扫描对考虑行肺减容手术的患者是非常重要的。

**参考文献**:Criner GJ, Cordova FSternberg AL, et al. The National Emphysema Treatment Trial (NETT) Part Ⅱ: lessons learned about lung volume reduction surgery. *Am J Respi Crit Care Med* 2011; 184(8): 881 - 893.

**58a** **答案 B**。

**58b** **答案 A**。支气管扩张(包括囊性纤维化)的患者会出现支气管动脉增粗,有时会出现明显的侧支循环(>90%)。这些扩张的支气管动脉容易反复出血,有时会带来灾难性的后果。支气管动脉解剖变异很大,但典型的起源于降主动脉(T5 或 T6 水平)。肺动脉是低压力系统,不是典型的出血源,除非肺动脉形成了真菌性动脉瘤。胸廓内动脉和肋间动脉形成肺实质的侧支循环不常发生。

手术切除是一种可行的治疗方法,但支气管动脉栓塞是一种微创治疗。抗菌治疗和类固醇虽然在肺实变病变的治疗方面有价值,但在咯血的治疗方面不发挥作用。

**参考文献**:Bruzzi JF, Rémy-Jardin M, Delhaye D, et al. Multi-detector row CT of hemoptysis. *Radiographics* 2006;26(1):3 - 22.

Flume PA, Mogayzel PJ Jr, Robinson KA, et al. Cystic fibrosis pulmonary guidelines: pulmonary complications: hemoptysis and pneumothorax. *Am J Respir Crit Care Med* 2010;182(3):298 - 306.

Yoon W, Kim JK, Kim YH, et al. Bronchial and nonbronchial systemic artery embolization for life-threatening hemoptysis: a comprehensive review. *Radiographics* 2002;22(6):1395 - 1409.

**59a** **答案 D**。

**59b** **答案 B**。胸片显示上叶为主的轨道征、支气管扩张、气道分布的结节。同一疾病的另一患者的胸部 CT 显示支气管扩张、支气管管壁增厚、黏液嵌塞和结节。上腹部纵隔窗显示 27 岁女性的胰腺几乎完全被脂肪替代。以上征象,高度符合囊性纤维化的诊断。单纯肺内病变也需要考虑 ABPA,但与胰腺萎缩不符合。同样,Kartagener 综合征和常见的各种免疫缺陷性疾病也可引起支气管扩张和气道疾病,但气道疾病通常以下叶为主。这些疾病也有其他特征性的影像表现。

囊性纤维化在成人中的比例逐渐增长,这是由于疾病治疗方法的进步以及对成人开始发病的认识有所提高。这是白种人"最常见的限制生命的遗传疾病",是由跨膜电导调节器(CFTR)上的 7 号染色体基因突变引起的氯离子跨膜转运受损;导致气道分泌物黏稠,引起反复感染和炎症,继而发生进行性支气管扩张。在腹部,囊性纤维化首先表现为肠功能障碍性胎粪性肠梗阻。成人囊性纤维化表现为小肠病变,也可表现为肝胆胰疾病和少见的肾脏疾病。胰腺近端导管由于浓缩的分泌物引起阻塞,引起胰腺纤维化或脂肪替代,正如本例所示。

**参考文献**:Helbich TH,Heinz-Peer G,Eichler I,et al. Cystic fibrosis: CT assessment of lung involvement in children and adults. *Radiology* 1999;213:537 -544.

Robertson MB,Choe KA,Joseph PM. Review of the abdominal manifestations of cystic fibrosis in the adult patient. *Radiographics* 2006;26:679 -690.

**60a** **答案 C**。

**60b** **答案 A**。α-1 抗胰蛋白酶缺乏症的肺气肿表现为全小叶型肺气肿,典型的是以下肺为主(图示)。其他类型的肺气肿与吸烟(小叶中心型或间隔旁型)或瘢痕和纤维化(瘢痕型)相关。有趣的是,滥用静脉注射药物与全小叶型肺气肿的形成相关,与胰蛋白酶缺乏类似。全小叶型肺气肿其他罕见的原因有低补体血症性荨麻疹血管炎综合征或 Ehlers-Danlos 综合征。HIV 和马方综合征也是肺气肿的罕见原因,但常表现为肺尖部的肺大疱。

**参考文献**:Hansell DM, Lynch DA, McAdams HP, et al. *Imaging of diseases of the chest*. 5th ed. Mosby,2009.

Lee P,Gildea TR,Stoller JK. Emphysema in nonsmokers: alpha 1-antitrypsin deficiency and other causes. *Cleve Clin J Med* 2002;69(12):928 -929.

Stern EJ,Frank MS,Schmutz JF,et al. Panlobular pulmonary emphysema caused by i. v. injection of methylphenidate (Ritalin): findings on chest radiographs and CT scans. *AJR Am J Roentgenol* 1994;162(3):555 -560.

**60c** **答案 C**。

**61a** **答案 A**。

**61b** **答案 C**。CT 显示主支气管正常,但双侧肺门旁支气管明显扩张(囊性支气管扩张)。扩张支气管相对弥漫,累及双侧上叶和下叶支气管,但未累及外周支气管。同时还有气道阻塞性病变所致的马赛克征。这些表现与 Williams-Campbell 综合征最符合。这是一种罕见的由于 4 ~6 级支气管软骨异常所致的支气管扩张。由于累及气道范围的局限,而出现典型的中央气道的囊性扩张。其他的选项都会累及气管和主支气管。除此之外,囊性纤维化以上肺为主,纤毛运动障碍以下肺为主。

**参考文献:** Hansell DM, Lynch DA, McAdams HP, et al. *Imaging of diseases of the chest*. 5th ed. Mosby,2009.

**62** **答案 B**。尽管有周围和中心性的支气管扩张,但气管和主支气管也有扩张,气管几乎与椎体同宽。除此之外,主支气管可见数个局灶性膨出和憩室形成。这些表现与 Mounier-Kuhn 病相符合,气管、支气管受累有助于与 Williams-Campbell 病鉴别。气管支气管肥大症最常见于 20~40 岁男性,通常有反复的呼吸道感染和慢性咳嗽病史。其与平滑肌和弹力纤维缺乏有关,与其他疾病如马方综合征、Ehlers-Danlos 综合征和皮肤松弛相关。正位胸片上,男性气管的横径 >25mm,女性 >21mm,即可诊断。侧位胸片上气管前后径男性 >27mm,女性 >23mm,即可诊断。CT 图像上,在主动脉弓上方 2cm 处,若气管直径 >3cm 即可诊断。常并发气管软化症。

**参考文献:** Webb WR, Higgins CB. *Thoracic Imaging*. Philadelphia, PA: Lippincott Williams & Wilkins,2010.

**63** **答案 A**。正位胸片,圆形异物与右肺门投影重叠。像这样的圆形物体几乎总是与吸入有关,而不是栓塞(更常见的细线或血管鞘)。如图所示,单纯的正位胸片,异物位于食管或者气道均有可能。然而,在侧位胸片上,异物表现为细线影与气道重叠,位于气管隆嵴的远端在右主支气管水平。在侧位片上,异物的位置太靠前,所以不是位于食管。

右主支气管异物在所有异物吸入病例中约占 70%。异物在支气管近端或远端位置主要是由异物大小决定。异物取出时,应特别注意彻底清除异物,如药片、牙齿、有机物(如花生)等碎片,若无法识别需要重复处理。

需要注意的是,并不是所有吸入的异物都是不透 X 线的(高密度影),阻塞性病变的唯一征象是继发性肺不张或过度充气。对这些病变,临床病史和低阈值的支气管镜检查是非常重要的。

**参考文献:** Baharloo F, Veyckemans F, Francis C, et al. Tracheobronchial foreign bodies: presentation and management in children and adults. *Chest* 1999;115(5):1357 – 1362.

## 第五部分:系统性病变的胸部表现

**64a** **答案 C**。

**64b** **答案 A**。一些系统性疾病可能发展为囊性肺疾病,包括但不限于结节硬化、神经纤维瘤病、Sögren 综合征、淀粉样变性和朗格汉斯组织细胞增多症。这些疾病中,结节硬化会出现弥漫性随机分布的肺囊肿、肾脏血管平滑肌脂肪瘤、脑皮层结节,正如本例所示。神经纤维瘤病也是一种神经皮肤疾病,可引起散在的囊肿,胸部常见的神经纤维瘤为肋间的软组织密度结节或皮下结节。朗格汉斯组织细胞增多症是吸烟者最常见的疾病,但年轻人的系统性疾病可以引起肺疾病和溶骨性病变。淋巴间质性肺炎(LIP)是淋巴增生性疾病,可在 Sögren 综合征背景下出现囊性肺疾病。

对于结节性硬化症的诊断,鉴于疾病在家庭内部和家庭之间的多样性,制订了主要和次要的诊断标准。淋巴管平滑肌瘤病、肾血管平滑肌脂肪瘤和心脏横纹肌瘤是常见的主要标准,而只有室管膜下巨细胞瘤是结节性硬化症的典型表现,但并不常见。

**参考文献:** Adriaensen ME, et al. Radiological evidence of lymphangioleiomyomatosis in female and male patients with tuberous sclerosis complex. *Clin Radiol* 2011;66:625 – 628.

Umeoka S, et al. Pictorial review of tuberous sclerosis in various organs. *Radiographics* 2008; 28

(7):e32.

**65a**　**答案 D**。

**65b**　**答案 C**。

**65c**　**答案 A**。CT 显示局灶性肺结节,部分为钙化性结节,部分位于次级肺小叶中央。所列选项中,慢性肾衰竭的患者肺部迁徙性钙化是最可能的诊断。肺水肿不会是局限性病变,不会出现结节,也不会出现钙化。同样,肺纤维化也不会出现这些表现,但是通常引起肺结构扭曲伴网状影。钙化性转移见于骨肉瘤或腺癌,但是局限性簇状分布和位于肺小叶中央是非常不典型的。

虽然不是 95%~100%,但大多数血液透析的患者会出现迁徙性肺钙化(60%~75%)。其他选项认为迁徙性钙化发生在少数患者人群中,都是错误的。

开始透析、肾移植、甲状旁腺切除术,都与 CT 上迁徙性钙化好转相关。在这些选择中,只有肾移植失败与所描述病例的迁徙性肺钙化加重有关。

**参考文献**:Belem LC, et al. Metastatic pulmonary calcification: State-of-the-art review focused on imaging findings. *Respir Med* 2014;108:668 – 676.

**66a**　**答案 C**。

**66b**　**答案 D**。胸部增强 CT 纵隔窗显示脊柱旁软组织密度肿块,延伸至椎间孔,致使椎间孔扩大。其他选项都不会引起椎间孔扩大。除此之外,肋间动脉瘤会明显强化,与主动脉类似(除非血栓形成),肺结节则应该以肺为中心。

弥漫性肺疾病是神经纤维瘤病的不常见的表现。55 例神经纤维瘤病患者的研究表明,只有 3 例有弥漫性肺疾病。结合文献回顾,对 64 例神经纤维瘤病相关的弥漫性肺疾病进行了比较。磨玻璃密度影、肺底部网状影、肺大疱是最常见的 CT 表现,但是囊性肺疾病见于 25% 的病例。囊性或间质性肺疾病患者,CT 出现脊柱旁肿瘤、肋间神经结节和皮下结节,需要考虑神经纤维瘤病的可能。

**参考文献**:Zamora AC, et al. Neurofibromatosis-associated lung disease: a case series and literature review. *Eur Respir J* 2007;29:210 – 214.

**67**　**答案 B**。一组 973 例多发性肌炎皮肌炎患者的研究中,58 例出现肺部病变,其中 22 例行肺活检的患者有 18 例证实是非特异性间质性肺炎(NSIP)。其他少见的肺部表现包括寻常型间质性肺炎、弥漫性肺泡损伤和机化性肺炎。最近的医学文献报道称,抗合成酶综合征伴多发性肌炎皮肌炎及肌炎综合征引起间质性肺疾病。而且,近期的经验表明,肌炎综合征最常见的肺部表现是非特异性间质性肺炎 – 机化性肺炎(NSIP-OP)模式。

**参考文献**:Douglas WW, et al. Polymyositis-dermatomyositis-associated interstitial lung Disease. *Am J Respir Crit Care Med* 2001;164:1182 – 1185

**68a**　**答案 A**。

**68b**　**答案 B**。

**68c**　**答案 B**。胸片显示肺底部网状密度增高影,典型的纤维性间质性肺炎模式,肺下野可见细线影。肺底部的 CT 图像显示肺外周及背侧为主的网状影伴有蜂窝肺。蜂窝肺是寻常型间质性肺炎模式,可与非特异性间质性肺炎、细支气管炎和机化性肺炎鉴别。

Tanaka 等对 68 例类风湿关节炎相关的肺部疾病研究发现,最常见的肺部 CT 表现是磨玻璃密度影和网状影,最常见的模式是寻常型间质性肺炎模式。

**参考文献**：Tanaka N, et al. Rheumatoid arthritis-related lung diseases: CT findings. *Radiology* 2004;232:81－91.

**69a** **答案 B**。

**69b** **答案 D**。边界模糊的密度增高影，肺血管纹理显示不清楚，伴有支气管充气征，提示肺实变。间质增厚也可以出现在肺出血的患者，但其他选项网状影、囊肿或结节都不是主要表现。除此之外，弥漫性肺出现一般很少出现在肺尖。

本患者放置透析管，影像表现需要考虑肾肺疾病。选项中任何一种在胸片上都可出现实变。只有肺出血，如咯血或支气管镜检查时，特别支持肺出血肾炎综合征的诊断。肺出血肾炎综合征是由抗肾小球基底膜抗体引起的，经典表现是肾小球肾炎和弥漫性肺出血（DPH）。一旦弥漫性肺出血被确诊，鉴别病因通常分为：①肺出血肾炎综合征/抗肾小球基底膜肾炎综合征；②其他免疫介导的疾病，如系统性红斑狼疮或肉芽肿性血管炎；③非免疫介导的原因如药物或特发性肺含铁血黄素沉着症；④免疫缺陷状态，如白血病、HIV 或移植等的感染。

**参考文献**：Primack SL, Miller RR, Muller NL. Diffuse pulmonary hemorrhage: clinical, pathologic and imaging features. *AJR Am J Roentgenol* 1995;164:295－300.

**70a** **答案 B**。

**70b** **答案 B**。

**70c** **答案 C**。系统性红斑狼疮（SLE）患者 CT 图像显示肺动脉内充盈缺损，支持肺动脉栓塞的诊断。大约 1/3 的 SLE 患者有抗磷脂抗体综合征，这使他们成为复发性肺动脉栓塞和静脉阻塞性疾病的高风险人群，但尽管 SLE 患者没有抗磷脂抗体综合征，其肺动脉栓塞的风险也有增加。瑞典历时 44 年对 500 000 例自身免疫性疾病住院患者的研究发现，自身免疫性疾病 1 年内发生肺动脉栓塞的总的相对危险度是无自身免疫性疾病患者的 6.38 倍。在这项研究中，肺动脉栓塞高风险的自身免疫性疾病是多发性肌炎皮肌炎（相对危险度16.44）、结节性多动脉炎（相对危险度 13.26）、免疫性血小板减少性紫癜（相对危险度 10.79）和系统性红斑狼疮（相对危险度 10.23）。SLE 最常见的胸部表现是胸腔积液，其次是肺实质病变、膈肌功能障碍与肺动脉高压。

**参考文献**：Lalani TA, et al. Imaging findings in systemic lupus erythematosus. *Radiographics* 2004;24:1069－1086.

Zoller B, et al. Risk of pulmonary embolism in patients with autoimmune disorders: a nationwide follow-up study from Sweden. *Lancet* 2012;379:244－249.

**71a** **答案 D**。

**71b** **答案 A**。对 20 岁以上 209 例成人镰状细胞贫血患者的研究发现，急性胸痛综合征是最常见的死亡原因，其次是脑卒中、感染和围术期并发症。患者均在研究入组以后死亡。慢性器官衰竭也是一种常见的病因，但在本研究中不是主要的死亡原因。

急性胸痛综合征必须出现发热或胸痛，肺部症状如喘息，镰状细胞贫血胸片出现斑片影。血管阻塞性高危事件常见，急性胸痛综合征可并发感染、液体超负荷、胸壁骨痛和脂肪栓子。急性胸部综合征的推荐治疗包括抗生素、吸氧、监测支气管痉挛和贫血输血。

**参考文献**：Platt OS, et al. Mortality in sickle cell disease: life expectancy and risk factors for early death. *New Engl J Med* 1994;330(23):1639－1644.

Minter KR, Gladwin MT. Pulmonary complications of sickle cell anemia: a need for increased recognition, treatment and research. *Am J Respir Crit Care Med* 2001; 164:216 – 2019.

Yawn BP, et al. Management of sickle cell disease: summary of the 2014 evidence-based report by Expert Panel Members. *JAMA* 2014;312(10):1033 – 1048.

**72a**　答案 **D**。

**72b**　答案 **A**。大约 70% 的淋巴细胞性间质性肺炎(LIP)表现为下肺为主的淋巴管周围囊肿。其他常见的 CT 表现是双侧磨玻璃影和小叶中心性异常密度影。LIP 是由支气管相关淋巴组织(BALT)增生所致,最常见于 Sögren 综合征和其他自身免疫性疾病。其他与 LIP 相关的疾病包括免疫缺陷性疾病,如 HIV 和特发性疾病。

胸部 CT 图像上显示的慢性实变的鉴别诊断包括慢性感染、结节病、类脂性肺炎,但在 Sögren 综合征相关的肺疾病中,需要首先考虑淋巴瘤。Sögren 综合征患者相比一般人群,淋巴瘤的发病率高达 44 倍。在 Sögren 综合征中最常见的淋巴瘤亚型是 MALT 淋巴瘤和结外边缘区 B 细胞(非霍奇金)淋巴瘤。

**参考文献**:Egashira R, et al. CT findings of thoracic manifestations of primary Sögren syndrome: radiologic-pathologic correlation. *Radiographics* 2013;33:1933 – 1949.

Johkoh T, et al. Lymphocytic interstitial pneumonia: thin-section CT findings in 22 patients. *Radiology* 1999;212:567 – 572.

Swigris JJ, et al. Lymphoid interstitial pneumonia: a narrative review. *Chest* 2002; 122:2150 – 2164.

Tonami H, et al. Clinical and imaging findings of lymphoma in patients with Sögren syndrome. *J Comput Assist Tomogr* 2003;27(4):517 – 524.

**73a**　答案 **B**。

**73b**　答案 **C**。

**73c**　答案 **A**。胸片上所出现的每一个征象,在所给的选项中只有肺空洞支持肉芽肿性血管炎(GPA)的诊断,以前称为 Wegener 肉芽肿。GPA 最常见的肺部表现是肺结节或肿块。GPA 患者中至少有 50% 会出现肺空洞性结节。胸部 CT 的其他表现包括带有晕征的结节、反晕征结节、肺出血伴实变和磨玻璃密度影、气管支气管增厚。绝大多数病例肺和肾脏受累,但最常累及上呼吸道。

**参考文献**:Comarmond C, Cacoub P. Granulomatosis with polyangiitis (Wegener): clinical aspects and treatment. *Autoimmun Rev* 2014;13(11):1121 – 1125.

Martinez F, et al. Common and uncommon manifestations of Wegener granulomatosis at chest CT: radiologic-pathologic correlation. *Radiographics* 2012;32:51 – 69.

**74a**　答案 **C**。

**74b**　答案 **B**。渐进坏死性结节是类风湿相关肺疾病不常见的表现,发生在少于 1% 的类风湿关节炎(RA)患者中。RA 其他常见的表现包括胸腔和心包积液。当出现风湿结节,约有 50% 会出现空洞,并且通常以中上肺分布为主。类风湿结节组织学诊断表明,"嗜酸性纤维素样坏死的中心区被周围栅栏状细胞包围"。

在有职业暴露的患者中,例如,硅沉着病、煤工尘肺(CWP)或石棉沉着病,RA 可以表现为散在的肺结节,称为类风湿尘肺或 Caplan 综合征。肺结节是本病的核心部分,硅沉着病的 CT 表现多样化。此患者纵隔淋巴结蛋壳样钙化是硅沉着病和煤工尘肺的典型特征,对已知类风湿关节炎和类风湿结节患者需要加强对该病的关注。要与结节病和肉芽肿性感染鉴别诊断,据报道其与 RA 的治疗相关,尽管 Heerfordt 综合征指的是葡萄膜腮腺结节病。Carney 三联征和 Sögren 综合征不会出现这些表现。

**参考文献**:Ozkaya S,Bilgin S,Hamsici S,et al. The pulmonary radiologic findings of rheumatoid arthritis. *Resp Med* 2011;4:187 - 192.

Schreiber J,Koschel D,Kekow J,et al. Rheumatoid pneumoconiosis (Caplan's syndrome). *Eur J Intern Med* 2010;21:168 - 172.

Tanaka N,Kim JS,Newell JD,et al. Rheumatoid arthritis-related lung diseases: CT findings. *Radiology* 2004;232(81):91.

**75** **答案 D**。肝肺综合征患者出现外周血管的扩张直接提示肺内动静脉分流。连同肺泡 - 动脉(A-a)血氧梯度增加、肝硬化及肺内分流称为肝肺综合征。对比增强超声心动图、肺灌注显像或肺动脉血管造影可以确诊分流。

主肺动脉扩张提示肺动脉高压,可见于慢性肝病,但并不是肝肺综合征诊断的必需条件。同样,肺纤维化、混合性肺间质和磨玻璃影也不是肝肺综合征的表现。

**参考文献**:McAdams HP,et al. The hepatopulmonary syndrome: radiologic findings in 10 patients. *AJR Am J Roentgenol* 1996;166:1379 - 1385.

**76** **答案 C**。肺萎缩综合征见于系统性红斑狼疮(SLE),伴有进行性膈肌和(或)限制性胸壁扩张功能减弱。本例患者没有明显的网状影,提示与纤维性间质性肺炎相关的肺容积减少的疾病,如系统性硬化/硬皮病。Sögren 综合征最典型的是引起淋巴性间质性肺炎(LIP)。仅有个别同时有 SLE 和 Sögren 综合征的患者与肺萎缩综合征相关。肉芽肿血管炎通常引起的肺出血或肺部空洞性疾病,但与肺萎缩综合征没有明确的相关性。

**参考文献**:Warrington KJ,Moder KG,Brutinel WM. The shrinking lungs syndrome in systemic lupus erythematosus. *Mayo Clin Proc* 2000;75:467 - 472.

**77a** **答案 C**。

**77b** **答案 A**。闭塞性细支气管炎,也称为细支气管炎和缩窄性细支气管炎,最常见表现为吸气相 CT 马赛克征,呼气相 CT 空气滞留征,正如本例所示。在闭塞性细支气管炎和严重哮喘的一系列的比较中发现,马赛克征是两者重要的鉴别点。

气道疾病可发生于多种自身免疫性疾病,但闭塞性细支气管炎是类风湿关节炎最具特征性的疾病。系统性红斑狼疮也是胶原血管性疾病的一种,但不常见。

**参考文献**:Jensen SP,et al. High-resolution CT features of severe asthma and bronchiolitis obliterans. *Clin Radiol* 2002; 57:1078 - 1085.

Lynch DA. Lung disease related to collagen vascular disease. *J Thorac Imaging* 2009; 24:299 - 309.

**78a** **答案 B**。

**78b** **答案 A**。肺动脉干的正常直径大约是 25mm。第 90 百分位数的阈值男性是 29mm,女性是 27mm。本例测量是 37mm,提示明显的肺动脉高压。近期关于肺动脉高压的 meta 分析报道,肺动脉高压见于 13% 的硬皮病和 3% 的系统性红斑狼疮患者。Sögren 干燥综合征和多发性肌炎皮肌炎患者的肺动脉高压患病率较低。硬皮病患者外科肺活检的标本中有 78% 表现为 NSIP 模式,比其他模式如 UIP 更常见。

**参考文献**:Bouros D,Wells AU,Nicholson AG,et al. Histopathologic subsets of fibrosing Alveolitis in patients with systemic sclerosis and their relationship to outcome. *Am J Respir Crit Care Med* 2002;165(12):1581 - 1586.

Truong QA, Massaro JM, Rogers IS, et al. Reference values for normal pulmonary artery Dimensions by noncontrast cardiac computed tomography: the Framingham Heart Study. *Circ Cardiovasc Imaging* 2012;5(1):147 – 154.

Yang X, Mardekian J, Sanders KN, et al. Prevalence of pulmonary arterial hypertension in patients with connective tissue diseases: a systematic review of the literature. *Clin Rheumatol* 2013;32(10):1519 – 1531.

## 第六部分:肺不张、肺萎陷

**79a** 答案 **B**。

**79b** 答案 **A**。

**79c** 答案 **B**。

**79d** 答案 **D**。后前位胸片显示左肺门大肿块伴左肺上叶不张。还有几个间接征象提示左侧容积缩小,包括气管向左侧移位、膈顶上移、左肺叶间动脉向外、向上旋转致左肺门抬高,侧位片上由于肿块的遮挡显示不清楚(边缘征象)。

Luftsichel 或空气新月征是左肺上叶不张最经典的表现,是由左肺下叶背段过度膨胀所致,其位于不张的左上叶和主动脉弓之间。平腰征见于左肺下叶不张,S 征最常见于右肺上叶不张。彗星尾征是 CT 的征象,指血管的旋转卷曲,见于圆形肺不张。

成人肺叶不张通常是恶性的,最常见于原发性肺癌。其他引起肺叶不张的原因包括支气管内肿瘤,如类癌、错构瘤、转移瘤。气管插管或麻醉的患者最常见的肺叶不张的原因是黏液栓,积极吸痰或支气管镜是最佳的治疗方法。体外异物是儿童肺叶不张最常见的原因。

**参考文献**:Molina PL, Hiken JN, Glazer HS. Imaging evaluation of obstructive atelectasis. *J Thorac Imaging* 1996;11:176 – 186.

Woodring JH, Reed JC. Radiographic manifestations of lobar atelectasis. *J Thorac Imaging* 1996;11:109 – 144.

**80a** 答案 **D**。

**80b** 答案 **A**。

**80c** 答案 **C**。前后位胸片显示右肺上叶不张、肺水肿和少量胸腔积液。行支气管镜后数小时的胸片显示右肺上叶不张几乎完全复张。存在一些直接和间接提示肺容积缩小的征象。直接征象包括叶间裂移位、支气管血管束聚拢,CT 图像可以更好地评价支气管血管束。本例图像,水平裂向上和内侧移位,是肺容积缩小的直接征象。肺容积缩小的间接征象包括右侧膈肌抬升、气管向右侧移位、肺密度增高。

气管插管或麻醉的患者肺叶不张最常见的原因是黏液栓,积极吸痰或支气管镜是最佳治疗方法。成人住院患者的肺叶不张多是恶性,最常见的是原发性肺癌。其他肺叶不张的原因包括支气管内肿瘤,如类癌、错构瘤和转移瘤。异物是儿童肺叶不张的最常见原因。

**参考文献**:Woodring JH, Reed JC. Radiographic manifestations of lobar atelectasis. *J Thorac Imaging* 1996;11:109 – 144.

**81** 答案 **A**。最初描述的是钙化性肉芽肿,肉芽肿移位征(游走征)反映的是肺不张程度的改变,在胸片上表现为肉芽肿位置的改变。这种“移动”是肺不张或萎陷的明显标志。

**参考文献**:Rohlfing B. The shifting granuloma: an internal marker of atelectasis. *Radiology* 1977;123:283 – 285.

**82a** **答案 A**。

**82b** **答案 A**。

**82c** **答案 D**。正位和侧位胸片显示右肺下叶圆形肿块（>3cm）伴有心脏向同侧移位，提示右侧肺容积缩小。肿块邻近胸膜增厚伴有少量胸腔积液。圆形肺不张的可能性增加，CT 可以进一步确诊。CT 诊断圆形肺不张有 4 个重要的征象：

（1）受累肺叶容积缩小（叶间裂移位）；

（2）彗星尾征（同侧支气管血管束向肿块方向卷曲）；

（3）邻近胸膜异常（胸膜增厚或胸腔积液）；

（4）圆形异常密度影必须与胸膜异常明显相关。

圆形肺不张的 FDG 摄取不高，类似于或低于纵隔血池。圆形肺不张是否需要随访在胸放射学专家间存在争议，有的认为不需要随访，有的建议3~6 个月随访以评估其稳定性。

**参考文献**：Batra P, Brown K, Hayashi K, et al. Rounded atelectasis. *J Thorac Imaging* 1996;11:187 – 197.

Gurney JW. Atypical manifestations of pulmonary atelectasis. *J Thorac Imaging* 1996;11:165 – 175.

McAdams HP, Erasums JJ, Patz EF, et al. Evaluation of patients with round atelectasis using 2 – [18F]-fluoro-2-deoxy-D-glucose PET. *J Comput Assist Tomogr* 1998;22:601 – 604.

**83a** **答案 A**。

**83b** **答案 D**。

**83c** **答案 C**。最初的胸片显示有生命支持装置，肺外周和底部可见斑片状密度增高影，肺血管模糊不清，最符合肺水肿的影像表现。没有发烧和白细胞计数正常，不支持肺炎的诊断。虽然可能有少量胸腔积液，但大多数密度增高影都与肺水肿相关。

缺氧状态下的胸片显示新发的左肺不张。纵隔向同侧移位，胃管、气管内导管、右侧中心静脉管移位。在插管或麻醉的患者，突然出现肺不张最常见于阻塞性黏液栓。肿瘤更常见于发生肺叶不张的门诊患者。胸片在数小时内可以发生明显变化仅见于几种情况，如肺不张、肺水肿和误吸。

**参考文献**：Woodring JH, Reed JC. Radiographic manifestations of lobar atelectasis. *J Thorac Imaging* 1996;11:109 – 144.

Woodring JH, Reed JC. Types and mechanisms of pulmonary atelectasis. *J Thorac Imaging* 1996;11:92 – 108.

**84a** **答案 C**。

**84b** **答案 A**。横断增强胸部 CT 显示左肺下叶明显强化伴有左侧胸腔积液。这是松弛性肺不张最典型的特点。但肺叶尚不能完全除外，不张的肺组织内未见明显低密度影，所以肺炎的可能性很小。

根据病因学，有 4 种类型的肺不张。松弛型或被动型肺不张常见于胸腔积液、气胸或肿块使得肺组织压缩至其正常容积的下限。黏合型肺不张主要见于缺乏表面活性物质的早产儿或吸入烟雾后的成人，由表面活性剂产生不足或表面活性剂功能障碍引起肺泡萎陷。瘢痕性肺不张见于肺纤维化引起的邻近肺不张。吸入性肺不张是由近端支气管梗阻引起的，可见于肿瘤、黏液塞或异物吸入。

**参考文献**：Woodring JH, Reed JC. Types and mechanisms of pulmonary atelectasis. *J Thorac Imaging* 1996;11:92 – 108.

**85**　**答案 B**。俯卧 CT 通常是怀疑有间质性肺疾病的患者行标准 HRCT 检查的一部分。俯卧位 CT 能够更好地评价下肺胸膜下重力依赖区域的情况。由于下肺外周带经常是许多间质性肺炎的起始部位，若存在肺不张可以掩盖早期 ILD。因此，俯卧位成像可以消除任何重力依赖性肺不张产生的影响，并可明确有无任何轻微的潜在肺疾病。

**参考文献**：Lynch DA, Newell JD, Lee JS. *Imaging of diffuse lung disease*. Hamilton, ON: B. C. Decker, Inc. ,2000.

**86a**　**答案 D**。

**86b**　**答案 D**。

**86c**　**答案 D**。

**86d**　**答案 A**。后前位胸片显示右肺中叶和右肺下叶不张。垂直走向的斜裂与下方移位的水平裂相交，右叶间肺动脉未见显示。纵隔向右侧移位和右肺上叶代偿性过度膨胀。纵隔肿块伴有气管旁和隆突下淋巴结肿大。侧位胸片显示在右肺中叶和下叶的预期位置上可见一从前至后走行的条带影。

冠状增强 CT 示肺不张是由纵隔肿块所致，可能是肿大的淋巴结。在肺部或身体其他部位没有原发肿瘤，首先需要考虑小细胞肺癌或淋巴瘤。典型的类癌是支气管腔内肿块，通常边界清楚，约 25% 含有钙化。

**参考文献**：Woodring JH, Reed JC. Radiographic manifestations of lobar atelectasis. *J Thorac Imaging* 1996; 11:109 - 144.

**87a**　**答案 D**。

**87b**　**答案 B**。

**87c**　**答案 A**。

**87d**　**答案 A**。后前位胸片示左肺下叶完全性不张，表现为心影后方三角形的密度增高影。平腰征是指左心边界和纵隔变平，同时失去左侧正常的轮廓，包括主动脉弓、肺动脉干、左心耳和左心室；见于心脏向后旋转和左侧移位。侧位胸片示心脏后缘与脊柱重叠区密度增加，出现脊柱征。正常情况下，脊柱的下方透光度应该更明显。其他与左肺下叶不张相关的征象包括“顶级旋钮”(top of the knob)和“nordenström”征。“顶级旋钮”会使主动脉弓的内上方变得模糊，主要是由于纵隔向左侧移位及旋转所致。“nordenström”征是舌叶亚段的不张，由舌叶支气管的扭转及位置改变所致。

S 征是典型的右肺上叶不张的特征，主要是由中心性阻塞性的肿瘤所致，通常是肺癌。中央型肺癌引起抬高的水平裂向下凸起，形成横 S 征。空气镰刀征、主动脉弓旁透亮征(Luftsichel 征)或空气新月征是左肺上叶不张的典型表现，由过度膨胀的左肺下叶背段引起，其重叠投照在不张的左肺上叶和主动脉弓处。彗星尾征是圆形肺不张的 CT 表现，代表血管向肿块样组织卷曲。

成人门诊患者的肺叶不张在未被证实以前，都被默认为恶性，通常见于原发性肺癌。其他引起肺叶不张的原因有支气管腔内肿瘤如类癌、错构瘤和转移瘤。异物是儿童肺叶不张最常见的原因。插管或麻醉患者的肺叶不张最常见的原因是黏液栓和吸入所致。

**参考文献**：Kattan KR, Wlot JF. Cardiac rotation in left lower lobe collapse. “The flat waist sign.” *Radiology* 1976;118(2):275 - 279.

Woodring JH, Reed JC. Radiographic manifestations of lobar atelectasis. *J Thorac Imaging* 1996;11:109 – 144.

**88a** 答案 **B**。

**88b** 答案 **A**。

**88c** 答案 **D**。

**88d** 答案 **B**。正位胸片显示右心缘轻度模糊不清。侧位胸片显示右肺中叶不张。水平裂向下移位、斜裂向前上移位,直接的影像学表现是肺容积缩小。中间干线由中间支气管与右主支气管后壁组成,与影像学的异常没有关联。

横断面 CT 显示右肺中叶完全不张,CT 可以除外中央性阻塞性的肿块或支气管腔内肿瘤。支气管镜有时也是必需的检查,可以除外支气管腔内小结节。中叶综合征是指由阻塞性或非阻塞性病因所致的慢性右肺中叶不张。多见于中老年人,常是女性。成人中叶综合征最常见的原因是非阻塞性的炎症,包括结核。若发生于儿童,则与哮喘或反复感染相关。

**参考文献:**Gudbjartsson T, Gudmundsson G. Middle lobe syndrome: a review of clinicopathological features, diagnosis and treatment. *Respiration* 2012;84:80 – 86.

Sekerel BE, Nakipoglu F. Middle lobe syndrome in children with asthma: review of 56 cases. *J Asthma* 2004;41:411 – 417.

Wagner RB, Johnston MR. Middle lobe syndrome. *Ann Thorac Surg* 1983;35:679 – 686.

**89a** 答案 **D**。

**89b** 答案 **A**。

**89c** 答案 **A**。

**89d** 答案 **B**。后前位胸片显示右肺上叶不张和 S 征。S 征是右肺上叶不张的典型表现,见于中心性阻塞性肿瘤,通常是肺癌。中央型肺癌引起抬高的水平裂向下凸出形成反 S 征。

空气镰刀征/主动脉弓旁透亮征(Luftsichel 征)或空气新月征是左肺上叶不张的典型表现,由过度膨胀的左肺下叶背段引起,其重叠投照在不张的左肺上叶和主动脉弓处。平腰征是左肺下叶不张的表现。彗星尾征是圆形肺不张的 CT 表现,代表血管向肿块样组织卷曲。

成人门诊患者的肺叶不张在未证实以前,都被默认为恶性,通常见于原发性肺癌。其他引起肺叶不张的原因有支气管腔内肿瘤如类癌、错构瘤和转移瘤。依据增强 CT 的密度可以鉴别肿瘤和不张的肺组织。增强后不张的肺组织强化明显而且均匀,由支气管血管束聚集所致;而肿瘤常是不均匀强化且密度较低。

**参考文献:**Woodring JH, Reed JC. Radiographic manifestations of lobar atelectasis. *J Thorac Imaging* 1996;11:109 – 144.

**90a** 答案 **A**。

**90b** 答案 **B**。最初的胸片显示弥漫性细颗粒状的气腔实变,是典型的表面活性物质缺乏的表现。突发氧饱和度下降后复查胸片显示肺容积缩小、完全变为双侧白肺,与黏附型肺不张最符合。

前面已经提到,有四种类型的肺不张。黏附型肺不张主要见于早产儿表面活性剂缺乏或成人吸入烟雾,由表面活性剂产生不足或表面活性剂功能障碍引起的肺泡萎陷。松弛型或被动型肺不张常见于胸腔积液、气胸或肿块使得肺组织压缩至其正常容积的下限。瘢痕性肺不张见于肺纤维化引起的邻近肺不张。吸收性肺不张是由近端支气管梗阻引起的，可见于肿瘤、黏液塞或异物吸入。近端支气管阻塞，肺泡腔内的气体被肺动脉系统中的血液吸收。非插管的患者，24小时内气体就可以完全被吸收；插管的患者接受高浓度氧气，肺泡腔内气体可以在1小时内被吸收掉。

**参考文献**：Woodring JH, Reed JC. Types and mechanisms of pulmonary atelectasis. *J Thorac Imaging* 1996; 11:92 - 108.

## 第七部分：肺生理

**91a** **答案 A**。

**91b** **答案 C**。$FEV_1/FVC < 70\%$，提示阻塞性病变。$FEV_1$ 是预测值的60%属于中度阻塞($50\% \leq FEV_1 < 80\%$ 预测值)。当评估呼吸描记图时，需要同时评价数值和流量-容积曲线。理解流量-容积曲线对了解不同异常的气道生理学改变是非常重要的。X轴下方代表吸气相结果，而轴上方代表呼气相的结果。

本例的流量-容积曲线表现为典型的呼气相勺型改变，这是阻塞性肺疾病的典型特征。多种胸内阻塞性疾病均可以引起流量-容积曲线呼气相平直性改变。由于FVC是正常的，所以不是限制性的疾病。但限制性疾病仅仅在低肺总容量(TLC)时才能诊断。过度充气的诊断标准是TLC超过预计值的120%。

患者具有明确的吸烟史，流量容积曲线显示中度的气流阻塞伴有勺型模式。因此，最可能出现这种表现的疾病是慢性阻塞性肺疾病(COPD)。声带功能障碍可以引起流量容积曲线上多种胸外阻塞的改变，吸气相也会累及。气管狭窄引起固定的气道阻塞，特征性的改变是流量容积曲线上吸气和呼气相均异常。特发性纤维化引起限制性的改变。

**参考文献**：Barreiro TJ, Perillo I. An approach to interpreting spirometry. *Am Fam Physician* 2004;69(5):1107 - 1114. http://www.attud.org/docs/interpretingspirometry.pdf.

Davies LK. Intrathoracic vs extrathoracic obstructive lesions. http://anest.ufl.edu/files/2011/08/Intrathoracic-vs-Extrathoracic-Airway-Obstruction.pdf.

Pocket Guide. The global initiative for chronic obstructive disease. http://www.goldcopd.org/uploads/users/files/GOLD_Pocket_2010Mar31.pdf.

**92a** **答案 C**。

**92b** **答案 C**。$FEV_1/FVC$ 是正常的($> 70\%$)，因此没有阻塞性改变。FVC明显降低，提示限制性改变，但必须进一步评价TLC才可以确诊。本例TLC降低<80%，可以明确是限制性改变。由于容积降低，流量-容积曲线明显变窄。

可变的胸内阻塞在流量-容积曲线上呈现呼气阶段的扁平化。气道阻塞引起流量-容积曲线呈勺型。

本例患者有明确的石棉暴露史和限制性肺功能改变，出现这种表现的最可能的疾病是石棉沉着症(吸入石棉颗粒所致的慢性肺疾病，伴有重度纤维化)。

COPD是阻塞性疾病，流量-容积曲线呈勺型。典型的闭塞性细支气管炎出现阻塞性缺损，对支气管扩张剂没有反应。气管狭窄出现固定性的气道阻塞性异常。

**参考文献**：Barreiro TJ, Perillo I. An approach to interpreting spirometry. *Am Fam Physician* 2004;69(5):1107 - 1114. http://www.attud.org/docs/interpretingspirometry.pdf.

Davies LK. Intrathoracic vs extrathoracic obstructive lesions. http://anest. ufl. edu/files/2011/08/Intrathoracic-vs-Extrathoracic-Airway-Obstruction. pdf.

Pocket Guide. The global initiative for chronic obstructive disease. http://www. goldcopd. org/uploads/users/files/GOLD_Pocket_2010Mar31. pdf.

**93** **答案 B**。$FEV_1/FVC$ 是正常的( >70% );因此没有阻塞性改变。FVC、$FEV_1$ 是正常的,流量容积曲线没有明显异常。TLC 和 RV 也是正常的。TLC 降低( <80% )提示限制性改变而 TLC 增加( >120% )提示过度充气。RV 增加( >120% ),是阻塞性肺疾病的经典表现,提示空气滞留。考虑到正常的 $FEV_1/FVC$、$FEV_1$、FVC 和 肺容积,这是一个正常的肺呼吸描记图。

肺血管性疾病出现典型的一氧化碳弥散能力降低(DLCO)。COPD 引起阻塞性模式流量-容积曲线呈勺型。肺纤维表现为限制性改变,特征性的表现是 TLC 降低。

**参考文献:**Barreiro TJ, Perillo I. An approach to interpreting spirometry. Am Fam Physician 2004;69(5):1107-1114. http://www. attud. org/docs/interpretingspirometry. pdf.

Davies LK. Intrathoracic vs extrathoracic obstructive lesions. http://anest. ufl. edu/files/2011/08/Intrathoracic-vs-Extrathoracic-Airway-Obstruction. pdf.

Pocket Guide. The global initiative for chronic obstructive disease. http://www. goldcopd. org/uploads/users/files/GOLD_Pocket_2010Mar31. pdf.

**94a** **答案 D**。

**94b** **答案 D**。$FEV_1/FVC < 70\%$,是气道阻塞性改变。$FEV_1$ 是预测值的 38% 属于严重的阻塞($30\% \leq FEV_1 < 50\%$ 预测值)。中度阻塞是 $50\% \leq FEV_1 < 79\%$ 预测值。使用支气管扩张剂后,$FEV_1$ 相对于基线增加 160mL、绝对变化值 10%。但这种表现不能认为是明显改善( >200mL,12% )。

本例患者表现为阻塞性改变,且使用支气管扩张剂后没有改善,这是 COPD 的表现,可能与吸烟相关,也可以继发于 α-1 抗胰蛋白酶缺乏症。发病早、没有吸烟史、严重阻塞等症状支持诊断。

哮喘典型表现是给予支气管扩张剂后疗效显著。肺纤维化是限制性疾病,与本例表现不符。原发性肺动脉高压表现为正常的呼吸描记图,仅有 DLCO 的降低(本例未出现)。

**参考文献:**Barreiro TJ, Perillo I. An approach to interpreting spirometry. *Am Fam Physician* 2004;69(5):1107-1114. http://www. attud. org/docs/interpretingspirometry. pdf.

Davies LK. Intrathoracic vs extrathoracic obstructive lesions. http://anest. ufl. edu/files/2011/08/Intrathoracic-vs-Extrathoracic-Airway-Obstruction. pdf.

Pocket Guide. The global initiative for chronic obstructive disease. http://www. goldcopd. org/uploads/users/files/GOLD_Pocket_2010Mar31. pdf.

**95** **答案 C**。$FEV_1/FVC < 70\%$,是气道阻塞性改变。$FEV_1$ 是预测值的 75% 时,属于中度阻塞($50\% \leq FEV_1 < 80\%$ 预测值)。给予支气管扩张剂后明显改善,$FEV_1$ 增加 360mL ( >200mL), 绝对变化 13% ( >12% )。本例未出现限制性改变。

**参考文献:**Barreiro TJ, Perillo I. An approach to interpreting spirometry. *Am Fam Physician* 2004;69(5):1107-1114. http://www. attud. org/docs/interpretingspirometry. pdf.

Davies LK. Intrathoracic vs extrathoracic obstructive lesions. http://anest. ufl. edu/files/2011/08/Intrathoracic-vs-Extrathoracic-Airway-Obstruction. pdf.

Pocket Guide. The global initiative for chronic obstructive disease. http://www. goldcopd. org/uploads/users/files/GOLD_Pocket_2010Mar31. pdf.

**96** **答案 B**。$FEV_1/FVC < 70\%$，是气道阻塞性改变。$FEV_1$ 是预测值的 45% 属于严重的阻塞($30\% \leqslant FEV_1 < 50\%$ 预测值)。流量 - 容积曲线显示吸气相和呼气相都呈现扁平改变，这是固定气道阻塞的典型表现，由于吸气或呼气过程中堵塞的气道的管径没有变化，在整个呼吸周期中产生恒定的气流限制。固定的气道狭窄可以位于胸外，也可以位于胸内，但流量容积曲线的改变是相似的。结合病史，最大的可能是继发于气道狭窄所致。其他可能的原因有甲状腺肿大和气管肿瘤。

可变的胸内阻塞的特点是流量 - 容积曲线呼气相扁平，而可变的胸外阻塞特点是吸气相扁平。尽管 FVC 降低，但 TLC 降低才能诊断限制性改变。流量 - 容积曲线改变不支持限制性改变。

**参考文献**：Barreiro TJ, Perillo I. An approach to interpreting spirometry. *Am Fam Physician* 2004;69(5):1107 - 1114. http://www. attud. org/docs/interpretingspirometry. pdf.

Davies LK. Intrathoracic vs extrathoracic obstructive lesions. http://anest. ufl. edu/files/2011/08/Intrathoracic-vs-Extrathoracic-Airway-Obstruction. pdf.

Pocket Guide. The global initiative for chronic obstructive disease. http://www. goldcopd. org/uploads/users/files/GOLD_Pocket_2010Mar31. pdf.

**97** **答案 A**。$FEV_1/FVC < 70\%$，是气道阻塞性改变。$FEV_1$ 是预测值的 83% 属于轻度阻塞($FEV_1 \geqslant 80\%$ 预测值)。流量 - 容积曲线表现为吸气相扁平，呼气相正常，这是可变性胸外阻塞的特征。

可变性的疾病特征性改变是气道管径在呼吸周期中发生变化。依据位置(胸内或胸外)，在吸气相和呼气相出现不同的改变。气道异常位于胸廓入口以上(胸外)，则吸气相受影响，从空气中增加的气流进入肺内引起气道腔内压力的降低。吸气相气道腔内压力降低会引起吸气气流受限，表现为流量 - 容积曲线上吸气相低平。呼气相，正压使肺内气体排出，使胸外狭窄的气道扩张。因此最大呼气流量 - 容积曲线通常是正常的。可变的胸外狭窄的病变包括声带麻痹，声带粘连、声带收缩、喉头水肿、声门狭窄和肿瘤。

气管软化是胸内的异常，气道狭窄是固定的缺损，不会出现所述的流量 - 容积曲线的改变。肺气肿会出现阻塞和勺型模式的表现。

**参考文献**：Barreiro TJ, Perillo I. An approach to interpreting spirometry. *Am Fam Physician* 2004;69(5):1107 - 1114. http://www. attud. org/docs/interpretingspirometry. pdf.

Davies LK. Intrathoracic vs extrathoracic obstructive lesions. http://anest. ufl. edu/files/2011/08/Intrathoracic-vs-Extrathoracic-Airway-Obstruction. pdf.

Pocket Guide. The global initiative for chronic obstructive disease. http://www. goldcopd. org/uploads/users/files/GOLD_Pocket_2010Mar31. pdf.

**98** **答案 B**。流量 - 容积曲线表现为呼气相扁平，而吸气相正常，这是可变性胸内阻塞的典型表现。可变性疾病的特征性改变是气道管径在呼吸周期中发生变化。依据位置(胸内或胸外)，在吸气相和呼气相出现不同的改变。可变性胸内限制在吸气时扩张，引起气道腔的扩大，使吸气气流正常。在呼气时，增加的胸膜腔压力的压迫致使气道管径在胸内狭窄部位明显变小，在流量 - 容积曲线上表现为呼气相低平。可变性胸内阻塞的病变包括气管下部或主支气管肿瘤、气管软化症和多软骨炎相关的气道改变。

声带功能异常会引起胸外异常，气道狭窄出现固定的缺损。肺气肿会出现阻塞和勺型模式的表现。

**参考文献**：Barreiro TJ，Perillo I. An approach to interpreting spirometry. *Am Fam Physician* 2004；69(5)：1107－1114. http：//www. attud. org/docs/interpretingspirometry. pdf.

Davies LK. Intrathoracic vs extrathoracic obstructive lesions. http：//anest. ufl. edu/files/2011/08/Intrathoracic-vs-Extrathoracic-Airway-Obstruction. pdf.

Pocket Guide. The global initiative for chronic obstructive disease. http：//www. goldcopd. org/uploads/users/files/GOLD_Pocket_2010Mar31. pdf.

**99a** **答案 C**。

**99b** **答案 C**。$FEV_1/FVC<70\%$，是气道阻塞性改变。$FEV_1$ 是预测值的 42% 属于中度阻塞($30\% \leqslant FEV_1<50\%$ 预测值)。TLC 降低(＜80%)提示限制性改变。TLC＞120% 提示过度充气，弥散能力降低。

CT 图像显示上叶为主的网织结节影，与阻塞和限制性改变有关，符合肺朗格汉斯组织细胞增多症的表现。COPD 和闭塞性细支气管炎产生的阻塞会引起肺过度充气，但不会引起限制性改变。特发性肺纤维化产生限制性缺损，但不会出现典型的阻塞性改变，除非同时合并阻塞性疾病。而且，其他选项的影像表现均与图像不符。其他可以同时出现阻塞和限制性改变的疾病有结节病、淋巴管平滑肌瘤病和过敏性肺炎。

**参考文献**：Barreiro TJ，Perillo I. An approach to interpreting spirometry. *Am Fam Physician* 2004；69(5)：1107－1114. http：//www. attud. org/docs/interpretingspirometry. pdf.

Davies LK. Intrathoracic vs extrathoracic obstructive lesions. http：//anest. ufl. edu/files/2011/08/Intrathoracic-vs-Extrathoracic-Airway-Obstruction. pdf.

Pocket Guide. The global initiative for chronic obstructive disease. http：//www. goldcopd. org/uploads/users/files/GOLD_Pocket_2010Mar31. pdf.

**100a** **答案 B**。

**100b** **答案 A**。$FEV_1/FVC<70\%$，是气道阻塞性改变。$FEV_1$ 是预测值的 25% 属于非常严重的阻塞($FEV_1<30\%$ 预测值)。TLC 明显增加(＞120%)，提示过度充气。RV 也明显增加(＞120%)表明空气滞留，弥散功能降低。

非常严重的阻塞、过度充气和空气滞留符合 COPD 的表现。IPF 出现限制性缺损，不会出现阻塞，除非同时合并阻塞性疾病。结节病可以同时出现阻塞和限制，但不会出现过度充气。原发性肺动脉高压可以出现弥散功能降低，但不会出现典型的阻塞、过度充气和空气滞留。

**参考文献**：Barreiro TJ，Perillo I. An approach to interpreting spirometry. *Am Fam Physician* 2004；69(5)：1107－1114. http：//www. attud. org/docs/interpretingspirometry. pdf.

Davies LK. Intrathoracic vs extrathoracic obstructive lesions. http：//anest. ufl. edu/files/2011/08/Intrathoracic-vs-Extrathoracic-Airway-Obstruction. pdf.

Pocket Guide. The global initiative for chronic obstructive disease. http：//www. goldcop D. org/uploads/users/files/GOLD_Pocket_2010Mar31. pdf.

# 第 6 章　胸膜、胸壁和横膈病变

## 问题

**1a** 患者女，63 岁，气短。胸片的主要表现是：

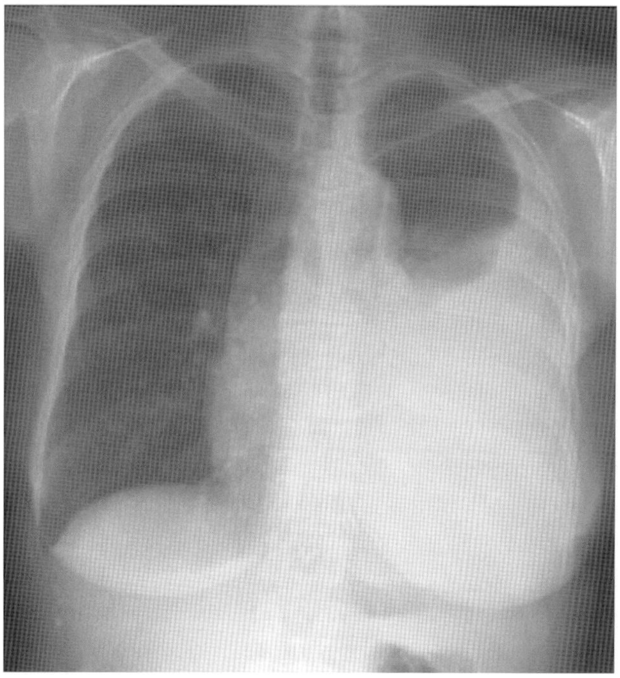

A. 肺炎　　B. 胸腔积液

C. 肺不张　　D. 心影增大

**1b** 大量胸腔积液可以排除以下哪个疾病？

A. 心力衰竭　　B. 蛋白缺乏

C. 恶性病变　　D. 出血

**1c** 恶性病变最常见的胸腔积液的类型是：

A. 漏出性　　B. 乳糜性

C. 血性　　D. 渗出性

**1d** 漏出性胸腔积液最常见的病因是：

A. 心力衰竭　　B. 肾衰竭

C. 恶性病变　　D. 肺炎

**2** 下图所示疾病诊断的胸腔积液的类型是：

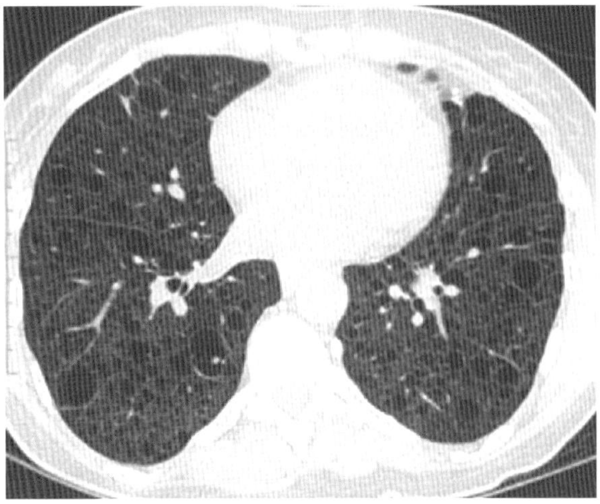

A. 乳糜性　　B. 渗出性
C. 漏出性　　D. 血性

**3** 这是1例无症状、无发热患者的胸片，最可能的诊断是：

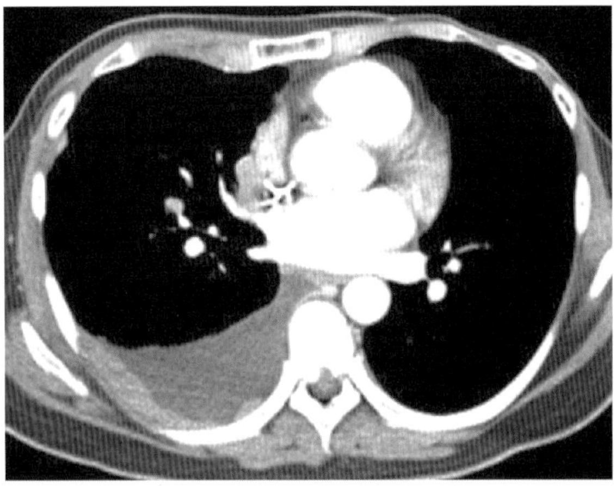

A. 脓胸　　B. 转移
C. 纤维性肿瘤　　D. 淋巴瘤

**4a** 患者男，54岁，出现发热和胸痛症状。哪种疾病会出现以下影像表现？

A. 支气管胸膜瘘　　B. 心源性肺水肿
C. 胸壁脓肿　　D. 肺动脉中断

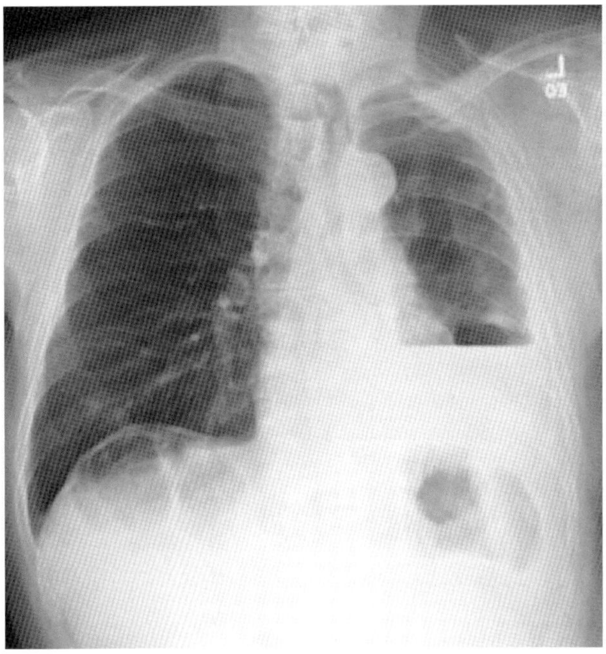

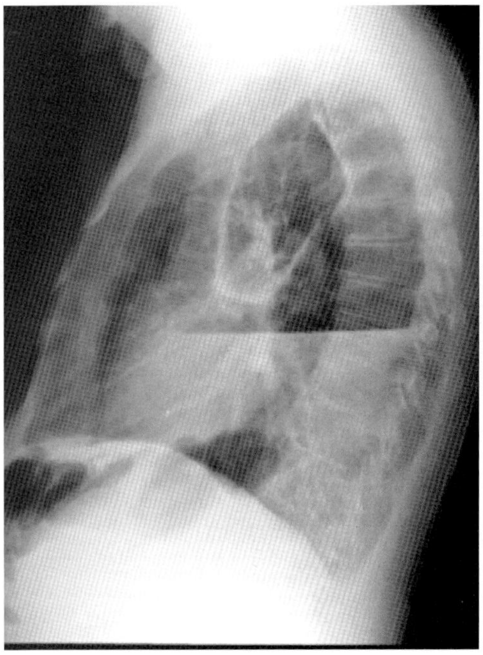

**4b**　哪个影像征象提示支气管胸膜瘘？

A. 肺容积缩小　　B. 渗出性胸腔积液

C. 持续存在的气液平面　　D. 胸膜增厚

**4c**　胸部 CT 如下所示，最可能的诊断是：

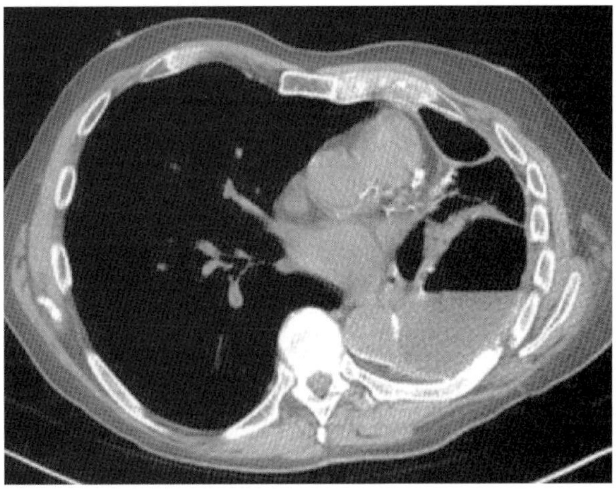

A. 单纯胸腔积液　　B. 脓胸

C. 血胸　　D. 实变

**4d**　下图出现了什么征象？

A. Luftsichel 征　　B. 胸膜劈裂征

C. 叶间裂膨隆　　D. 甜甜圈征

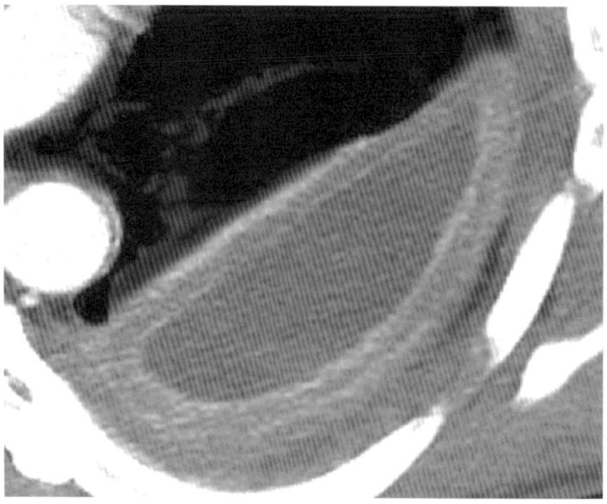

**4e** 脓胸最佳的处理方法是:

A. 抗生素、密切随访　　B. 胸腔积液抽吸

C. 抗生素、引流　　D. 全肺切除术

**5a** 72 岁男性，例行体检。影像表现是:

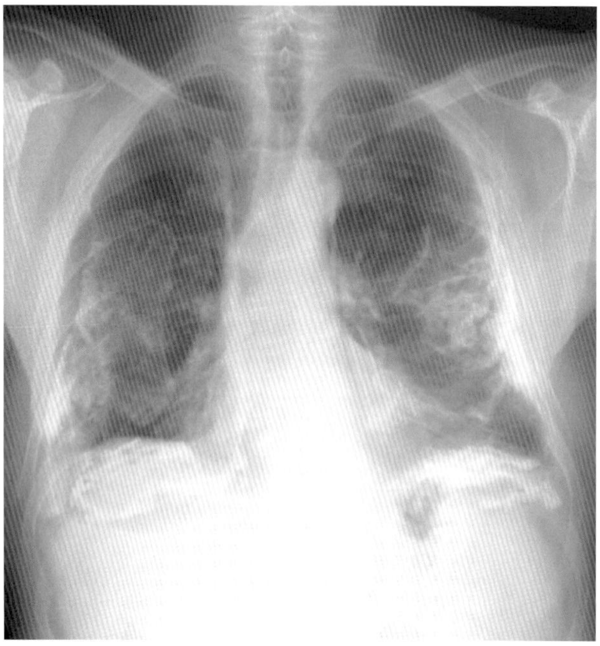

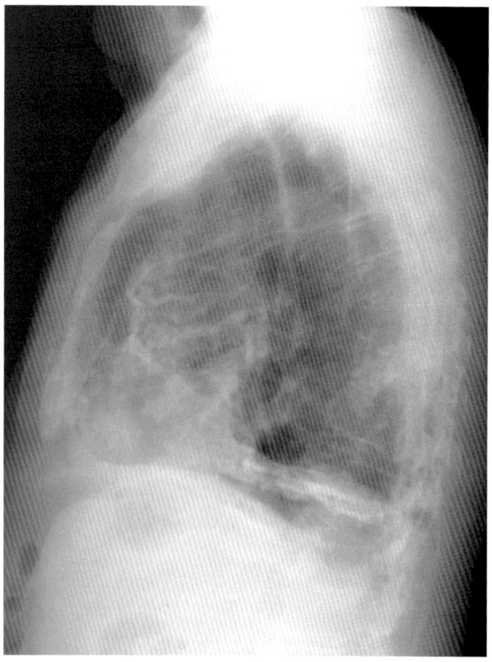

A. 转移性疾病　　B. 钙化性胸膜斑

C. 多灶性肺炎　　D. 钙化性肉芽肿

**5b** 胸部 CT 如下，最可能的诊断是:

A. 结核性脓胸　　B. 石棉相关肺疾病

C. 创伤后胸膜增厚　　D. 转移性间皮瘤

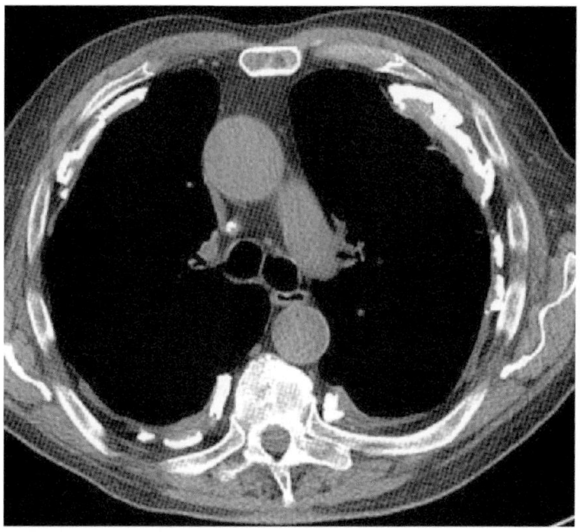

**5c**　石棉暴露后大约多久出现胸膜斑？

A. 1 年　　B. 5 年

C. 20 年　　D. 40 年

**6a**　石棉暴露史，因胸痛、咯血就诊。影像表现是：

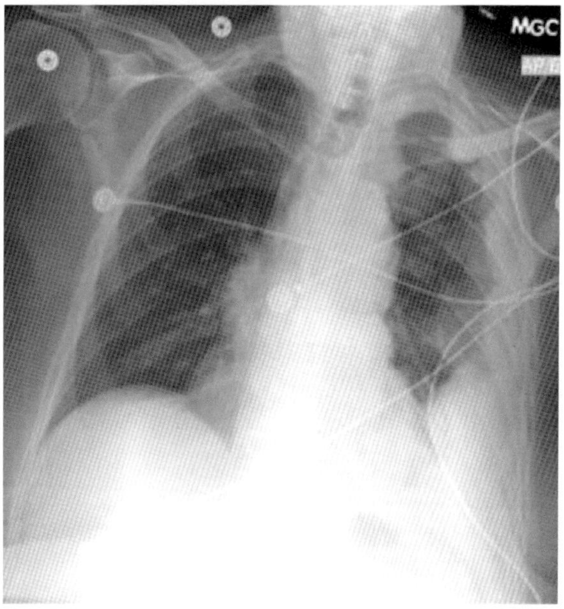


A. 气胸　　B. 游离性胸腔积液

C. 肺外周实变　　D. 胸膜增厚

**6b**　胸部 CT 如下，最可能的诊断是：

A. 脓胸　　B. 间皮瘤

C. 血胸　　D. 淀粉样变性

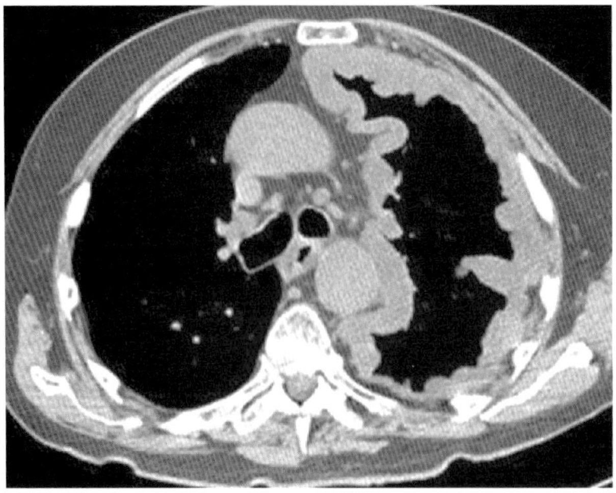

**7a** 45 岁男性例行体检。主要的异常是位于：

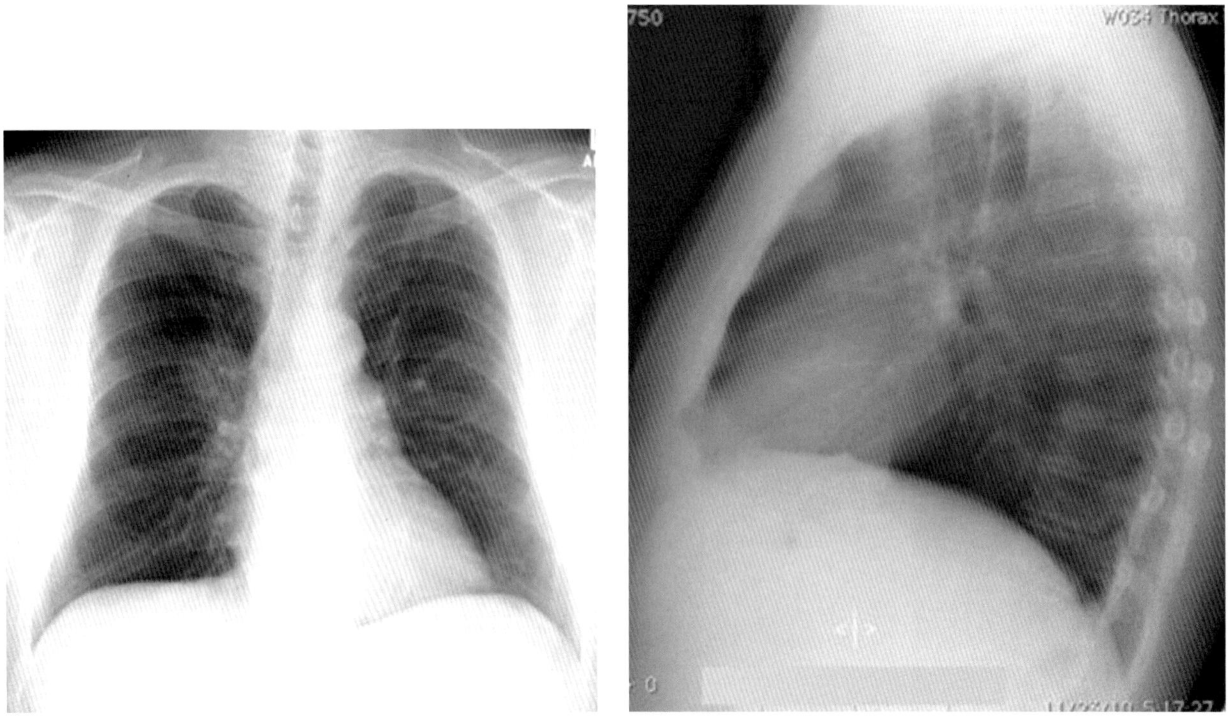

A. 肺实质　　　　B. 胸壁或胸膜

C. 纵隔软组织　　D. 骨骼结构

**7b** 哪个征象提示其不是肺内起源的病变?

A. 肺门重叠影　　B. 彗星尾征

C. 边界不完整　　D. 空气新月征

**7c** 胸部 CT 图像如下，最可能的诊断是：

A. 脂肪瘤　　　　B. 硬纤维瘤

C. 孤立性纤维瘤　D. 转移

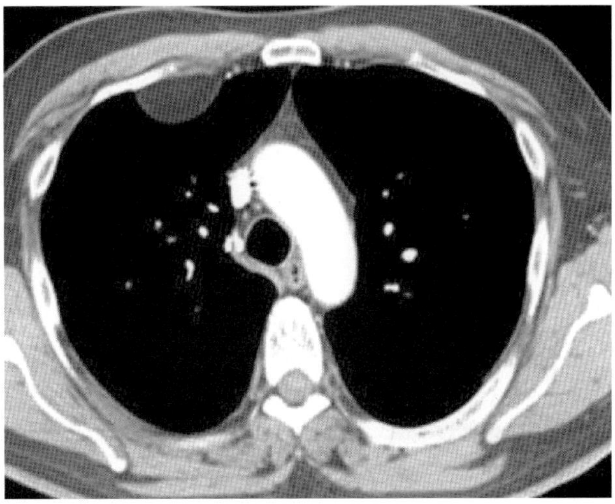

**8a**　患者男，37 岁，胸痛急诊入院。最可能的诊断是：

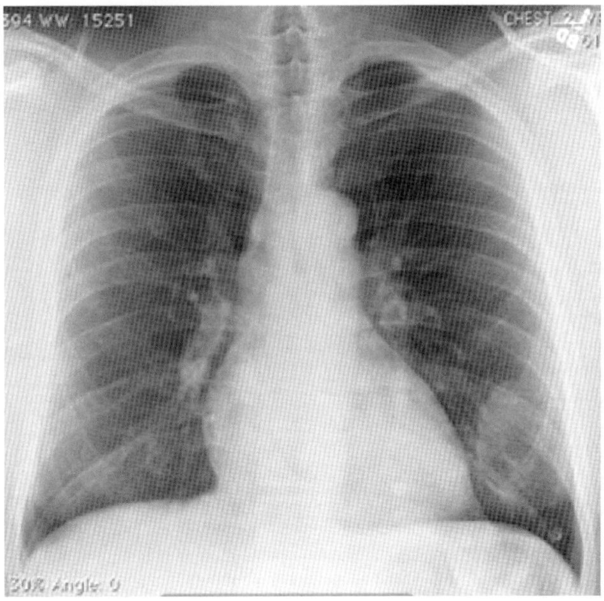

A. 球形肺炎　　B. 胸膜肿块

C. 原发性骨肿瘤　　D. 包裹性胸腔积液

**8b**　胸部 CT 如下。既往左上季肋区枪击行外科手术史。最可能的诊断是：

A. 转移性疾病　　B. 胸腔脾种植

C. 孤立性纤维瘤　　D. 髓外造血

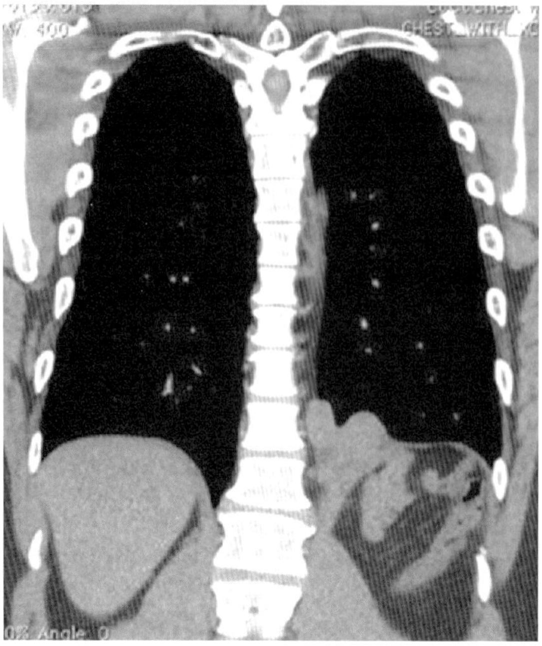

**9a** 胸片的表现是:

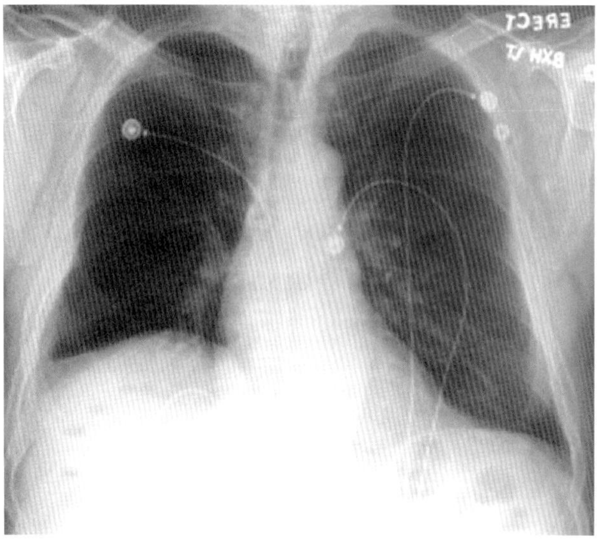

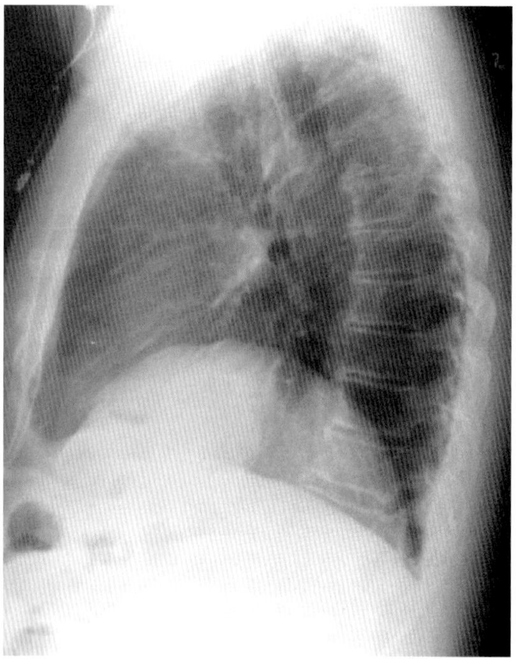

A. 膈肌抬高　　B. 深沟征

C. 胸膜肿块　　D. Naclerio V 征

**9b** 如果患者有心脏手术史及继发的气短加重，首要的诊断是:

A. 膈肌直接损伤　　B. 膈神经损伤

C. 缺血性心脏病变　　D. 食管破裂

**9c** 怀疑膈肌麻痹，下一步的检查是:

A. 核素通气-灌注扫描　　B. 双呼吸相 CT

C. 神经传导检测　　D. 透视吸气测试

**10a**　患者女，19 岁，胸痛。 诊断是：

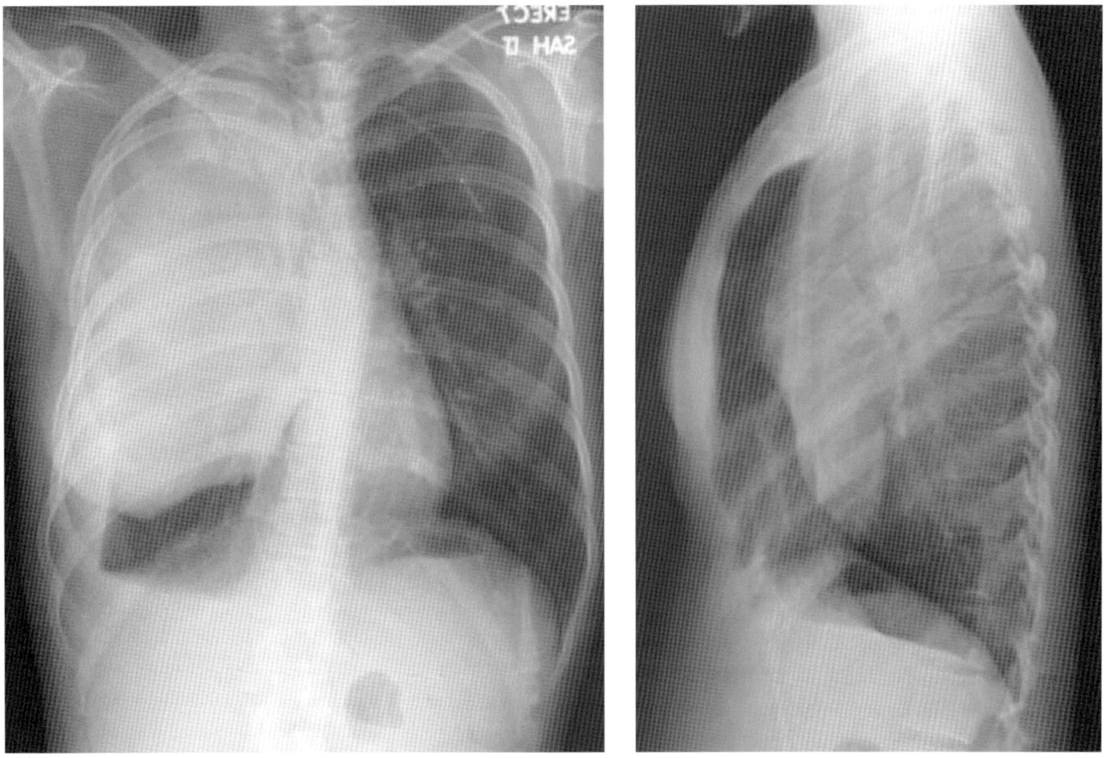

A. 胸壁肿块　　B. 前纵隔肿块

C. 巨大先天性囊肿　　D. 单侧肺水肿

**10b**　CT 图像如下，诊断是：

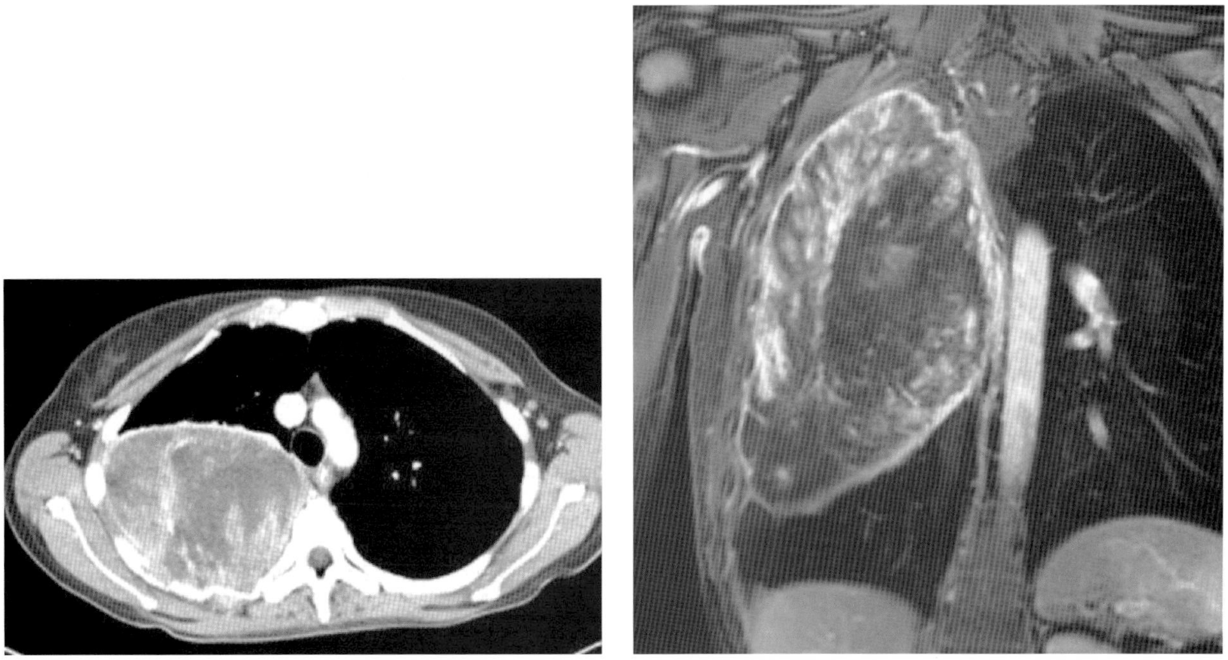

A. 脂肪瘤　　B. 包裹性积液

C. 动脉瘤　　D. 胸壁肉瘤

**11a** 患者女，73 岁，气短。异常表现是：

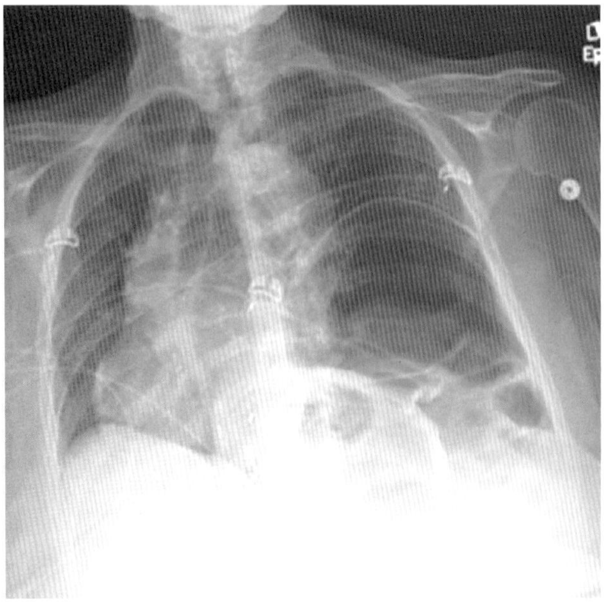

A. 囊性肿块　　B. 大泡性肺气肿

C. 胸内小肠　　D. 气胸

**11b** CT 图像如下，诊断是：

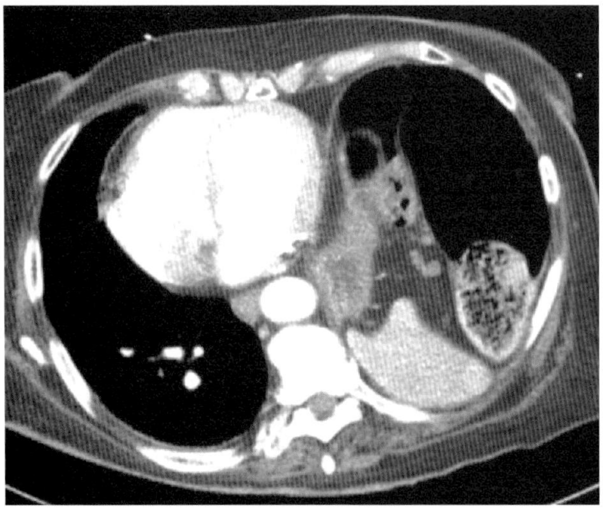

A. 膈肌抬高　　B. 腹部肿块

C. 膈疝　　D. 全肺切除术

**12a** 异常密度影在正位胸片上的长度比其侧位上的长，提示：

A. 肺下叶　　B. 创伤后所致

C. 肺外病变　　D. 膈下病变

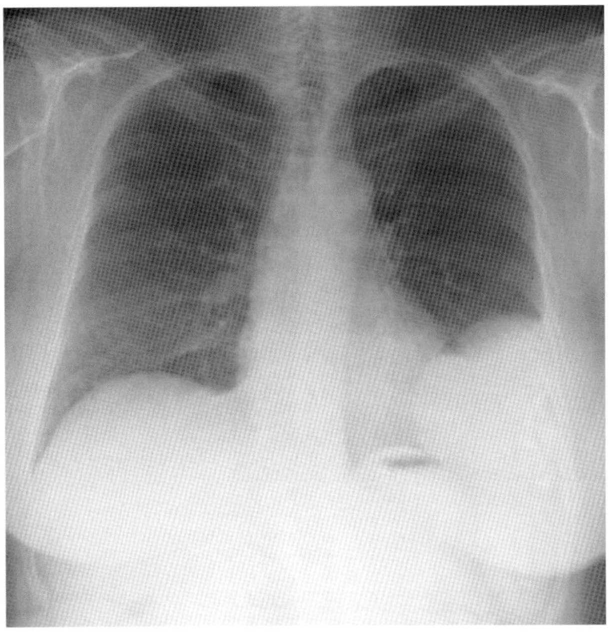

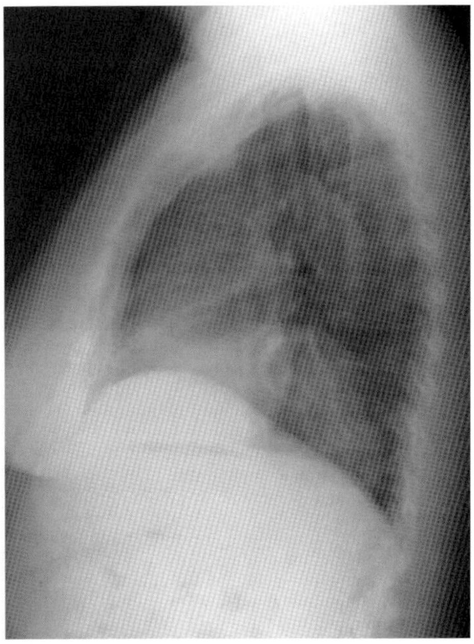

**12b**　胸部 CT 图像如下。 以下哪个征象可以除外胸膜孤立性纤维瘤?

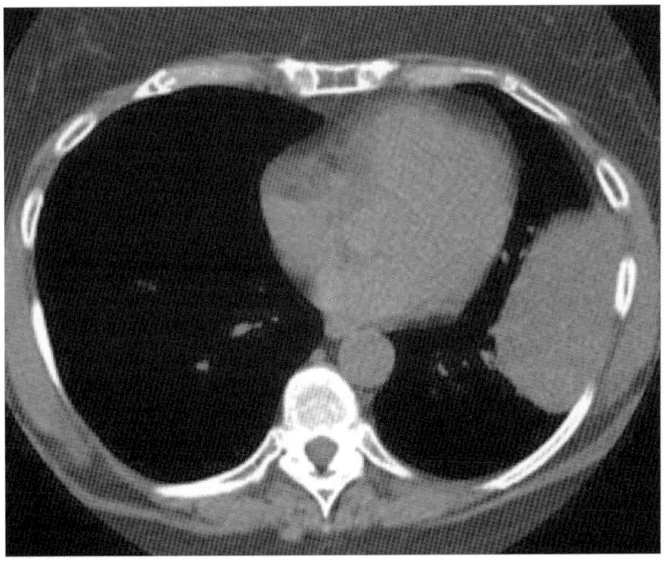

A. 脂肪　　B. 都不符合
C. 钙化　　D. 液体

**13a**　患者男, 55 岁, 有肺结节, 随访检查图像如下, 诊断是:
A. 食管裂孔疝　　B. Spigelian 疝
C. Morgagni 疝　　D. Bochdalek 疝

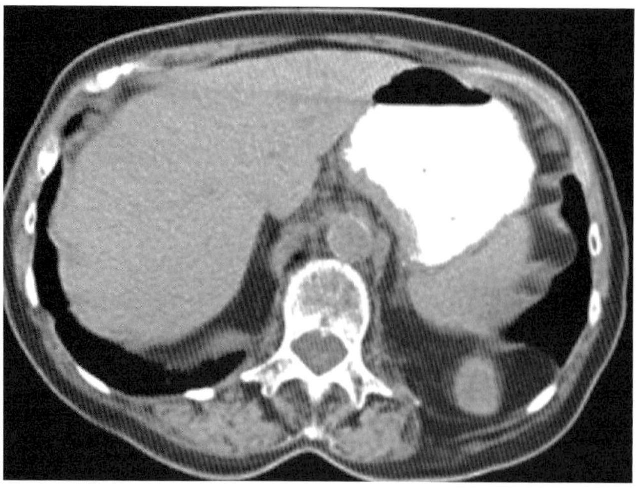

**13b** 52 岁男性，常规体检，影像表现是：

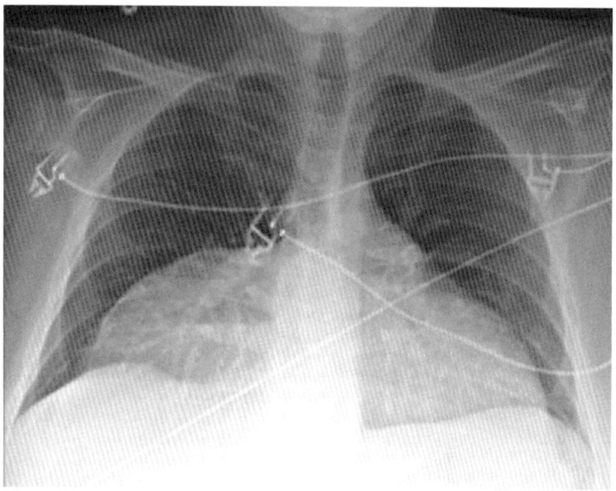

A. 膈肌抬高　　B. 心包积液
C. 淋巴结增大　　D. 心膈角肿块

**13c** 胸部 CT 图像如下，最佳诊断是：

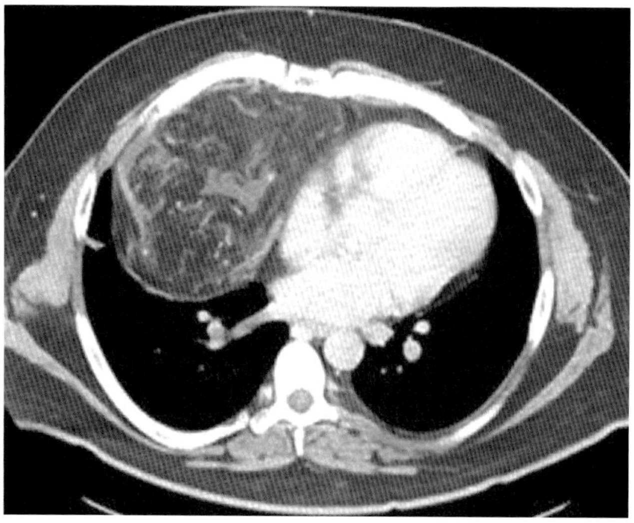

A. Morgagni 疝　　B. Bochdalek 疝
C. 食管裂孔疝　　D. 血肿

**14a** 胸片最主要的异常是：

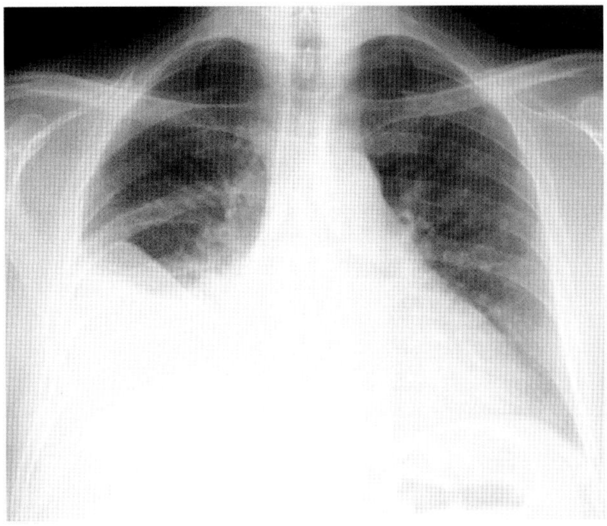
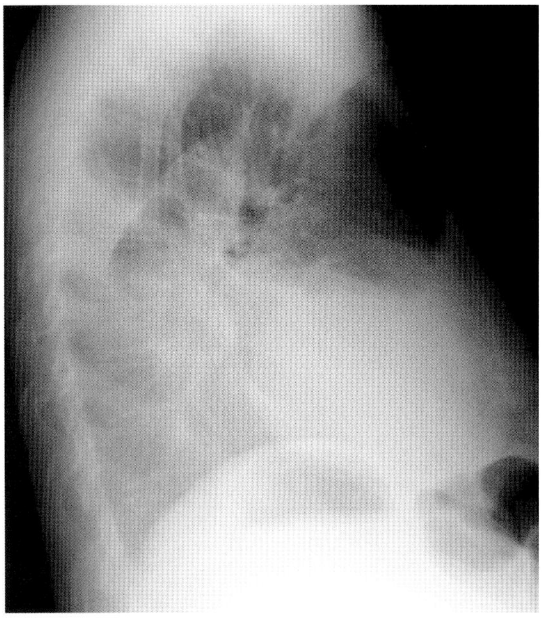

A. 右肺实变　　B. 右侧胸腔积液
C. 右侧气胸　　D. 右侧液气胸

**14b** 根据 CT 表现，引起右侧胸腔积液的病因是：

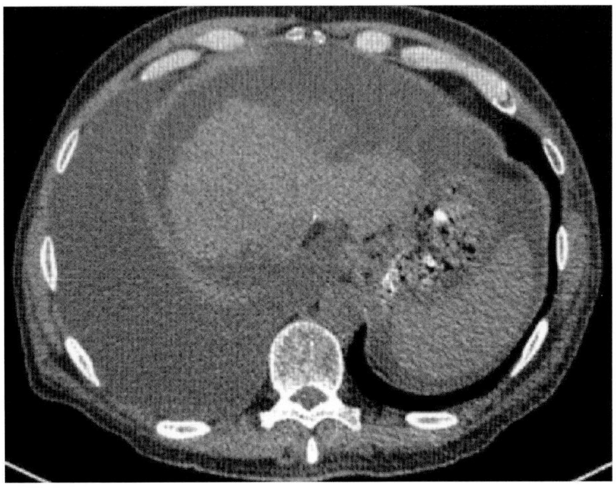

A. 肝硬化　　B. 心力衰竭
C. 恶性病变　　D. 肺炎旁

**14c** 肝脏源性的双侧胸腔积液的比例是：

A. 1%~2%　　B. 10%~15%
C. 50%　　D. ＞80%

**15** 患者有 Eloesser 瓣（慢性脓胸开放引流而在肋上所做的皮瓣）。胸膜表现的最可能的原因是：

A. 远期血胸史　　B. 石棉相关肺疾病
C. 远期结核性脓胸　　D. 胸膜间皮瘤

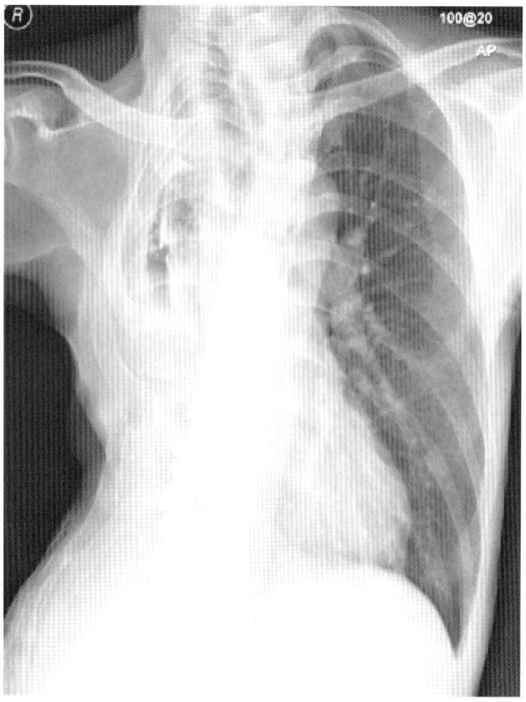


**16a** 如下图所示，右侧肋骨畸形的最常见的原因是：

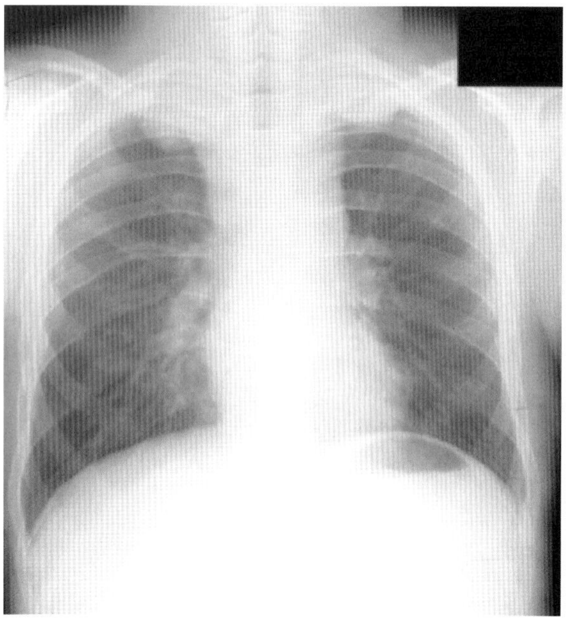

A. 神经纤维瘤病　　B. 主动脉缩窄

C. 创伤后骨折　　D. 转移

**16b** 与 1 型神经纤维瘤病相关的异常是：

A. 心脏横纹肌瘤　　B. 脑脊膜膨出

C. 偏瘫　　D. 脉络丛乳头状瘤

**17**　图示胸腺瘤的分期是：

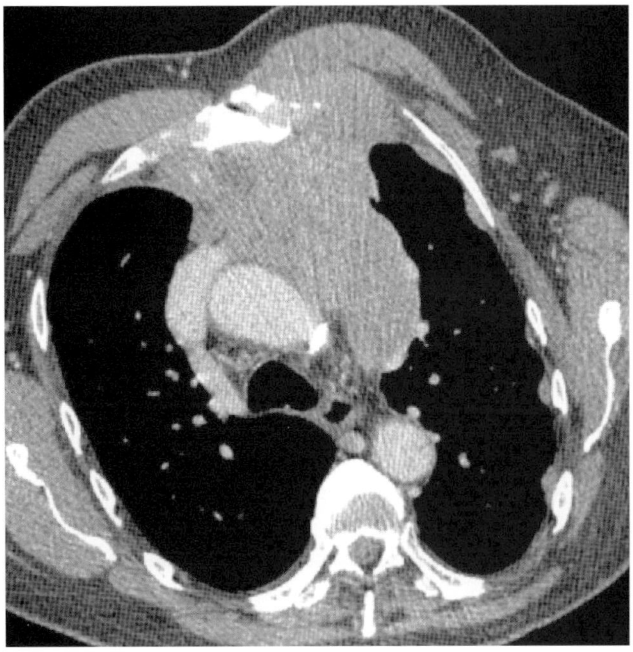

A. Ⅰ期　　B. Ⅱ 期

C. Ⅲ 期　　D. Ⅳ 期

**18a**　下图箭头所示软组织是：

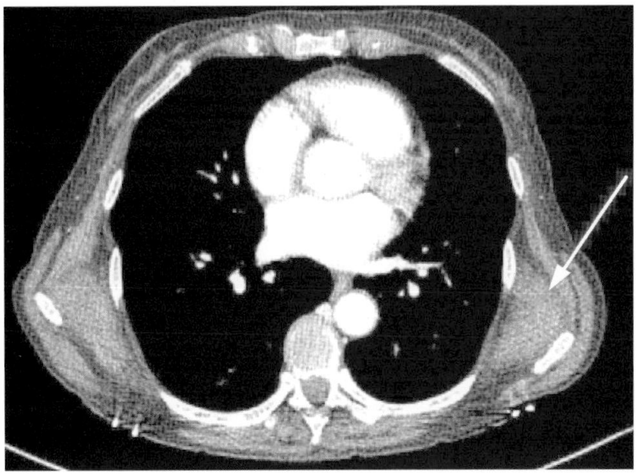

A. 正常肌肉　　B. 血管畸形

C. 良性肿瘤　　D. 恶性肿瘤

**18b**　这是偶然发现的异常，下一步该如何处理？

A. 无须随访　　B. 6 个月随访

C. 细针穿刺活检　　D. 外科切除

**19**　胸壁硬纤维瘤与下面哪个疾病最相关：

A. Carney 三联征　　B. Gardner 综合征

C. Lofgren 综合征　　D. Osler-Weber-Rendu 综合征

**20** 患者女，32 岁，HCG 治疗不孕症，取卵术后 5 天出现气短，行肺血管 CTA 检查。下图 CT 表现的最可能的病因是：

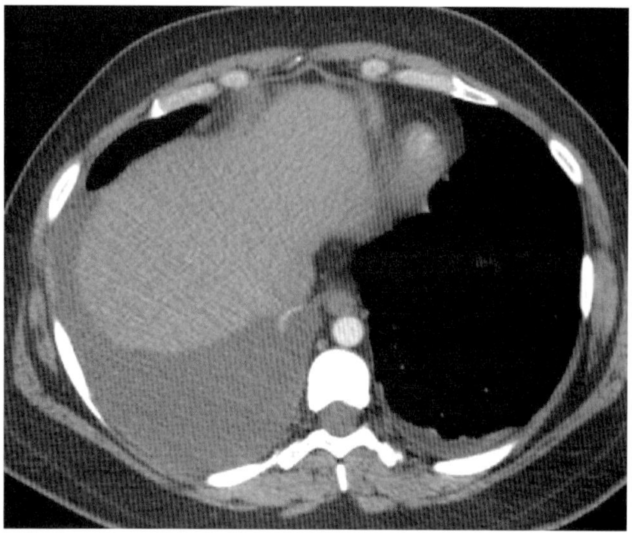

A. 草甸综合征

B. 肝衰竭

C. 卵巢过度刺激综合征

D. Meigs 综合征

## 答案与解析

**1a** **答案 B**。

**1b** **答案 C**。

**1c** **答案 D**。

**1d** **答案 A**。胸膜腔是位于内部的脏层胸膜和外部的壁层胸膜之间的腔隙。胸膜腔正常情况下有 10~15mL 的液体，是一个潜在的腔隙。侧位胸片能检测出 50mL 以上、正位胸片能检测出 200mL 以上的胸腔积液。最常见的胸腔积液是漏出性和渗出性。漏出性胸腔积液更常见，由静水压增加或渗透压降低所致，常见于心力衰竭、肾衰竭、肝衰竭。渗出性积液见于胸膜通透性增加，见于肿瘤或感染性病变。

出现大量胸腔积液时，最重要的是要排除恶性积液。尽管只有少数恶性胸腔积液是大量的，但也要除外恶性的可能。绝大多数大量胸腔积液不是恶性积液。

**参考文献：**Evans AL, Gleeson FV. Radiology in pleural disease: state of the art. *Respirology* 2004;9:300 –312.

Kuhlman JE, Singha NK. Complex disease of the pleural space: radiographic and CT evaluation. *Radiographics* 1997;17:63 – 79.

Maskell NA, Butland RJ. BTS guidelines for the investigation of a unilateral pleural effusion in adults. *Thorax* 2003;58:8 – 17.

**2** **答案 A**。乳糜性积液是比较罕见的，主要是由胸导管（或分支）破坏或淋巴阻塞引起的乳糜液漏入胸腔。常见的原因包括淋巴管平滑肌瘤病（LAM）、淋巴管瘤和淋巴瘤。这个病例表现为弥漫性囊性肺疾病，是典型的 LAM。

**参考文献：**Evans AL, Gleeson FV. Radiology in pleural disease: state of the art. *Respirology* 2004;9:300 –312.

Kuhlman JE, Singha NK. Complex disease of the pleural space: radiographic and CT evaluation. *Radiographics* 1997;17:63 – 79.

Maskell NA, Butland RJ. BTS guidelines for the investigation of a unilateral pleural effusion in adults. *Thorax* 2003;58:8 – 17.

**3** **答案 B**。此病例表现为强化的胸膜结节、胸膜增厚和中等量的胸腔积液。这是 1 例乳腺癌转移性的恶性胸腔积液。病变转移至胸膜可表现为积液、胸膜增厚或结节。胸膜结节提示转移性病变，但胸腔积液无胸膜结节并不能除外胸膜转移。肺癌、乳腺癌是最常见的转移至胸膜的恶性肿瘤。

胸膜结节的鉴别诊断包括转移（最常见）、淋巴瘤、纤维性肿瘤、间质瘤和侵袭性胸腺瘤。

**参考文献：**Dynes MC, White EM, Fry WA, et al. Imaging manifestations of pleural tumors. *Radiographics* 1992;12:1191 – 1201.

Hussein-Jelen T, Bankier AA, Eisenberg RL. Solid pleural lesions. *AJR Am J Roentgenol* 2012;198:W512 – W520.

**4a** **答案 A**。

**4b** **答案 C**。

**4c** **答案 B**。

**4d** **答案 B**。

**4e** **答案 C**。脓胸指的是胸膜腔内感染、脓液在胸膜腔内聚集,可能危及生命。脓胸常继发于肺炎伴有肺炎旁积液,肺炎旁积液发生感染。感染引起胸膜通透性增加,出现胸腔积液增多、积聚。

胸膜劈裂征是脓胸的表现,是脏层和壁层胸膜分离所致,双侧胸膜增厚、炎性改变。增强检查示胸膜强化。

最佳治疗方法是正确的药物治疗和引流。经典的治疗是抗生素和胸腔引流。复杂的脓胸(如内部分隔或包裹性)需要多根引流管或外科清创术。

支气管胸膜瘘是指支气管树和胸膜腔的异常交通。可见于多种病因,如感染或脓胸,正如本例所示。影像出现气液平是一个重要征象,而且引流时气胸不能完全消失。脓胸另外一个潜在的并发症是胸外侵犯,被称为 Necessitans 脓胸。

**参考文献**:Kraus GJ. The split pleura signs. *Radiographics* 2007; 243:297 – 298.

Kuhlman JE, Singha NK. Complex disease of the pleural space: radiographic and CT evaluation. *Radiographics* 1997;17:63 – 79.

Stark DD, Federle MP. Differentiating lung abscess and empyema: radiography and computed tomography. *AJR Am J Roentgenol* 1983; 141:163 – 137.

**5a** **答案 B**。

**5b** **答案 B**。

**5c** **答案 C**。石棉相关的肺和胸膜疾病可以是肿瘤性的也可以是非肿瘤性的。一般石棉暴露后多年才发病,尽管近期 Libby Montana 的文献报道石棉相关胸膜疾病的发病潜伏期较短且年轻人较多。胸腔积液是最早的征象之一,可在暴露后 10 年内出现(可以是血性积液)。胸膜斑(伴或不伴钙化)是最常见的表现,通常在暴露后 20~30 年出现。常见的位置是胸壁肋骨和膈肌下。

最常见的与石棉暴露相关肺疾病的表现包括圆形肺不张、石棉沉着症(肺实质异常)、间皮瘤和支气管肺癌。吸烟者患原发性肺肿瘤的风险显著增加(50 倍或更多)。

**参考文献**:Larson TC, Meyer CA, Kapil V, et al. Workers with libby amphibole exposure: retrospective identification and progression of radiographic changes. *Radiology* 2010;255(3):924 – 933.

Roach HD, Davies GJ. Asbestos: when the dust settles-an imaging review of asbestos-related disease. *Radiographics* 2002;22:167 – 184.

**6a** **答案 D**。

**6b** **答案 B**。间皮瘤是胸膜最常见的恶性肿瘤,一般在石棉暴露后 35~40 年发生,典型的表现是广泛的、环形的胸膜增厚,通常是几厘米厚。纵隔胸膜和叶间胸膜侵犯在恶性胸膜增厚中较良性胸膜增厚更常见。可出现胸腔积液,也是延迟性出现(在石棉暴露后 20 年以上),诊断时需要引起重视。间皮瘤并不认为是由先前存在的斑块引起的。

**参考文献**:Wang ZJ, Reddy GP. Malignant pleural mesothelioma: evaluation with CT, MR imaging, and PET. *Radiographics* 2004;24:105 – 119.

**7a** **答案 B**。

**7b** **答案 C**。

**7c** **答案 A**。胸膜或胸壁脂肪瘤是良性含脂肪病变。胸片显示前胸壁异常密度影,边界不完整,提示不是起源于肺内的病变。侧位胸片显示边缘圆钝,提示肺实质外起源。除此之外,肺门重叠征阳性提示正位胸片上病灶并不位于肺门,但也并不一定位于胸膜或胸壁。CT 显示病灶内含有脂肪,可以明确诊断为胸膜脂肪瘤。

**参考文献:**Mullan CP, Rachna M. *Radiology* of chest wall masses. *AJR Am J Roentgenol* 2011;197:460–470.

**8a** **答案 B。**

**8b** **答案 B。**胸腔种植脾是指胸腔内脾组织的自体移植,通常见于创伤和膈肌破裂。异位位置包括腹部和胸部。胸腔种植脾可以无症状,也可出现咯血和胸膜炎。影像学表现为多发的、大小不等的胸腔内强化结节(若静脉注射造影剂)。本例 CT 表现为沿着横膈向胸部延伸的结节,伴有外伤后脾脏形态异常。有助于明确诊断的进一步检查包括 $^{99m}$锝($^{99m}$Tc)硫胶体、$^{111}$铟标记血小板、热损伤的红细胞,或白细胞血细胞扫描。

**参考文献:**Huang AH, Shaffer K. Thoracic splenosis. *Radiographics* 2006;239:293–296.

Malik UF, Martin MR. Parenchymal thoracic splenosis: history and nuclear imaging without invasive procedures may provide diagnosis. *J Clin Med Res* 2010;2(4):180–184.

**9a** **答案 A。**

**9b** **答案 B。**

**9c** **答案 D。**胸片表现为右侧膈肌明显抬高(正常的右侧较左侧轻度抬高)。膈肌是胸腹腔的分界线,是主要的呼吸肌。单侧膈肌抬高可见于多种原因。膈神经(支配膈肌)损伤是最常见的原因,可见于外伤、手术或肿瘤侵犯。膈膨出是指不对称膈肌变薄,通常只涉及一部分,产生局部隆起。

膈肌麻痹可以用透视吸气试验评估。阳性结果表现为当吸气时对侧膈肌功能正常,而患侧膈肌出现矛盾运动,这是由快速吸气时胸内负压所致。胸部 CT 检查可以除外其他潜在的疾病,如恶性肿瘤,但并不能直接评价膈肌麻痹。

膈肌明显抬高的鉴别诊断包括正常呼气、先天性肺发育不全、肺不张或肺切除所致的肺容积缩小、肺底积液、腹部肿瘤或腹部器官增大。

**参考文献:**Nason LK, Walker CM. Imaging of the diaphragm: anatomy and function. *Radiographics* 2012;32:E51–E70.

Verhey PT, Gosselin MV. Differentiating diaphragmatic paralysis and eventration. *Acad Radiol* 2007;4:420–425.

**10a** **答案 A。**

**10b** **答案 D。**当病变较大时,平片很难鉴别其起源,横断面影像检查是必需的。平片表现为边界清楚的巨大肿块,位于右侧中上胸腔,但第5后肋侵蚀及部分缺如提示胸壁有侵犯。侧位胸片表现为胸骨后间隙后部有巨大占位。单侧肺水肿和先天性囊肿不会出现胸壁异常改变。

CT 和 MRI 表现为不均匀强化的肿块,侵犯胸壁、胸膜和骨骼。这例诊断是尤文肉瘤,也被称为 Askin 瘤。尤文肉瘤见于儿童和年轻人,可能与11;22染色体易位有关。影像特征包括大小不等的不均匀肿块,可有胸腔积液和淋巴结肿大。钙化不常见,但也可出现钙化。大的肉瘤内部常出现坏死,有时有出血。明显强化较常见,当病灶较大或出现坏死时强化会更加不均匀。

**参考文献:**Murphy MD, Senchak LT, Mambalam PK. From the radiologic pathology archives: Ewing sarcoma family of tumors: radiologic-pathologic correlation. *Radiographics* 2013;33:803 – 813.

Tateishi U, Gladish GW, Kusumoto M. Chest wall tumors: radiologic findings and pathologic correlation. Part 2: malignant tumors. *Radiographics* 2003;23:1491 – 1508.

**11a 答案 C**。

**11b 答案 C**。胸片显示左侧胸腔内可见腹部脏器。小肠具有明显的特征性,可以除外气胸或囊性病变。CT 可以明确诊断膈疝,表现为典型的重力依赖性内脏征。腹内脏器直接与后肋骨相接触提示膈肌不完整。

膈疝是膈肌先天性或获得性缺损,而使腹内脏器疝入胸腔。获得性膈肌缺损常见的原因是创伤和手术。食管裂孔疝是最常见的膈疝,其他的疝包括 Morgagni 和 Bochdalek 疝。

**参考文献**:Sandstrom CK, Stern EJ. Diaphragmatic hernias: a spectrum of radiographic appearances. *Curr Probl Diagn Radiol* 2011;3:95 – 115

**12a 答案 C**。

**12b 答案 B**。胸片显示肺外周、边界不完整的肿块,其前后径较正位片上的宽径大。边界不完整提示肺外起源(边缘圆钝也提示肺实质外起源,边缘锐利提示肺内起源)。正位和侧位片上直径的不对称性是胸膜病变的一个特征;同理,依据气液平有助于鉴别肺脓肿和脓胸。CT 示边界清楚、均匀的胸膜肿块。病理诊断为胸膜纤维性肿瘤(或称为孤立性或局灶性纤维性肿瘤)。

胸膜纤维性肿瘤是罕见的肿瘤,最常见于成人(40~60 岁)。影像特征取决于肿瘤的大小和肿瘤的侵袭性。良性和恶性均有,但良性更常见。小的非侵袭性的肿瘤常是均匀的,边缘圆钝,没有胸壁侵犯。大的病灶通常是不均匀的,边缘呈锐角,类似于肺肿瘤。恶性者常表现为胸壁或骨骼侵犯。强化具有特征性,钙化罕见。肿瘤可见由纤维血管茎形成的蒂。孤立性胸膜纤维性肿瘤没有特异性的影像征象,也没有征象可以鉴别良性与恶性肿瘤。有些表现为与纤维性肿瘤相关的系统性症状,包括肥大性骨关节病,某些病例出现低血糖。胸膜局灶性纤维性肿瘤的治疗是外科切除,复发率高达 15%。

PET/CT 显示良性肿瘤 FDG 低摄取,恶性肿瘤 FDG 高摄取。恶性肿瘤常是多发性的,复发率高达 63%。鉴别诊断包括转移、间质瘤和淋巴瘤。

**参考文献**:Ginat DT, Bokhari A, Bhatt S, et al. Imaging features of solitary fibrous tumors. *AJR Am J Roentgenol* 2011;196:487 – 495.

Luciano C, Francesco A, Giovanni V. CT signs, patterns and differential diagnosis of solitary fibrous tumors of the pleura. *J Thorac Dis* 2010;2:21 – 25.

Rosado-de-Christenson ML, Abbott GF, McAdams HP, et al. From the Archives of the AFIP: localized fibrous tumor of the pleura. *Radiographics* 2003;23:759 – 783.

**13a 答案 D**。

**13b 答案 D**。

**13c 答案 A**。这些病例均表现为先天性膈疝,分别是胸腹膜裂孔疝(Bochdalek)和先天性胸骨后膈疝(Morgagni)。第一例表现为较小的 Bochdalek 疝,含有脂肪和小肠。第二例表现为胸片上心膈角区可见较大的异常密度影,CT 示较大的 Morgagni 疝,含有脂肪和充血的血管,可能来源于大网膜。

Bochdalek 疝更常见，通过 Bochdalek 孔发生。典型的是单侧的，发生于左侧后部，也可见于右侧，或双侧。Morgagni 疝沿着右侧膈肌的前内侧。胸片上右侧心膈角肿块的鉴别包括 Morgagni 疝、心包囊肿、淋巴结肿大和心包/纵隔脂肪。

**参考文献**：Mullins ME，Stein J，Saini CC，et al. Prevalence of incidental bochdalek's hernia in a large adult population. *AJR Am J Roentgenol* 2001；177：363 – 366.

Sandstrom CK，Stern EJ. Diaphragmatic hernias：a spectrum of radiographic appearances. *Curr Probl Diagn Radiol* 2011；3：95 – 115.

**14a** **答案 B**。

**14b** **答案 A**。

**14c** **答案 A**。胸片显示右侧大量分层状的胸腔积液。没有气液平或胸膜线提示胸腔内含有气体成分。相应的 CT 显示明显的肝硬化和腹水，明确可能的病因是肝性胸水。

肝性胸水定义为肝硬化患者出现明显的胸腔积液而无其他明确的病因。总体来讲，肝性胸水是不常见的（为肝硬化患者的 5%～10%），尽管肝病治疗中心经常见到这种患者。最被认可的病因是腹水经膈肌上小的缺损漏入胸腔。绝大多数肝性胸水（85%）位于右侧。仅有 10%～15% 位于左侧，＜2% 是双侧性的。请注意，没有腹水并不排除这种疾病，某些情况下，正常的腹内和胸腔压力梯度可以使胸膜腔出现积液。

**参考文献**：Kim YK，Kim Y，Shim SS. Thoracic complications of liver cirrhosis：radiologic findings. *Radiographics* 2009；29（3）：825 – 837.

**15** **答案 C**。胸片显示单侧严重的肺容积缩小、胸膜增厚和胸膜钙化。远期的血胸和石棉相关胸膜疾病均可出现纤维胸伴有胸膜钙化。结核性脓胸最具特征性，既往有 Eloesser 瓣治疗慢性脓胸的病史，支持这个诊断。

慢性结核性脓胸源于结核性胸膜炎，是原发性肺结核的一种并发症。慢性结核分枝杆菌感染引起胸膜增厚、钙化，可以进展为纤维胸致肺容积缩小。结核性脓胸可见明显的胸膜外脂肪的增生。同一患者的 CT 图像如下所示。

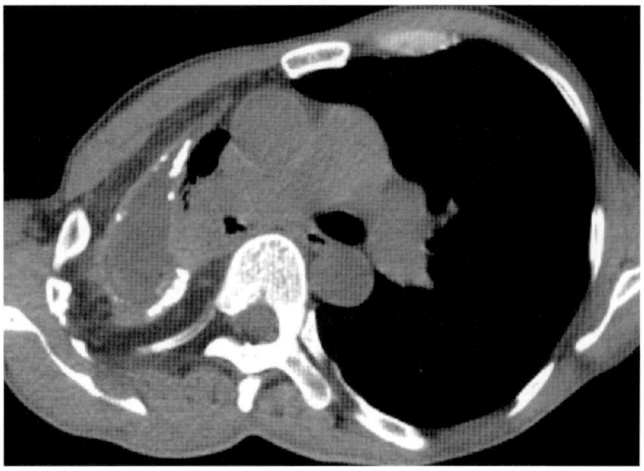

脓胸也可出现乳糜性积液，表现为液体 – 脂肪平面。

**参考文献**：Kim HY，Song K，Goo JM，et al. Thoracic sequelae and complications of tuberculosis. *Radiographics* 2001；21：839 – 860.

Thourani VH，Lancaster RT，Mansour KA，et al. Twenty-six years of experience with the modified eloesser flap. *Ann Thorac Surg* 2003；76：401 – 406.

**16a** **答案 A**。

**16b** **答案 B**。尽管很多病变可以引起肋骨侵蚀性改变,但仅有少数引起多发肋骨的侵蚀。创伤或转移均不会出现如图所示的肋骨的改变。主动脉缩窄可以引起肋骨切迹,类似于图示表现,胸片会同时显示肺尖部肿块、肋骨内侧胸膜下病变。这种表现与神经纤维瘤病的丝带肋骨相符。

1 型神经纤维瘤病(NF1 基因或神经纤维瘤病)是最常见的斑痣性错构瘤病,通常表现为皮肤神经纤维瘤、牛奶咖啡斑、雀斑、视神经胶质瘤、蝶骨翼发育不良和其他特性的骨质改变。伴随 NF1,肿瘤抑制灭活,会产生多种不同潜在的肿瘤,这些潜在的肿瘤作为题目备选项与其他斑痣病相关(心脏横纹肌瘤 - 结节性硬化症和脉络丛乳头状瘤-von Hippel Lindau 病)。偏瘫与 Sturge-Weber 综合征相关。硬脑膜脊膜膨出与 1 型神经纤维瘤病相关,常合并脊柱侧凸。

**参考文献**:Rossi SE, Erasmus JJ, McAdams HP, et al. Thoracic manifestations of neurofibromatosis-I. *AJR Am J Roentgenol* 1999; 173:1631 – 1638.

**17** **答案 D**。CT 显示主动脉根部水平左前纵隔有巨大肿块,左侧胸膜见多发种植性转移灶。这是胸腺瘤直接侵犯左侧胸膜腔。依据胸腺瘤的 Masaoka-Koga 分期,胸膜和心包播散是Ⅳa 期,血行转移是Ⅳb 期。Ⅳa 与Ⅳb 期的不同导致治疗方法的差异:新辅助化疗和手术切除(加或不加放疗)和姑息性化疗。

**参考文献**:Benveniste MFK, Rosado-de-Christensen ML, Sabloff BS, et al. Role of imaging in the diagnosis, staging, and treatment of thymoma. *Radiographics* 2011;31:1847 – 1861.

**18a** **答案 C**。

**18b** **答案 A**。背部弹力纤维瘤是发生于肩胛下区深部相邻肌肉的胸壁良性肿瘤。本例病变是相对对称的,尽管经常表现为不对称或单侧。背部弹力纤维瘤最常见于老年女性,有些人认为机械摩擦是单侧病变中右侧占优势的原因。典型的部位及 CT 表现可以明确诊断,尤其是双侧对称性病变,如本例,对于无症状的患者无须进一步的随访。有些会有症状,如肩痛或弹响肩胛,这些需要手术切除。

**参考文献**:Naylor MF, Nascimento AG, Sherrick AD, et al. Elastofibroma dorsi: radiologic findings in 12 patients. *AJR Am J Roentgenol* 1996;167:683 – 687.

Ochsner JE, Sewall SA, Brooks GN, et al. Best cases from the AFIP: elastofibroma dorsi. *Radiographics* 2006;26:1873 – 1876.

**19** **答案 B**。胸壁硬纤维瘤,也称为侵袭性纤维瘤病,是胸壁最常见的低度恶性肉瘤。它具有侵袭性,可以侵犯胸腔;但不会发生转移。硬纤维瘤与几种疾病有关联,最常见的是加德纳综合征和创伤。影像学上,纤维瘤的 CT 密度是多变的,MR T1WI 信号比肌肉信号低,T2WI 呈中等信号。

其他选项均与胸部病变相关。Carney 三联征是肺软骨瘤、肾上腺外嗜铬细胞瘤和胃肠道间质瘤。Lofgren 综合征是结节病伴胸部淋巴结肿大、结节性红斑、关节痛。Osler-Weber-Rendu 综合征的表现是多发动静脉畸形和皮肤黏膜毛细血管扩张。

**参考文献**:Tateishi U, Gladish GW, Kusumoto M, et al. Chest wall tumors: radiologic findings and pathologic correlation. *Radiographics* 2003;23:1491 – 1508.

**20** **答案 C**。CT 血管造影扫描图像示右侧胸腔积液较左侧多。根据病史及患者症状,影像表现与卵巢过度刺激综合征(OHSS)符合。该综合征发生在取卵术后大约 6 天,表现为卵巢增大和第三流体间隙。严重程度被分为轻度(卵巢增大伴腹部症状加重)、中度(腹水)和重度(腹水或胸水,伴有呼吸道症状、血液浓缩或凝血障碍)。大多数病例在给予支持性治疗后并不复发,一般在 HCG 给药后 12 天左右明显改善。更常见的并发症包括肺栓塞、急性呼吸窘迫综合征和肺部感染。

**参考文献:**McNeary M, Stark P. Radiographic findings in ovarian hyperstimulation syndrome. *J Thorac Imaging* 2002;17:230 - 232.

# 第 7 章 纵隔病变

## 问题

**1a** 胸片所示的影像表现是：

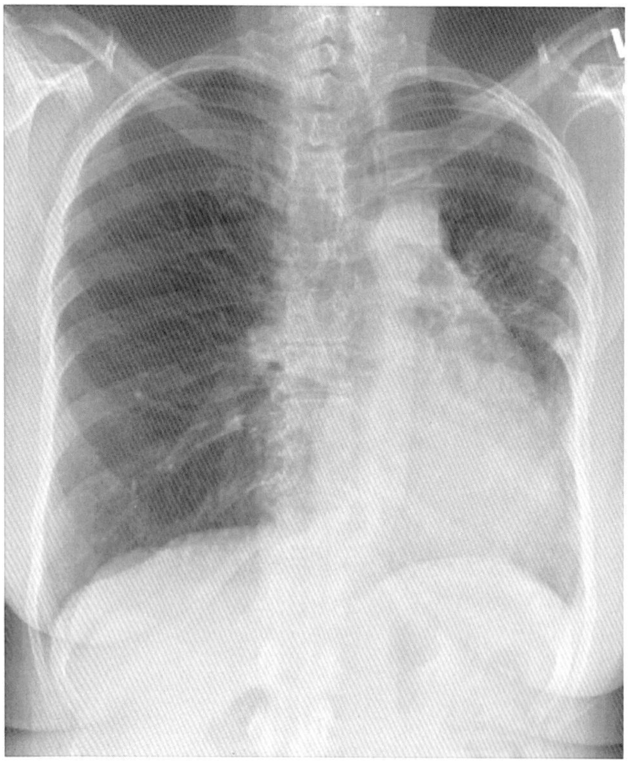

A. 实变　　B. 心影增大

C. 肺容积缩小　　D. 气胸

**1b** CT 增强前后右肺动脉和左肺动脉水平的 MPR 图像如下，最佳诊断是：

A. 慢性肺动脉栓塞　　B. 纵隔纤维化

C. 未治疗的淋巴瘤　　D. 大动脉炎

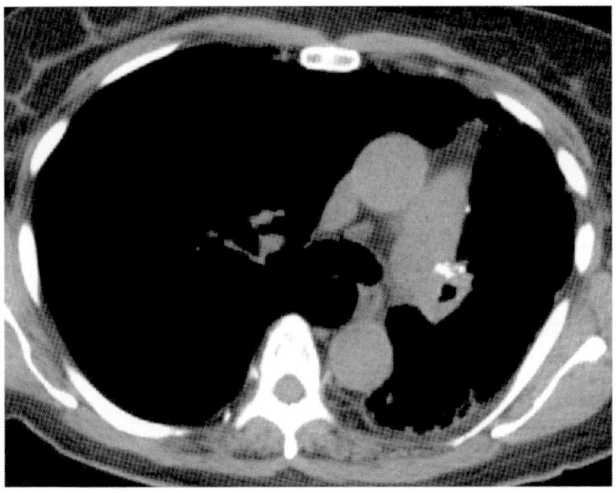
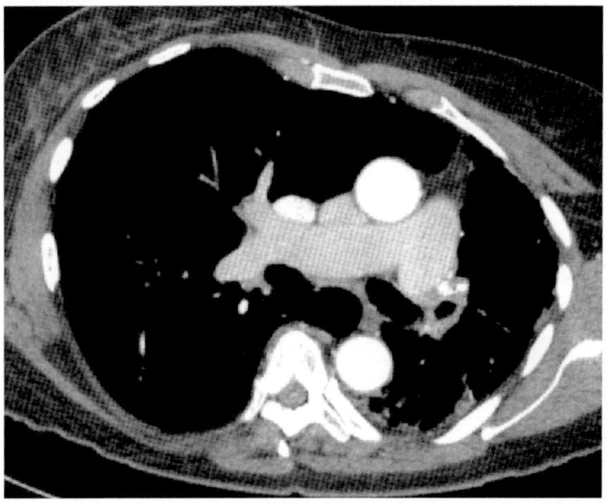

**1c**　在美国，纵隔纤维化最常见的原因是：

A. 组织胞浆菌病　　B. 特发性的

C. 结核性的　　D. 放疗

**2a**　根据 CT 表现，患者最可能出现的临床症状是：

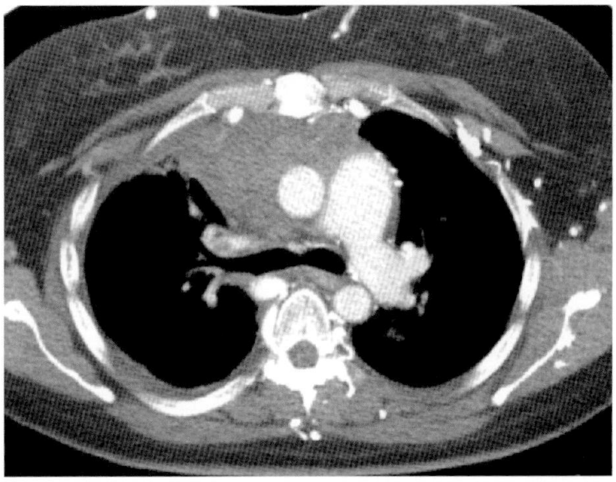
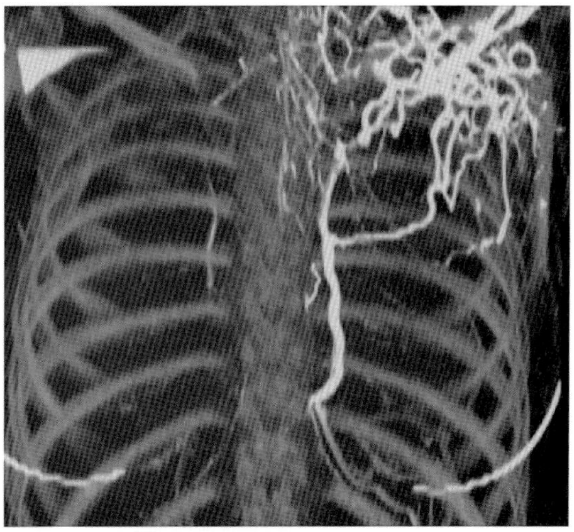

A. 喘鸣　　B. 面部肿胀

C. 心理状态的变化　　D. 恶心

**2b**　同一患者的其他 CT 图像如下，最突出的征象是：

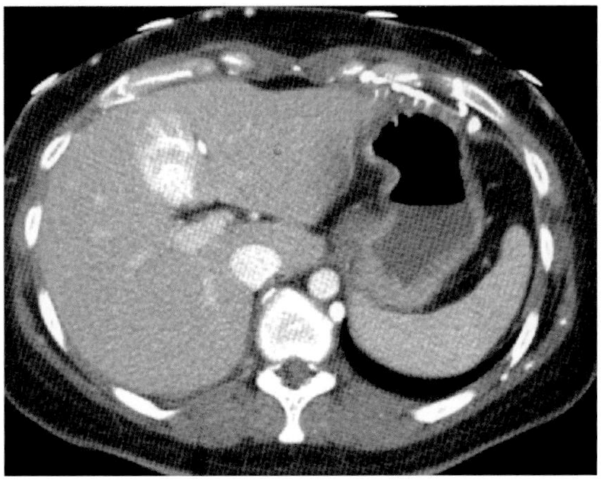

A. 瓷样胆囊　　　　B. 脾脏增大

C. 肝脏局灶性强化　　　　D. 胃壁增厚

**2c** 上腔静脉综合征最常见的原因是：

A. 肿瘤　　　　B. 医源性

C. 纵隔纤维化　　　　D. Behcet 病

**3a** 胸片所示异常的部位位于：

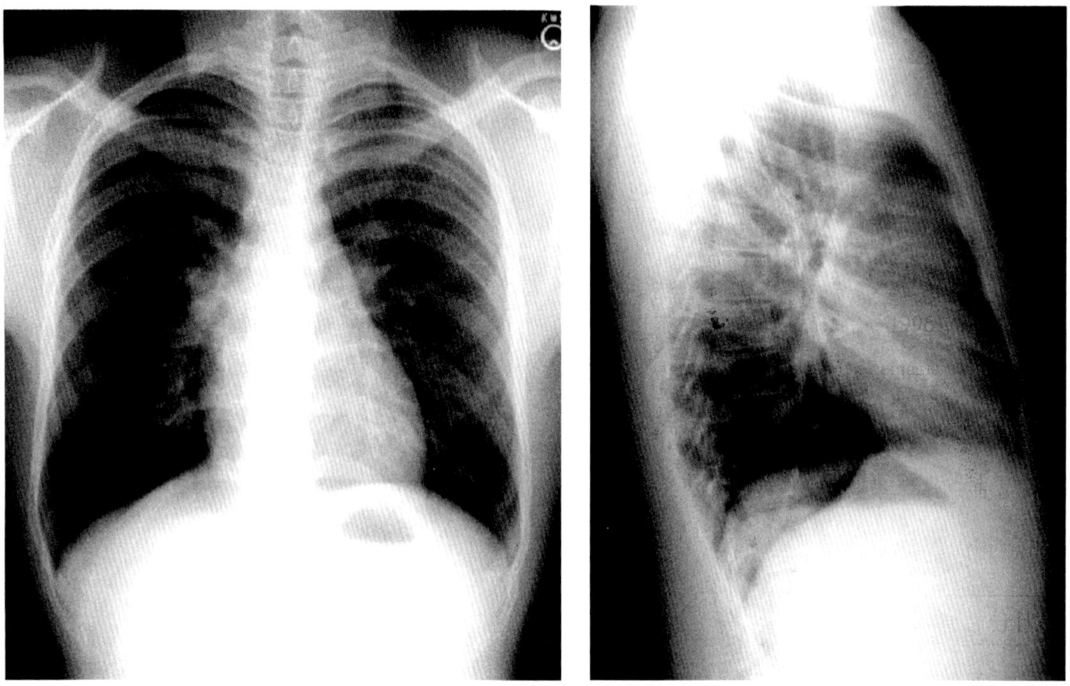

A. 上纵隔　　　　B. 前纵隔

C. 中纵隔　　　　D. 后纵隔

**3b** 以下哪个征象是胸腺瘤的典型表现？

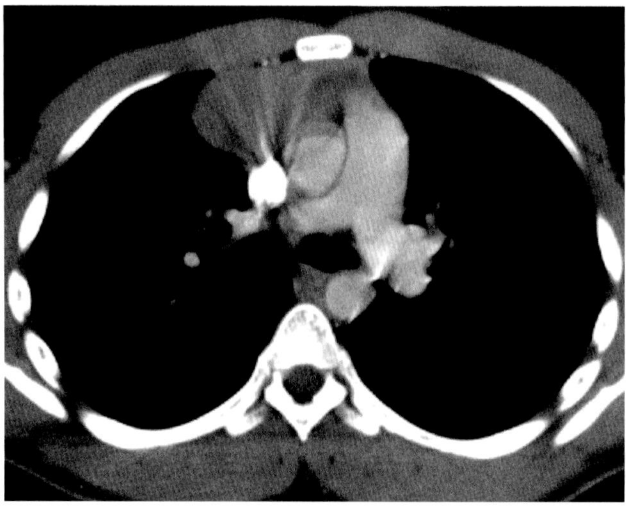

A. 部分脂肪密度　　　　B. 胸膜转移

C. 位于纵隔一侧　　　　D. 钙化

**3c**　病灶切除证实为胸腺瘤。下列哪项是最常见的相关改变?

A. 缺血性心脏病　　B. 低丙种球蛋白血症

C. 纯红细胞再生障碍性贫血　　D. 重症肌无力

**4**　间隔 2 周的增强 CT 图像如下（左图是较早的 CT 图像），最可能的诊断是:

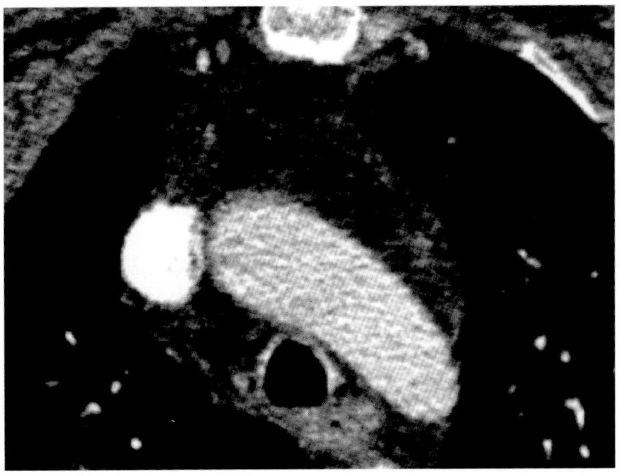

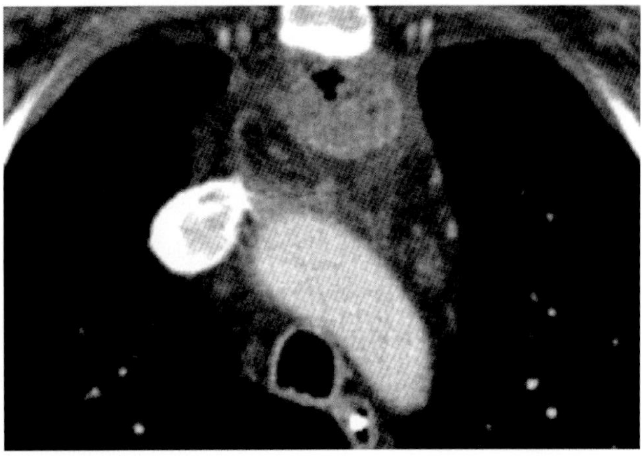

A. 胸腺瘤　　B. 胸腺癌

C. 纵隔脓肿　　D. 正常胸腺

**5**　ARDS 患者，纵隔气肿最常见的原因是:

A. 肺泡破裂　　B. 气胸的延伸

C. 气管内球囊过度充气致气管破裂　　D. 食管破裂

**6a**　胸片所示的异常表现，位于纵隔的哪个分区?

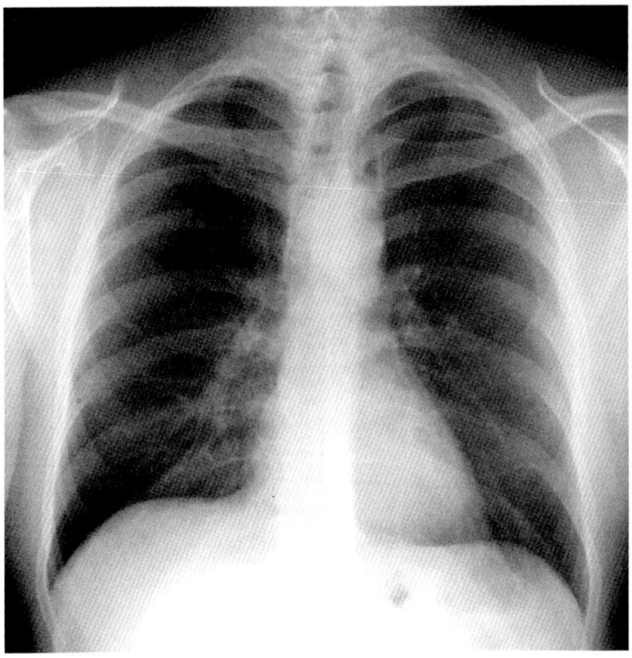

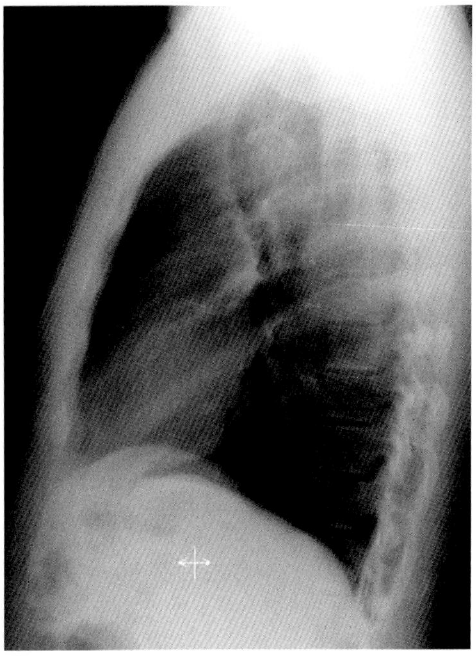

A. 前纵隔　　B. 中纵隔

C. 后纵隔　　D. 上纵隔

**6b** CT 图像如下，最佳诊断是:

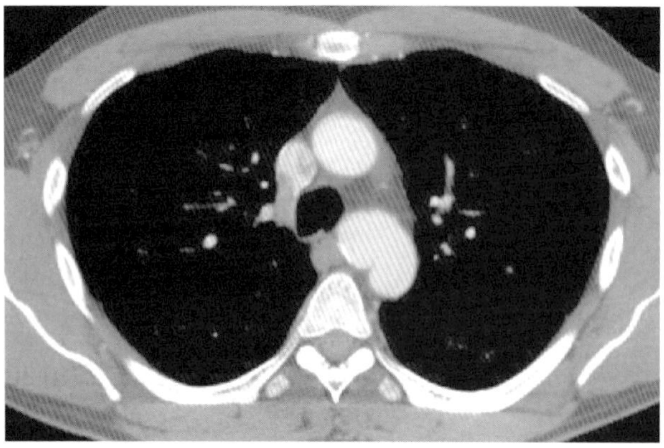

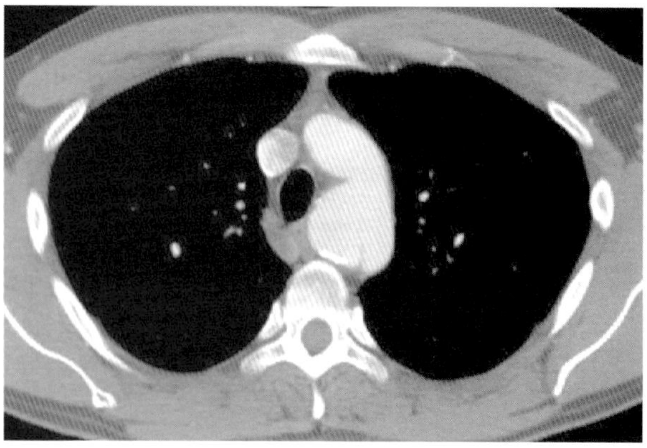

A. 急性创伤性假性动脉瘤　　B. 慢性创伤性假性动脉瘤

C. 急性感染性假性动脉瘤　　D. 慢性感染性假性动脉瘤

**7** 腹膜后脂肪肉瘤患者出现食管肿块，食管肿块最可能的病因是:

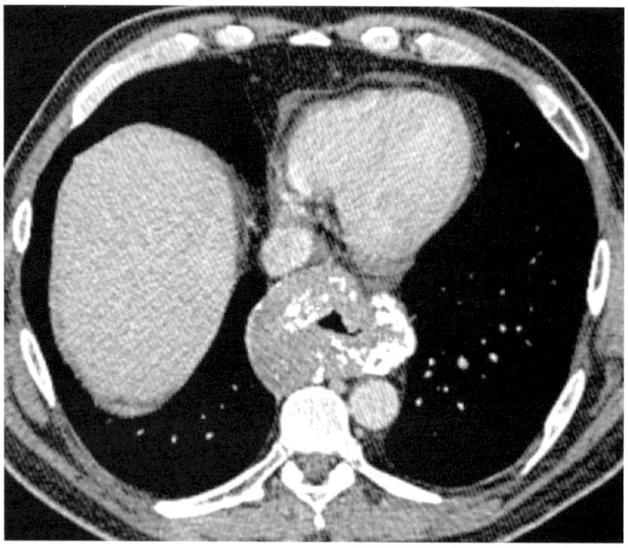

A. 脂肪肉瘤转移　　B. 原发性食管癌

C. 食管平滑肌瘤　　D. 食管淋巴瘤

**8a** 胸片所示的异常表现，位于纵隔的哪个分区?

A. 前纵隔　　B. 中纵隔

C. 后纵隔　　D. 上纵隔

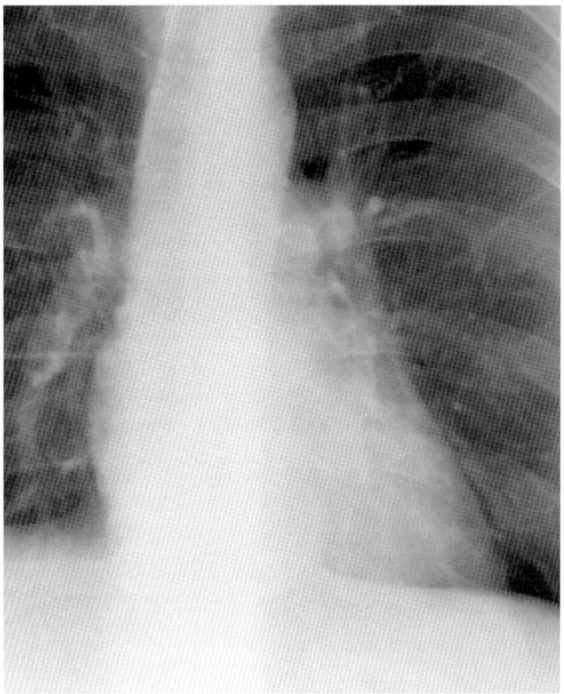

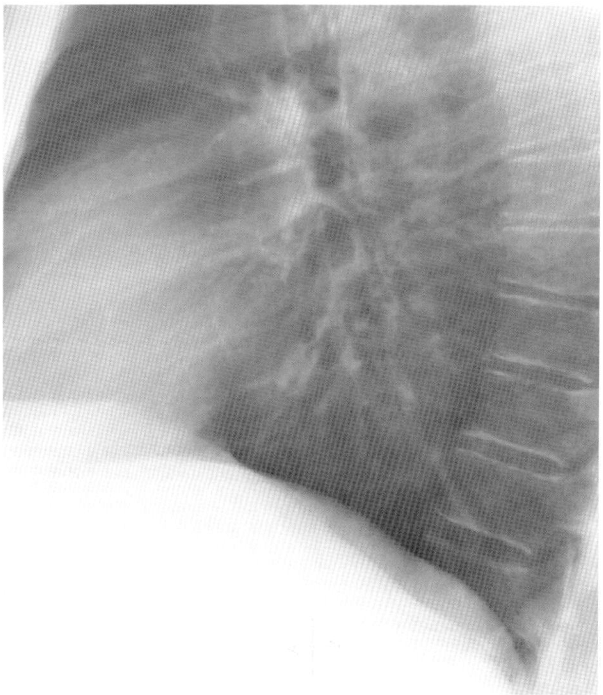

**8b**　依据 CT 图像，中纵隔的异常是：

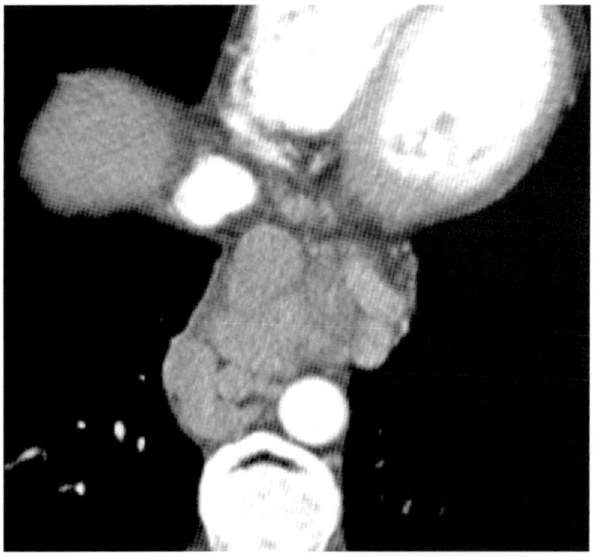

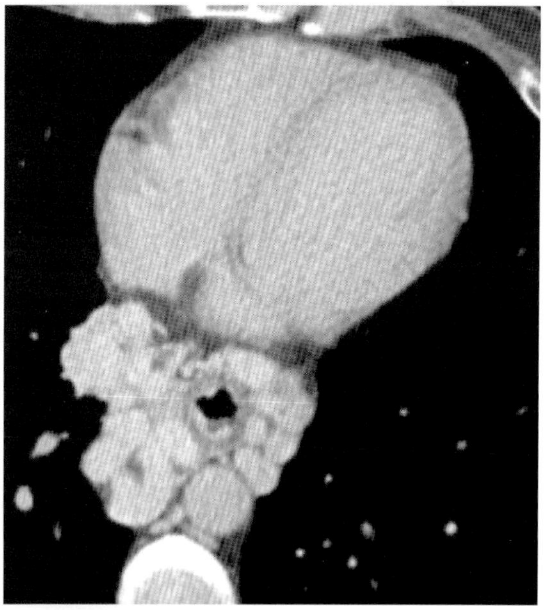

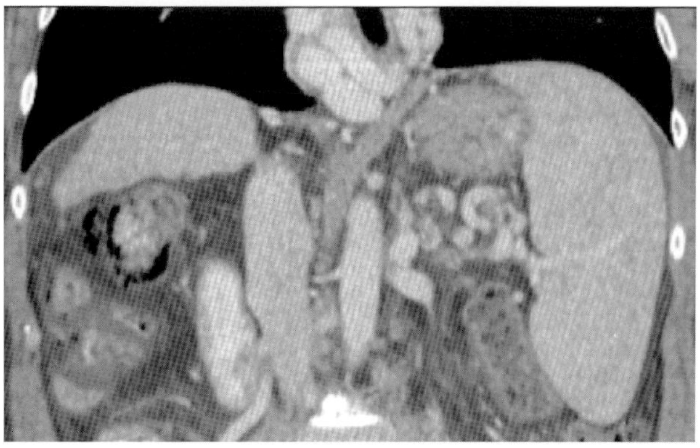

A. 食管癌　　B. 食管静脉曲张

C. 淋巴结肿大　　D. 纵隔炎

**9a** 食管近端破裂，最常见的并发症是：

A. 右侧胸腔积液　　B. 左侧胸腔积液

C. 心包积气　　D. 左侧液气胸

**9b** 食管穿孔后初始 X 线片最常见的特征是：

A. 纵隔增宽　　B. 纵隔气肿

C. 左侧胸腔积液　　D. 右侧胸腔积液

**10a** 根据 CT 表现，最可能的诊断是：

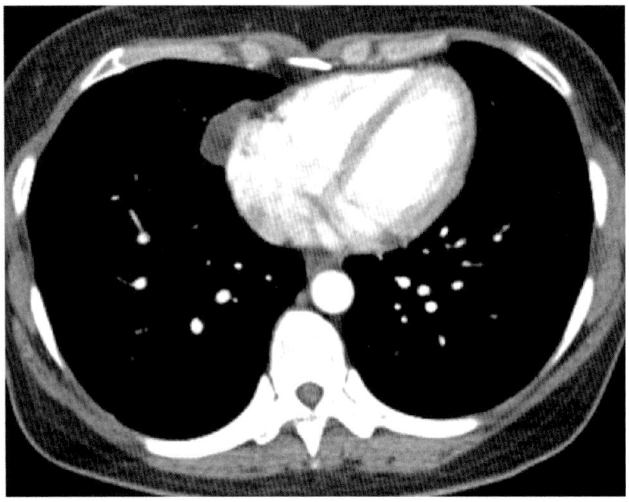

A. 心包结节　　B. 心包囊肿

C. 包裹性胸腔积液　　D. 胸腔植入物

**10b** 如果临床情况令人满意，下一步明确诊断的最佳成像方式是：

A. MRI　　B. PET/CT

C. 平片　　D. 超声心动图

**10c** MRI 图像如下，最佳诊断应该是：

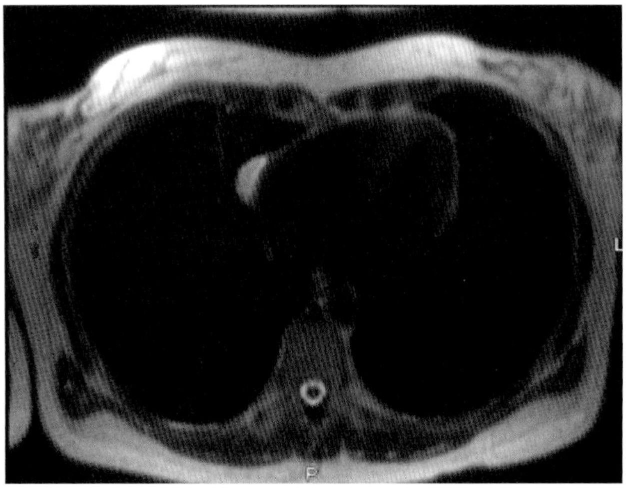

A. 心包结节　　B. 心包囊肿
C. 包裹性胸腔积液　　D. 胸腔植入物

**11a** 胸片的主要异常表现是：

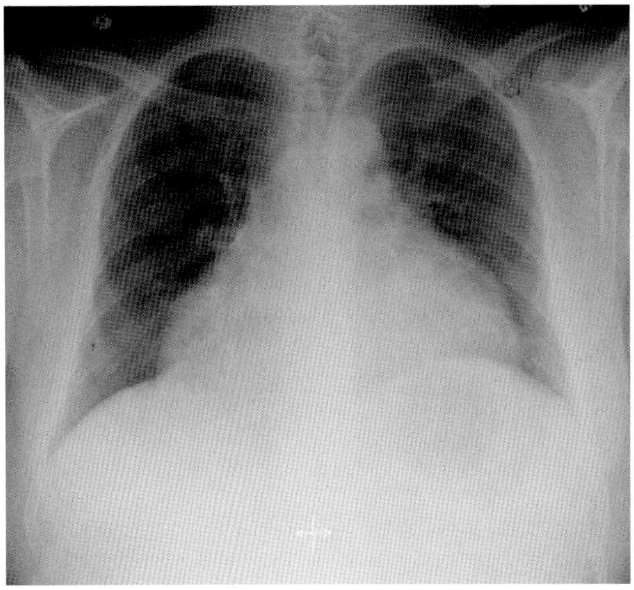

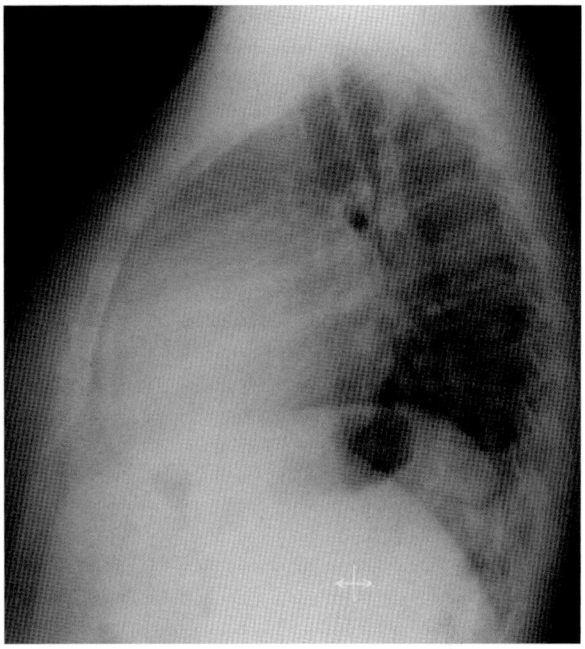

A. 心影增大　　B. 前纵隔肿块
C. 纵隔气肿　　D. 心包积液

**11b** 心包内液体正常的上限是：

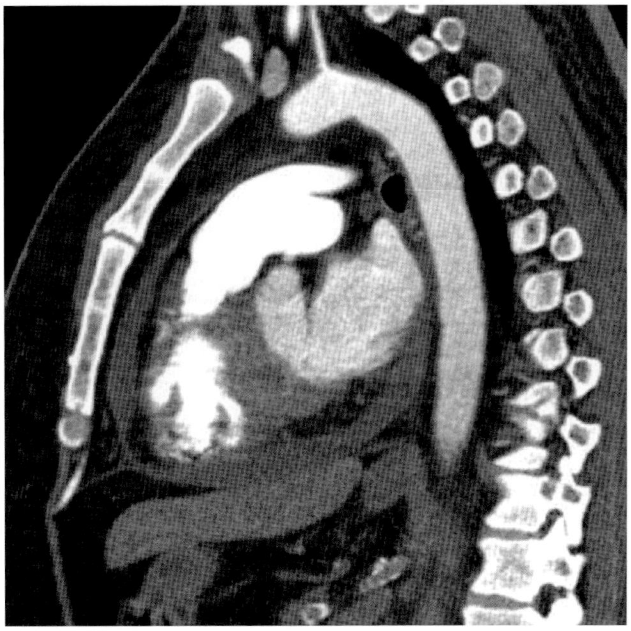

A. 5mL　　B. 50mL
C. 100mL　　D. 200mL

**12** 胸片所示为自发表现，最有可能的原因是：

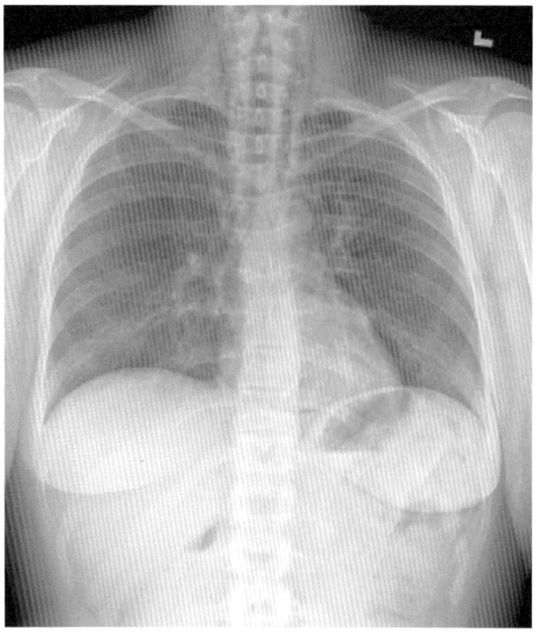


A. 肺尖肺大疱　　B. 用力尖叫
C. 近期长时间飞行　　D. 化疗

**13a** 根据 CT 上的明显异常，下一步该如何处理？

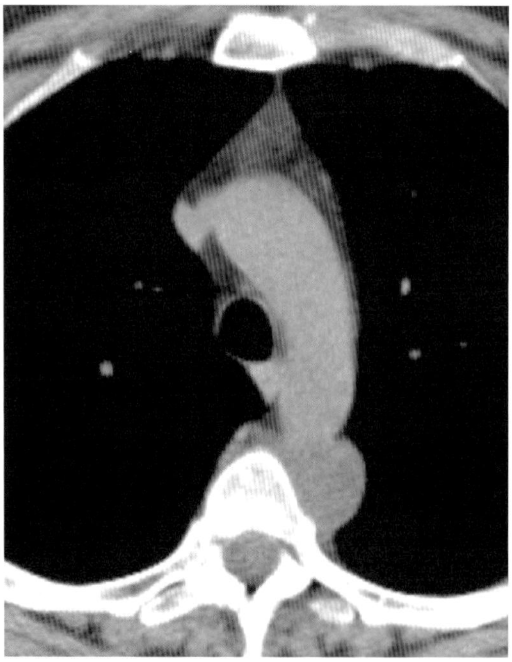

A. PET/CT　　B. MRI
C. 1 年后随访 CT　　D. CT 引导的穿刺活检

**13b** MRI T1WI、T2WI 和增强图像如下所示，最佳诊断是：
A. 神经鞘瘤　　B. 胸膜转移
C. 前肠重复囊肿　　D. 降主动脉假性动脉瘤

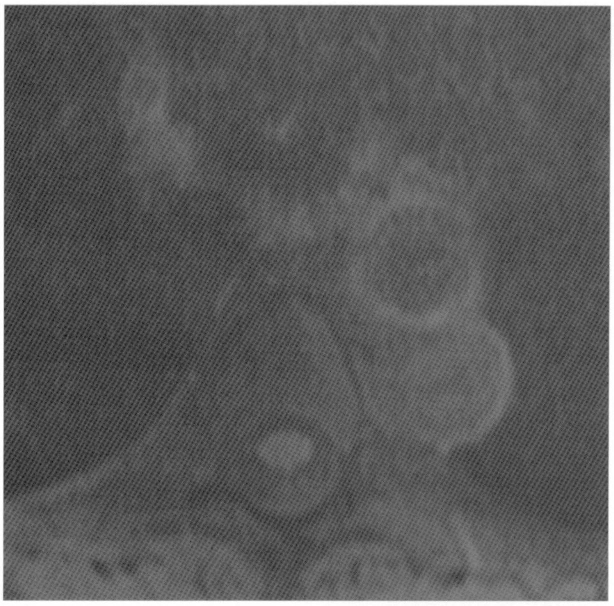

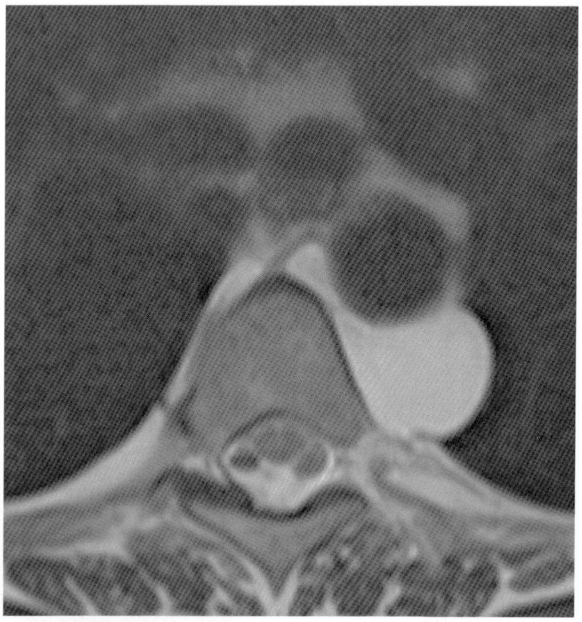

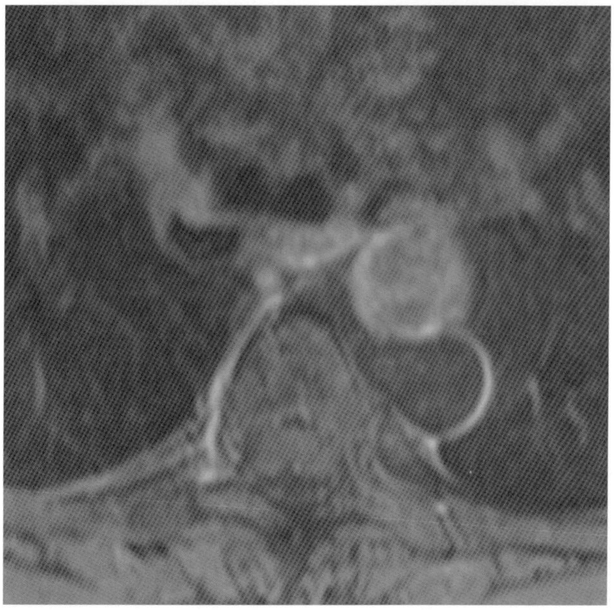

**14a** CT 图像如下，最可能的诊断是：

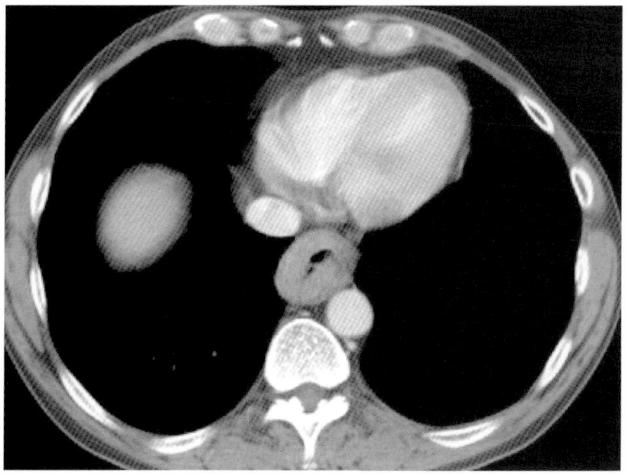

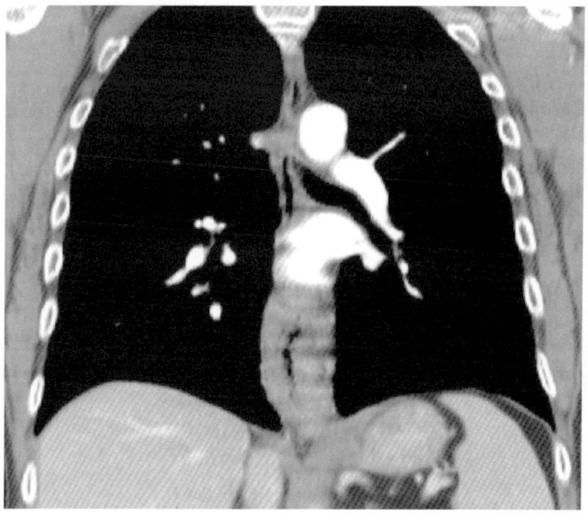

A. 食管重复囊肿　　B. 食管静脉曲张

C. 食管癌　　D. Barrett 食管

**14b** 内镜确诊食管癌，若 CT 显示直接侵犯邻近的肺组织，肿瘤的分期是：

A. T1　　B. T2

C. T3　　D. T4

**15a** 病变位于纵隔的哪个分区？

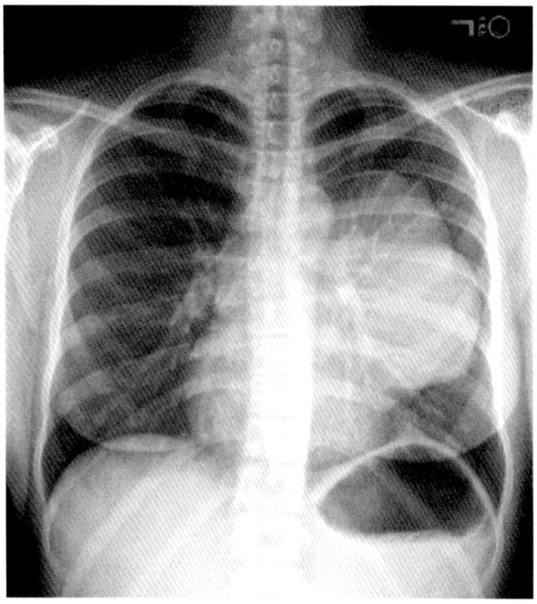

A. 前纵隔　　B. 上纵隔

C. 后纵隔　　D. 中纵隔

**15b** 最可能的诊断是：

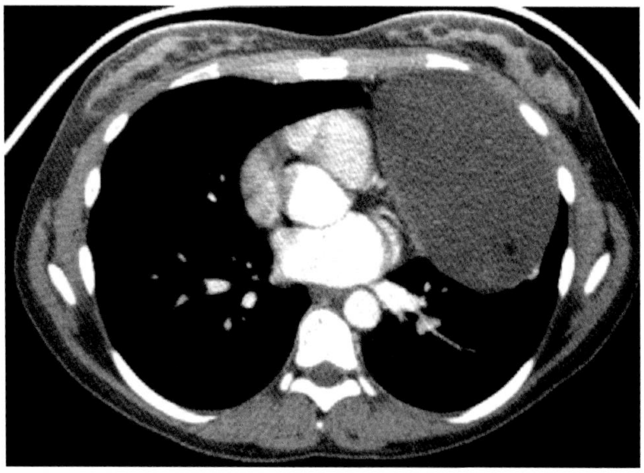

A. 胸腺瘤　　B. 畸胎瘤

C. 心包囊肿　　D. 淋巴瘤

**15c** 生殖细胞瘤最常见的性腺外的位置是：

A. 腹膜后　　B. 纵隔

C. 腹膜　　D. 头颈

**16a** 下图胸片的异常是：

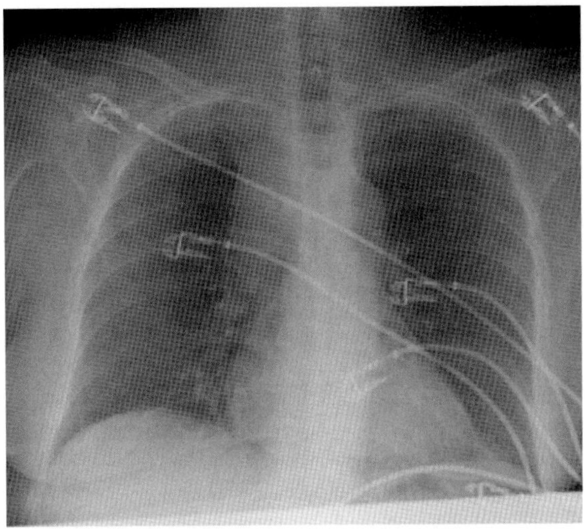

A. 奇静脉食管边界　　B. 右侧气管旁带

C. 主－肺动脉窗　　D. 叶间动脉

**16b** 患者近期出现胸痛，既往有肺动脉栓塞史，现口服抗凝药物治疗。CT 增强图如下，请对病灶进行定位。

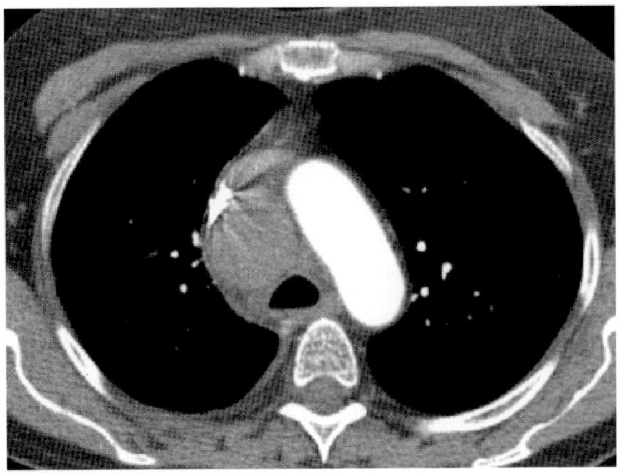

A. 前纵隔　　B. 肺内

C. 中纵隔　　D. 气管内

**16c** MRI T1WI、T2WI 和增强图像如下。患者的 INR 高于治疗范围，在纠正 INR 后，给这位血流动力学稳定患者的最佳建议是：

A. 观察　　B. 支气管镜活检

C. 外科切除　　D. PET/CT

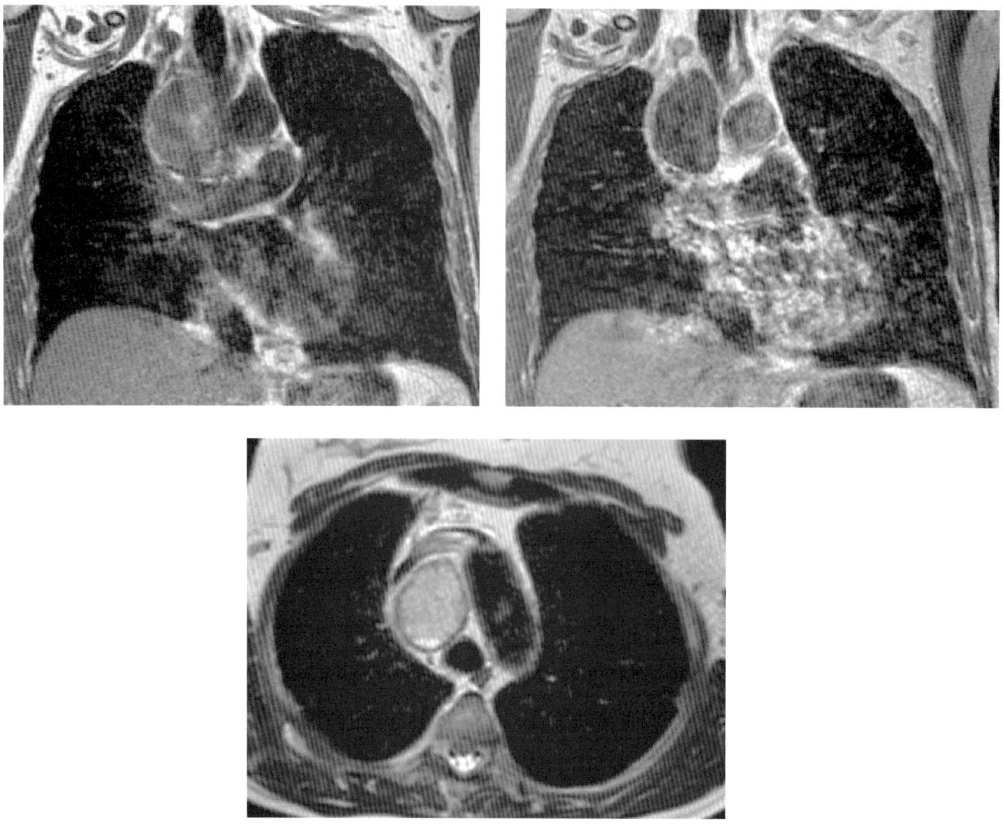

**17a** 依据胸片表现，最佳的处理是：

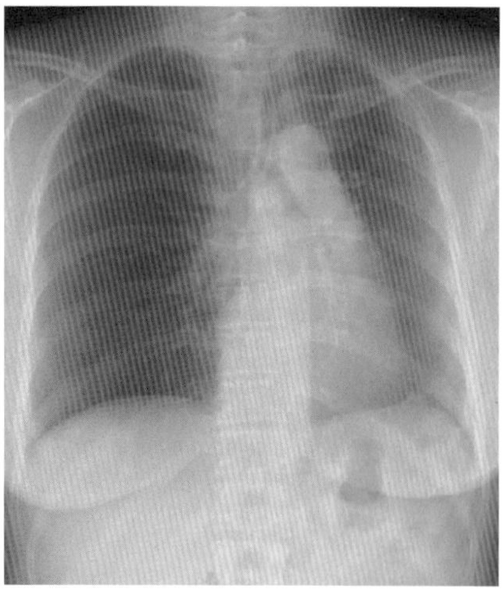

A. 无须随访　　　　B. 6~8 周复查胸片

C. 胸部 CT　　　　D. 胸导管植入

**17b** 依据 CT 表现，最佳诊断是：

A. 肺动脉栓塞　　　　B. 气管内肿块

C. 主动脉瘤　　　　D. 重复囊肿

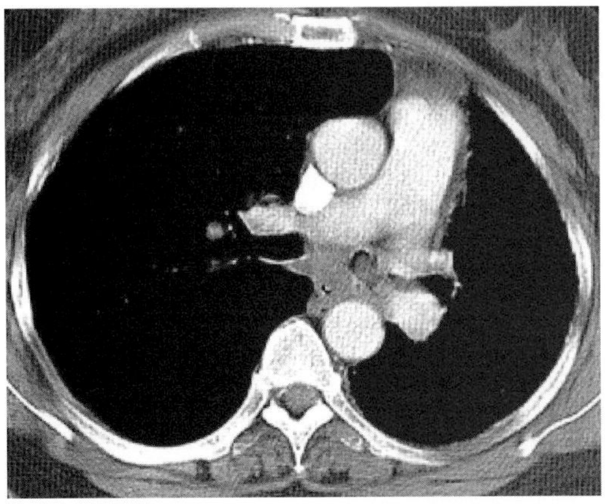

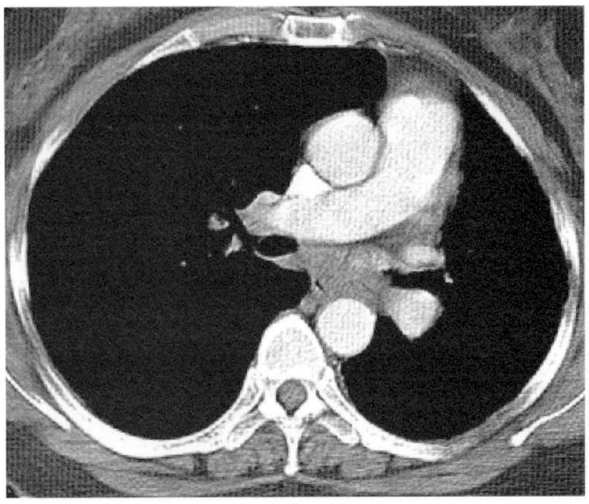

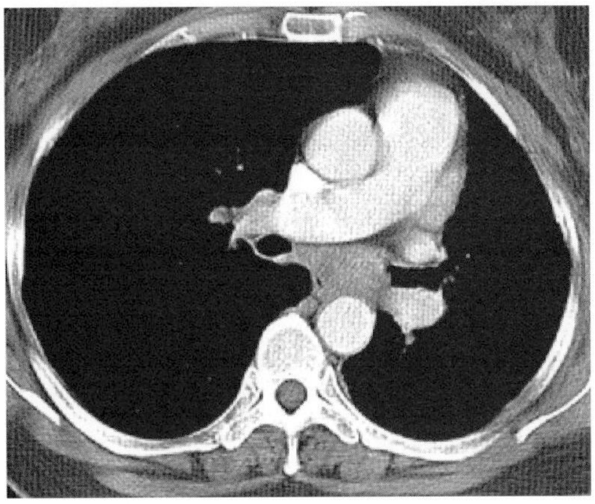

**17c** 最常见的气管肿瘤是：

A. 支气管类癌　　B. 腺样囊性癌

C. 黏液表皮样癌　　D. 鳞状细胞癌

**18a** 患者在肺炎之后，出现进行性背痛，然后突然失去下肢感觉和运动觉。最有可能的诊断是：

A. 淋巴瘤　　B. 髓外造血

C. 支气管肺癌侵犯脊柱　　D. 椎旁囊肿伴椎间盘炎

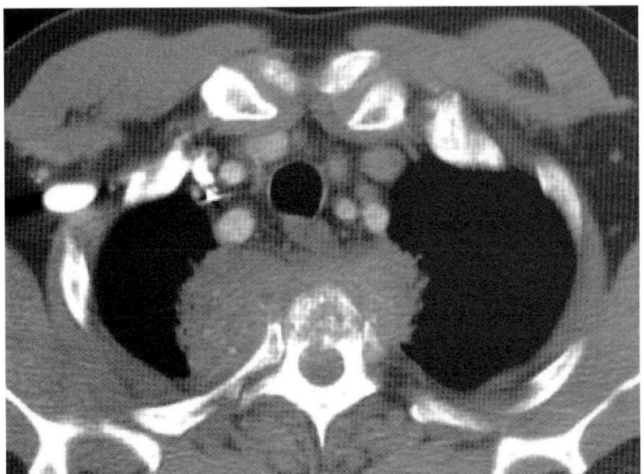

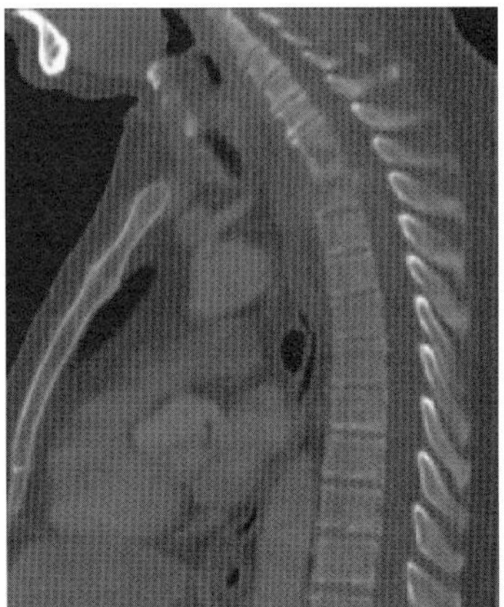

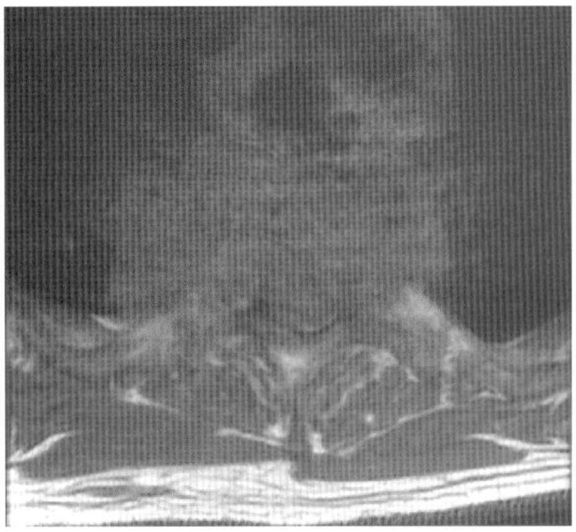
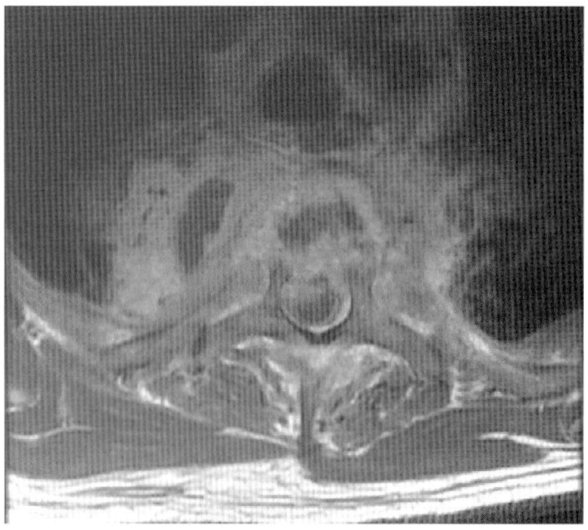
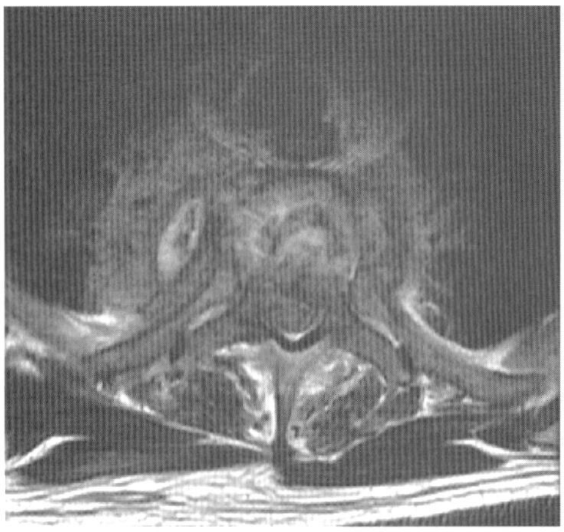
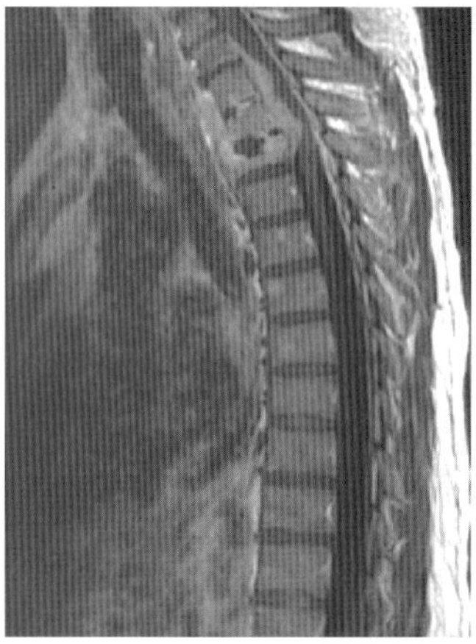

**18b** 椎间盘炎最常见的感染源是：

A. 葡萄球菌　　B. 链球菌

C. 沙门菌　　D. 结核

**19a** 颈胸征提示病变位于：

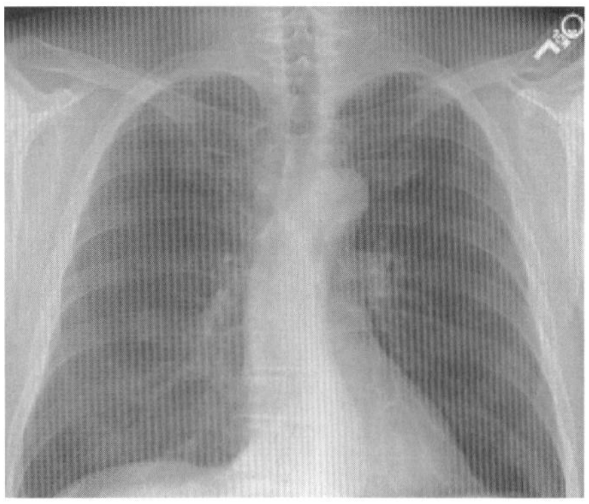

A. 后纵隔　　B. 前纵隔

C. 右肺上叶　　D. 气管胸内段

**19b** CT、MRI T1WI 及 MRI 增强图像如下，最可能的诊断是：

A. 肺癌　　B. 肺尖瘢痕

C. 神经源性肿瘤　　D. 肠源性囊肿

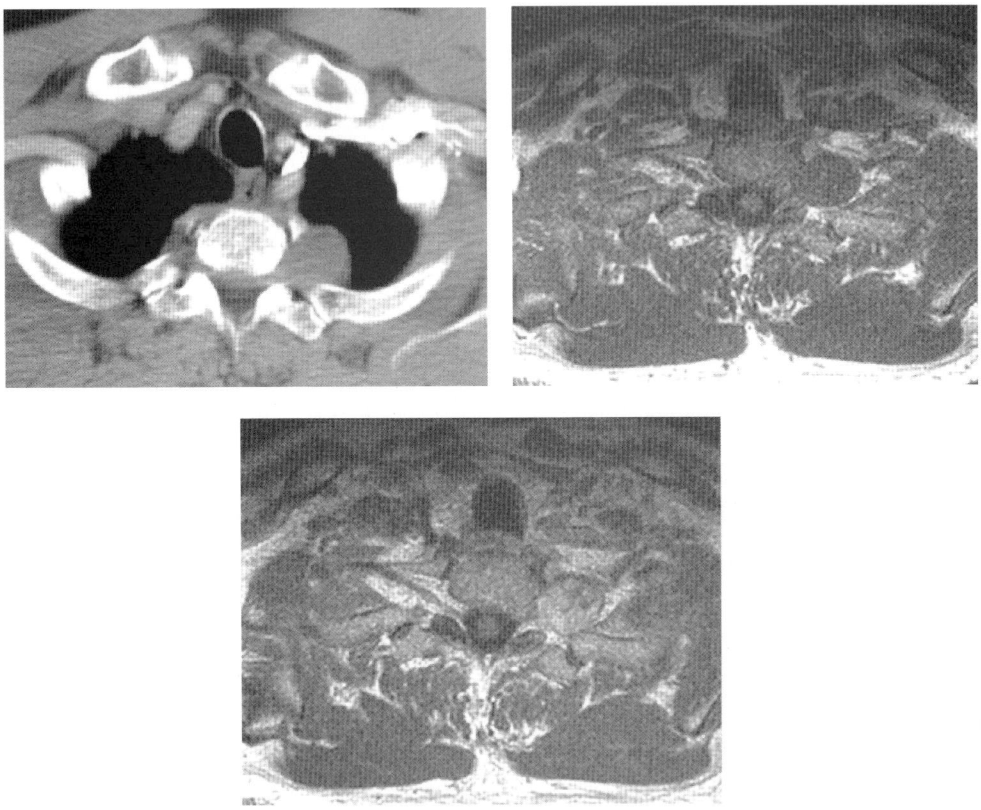

**19c**　纵隔最常见的神经源性肿瘤是：

A. 神经纤维瘤　　　　B. 节细胞神经瘤

C. 副神经节瘤　　　　D. 神经鞘瘤

**20a**　依据如下影像，最可能的诊断是：

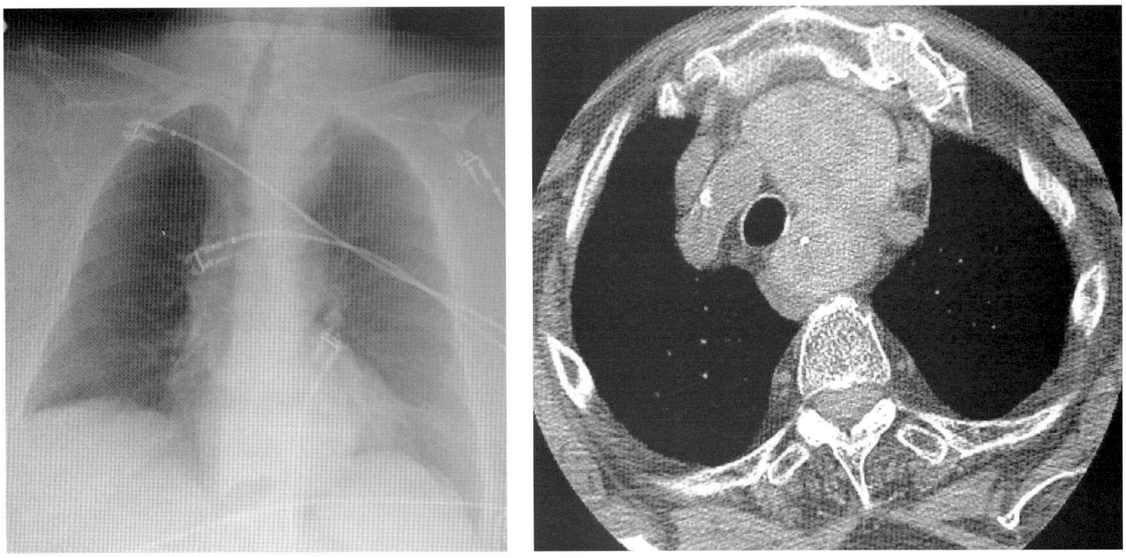

A. 结节性甲状腺肿　　　　B. 胸腺瘤

C. 畸胎瘤　　　　D. 淋巴瘤

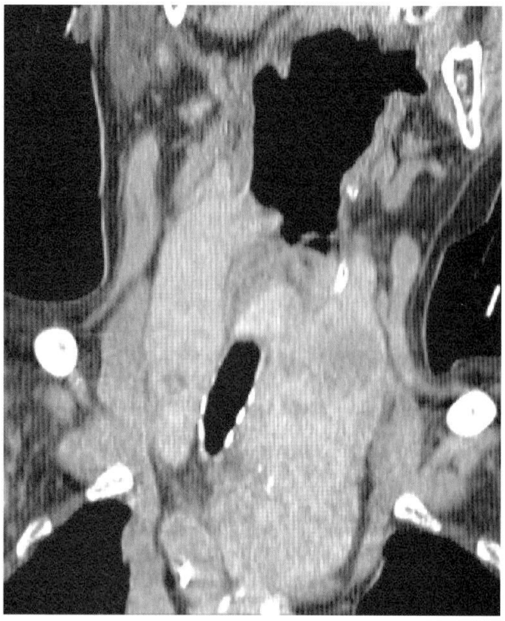

**20b** 胸内甲状腺肿的百分比是:

A. 0 ~5%　　B. 20%~25%

C. 35%~40%　　D. 50%~55%

## 答案与解析

**1a** **答案 C。**

**1b** **答案 B。**

**1c** **答案 A。**胸片显示纵隔向左侧移位，包括心脏和气管。双肺外周均可见肺纹理，可以除外气胸。本图心影未见增大，即便心影增大也不能解释气管移位的现象。膈肌和纵隔的边界非常清楚，没有实变。所以，只有肺容积缩小可以解释胸片表现。

CT图像显示左肺动脉阻塞及左肺门旁肿块样钙化。慢性肺动脉栓塞可以引起与肺动脉狭窄相关的钙化，但并不是外源性钙化伴有阻塞。而且，慢性肺动脉栓塞不会引起单侧肺容积的缩小。未治疗的淋巴瘤是纵隔内病变，会包绕和阻塞血管，但不会出现钙化。大动脉炎可以表现为肺血管阻塞和钙化，但不会在纵隔内及肺门出现肿块样病变。通过排除法，只有纵隔纤维化可以出现肺门肿块样钙化、肺血管阻塞和单侧肺容积缩小。

在美国，纵隔纤维化最常见的原因是慢性组织胞浆菌感染，而其他感染如结核分枝杆菌和曲霉菌是不常见的。放疗诱导的纵隔炎是不常见的，必须先前有放疗史。特发性纤维化性纵隔炎也是不常见的，需要在没有钙化的纵隔纤维化或出现其他相关部位纤维化，如Riedel甲状腺炎或腹膜后纤维化时加以考虑。

**参考文献**：Gurney JW, Conces DJ. Pulmonary histoplasmosis. *Radiology* 1996;199:297 – 306.

McNeeley MF, Chung JH, Bhalla S, et al. Imaging of granulomatous fibrosing mediastinitis. *AJR Am J Roentgenol* 2012;199:319 – 327.

**2a** **答案 B。**

**2b** **答案 C。**

**2c** **答案 A。**CT图像显示右前纵隔肿块，累及主动脉和肺动脉。上腔静脉完全阻塞，未见显示。MIP和CT图像均显示迂曲扩张的侧支循环，以胸壁为主。虽然题目所列症状都是上腔静脉综合征的表现，但头颈肿胀是最常见的症状。其他常见症状包括头痛和呼吸困难。喘鸣和精神状态改变仅见于严重的上腔静脉综合征，但并不常见。有研究报道，恶心是上腔静脉综合征的表现，但既无特征性又无特异性。

上腔静脉阻塞，多发侧支循环形成，通常引流至腹部汇入下腔静脉。本例，侧支循环进入肝脏，出现典型的热方形叶或热点征。同时可见多发高密度的侧支循环影。尽管此位置靠近胆囊窝，但并不是胆囊结石所表现的蛋壳样钙化。胃壁和脾脏均在正常范围之内。

到目前为止，肿瘤是上腔静脉综合征最常见的原因，常见的肿瘤包括肺癌、淋巴瘤（本例）和转移瘤。特发性的原因、纤维化性纵隔炎、Behcet疾病均是上腔静脉综合征潜在的良性病因，但与肿瘤相比，并不常见。

**参考文献**：Sheth S, Ebert MD, Fishman EK. Superior vena cava obstruction evaluation with MDCT. *AJR Am J Roentgenol* 2010; 194:336 – 346.

**3a** **答案 B。**

**3b** **答案 C。**

**3c** **答案 D**。将纵隔进行分区（前纵隔、中纵隔、后纵隔，有时也用上纵隔）可以缩小疾病的鉴别诊断范围。侧位胸片显示病变位于胸骨后间隙。正位胸片显示病灶与右肺门有重叠的圆形密度影，但并未掩盖肺血管，进一步明确病灶位于前纵隔。

CT 图像上病灶位置及内部特点可以缩小前纵隔肿块的鉴别诊断范围。但遗憾的是，所示 CT 图像并不能帮助鉴别诊断。病灶位于心脏大血管交界处，密度均匀，位于纵隔一侧，这些特征均符合胸腺瘤，但都没有特异性。

胸腺瘤可有多种表现，最常见的是重症肌无力。15% 的胸腺瘤患者有重症肌无力；35% 的重症肌无力患者有胸腺瘤。其他均属于副胸腺综合征，包括纯红细胞再生障碍性贫血、低丙种球蛋白血症，以及内分泌系统的紊乱，皮肤和结缔组织异常。其与心脏病和肾脏疾病的关系已有报道，但本例的表现没有显示任何显著关联。

**参考文献**：Rosado-de-Christenson ML, Galobardes J, Moran CA. From the archives of the AFIP Thymoma: radiologic-pathologic correlation. *Radiographics* 1992; 12:151 – 168.

Whitten CR, Khan S, Munneke GJ, et al. A diagnostic approach to mediastinal abnormalities. *Radiographics* 2007; 27:657 – 671.

**4** **答案 C**。前纵隔环形强化病灶进展迅速，其内可见新发的炎性改变。胸腺瘤边界清楚、密度均匀，坏死和病灶内部的气体影不常见。胸腺癌和侵袭性胸腺瘤具有侵袭性表现，但也不会短期内进展这么快。正常的胸腺不会出现占位效应，形状为三角形或双叶状。

急性纵隔炎不常见，但最常发生在手术后、食管穿孔或颈部感染直接蔓延后。值得注意的是，弥漫性纵隔炎的死亡率非常高（30 天内高达 80%）。高达 50% 的病灶内出现气体影，是感染和肿瘤一个非常重要的鉴别点。

在术后非常短的时间内，鉴别正常的胸骨中后部切开术后的变化与感染和出血是非常困难的。正常的术后表现包括不同程度的胸骨积液、气体和血肿，一般 2~3 周绝大多数可以吸收。

**参考文献**：Webb WR, Higgins CB. *Thoracic Imaging*. Philadelphia: Lippincott Williams & Wilkins, 2010.

**5** **答案 A**。ARDS 患者的肺泡破裂是纵隔气肿最常见的原因。这被称为 Macklin 效应，表现为：①肺泡破裂；②气体沿着支气管血管束分布（引起肺间质气肿）；③扩散到纵隔。这种效应也可发生在其他情况下，如钝器冲击伤；但要排除直接支气管或气管撕裂，这是非常危急的情况。气胸延伸至纵隔不常见，因为正常情况下由于壁层胸膜的阻挡，气体不会进入纵隔，除非胸膜有先前的通道，如本例患者的胸部手术史。气管内球囊过度充气致气管破裂是非常少见的纵隔气肿的医源性因素，绝大多数患者可以避免此情况发生。因此，胸片可以早期发现过度充气的球囊，现在新的气管内球囊的容积和压力可以人为控制。若没有食管基础病变，如食管癌、创伤、异物吸入或腐蚀性物质摄入，食管破裂并不常见。治疗静脉曲张的 Blakemore 管置入不当，若胃球囊在食管内过度扩张会导致食管破裂。

**参考文献**：Webb WR, Higgins CB. *Thoracic imaging*. Philadelphia: Lippincott Williams & Wilkins, 2010.

Wintermark M, Schnyder P. The Macklin effect: a frequent etiology for pneumomediastinum in severe blunt chest trauma. *Chest* 2001;120(2):543 – 547.

**6a** **答案 B**。

**6b** **答案 B**。正位胸片显示主动脉结轮廓异常，致气管轻度移位，这可以明确病灶位于中纵隔。侧位胸片进一步明确病灶位于中纵隔，气管的后方异常导致气管的气柱向前移位。

CT 显示主动脉峡部水平的主动脉弓远端、降主动脉近端局灶性囊性扩张。需要注意的是，紧邻假性动脉瘤壁的血栓周围可见不同程度的钙化，提示是慢性期。不论哪种原因的急性期动脉瘤均表现为主动脉周围炎性改变、主动脉壁增厚或纵隔出血。依据位置，可能是创伤性假性动脉瘤。真菌性动脉瘤在目前抗生素治疗的情况下是非常罕见的，典型的例子是与梅毒有关（更常见累及升主动脉和主动脉根部）。最常见的真性动脉瘤的病因是主动脉粥样硬化，但这些动脉瘤多在胸主动脉上表现为梭形。

**参考文献**：Marcu CB，Nijveldt R，Van Rossum AC. Unsuspected chronic traumatic aortic pseudoaneurysm – what to do about it. Late post-traumatic aortic pseudoaneurysm. *Can J Cardiol* 2008；24（2）：143 – 144.

**7**　**答案 C**。尽管这个肿块比较大、呈环形，考虑到其内存在营养不良性的钙化，可能的诊断是平滑肌瘤（活检证实）。除了可能出现钙化的骨源性、软骨源性和胃肠道黏液性肿瘤，转移瘤很少出现钙化。脂肪肉瘤转移更不可能出现钙化（尽管其内可含有脂肪成分）。同样，原发性食管恶性肿瘤、鳞状细胞癌或腺癌也不会出现钙化的。未治疗的淋巴瘤几乎从不发生钙化。

平滑肌瘤是食管最常见的良性肿瘤，绝大多数无症状，3cm 以下，尽管有些可以长的更大。绝大多数是圆形或轻度分叶状，部分呈环形生长（约 10%），如本例所示。男性比女性多见（2∶1），很少发生于儿童。多位于食管中下段，绝大多数是起源于食管黏膜下的平滑肌细胞。与其余胃肠道肿瘤不同的是，胃肠道间质瘤很少发生于食管。胃肠道间质瘤可以钙化，但较平滑肌瘤更容易发生坏死或囊变；平滑肌瘤更加均匀。重复囊肿和颗粒细胞瘤是不太常见的食管良性肿块。有一种罕见的食管平滑肌瘤病，是由更加弥漫性的平滑肌增生引起的多发性平滑肌瘤；这与基因异常有关，如 Alport 综合征，平滑肌瘤的风险明显增加，可见于身体的任何部位如气道。

**参考文献**：Lewis RB，Mehrotra AK，Rodriguez P，et al. From the radiologic pathology Archives：esophageal neoplasms：radiologic-pathologic correlation. *Radiographics* 2013；33（4）：1083 – 1108.

**8a**　**答案 B**。

**8b**　**答案 B**。胸片显示圆形的密度增高影与心影重叠，侧位片显示不清，但可定位在中纵隔，因为脊柱前方疑似可见异常密度影。CT 显示多发血管状结构，静脉期强化较动脉期明显（根据主动脉强化程度判断动脉期和静脉期）。这是肝硬化患者明显的食管静脉曲张。注意，食管癌和淋巴结病不会表现为如图所示的管状结构。本例食管壁增厚，是与食管疾病有关而不是食管癌。继发性的改变是脾大、小结节性肝硬化和肝周少量腹水。

食管静脉曲张是门脉高压患者的侧支循环。侧支循环从门脉系统分流至奇静脉系统。这是肝硬化和门脉高压患者典型的“上坡”型静脉曲张。下坡型静脉曲张可见于上腔静脉阻塞患者，但经典的部位是食管的上 1/3 段。典型的引起下坡型静脉曲张的病因是肺癌、淋巴瘤和纵隔纤维化。

**参考文献**：Gore RM，Livine MS，eds. *Textbook of gastrointestinal radiology*，2nd ed. Philadelphia，PA：WB Saunders Co，2000：454 – 463，2082.

**9a**　**答案 A**。

**9b**　**答案 B**。虽然远端食管破裂更为常见（通常为远端左后壁自发性破裂），但近端食管破裂确有发生。在食管近端破裂的情况下,右侧积液是最常见的特征。对于远端食管破裂,左侧积液或液气胸是常见的。纵隔积气是在开始最常见的特征,一般在损伤后至少1小时后出现。胸腔积液和纵隔增宽可能需要几个小时。食管穿孔的病因包括食管炎、异物嵌塞、创伤和越来越多的医源性因素(如与球囊扩张有关)。威胁生命的纵隔炎、脓胸、肺脓肿是其并发症,需要随访观察。

**参考文献**:Wu JT, Mattox KL, Wall MJ Jr. Esophageal perforations: new perspectives and treatment paradigms. *J Trauma* 2007;63(5):1173 - 1184.

Young CA, Menias CO, Bhalla S, et al. CT features of esophageal emergencies. *Radiographics* 2008;28(6):1541 - 1553.

**10a** **答案 B**。

**10b** **答案 A**。

**10c** **答案 B**。CT 显示右胸与心包毗邻的液体密度病灶。位置和影像学表现是典型的心包囊肿,在大多数患者中,无须进一步的影像学检查。然而,在一些患者中,影像表现可能不太典型或有恶性肿瘤病史,需要进一步评估。由于邻近心肌摄取,这一区域的PET/CT有时诊断很困难。此外,缺乏摄取并不能排除恶性肿瘤的可能。胸片不会显示任何 CT 还没有显示的征象。超声心动图是一种选择,但由于可用的回声窗和身体习惯的限制,其价值有限。MRI 是一个很好的方法,可以进一步评估显示液体的特性,甚至是高密度蛋白液。在这个病例中,T2 加权图像高信号(注意脊髓液体)进一步明确病灶内有液体存在。

**参考文献**:Jeung MY, Gasser B, Gangi A, et al. Imaging of cystic masses of the mediastinum. *Radiographics* 2002;22 Spec No:S79 - S93.

**11a** **答案 D**。

**11b** **答案 B**。在正位胸片上心脏轮廓明显增大,呈典型的“烧瓶”状。在侧位片上,有一个垂直方向的位于心脏前方、胸骨后方的异常密度影。显而易见,此异常密度影前后各见垂直的低密度影,被称为“奥利奥”或不太常见的三明治征、双透明征,或心外膜脂肪垫征;这是心包积液把心包脂肪垫的轮廓勾勒出来:心外膜脂肪(前方)和心包脂肪(后方)。这是心包积液的一个特异性征象,但很少见到(低灵敏度)。注意,这个征象与肩关节上盂唇从前到后撕裂的双奥利奥征或肠系膜淋巴瘤的三明治/汉堡征没有关系。

典型的心包积液和心脏压塞的临床症状是 Beck 三联征:低血压、心脏杂音和颈静脉扩张。症状是可变的,与急性程度显著相关。如果是急性积液,80mL 的积液就会有症状。而慢性积液,有研究报道,即使 2~3L 也没有症状。在某些患者中,50mL 被认为是生理性的上限。15~50mL 一般认为是正常范围(有些以 25mL 作为正常上限)。

心包积液的原因很多,了解患者的临床情况是决定积液原因的关键。鉴别诊断需要考虑感染(在免疫抑制者需要注意结核)、恶性肿瘤(特别是肺癌、乳腺癌、淋巴瘤或黑色素瘤)、创伤、放射治疗、胶原血管疾病(如狼疮)或代谢紊乱(如尿毒症)。

**参考文献**:Bogaert J, Francone M. Pericardial disease: value of CT and MR imaging. *Radiology* 2013;267(2):340 - 356.

Rienmüller R, Gröll R, Lipton MJ. CT and MR imaging of pericardial disease. *Radiol Clin North Am* 2004;42(3):587 - 601.

Wang ZJ, Reddy GP, Gotway MB, et al. CT and MR imaging of pericardial disease. *Radiographics* 2003;

23;S167 – S180.

**12** **答案 B**。自发性纵隔气肿前面已经描述与多种突发事件相关,如剧烈的尖叫、剧烈的体力活动和咳嗽。相关的病史包括哮喘、吸入用药、分娩和剧烈呕吐。自发性纵隔气肿继发于"Macklin"效应,压力增加,肺泡破裂,气流沿轴向间质进入纵隔。体检时,患者出现"Hamman 征"或"Hamman 危机",心脏听诊有捻发音。胸片显示,双侧透亮影沿纵隔面,形成动脉周围环征和连续膈肌征。在实践中,有相当一部分自发性纵隔气肿患者没有明确的突发事件、典型病史,或影像学表现。一项研究发现,CT 检出的自发性纵隔气肿约 30% 在胸片上不明显。

**参考文献**:Caceres M,Ali SZ,Braud R,et al. Spontaneous pneumomediastinum: a comparative study and review of the literature. *Ann Thorac Surg* 2008;86:962 – 966.

Zylak CM,Standen JR,Barnes GR,et al. Pneumomediastinum revisited. *Radiographics* 2000;20:1043 – 1057.

**13a** **答案 B**。

**13b** **答案 C**。CT 图像显示左后纵隔可见圆形的病灶,紧邻椎体及降主动脉近端。病灶均匀,较主动脉内血液密度稍低,提示是液体密度。考虑到病灶的位置,神经源性肿瘤如神经鞘瘤或副神经节瘤可能性大,除此之外前肠重复囊肿甚至假性动脉瘤也有可能。进一步影像检查是必需的,MRI 是最佳检查方法,可以明确病灶与邻近结构的关系、可以明确它是软组织还是液性成分。

MRI 显示病灶信号均匀,T1WI 低信号、T2WI 高信号,说明其内是液性成分。神经源性肿瘤可以表现为 T1WI 低信号、T2WI 高信号,但增强扫描为明显强化,本例未出现这个表现。需要注意,增强扫描表现为薄壁、环形强化,这是典型的前肠重复囊肿壁的强化特点。而且病灶没有累及椎间孔,神经鞘瘤经常累及椎间孔。病灶与主动脉没有明确关系提示假性动脉瘤。病灶呈一双叶状部分位于椎体的前部,属于中纵隔。这些征象都是典型的前肠重复囊肿的特点。

支气管囊肿、食管重复囊肿与肠源性囊肿都是先天性前肠重复囊肿,与前肠胚芽异常有关。纵隔支气管囊肿呈典型的液体密度,位于中纵隔(80%)或少部分位于后纵隔(17%)。15%~25% 位于纵隔外,如胸膜、横膈或肺。MRI 在明确囊肿内部的液性成分方面非常有价值,尤其是囊肿内含高蛋白的液体或合并感染或出血等情况。对于较大的病变,治疗方案首选手术切除(特别是有症状或年轻患者)。理论上有后续感染或出血的风险。有的建议切除所有病变,有的对高手术风险患者实行经皮治疗。任何有壁结节的均建议切除,因为很可能是囊性恶性肿瘤。

**参考文献**:McAdams HP,Kirejczyk WM,Rosado-de-Christenson ML,et al. Bronchogenic cyst: imaging features with clinical and histopathologic correlation. *Radiology* 2000;217(2):441 – 446.

**14a** **答案 C**。

**14b** **答案 D**。只有严重的环状食管壁增厚( > 20mm)才能准确地鉴别食管癌与其他良性食管病变,如食管炎,但明显的增厚并伴有其他的影像特征有助于排除某些疾病。CT 显示食管壁增厚达 17mm(测量图中未标注),呈软组织密度。食管静脉曲张会有强化,与其他血管性病变相似。重复囊肿不会引起中央是空腔的周围增厚。Barrett 食管不会引起这种程度的增厚。

CT 在食管癌的分期方面有一定局限性,但有助于局部直接侵犯、区域淋巴结转移和远处转移的评估。若直接侵犯邻近不可切除的结构，TNM 分期中属于 T4 期。T4 期病变是Ⅲ期或Ⅳ期取决于远处转移情况，不能单独进行手术切除治疗。

**参考文献：**Kim TJ，Kim HY，Lee KW，et al. Multimodality assessment of esophageal cancer：preoperative staging and monitoring of response to therapy. *Radiographics* 2009；29：403－421.

Reinig JW，Stanley JH，Schabel SI. CT Evaluation of thickened esophageal walls. *AJR Am J Roentgenol* 140：931－934.

**15a 答案 A。**

**15b 答案 B。**

**15c 答案 B。**肺门重叠征提示病灶位于肺门前或后，尽管病灶与肺门结构重叠但肺门结构依然清晰可见。因此，病灶不可能位于中纵隔。病灶使左心缘模糊，提示病灶较大，使得舌叶向前移位。病灶中心位于主动脉弓下。综上所述，病灶应该位于前纵隔。

CT 进一步明确了是前纵隔较大的病灶，以囊性成分为主，但含有小部分脂肪成分，这是成熟畸胎瘤的表现。约 15% 的纵隔成熟畸胎瘤不会出现脂肪或钙化。前纵隔是性腺外生殖细胞肿瘤最常见的发生部位，约占前纵隔肿瘤的 1/7。治疗方式是完全手术切除。

**参考文献：**Moeller KH，Rosado-de-Christenson ML，Templeton PA. Mediastinal mature teratoma：imaging features. *AJR Am J Roentgenol* 1997；169：985－990.

Rosado-de-Christenson ML，Templeton PA，Moran CA. Mediastinal germ cell tumors：radiologic and pathologic correlation. *Radiographics* 1992；12：1013－1030

**16a 答案 B。**

**16b 答案 C。**

**16c 答案 A。**自发性纵隔血肿虽然罕见，但可出现，表现为纵隔肿块。这个病例最主要的是定位，沿着右侧气管旁带位于中纵隔，再结合 MRI 特点进行准确分析。MRI 平扫 T1WI 呈中等信号、增强扫描没有强化。轴向 T2WI 出现一个小的液平面，说明病变是囊性的，并代表了血细胞比容水平。这个患者的 INR 高于治疗范围。结合突然发作的胸痛、自发性出血的原因和影像学表现可以明确自发性血肿的诊断，在去除潜在的病因后可以自发吸收。

**参考文献：**Kamiyoshihara M，Ibe T，Kakegawa S，et al. Spontaneous mediastinal hematoma presenting as a mass. *J Thorac Oncol* 2007；2(6)：544－545.

Whitten CR，Khan S，Munneke GJ，et al. A diagnostic approach to mediastinal abnormalities. *Radiographics* 2007；27：657－671.

**17a 答案 C。**

**17b 答案 B。**

**17c 答案 D。**胸片显示纵隔向左侧移位伴有纵隔轻度旋转。部分可能倾向于气胸，建议放置胸导管引流，但没有明确的征象提示气胸。没有明确病因致纵隔移位，说明移位是左肺容积缩小所致，也没有前后片对照，需要进一步行 CT 检查或支气管镜检查。有些可能发现左主支气管截断，需要及时行进一步检查。

CT 示支气管腔内肿块，左主支气管截断且腔内肿块突破支气管壁向外生长。没有其他征象如钙化，可以提示肿瘤的类型。统计上，鳞状细胞癌是成人最常见的气管内肿瘤，其次是腺样囊性癌。这个病灶位于左主支气管，是 1 例腺样囊性癌，它是已公认的累及或以主支气管为中心的肿瘤。局部淋巴结和远处转移不常见,手术切除后局部复发是关键问题。

**参考文献**:Ngo AH, Walker CM, Chung JH, et al. Tumors and tumorlike conditions of the Large Airways. *AJR Am J Roentgenol* 2013;201:301 - 313.

**18a** **答案 D**。

**18b** **答案 A**。化脓性椎间盘炎、脊椎炎最常累及腰椎,但有35%累及胸椎。本病例表现为典型的化脓性脊椎炎:至少累及一个椎间盘和邻近的椎体。椎旁软组织增厚、强化伴有右侧病灶内部少量液化。椎体破坏在CT上更容易显示,MRI表现为椎体的强化。患者的下肢感觉和运动功能的迅速丧失是继发于椎管前硬膜外脓肿压迫脊髓所致。髓外造血没有这样严重的表现,肿瘤一般不会引起椎间盘和双侧椎体受累。

所有已知的生物体都能引起感染性脊椎炎,但金黄色葡萄球菌是最常见的,也是本例患者的病因。感染的传播途径可经血行、直接接种,或从邻近软组织直接蔓延。虽然该病例确实有近期肺炎病史,但尚不清楚是否通过血行或直接扩散所致。典型的感染性脊椎炎的表现是渐进的,"潜伏"背痛、有或无相关的全身症状如发烧或不适。

**参考文献**:Hong SH, Choi J, Lee JW, et al. MR imaging assessment of the spine: infection or an imitation? *Radiographics* 2009;29:599 - 612.

**19a** **答案 A**。

**19b** **答案 C**。

**19c** **答案 D**。在给定的选项中,只有神经源性肿瘤符合影像表现。小的、边缘光滑的不对称病灶沿着左肺尖,与肺呈钝角,提示胸膜或胸膜外病变。根据颈胸征,病灶在锁骨水平以上边界清楚,提示病灶位置偏后。随访CT和MRI显示病灶起源于邻近椎间孔(CT轴位显示更加清楚),MR增强扫描明显强化。

有些研究表明,神经源性肿瘤的鉴别可以依据病灶的长轴,垂直长轴提示神经节细胞瘤,水平轴提示神经鞘瘤。本例只有横断面图像,根据这些图像无法进行鉴别。这是1例神经鞘瘤,是最常见的纵隔神经源性肿瘤。

**参考文献**:Marshall GB, Farnquist BA, MacGregor JH, et al. Signs in thoracic imaging. *J Thorac Imaging* 2006;21:76 - 90.

Nakazono T, White CS, Yamasaki F, et al. MRI findings of mediastinal neurogenic tumors. *AJR Am J Roentgenol* 2011;197:W643 - W652.

**20a** **答案 A**。

**20b** **答案 B**。从气管旁甲状腺通过胸廓入口延伸到胸腔,这与结节性甲状腺肿伴胸内甲状腺表现一致。胸片是右气管移位、上纵隔增宽。随访CT横断位和冠状面显示病变呈轻度、不均匀强化,伴小钙化,与甲状腺直接相连。

在横断面影像上,甲状腺延伸到气管的左侧和后部。约25%的胸内甲状腺肿的位置偏后,因此应该包括在后上纵隔肿块的鉴别诊断之中。这个病变是不典型的,它沿气管左侧延伸,因为绝大多数甲状腺肿大延伸到后纵隔后,沿气管右侧向下延伸。

**参考文献**:Kawashima A, Fishman EK, Kuhlman JE, et al. CT of posterior mediastinal masses. *Radiographics* 1991;11:1045 - 1067.

Whitten CR, Khan S, Munneke GJ, et al. A diagnostic approach to mediastinal abnormalities. *Radiographics* 2007;27:657 - 671.

# 第 8 章　血管疾病

## 问题

**1a**　胸片显示左肺舌叶结节行 CT 增强检查。最可能的诊断是：

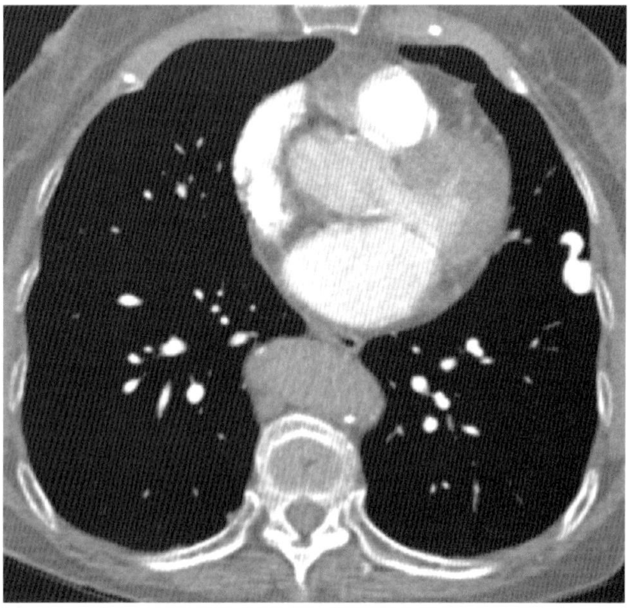

A. 支气管肺癌　　B. 肉芽肿感染

C. 肺动静脉畸形（AVM）　　D. 转移

**1b**　若患者有多发的肺 AVM，最可能的诊断是：

A. Osler-Weber-Rendu 综合征　　B. Klippel-Trénaunay 综合征

C. Parkes Weber 综合征　　D. Sturge-Weber 综合征

**2a**　胸片最突出的异常是：

A. 胸腔积液　　B. 肺门增大

C. 气管狭窄　　D. 气胸

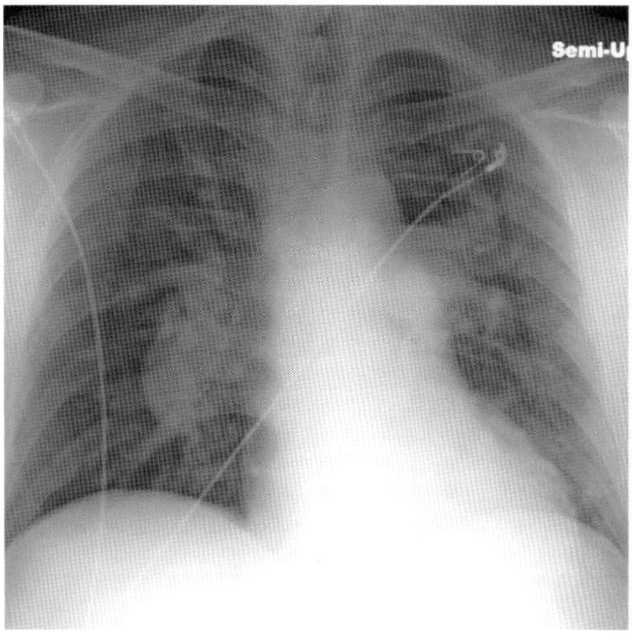


**2b**　根据 CT 图像，肺动脉扩张的原因是：

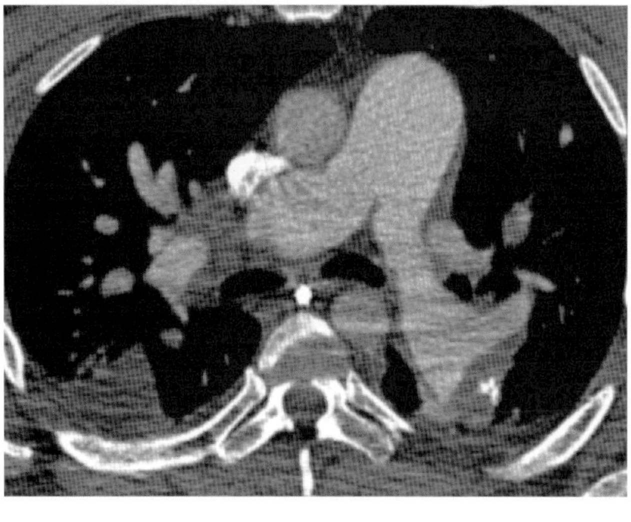

A. 急性肺动脉栓塞　　B. 慢性肺动脉栓塞

C. 脂肪栓　　D. 脓毒栓

**3**　已知呼气相 CT 图像上没有空气滞留，下图马赛克征的主要原因是：

A. 闭塞性细支气管炎　　B. 血管性异常

C. 肺气肿　　D. 哮喘

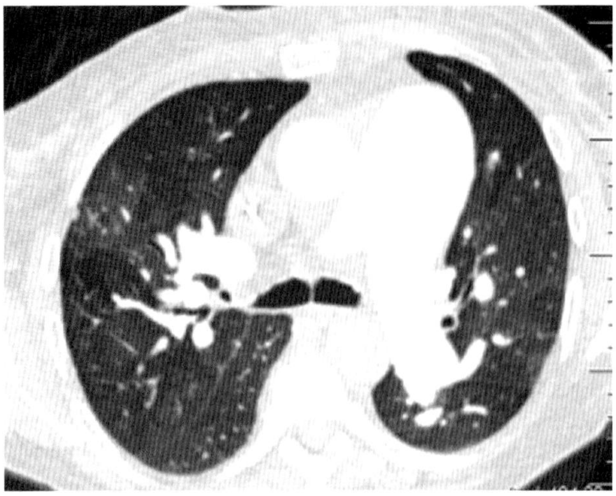

**4a** 患者出现发热、颈部疼痛和肿胀，最可能的诊断是：

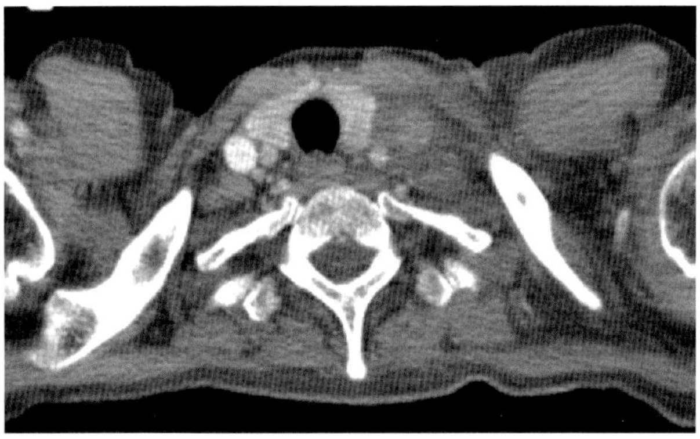

A. Leriche 综合征　　B. Lhermitte-Duclos

C. Lemierre 综合征　　D. Lambert-Eaton 综合征

**4b** 颈内静脉血栓性静脉炎患者，最常见的栓塞部位是：

A. 脑　　B. 肺

C. 脾　　D. 小肠

**5** 年轻肺动脉高压患者的 CT 图像如下，最可能的诊断是：

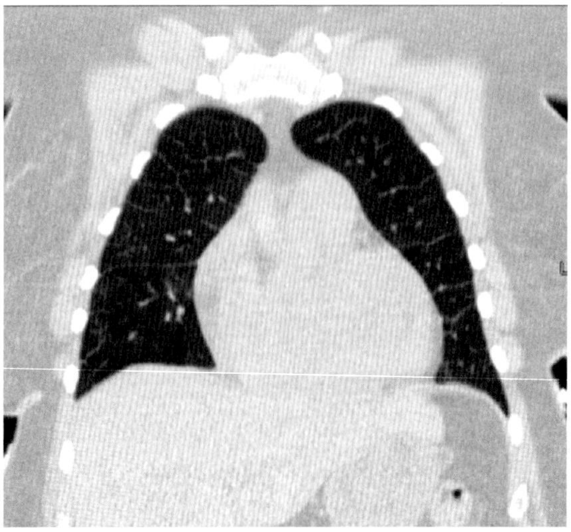

A. 肝肺综合征　　B. 硬皮病

C. 癌性淋巴管炎　　D 肺静脉闭塞性疾病（PVOD）

**6a** 直立位后前位胸片最突出的异常是：

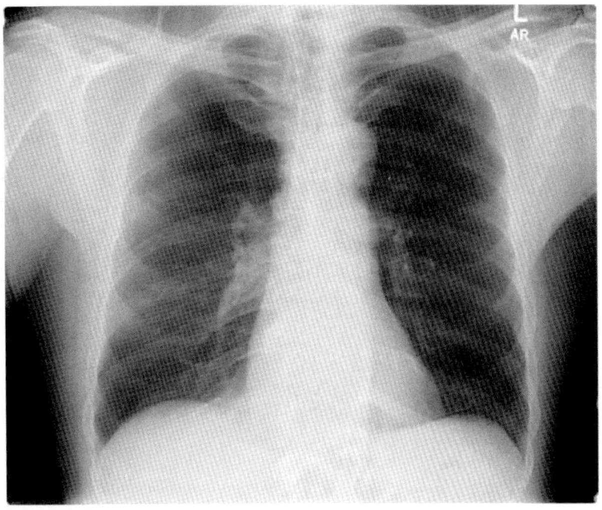


A. 单侧肺过度充气　　B. 单侧肺门增大

C. 单侧胸腔积液　　D. 单侧气胸

**6b** 由于血流量减少所致的单侧肺过度充气，被称为：

A. Hampton 峰　　B. 马赛克征

C. 晕征　　D. 反晕征（环礁征）

**7a** 以下哪个是肺梗死的征象？

A. 反晕征（环礁征）　　B. 晕征

C. 银河系征　　D. 胸膜劈裂征

**7b** 反晕征最主要的鉴别诊断是：

A. 嗜酸性粒细胞性肺炎　　B. 血管侵袭性真菌感染

C. 微浸润腺癌　　D. 机化性肺炎

**8a** 妊娠女性可疑急性肺动脉栓塞，以下哪个检查是正确的，而且对胎儿的有效辐射风险最低？

A. 肺动脉 CTA　　B. V/Q 扫描

C. CT 平扫　　D. 肺动脉增强 MRA

**8b** 妊娠女性可疑急性肺动脉栓塞，以下哪个检查是正确的，而且对母亲的有效辐射风险最低？

A. 肺动脉 CTA　　B. V/Q 扫描

C. CT 平扫　　D. 肺动脉增强 MRA

**9** 肺动脉栓塞 Wells 标准最重要的特征是：

A. 深静脉血栓的临床症状和体征　　B. 心动过速

C. 先前肺动脉栓塞或深静脉血栓　　D. 恶性肿瘤近期治疗史

**10** 以下哪个征象是肺动脉肉瘤的特异性征象，而不是肺动脉栓塞的征象？

A. 双侧多发亚段充盈缺损　　B. 单侧中央性充盈缺损

C. PET/CT 阳性　　D. 受累肺动脉的局部扩张

**11** Behcet 病累及肺部，最常见的肺动脉畸形是：

A. 肺动脉瘤　　B. 肺动脉闭塞

C. 肺动脉栓塞　　D. 肺出血

**12**　1 例患者遭受高速汽车碰撞，多发下肢长骨骨折。 24 小时后，出现急性呼吸急促和新皮疹，胸部 CT 扫描如下，肺异常的病因是：

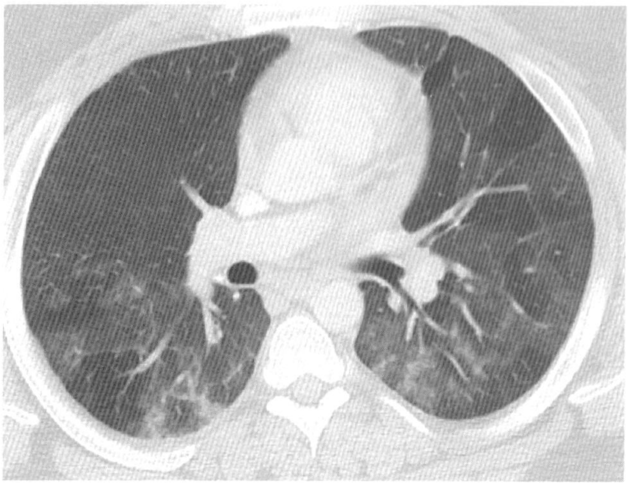

A. 吸入　　B. 挫伤

C. 不典型感染　　D. 脂肪栓塞

**13**　肺动脉导管植入的并发症是：

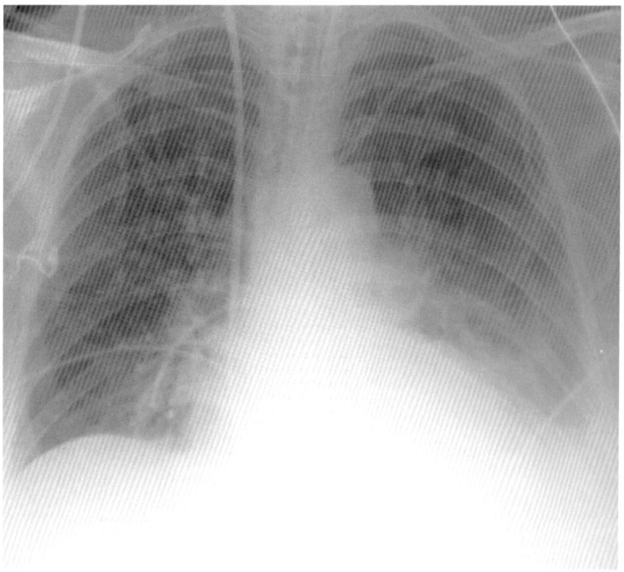

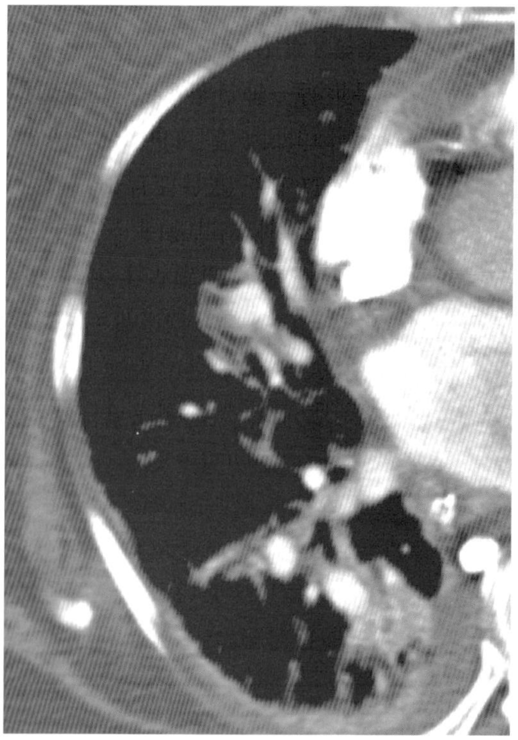

A. 假性动脉瘤形成　　B. 肺动脉夹层

C. 右心破裂　　D. 肺动脉闭塞

**14** 以下哪个血管炎与图示的影像学表现最相符？

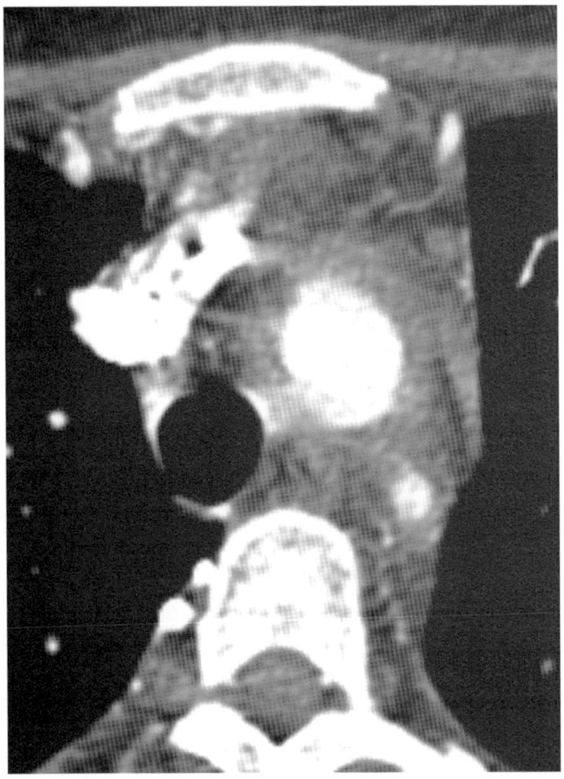

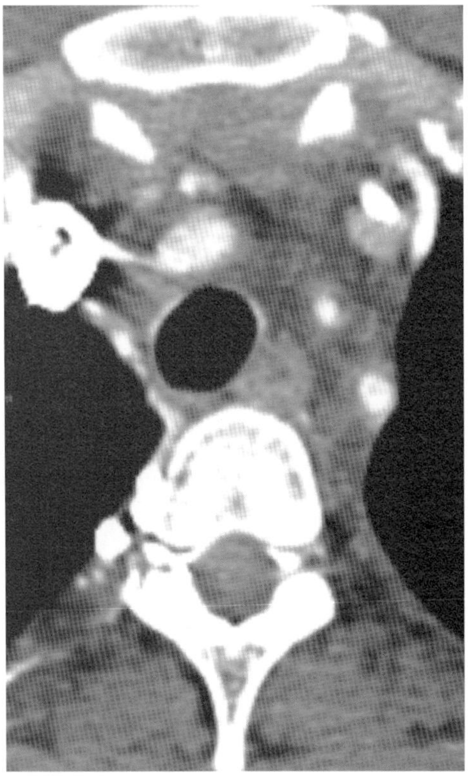

A. Behcet 病　　B. 肉芽肿性血管炎

C. Takayasu 血管病　　D. 肺出血肾炎综合征

**15** CT 图像上右肺下叶肺动脉的线样高密度的原因是：

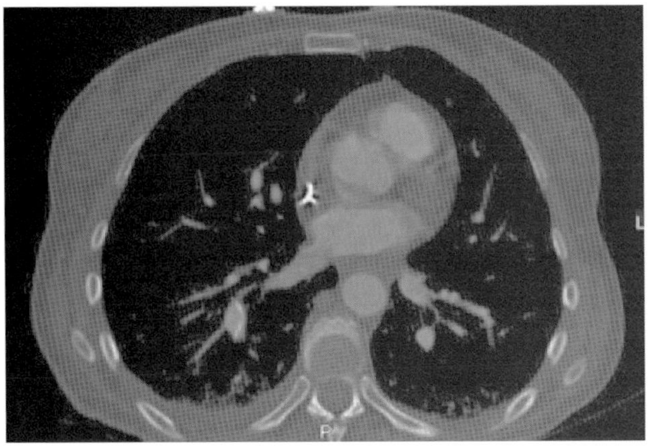


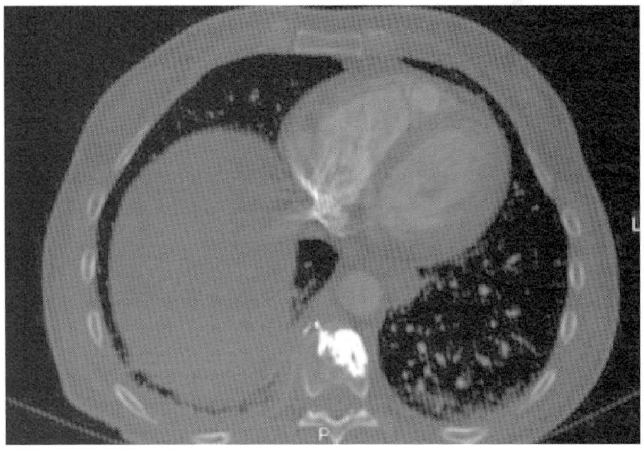


A. 树状肺骨化　　B. 甲基丙烯酸甲酯栓塞

C. 钙化性慢性栓子　　D. 栓塞导丝

**16** 以下哪个临床因素发生羊水栓塞的比例最高？

A. 在自然分娩中　　B. 自发性分娩后

C. 剖宫产术中　　D. 剖宫产术后

**17a** 胸片显示的主要异常是：

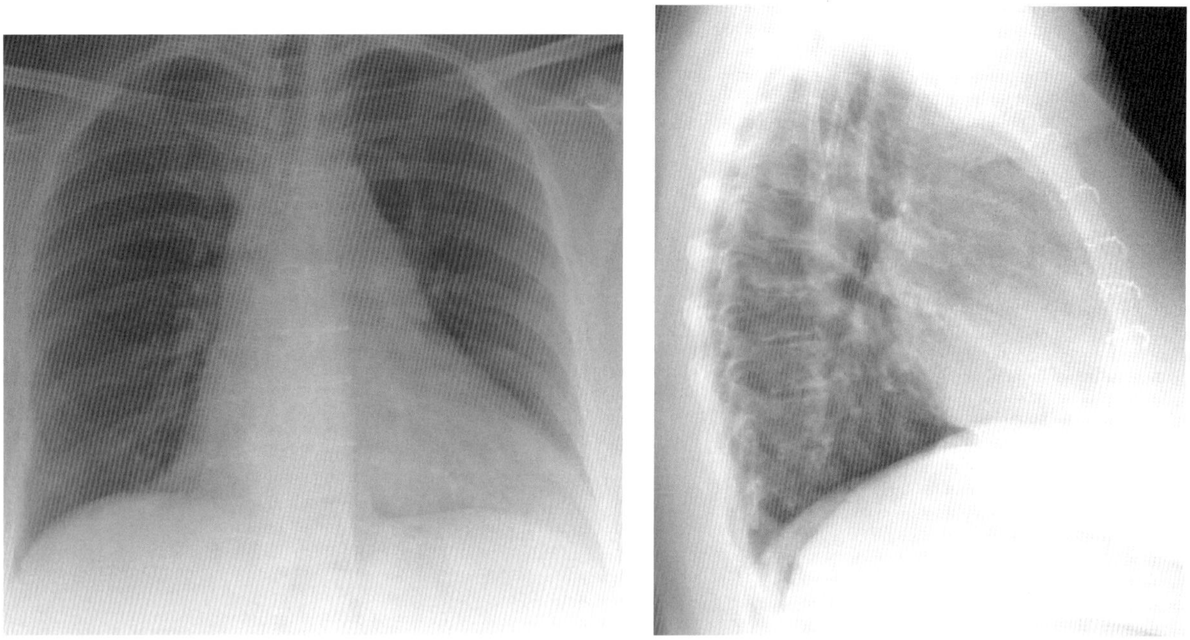

A. 左肺门增大　　B. 主动脉瘤

C. 心脏后方实变　　D. 气胸

**17b**　根据 CT 图像，可能的病因是：

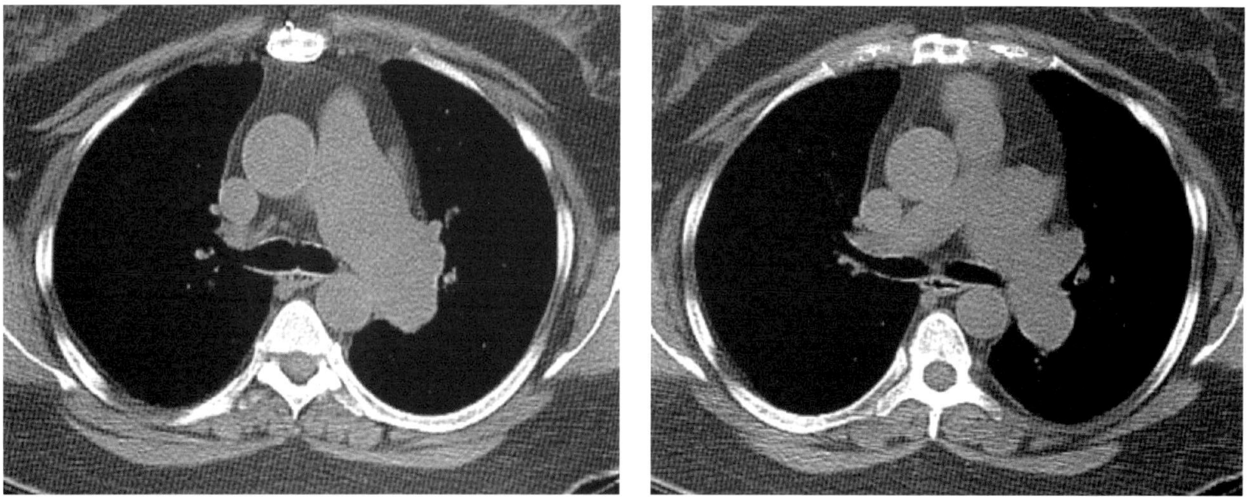

A. 原发性肺动脉高压　　B. 先天性右肺动脉缺如

C. 肺动脉瓣狭窄　　D. 慢性血栓栓塞性疾病

**18**　Rasmussen 动脉瘤是指：

A. 真菌性肺动脉瘤　　B. 真菌性主动脉瘤

C. 真菌性支气管动脉瘤　　D. 真菌性肺静脉瘤

**19a**　突出的血管异常是：

A. 下腔静脉瘤栓累及右心房　　B. 右心房混合伪影与肝静脉及下腔静脉不完全混合有关

C. 下腔静脉条带状血栓　　D. 与下腔静脉滤器置入有关的血栓

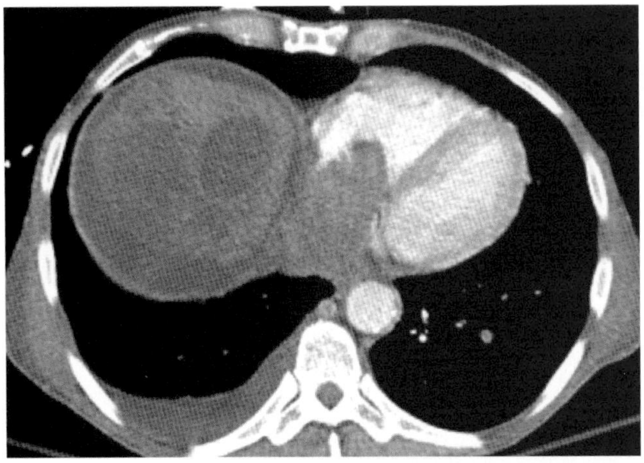
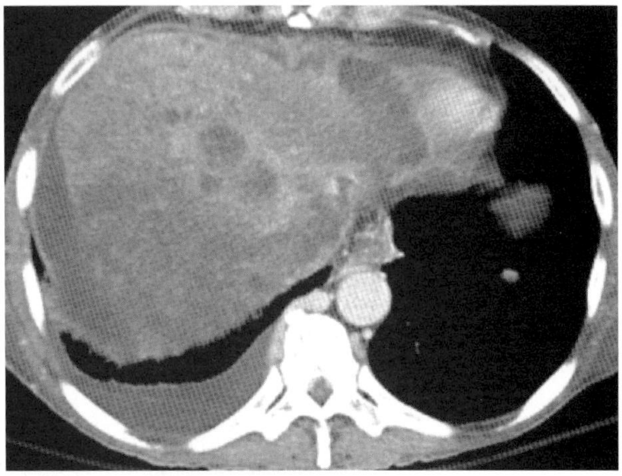
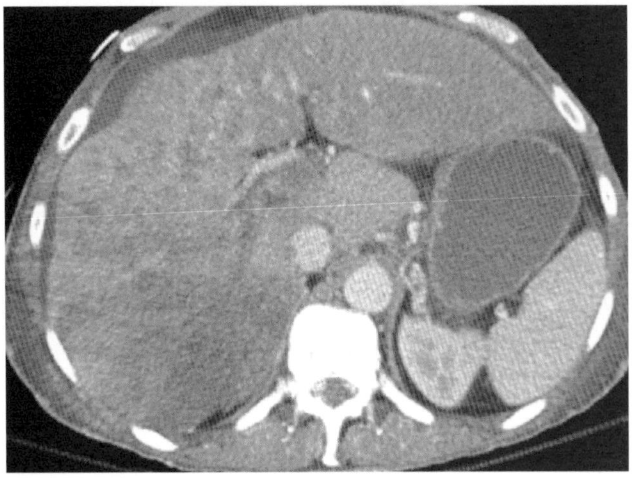

**19b** 以下哪个肿瘤最可能出现下腔静脉瘤栓？

A. 肾癌　　B. 肝癌

C. 肾上腺皮质癌　　D. 肺癌

**20a** 胸部 CT 图像上，男性肺动脉的正常上限是：

A. 20mm　　B. 25mm

C. 30mm　　D. 35mm

**20b** 胸片上，女性右侧叶间肺动脉的正常上限是：

A. 5mm　　B. 10mm

C. 15mm　　D. 20mm

## 答案与解析

**1a** **答案 C**。

**1b** **答案 A**。增强 CT 显示结节明显强化,事实上结节强化与肺动脉流出道一致,还有一大的引流静脉,所以这是一个血管性病变。肺动静脉畸形(AVM)可以是孤立的,CT 诊断需要有明确的扩张的动脉和引流的静脉,导致右向左分流,因为 AVM 是一个高血流低阻力的瘘,当瘤直径 >3mm 时建议治疗。

肺 AVM(高达 60%)见于 Osler-Weber-Rendu(遗传性出血性毛细血管扩张症或 HHT)。HHT 是一种常染色体显性遗传病,表现为 AVM 和毛细血管扩张。这些特别容易发生在黏膜表面、皮肤和肺部,并可能导致致命的出血。HHT 诊断标准包括:①鼻出血;②多血管扩张;③内脏动静脉畸形;④近亲属患有此病。这些标准中有 3 个足以确诊。

Klippel-Trénaunay 综合征是一种低流量血管畸形综合征,伴有:①肢体毛细血管畸形或葡萄酒斑,②先天性静脉曲张或静脉畸形,③骨和软组织肥大。Parkes Weber 综合征显示患肢过度生长伴有小的瘘。这些表现与 Klippel-Trénaunay 综合征相似,除了血管病变是高流量而不是低流量。Sturge-Weber 综合征的特点是大脑三叉神经区软脑膜和脉络膜血管畸形表面呈深紫色(毛细血管畸形)。

**参考文献**:Nozaki T,et al. Syndromes associated with vascular tumors and malformations: a pictorial review. *Radiographics* 2013;33(1):175 – 195.

**2a** **答案 B**。

**2b** **答案 B**。胸片示双肺门明显增大,可能与双侧肺门淋巴结病或肺动脉扩张有关。尽管扩张的主动脉弓对气管有轻度的占位效应,但没有明显狭窄。没有气胸的征象,如胸膜线、肺外周没有肺纹理或深沟征。

增强 CT 显示双侧肺动脉明显扩张伴有双侧偏心性的充盈缺损。像这种偏心性的充盈缺损是亚急性或慢性栓塞的可能更大,而不是急性栓塞。左侧血栓还可见点状钙化。其他动脉表现包括血管狭窄、内膜不规则和网织形成。继发性改变包括支气管动脉侧支循环或经胸膜侧支血管形成。脂肪栓塞典型表现是气腔的病变,如磨玻璃密度影和实变,由于脂肪颗粒不足以像这样阻塞中心动脉。同样,脓毒性栓塞与空洞结节高度相关,特别是周围结节。

**参考文献**:Castañer E,Gallardo X,Ballesteros E,et al. CT Diagnosis of chronic pulmonary thromboembolism. *Radiographics* 2009;29(1):31 – 50.

**3** **答案 B**。马赛克征是由于肺过度充气或血流量减少所致。过度充气,在呼气相 CT 图像会出现空气滞留,与小气道疾病如闭塞性细支气管炎或哮喘相关。尽管肺气肿会出现过度充气,但本病例没有急性肺实质破坏出现肺气肿所示的“黑洞”征。

与肺血流灌注减少相关的马赛克征最常见于肺动脉栓塞,与血管炎的相关性不大。所示图像中,低密度区域的肺血管数量和大小轻度减少,这是血管源性马赛克征的表现。肺动脉主干明显扩张(3cm 是正常上限,本例肺动脉明显超过了邻近的主动脉)。其他慢性血栓栓塞性的肺实质征象包括肺外周条带、楔形密度影或线样影,与先前梗死后瘢痕形成相关。这些异常也可能与邻近胸膜局限性增厚有关。

**参考文献**：Castañer E，Gallardo X，Ballesteros E，et al. CT diagnosis of chronic pulmonary thromboembolism. *Radiographics* 2009；29（1）：31－50.

**4a**　**答案 C**。

**4b**　**答案 B**。Lemierre 综合征是一种罕见的临床疾病，由原发性口腔感染导致的颈内静脉血栓性静脉炎。远端脓毒性栓子常见，肺最常受累，因为正常情况下，颈静脉血流流经的第一个毛细血管床是肺毛细血管床。然而，任何远端部位都可能累及。诊断通常是延迟的，因为初始感染常是惰性的，胸部不适，如咳嗽或胸痛，常是最早出现的症状，因此，胸部检查通常早于颈部检查。肺部受累典型的脓毒性栓子表现为随机分布的、肺外周空洞性结节和非空洞性结节，有出现胸腔积液和脓胸的风险。

Leriche 综合征是指主髂动脉闭塞性疾病，表现为三联征：臀部跛行、无股动脉搏动和性功能障碍。Lhermitte-Duclos 是小脑发育不良性神经节细胞瘤。Lambert-Eaton 综合征是一种自身免疫性重症肌无力综合征。

**参考文献**：O' Brien WT，Lattin GE，Thompson AK. Lemierre syndrome：an all-but-forgotten disease. *Am J Roentgen* 2006；187：W324－W324.

**5**　**答案 D**。肺毛细血管瘤病和肺静脉闭塞性疾病（PVOD）是肺动脉高压的少见原因，通常影响年轻人。它们都是由毛细血管后静脉闭塞导致的，小叶间隔增厚程度不一（如图所示），边界不清的小叶中心型磨玻璃结节（如图所示，但更加模糊）、胸腔积液、淋巴结肿大。放射科医师对本病的正确认识是很重要的，因为这些患者是前负荷依赖的，如果用治疗心力衰竭和其他原因的肺动脉高压的血管扩张剂治疗，可能发展为致命性肺水肿。对右心导管，毛细管血管瘤病和 PVOD 的经典表现是正常或毛细血管楔压降低而不是其他原因出现的肺动脉高压。

硬皮病肯定与肺动脉高压有关，但更常表现为纤维化间质性肺炎（特别是 NSIP）而不是图示的小叶间隔增厚。淋巴管炎可以表现为小叶间隔增厚但通常呈结节状，与肺动脉高压无关。肝肺综合征与肝硬化和肝衰竭相关，形成肺血管分流。最常见的表现是肺外周血管扩张，较少见的是孤立型 AVM 形成。

**参考文献**：Pena E，Dennie C，Veinot J，et al. Pulmonary hypertension：how the radiologist can help. *Radiographics* 2012；32（1）：9－32.

**6a**　**答案 A**。

**6b**　**答案 B**。胸片显示左肺弥漫性的透亮，相对右侧轻度增高。除此之外，左肺血管较小。这是由左肺阻塞性中心性肺栓塞引起的相对肺血容量减少、血流量减少所致。这种征象很罕见，只是偶尔可见。单侧肺门增大也可因栓子所致。在仰卧位胸片，气胸前部可能有类似的表现或在对侧出现积液，但这是直立位胸片。偶尔，因中央肺动脉的突然截断也可出现这种表现。

**参考文献**：Webb WR，Higgins CB. *Thoracic Imaging*. Philadelphia，PA：Lippincott Williams & Wilkins，2010.

**7a**　**答案 A**。

**7b**　**答案 D**。反晕征（环礁征）的主要鉴别诊断是机化性肺炎、肺梗死或感染，如副球孢子菌病（南美洲芽生菌病）。少见原因包括细菌性肺炎、毛霉菌病、肺结核、结节病、射频消融或肉芽肿血管炎（原名韦格纳肉芽肿）。该征象的特点是中央磨玻璃密度影，周围环形实变,与已知的“晕”征截然相反,晕征是中央结节或实变,周围是磨玻璃密度影。区分中央是磨玻璃影还是空洞是非常重要的,以免误诊。临床症状和旅行史有助于缩小鉴别诊断范围。

**参考文献**:Walker C, Mohammed TL, Chung J. Reversed Halo Sign. *J Thorac Imaging* 2011;26:W80.

**8a** **答案 A**。

**8b** **答案 B**。对妊娠期女性可疑肺栓塞的影像学评价是经常遇到的。d-二聚体的结果在妊娠期经常是非特异性的。尽管股血管超声是一个很好的初步方法,但某些情况下需要进一步检查。在这种情况下,肺动脉 CTA 和 V/Q 扫描是经典的首选成像方式。由于专家观点的不一致,每一项检查的优势取决于检查设备。然而,CTA 与 V/Q 相比,胎儿所受的辐射剂量更低。相反,由于孕期激素的刺激,乳腺对射线更加敏感,孕期 CTA 检查会使母亲乳腺的剂量明显增加。一般来说,妊娠时避免使用钆剂,这可排除造影增强 MRA。CT 平扫可提供诊断,但不是评价肺栓塞的一线选择。

**参考文献**:Schaefer-Prokop C, Prokop M. CTPA for the diagnosis of acute pulmonary embolism during pregnancy. *Eur Radiol* 2008;18(2):2705-2708.

**9** **答案 A**。Well 标准是一种更客观的方法来,可量化急诊室患者肺栓塞的风险。7 个因素的相对风险点数之和是总点数,反应肺栓塞的相对风险。标准包括以下内容:

1. 深静脉血栓的症状和体征(3 分);
2. 肺动脉栓塞是最主要的临床诊断(3 分);
3. 心率 >100 次/分(1.5 分);
4. 在过去 4 周内至少进行 3 天的制动或手术(1.5 分);
5. 既往肺动脉栓塞或深静脉血栓史(1.5 分);
6. 咯血(1 分);
7. 近期治疗(过去 6 个月)或姑息治疗的恶性肿瘤(1 分)。

分值越高,肺动脉栓塞的风险越高。根据临床研究,分值≤4 分者,肺动脉栓塞的风险很低(3%)。

**参考文献**:Wells PS, Anderson DR, Rodger M, et al. Excluding pulmonary embolism at the bedside without diagnostic imaging: management of patients with suspected pulmonary embolism presenting to the emergency department by using a simple clinical model and d-dimer. *Ann Intern Med* 2001;135(2):98-107.

**10** **答案 C**。肺动脉肉瘤与血栓栓塞性疾病的影像学表现有时难以鉴别,肺动脉肉瘤是罕见的。肉瘤往往表现为单一的大型中央病变,而不是多个较小的充盈缺损。然而,单侧中央充盈缺损在两者都可以看到,因为累及肺动脉可以局部扩张(与压力超负荷有关)。这些表现均提示肉瘤的可能性,但都不能诊断为肉瘤。一般来说,浸润性疾病可以明确的鉴别,因为没有潜在恶性的肿瘤不会出现组织浸润和局部扩张。此外,PET/CT阳性超过正常背景血池水平以上有助于鉴别,是所有选项中最具特异性的征象。

**参考文献**:Chong S, Kim TS, Kim BT, et al. Pulmonary artery sarcoma mimicking pulmonary thromboembolism: integrated FDG PET/CT. *AJR Am J Roentgenol* 2007;188(6):1691-1693.

**11** **答案 A**。Behcet 病是一种多系统的大、小血管炎。患者往往是中东、地中海或远东地区的年轻人,男性占优势。典型的三联症状包括口腔溃疡、生殖器溃疡和葡萄膜炎,但1/3的患者其他器官系统的血管也可被累及。高达 85% 的血管侵犯与静脉系统相关,导致肺外静脉血栓，包括肝静脉、下腔静脉，Budd-Chiari 综合征的上腔静脉和上腔静脉狭窄。Behcet 病累及大血管称为血管 Behcet 病。肺动脉瘤是 Behcet 病最常见的肺动脉表现，常导致危及生命的大咯血。上述其他表现也可见于活动性疾病，但不常见。值得注意的是，尽管静脉血栓的发病率很高，其中肺栓塞实际上并不常见。这被认为与炎症引起的血管壁高度粘连有关。仅 1%~10% 的患者累及肺实质和胸膜。

**参考文献**：Ceylan N，Bayraktaroglu S，Erturk SM，et al. Pulmonary and vascular manifestations of behcet disease：imaging findings. *AJR Am J Roentgenol* 2010；194(2).

12　**答案 D**。脂肪栓塞综合征(FES)最常见于外伤性长骨骨折或骨盆骨折后的肺、脑和皮肤。其他较少见的原因包括常规骨科手术或抽脂术、骨肿瘤后遗症、胰腺炎或脂质灌注引起的并发症。胸片和 CT 表现常常是非特异性的，表现为双侧、多发的磨玻璃密度影，可以进展为实变。由于脂肪滴体积小，肺动脉内通常没有明显的充盈缺损。脂肪栓塞的确切发生率尚不清楚，因为许多患者无症状。经典三联征是呼吸窘迫、脑畸形和点状出血。严重病例的死亡率高达 20% 以上。潜伏期 24 ~48 小时有助于区别脂肪栓塞综合征与典型挫伤。非典型感染在如此短的时间内出现是不常见的，与患者的创伤史没有直接关系。吸入可出现同样表现，但有皮疹点支持脂肪栓塞综合征。

**参考文献**：Malagari K，Economopoulos N，Stoupis C，et al. High-resolution CT findings in mild pulmonary fat embolism. *Chest* 2003；123(4)：1196 – 1201.

13　**答案 A**。理想的导管位置应在左或右肺门 2cm 以内。远端位置(如图所示)可导致肺动脉破裂、闭塞、夹层梗死、假性动脉瘤或瘘形成。CT 肺血管造影显示右中叶肺动脉小分支局灶性膨隆，这符合医源性假性动脉瘤。

**参考文献**：Godoy M，Leitman B，Groot P，et al. Chest radiography in the ICU：Part 2，Evaluation of cardiovascular lines and other devices. *AJR Am J Roentgenol* 2012；198：572 – 581.

14　**答案 C**。这些都是会影响胸部血管的血管炎。然而，仅有 Takayasu 病和 Behcet 病是侵犯大血管的。有趣的是，Behcet 病更易累及腹主动脉或肺动脉而不是胸主动脉或颈部大血管，所以 Takayasu 病是正确答案。

Takayasu 病影响大、中动脉。好发于 40 岁以下的女性，占 90% 以上。影像学表现通常为主动脉或大血管受累，血管壁增厚，狭窄，扩张和不成熟钙化。这个病例的主动脉壁明显增厚、累及颈部大血管。注意，左颈内动脉管腔狭窄。50% 以上的病例累及肺动脉，导致肺动脉高压，但严重肺动脉高压罕见。肉芽肿血管炎(GPA，以前被称为韦格纳肉芽肿)可以累及胸血管，但却是一个小血管炎。胸部表现通常以多发肺结节和肿块(空洞常见)、肺出血、气道累及，而不是孤立的血管壁炎症。肺出血肾炎综合征是肺的毛细血管炎和肺出血的表现。

**参考文献**：Castañer E，Alguersuari A，Gallardo X. When to suspect pulmonary vasculitis：radiologic and clinical clues. *Radiographics* 2010；30(1).

Ceylan N，Bayraktaroglu S，Erturk SM，et al. Pulmonary and vascular manifestations of behcet disease：imaging findings. *AJR Am J Roentgenol* 2010；194(2)：W158 – W164.

15　**答案 B**。甲基丙烯酸甲酯栓塞是骨水泥静脉渗漏的后遗症，在椎体后凸成形术中进入椎旁静脉丛。确切的发病率还不清楚，但约 5% 的患者出现。患者预后也有很大不同，因为有的无症状，有的会死亡(虽然死亡是非常罕见的)。胸片和 CT 可显示 MMA 水泥，由于其高密度特性，表现为线性和分枝影(结节状少见)。X 线图像显示椎体后凸成形术或临床病史可明确诊断。偶尔可见脊柱周围的蛇纹石 MMA 密度,本例也可见到。与慢性血栓栓塞性肺动脉高压的表现有重叠,但 MMA 的高密度明显高于慢性肺栓塞的钙化。树状肺骨化可在 X 线和 CT 显示,但大多数病例与慢性/反复吸入或肺纤维化相关。

**参考文献:**Pelton WM, Jacobo K, Candocia FJ, et al. Methylmethacrylate pulmonary emboli: radiographic and computed tomographic findings. *J Thorac Imaging* 2009;24(3):241 – 247.

**16** **答案 A。**羊水栓塞是羊水通过撕裂的子宫静脉进入静脉系统形成的。这是一种罕见的剖宫产并发症,绝大多数发生于自然分娩时(70%)。呼吸困难和休克能迅速进展为心肺衰竭。通常,当患者的临床状态迅速恶化时,没有初始的影像检查。当进行了影像检查时,其影像表现与其他空腔病变表现重叠,包括肺水肿、出血和吸入。准确的诊断需要高度的临床怀疑。

**参考文献:**Han D, Lee KS, Franquet T, et al. Thrombotic and nonthrombotic pulmonary arterial embolism: spectrum of imaging findings. *Radiographics* 2003; 23:1521 – 1539.

**17a** **答案 A。**

**17b** **答案 C。**正位和侧位胸片均显示左肺门增大。需要注意的是,侧位片显示增大的结构位于支气管的后方,高度提示肺动脉扩张而不是淋巴结肿大。右肺门是正常的。CT 进一步明确左肺动脉扩张,右肺动脉正常。单纯的左肺动脉扩张与肺动脉瓣狭窄高度相关。长期的狭窄患者通常是先天性的,肺动脉瓣狭窄射流优先进入左肺动脉,造成不对称的左侧相对于右侧扩张。这可以通过超声心动图或心脏磁共振成像来确诊。本例右肺动脉是可见的,故排除先天性右肺动脉缺如。此外,慢性血栓栓塞性肺动脉高压和原发性肺动脉高压均表现为双侧肺动脉扩张。

**参考文献:**Webb WR, Higgins CB. *Thoracic imaging: Pulmonary and cardiovascular radiology*. North American Edition. Lippincott Williams & Wilkins, 2010.

**18** **答案 A。**真菌性肺动脉瘤是罕见的,但当与肺结核相关时被称为 Rasmussen 动脉瘤(Rasmussen 动脉瘤比真菌性动脉瘤更常用)。进行性支气管扩张或空洞致使血管壁薄弱,最终可能破裂(危及生命)。约 5% 的慢性空洞型肺结核患者,尸检发现肺动脉瘤。位置通常在肺外围,主肺动脉或肺叶分支受累较为少见。

**参考文献:**Kim HY, Song KS, Goo JM, et al. Thoracic sequelae and complications of tuberculosis. *Radiographics* 2001;21(4):839 – 858.

**19a** **答案 A。**

**19b** **答案 A。**IVC 内单纯血栓可以是下肢深静脉血栓形成的后遗症,但是跳跃性病变不常见,如图所示(肝下方的下腔静脉是正常的,有对比剂充盈)。同样,对比剂混合伪影在这种情况下是不可能的,因为下腔静脉已经强化,提示扫描延迟时间足以让循环对比剂通过腹部。肿瘤栓塞的几个特征包括肝静脉、下腔静脉和右心房扩张。此外,还有一更细微征象,栓子的不均匀性提示内部增强,这不会出现在单纯血栓中。本病例的次要证据包括肝脏外周的强化灶以及多个胸膜转移灶。

所列肿瘤中,肾细胞癌最常侵犯下腔静脉。这些肿瘤血栓偶尔会到达右心房,如本例所示。这是 1 例晚期肝细胞癌。肾上腺皮质腺癌也可侵犯下腔静脉,但不太常见。肺癌累及下腔静脉更罕见,但晚期肺癌上腔静脉受累相当常见。下腔静脉血栓增加了肺动脉血栓和动脉瘤栓的风险。仔细观察会发现第一幅图像中左肺下叶动脉未强化,提示这例患者出现了肺动脉栓子。

**参考文献**:Kaufman LB,Yeh BM,Breiman RS,et al. Inferior vena cava filling defects on CT and MRI. *AJR Am J Roentgenol* 2005;185(3):717 -726.

Sheth S,Fishman EK. Imaging of the inferior vena cava with MDCT. *AJR Am J Roentgenol* 2007;189(5):1243 -1251.

**20a** **答案 C**。

**20b** **答案 C**。胸片通常是评价肺动脉高压的初始影像学方法,但经典的表现通常不明显,直到病程后期。正面胸片测量右叶间动脉是评价中央肺动脉扩张最准确的方法,正常值为女性15mm,男性为16mm。CT图像上主肺动脉的测量更准确,30mm作为肺动脉高压时肺动脉异常扩张的阈值。动脉异常增大提示肺动脉高压。更具体地来说,主肺动脉的正常直径约为25mm,第九十的百分位值男性为29mm,女性为27mm。注意,轻度肺动脉高压和接近此值的正常肺动脉之间存在重叠;正常肺动脉大小并不能排除肺动脉高压。另外,主肺动脉的大小超过升主动脉是评估其大小的简便方法。越远端的肺动脉趋向于"截断"或更小,尽管中心肺动脉扩张。CT上常见的其他特征包括右心室肥厚(壁厚 >4mm)、室间隔的平直、右心室扩张。

**参考文献**:Pena E,Dennie C,Veinot J,et al. Pulmonary hypertension: how the radiologist can help. *Radiographics* 2012;32(1):9 -32.

# 第 9 章　肺癌

## 问题

**1**　大小相同的恶性结节，以下哪种结节的倍增时间最长？

A. 磨玻璃结节（GGN）　　B. 半实性结节

C. 实性结节　　D. 中心钙化结节

**2**　以下哪种肺结节的钙化形式高度提示恶性？

A. 中心性　　B. 点状

C. 分层状　　D. 爆米花样

**3a**　根据 Fleischner 协会肺结节随访指南，这例 42 岁低风险患者有一个 7mm 的结节，该如何处理？

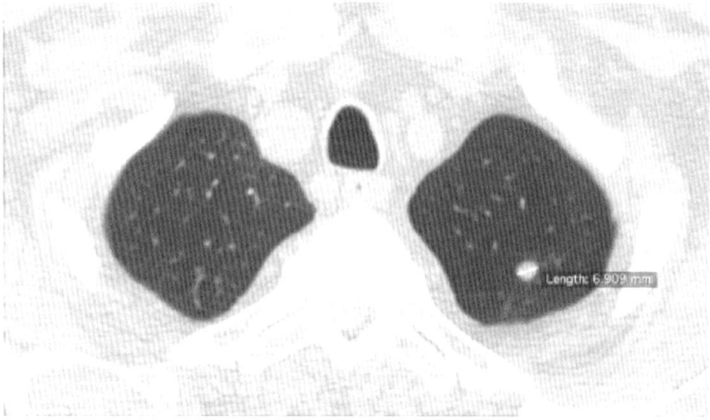


A. 3 个月 CT 随访　　B. PET/CT

C. 6~12 个月 CT 随访　　D. CT 引导下经皮肺穿刺活检

**3b**　以下哪个病史，可以将此患者从 Fleischner 协会肺结节随访指南中剔除？

A. 恶性病变　　B. 反复感染

C. HIV　　D. 20 包/年吸烟史

**4a**　患者咳嗽拍摄胸片，圆形病灶位于哪个肺段？

A. 右肺中叶内侧段　　B. 右肺中叶外侧段

C. 右肺下叶背段　　D. 右肺上叶后段

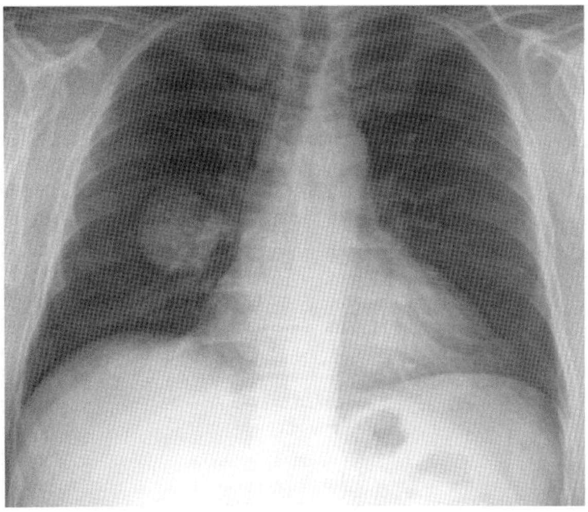

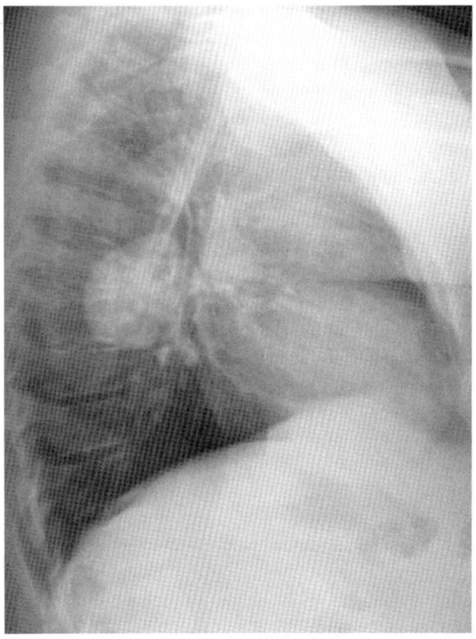

**4b**　CT 图像如下，诊断是：

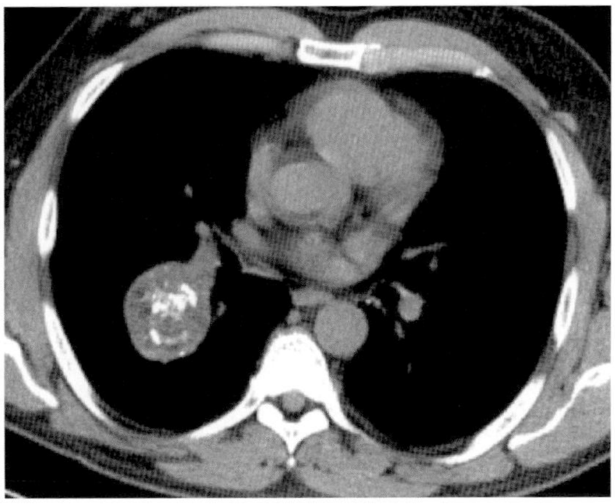

A. 黏液腺癌　　B. 转移瘤

C. 错构瘤　　D. 鳞状细胞癌

**4c**　肺错构瘤内含有脂肪的比例是：

A. 10%　　B. 25%

C. 50%　　D. 100%

**5**　患者女，66 岁，首次 CT 检查（左）后按照肺炎进行治疗；3 年后 CT 随访（右），左肺下叶实变影持续存在，而且新发数个结节，如右肺下叶结节，可能的诊断是：

A. 非典型分枝杆菌感染　　B. 慢性真菌感染

C. 多灶性腺癌　　D. 机化性肺炎

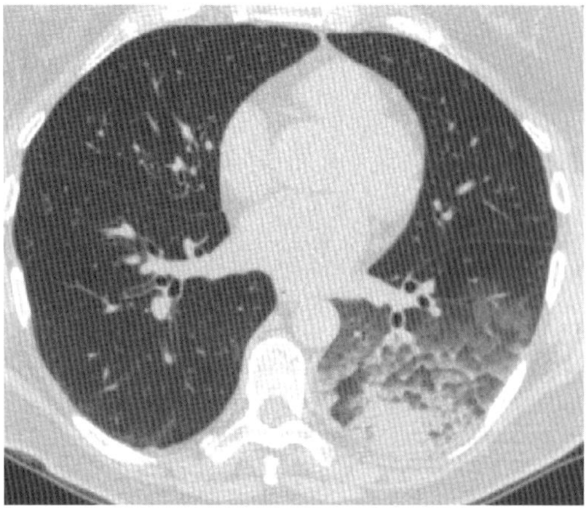

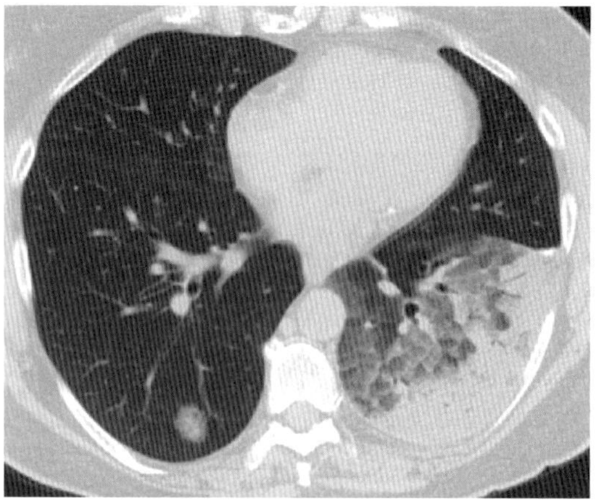

**6** 患者女，78 岁，有长期吸烟史，结节大小 1.5cm，持续存在 3 个月。胸部 CT 未见其他异常。假如此患者可接受手术风险评估，进一步评估和管理的最好的循证医学是什么？

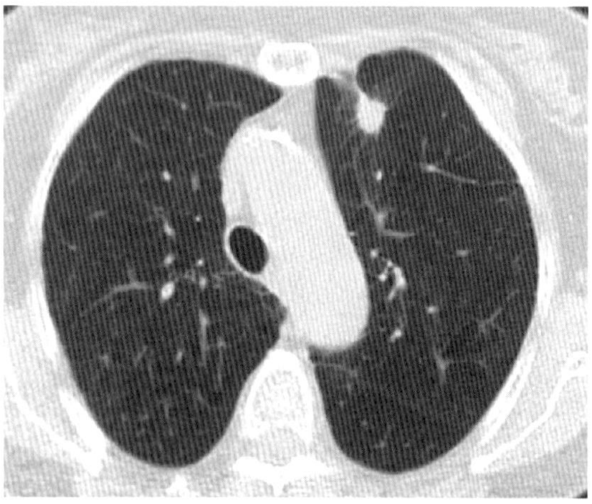

A. 经皮肺穿刺活检　　B. 开胸术，楔形切除结节，可能全肺叶切除

C. 术前脑 MRI　　D. 术前 MRI 和 PET 扫描

**7a** 对于肺癌的低剂量 CT 筛查，标准患者的剂量长度乘积应该是多少？

A. 50mGy/cm　　B. 75mGy/cm

C. 125mGy/cm　　D. 200mGy/cm

**7b** 对于接受胸部低剂量 CT 扫描筛查肺癌吸烟者，推荐的每年最少吸烟量为：

A. 5 包/年　　B. 10 包/年

C. 15 包/年　　D. 30 包/年

**8** 恶性肿瘤病史的患者，白色箭头所示病灶是：

A. 淋巴结肿大　　B. 转移性肺淋巴结

C. 非特异性肺淋巴结　　D. 心包积液

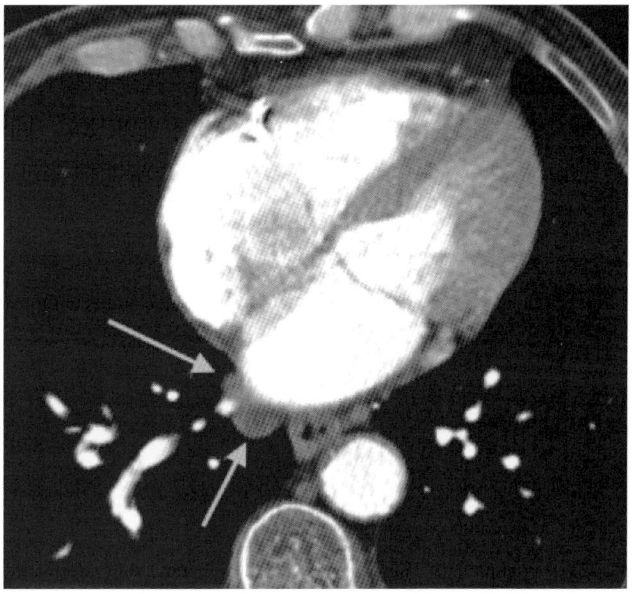

**9a** 胸片漏诊的肺癌最常位于：

A. 中央型、上叶　　B. 周围型、下叶

C. 中央型、下叶　　D. 周围型、上叶

**9b** 哪些类型的观察错误是漏诊肺癌最常见的?

A. 扫描错误　　B. 观察者错误

C. 决策错误　　D. 搜索满意度错误

**10a** 患者女，61 岁，嗜碘性甲状腺癌，首次 CT 扫描发现右下叶病变。 1 周后行 FDG-PET/CT 扫描，病灶未见 FDG 摄取增高，也未见其他病灶。 下一步的处理是：

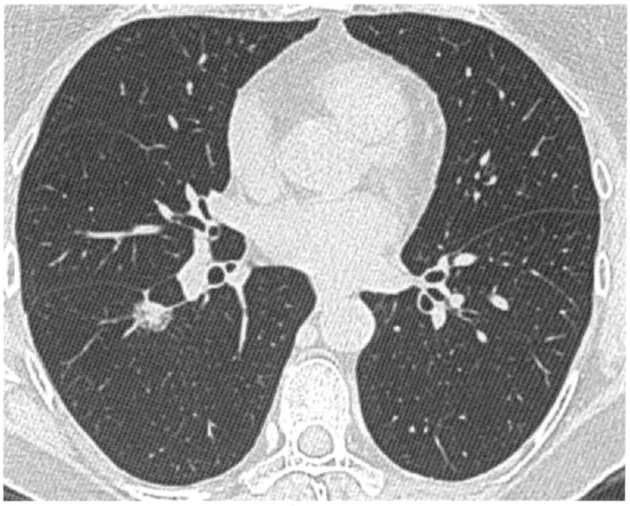

A. 无须随访　　B. 启动 $^{131}I$ 治疗转移性甲状腺癌

C. 启动支气管肺癌靶向抗 EGFR 治疗　　D. 3 个月后 CT 随访

**10b** 患者有外院 6 年前的 CT 图像（右），与现在的 CT 图像（左）进行对照，诊断是：

A. 局灶性瘢痕　　B. 微浸润腺癌

C. 甲状腺转移　　D. 错构瘤

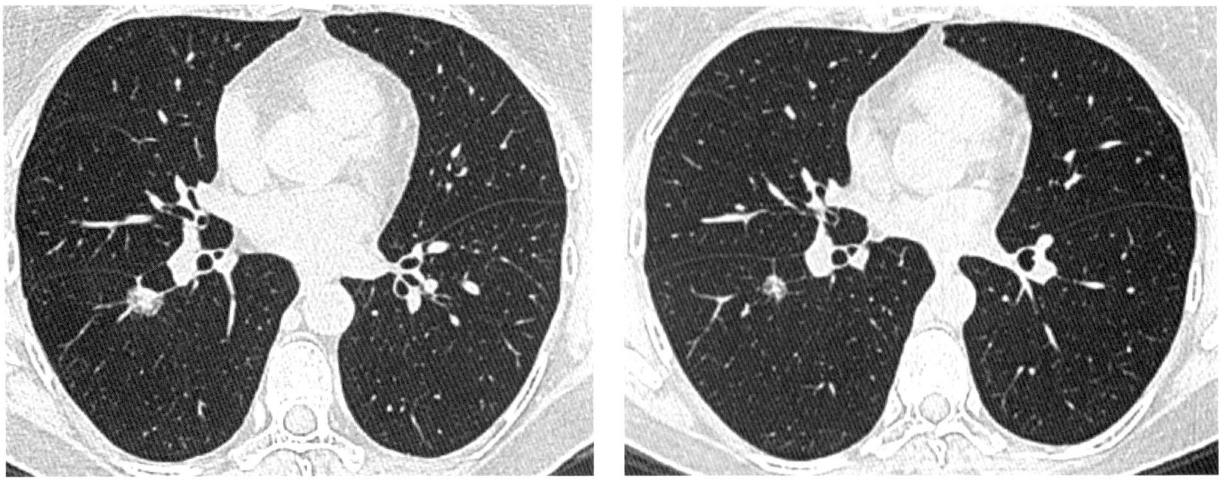

**11a** 患者男，45 岁，主诉气短、体重减轻。除了感染和炎性病变外，以下哪个恶性疾病需要考虑？

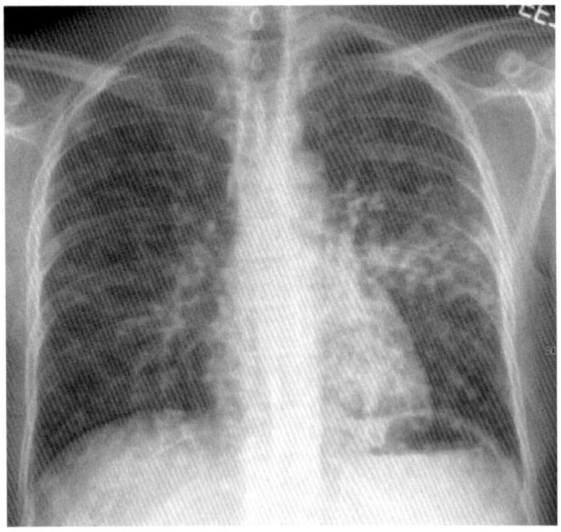

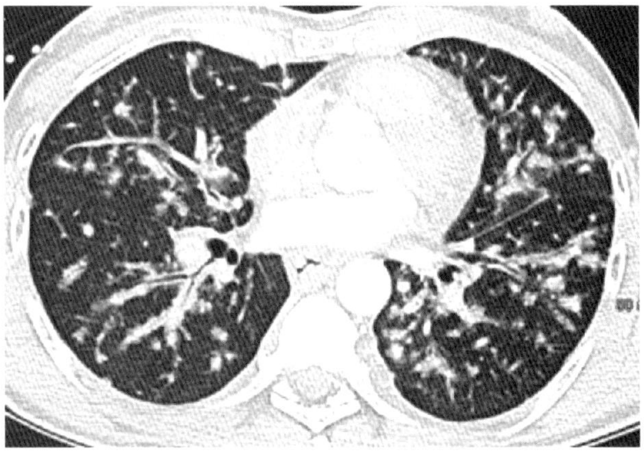

A. 肺淋巴瘤　　B. 胰腺导管内乳头状黏液瘤肺转移
C. 前列腺癌转移　　D. 上皮样血管内皮瘤

**11b** 在这例患者的评估中，发现他感染了 HIV 病毒。应该考虑哪些其他的诊断？

A. 无　　B. 卡波西肉瘤
C. 卡氏肺孢子虫感染　　D. 隐球菌肺炎

**12a** 患者男，67 岁，胸痛，胸片如下。没有感染的症状，胸片上哪个征象需要高度警惕恶性病变？

A. 肋骨破坏　　B. 纵隔向右侧移位
C. 单侧大量胸腔积液　　D. 先前冠状动脉旁路移植术（CABG）

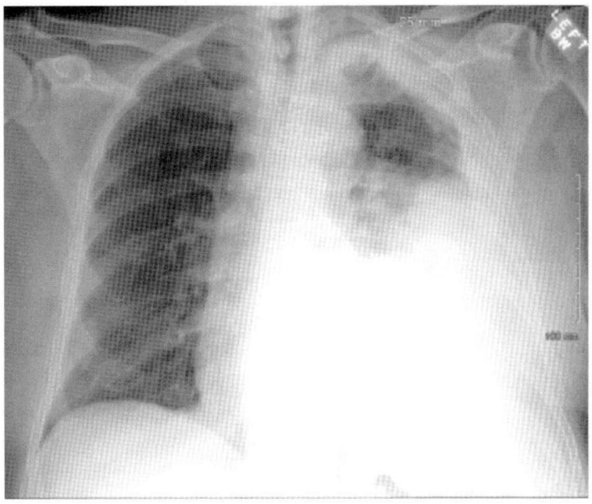

**12b**　CT 图像如下，最可能的诊断是：

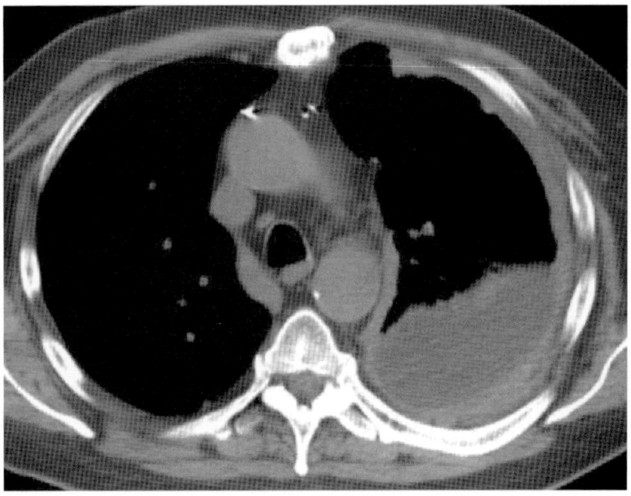

A. 间皮瘤　　B. 石棉相关胸膜疾病

C. 转移性腺癌　　D. 慢性纤维胸

**13**　患者女，62 岁，胸痛，胸部 CT 图像如下。 已要求经皮 CT 引导下穿刺活检。 活检前下一步最重要的是：

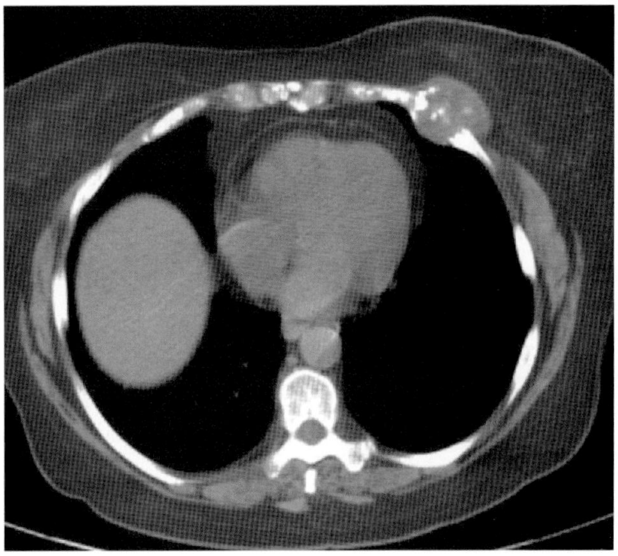

A. 增强 CT 检查，因为这个病灶可能是富血供的病灶，如肾细胞癌转移。

B. 外科会诊，因为穿刺针道必须切除。

C. 肾上腺素能阻滞法（如柳胺苄心定），因为病变可以是转移性的嗜铬细胞瘤。

D. 麻醉会诊，因为这种病变活检会很痛。

**14** 患者男，64 岁，气短、咳嗽。侧位胸片显示的异常是：

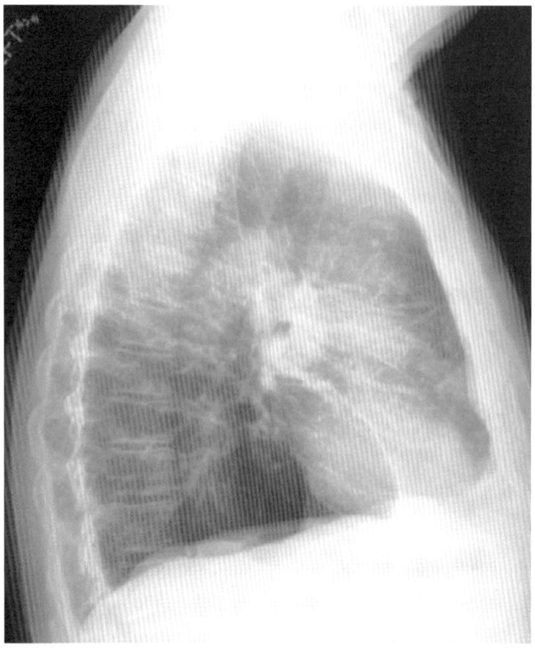

A. 肺门淋巴结　　B 前纵隔肿块

C. 下叶结节　　D. 胸骨膨胀性病变

**15** 患者女，72 岁，头颈鳞状细胞癌，行胸部 CT 和 PET/CT 进行治疗的分期评估。胸部 CT 示双肺多发肺结节，下图所示为两个较大的结节。PET/CT 示喉部 FDG 摄取增高，肺结节没有摄取。下一步的处理措施是：

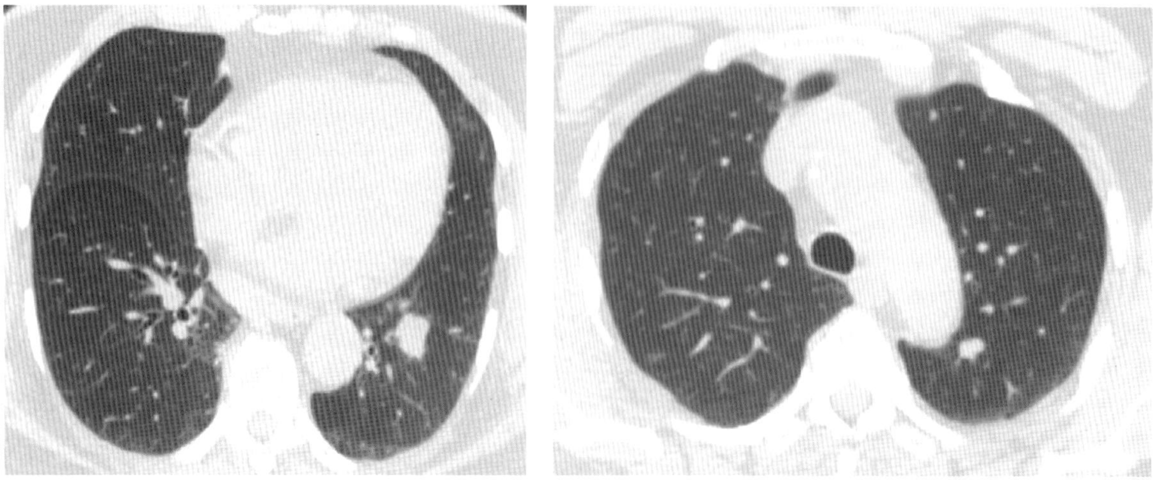

A. 无须进一步评价，FDG 无摄取提示良性病变

B. 复查 PET/CT，FDG 无摄取提示检查不充分

C. 活检，结节可能是转移

D. 启动化疗，这些结节是明确的转移

**16a** 患者女，76 岁，胸痛，行后前位和侧位胸片。胸片的异常表现是：

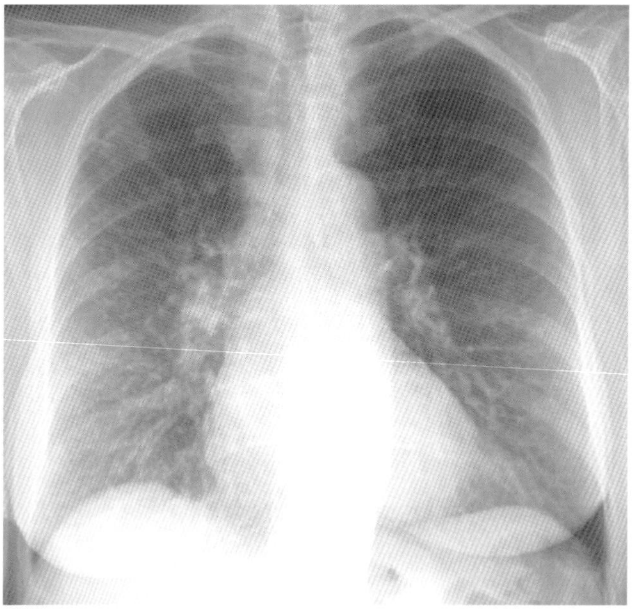

A. 右心房后方肿块　　B. 右第二前肋膨胀性病变

C. 右侧肺纹理增多　　D. 双肺弥漫性纹理增多，右侧为著

**16b** CT 图像如下，活检证实为乳腺癌的淋巴转移。以下哪个 CT 征象提示癌性淋巴管炎？

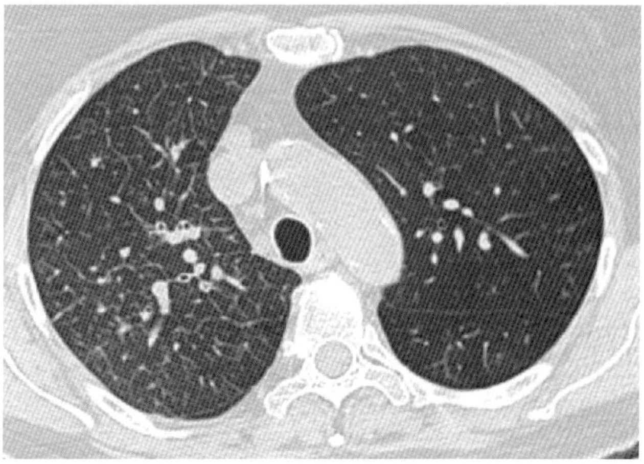

A. 小叶间隔结节状增厚　　B. 支气管扩张

C. 马赛克空气滞留　　D. 胸腔积液

**17a** 下图中箭头所指淋巴结位于哪个分区？

A. 上，血管前　　B. 上，左侧气管旁

C. 主肺动脉窗　　D. 肺门，叶间

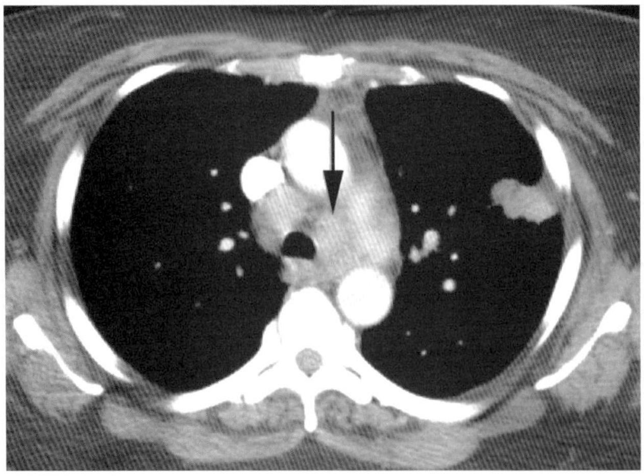

**17b**　下列哪一种技术最适用于前纵隔及主动脉肺动脉窗？

A. 纵隔切开术　　B. 纵隔镜检查

C. 经支气管针吸活检术　　D. 支气管内超声引导针吸活检

**17c**　经胸壁穿刺活检证实左肺上叶腺癌，活检前行 PET/CT 检查。下图所示为唯一的代谢活跃的病变。那么可疑的淋巴结分期是什么？

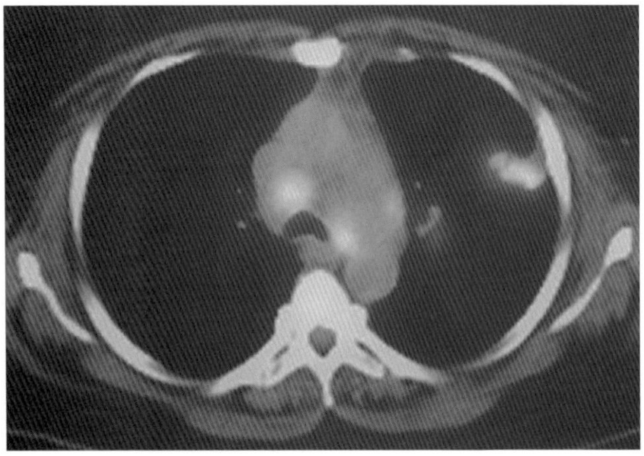

A. N0　　B. N1

C. N2　　D. N3

**18**　病变已持续存在 3 个月并保持稳定。大约有多少这种类型的病变最终会发展为腺癌进行手术切除？

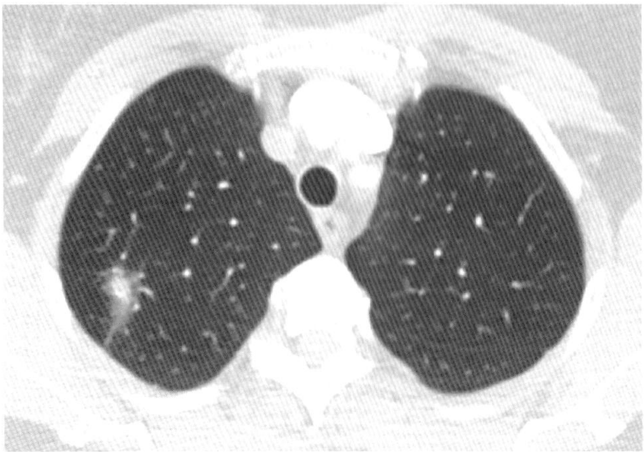

A. 5%　　B. 25%

C. 60%　　D. 90%

**19a** 35 岁非吸烟者，最可能的诊断是：

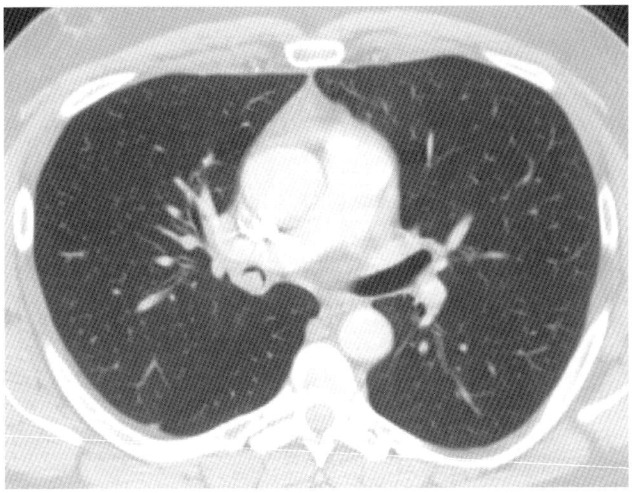

A. 鳞状细胞癌　　B. 腺样囊性癌

C. 黏液表皮样癌　　D. 支气管类癌

**19b** 支气管类癌出现类癌综合征的比例是：

A. <5%　　B. 10%~15%

C. 20%~25%　　D. >30%

**20a** 可疑肺炎患者的床旁胸片。抗生素治疗后最好的建议是：

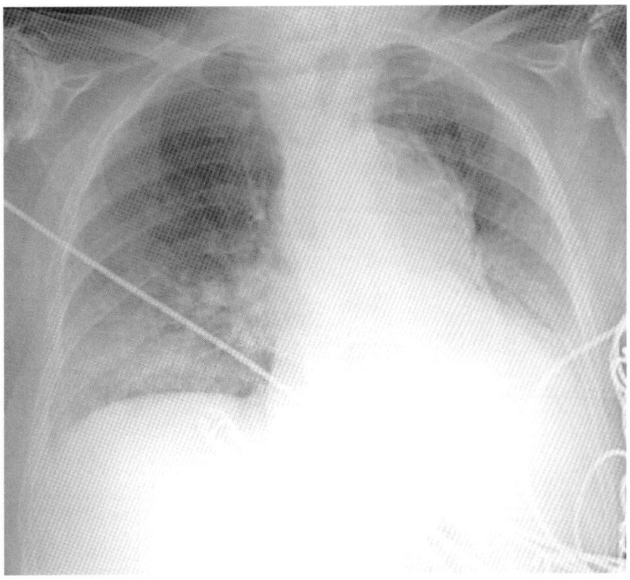

A. 无须影像随访　　B. 6~8 周复查胸片

C. 胸部 CT　　D. 纤维支气管镜经支气管活检

**20b** 活检证实小细胞肺癌，“局限期”小细胞肺癌的标准是：

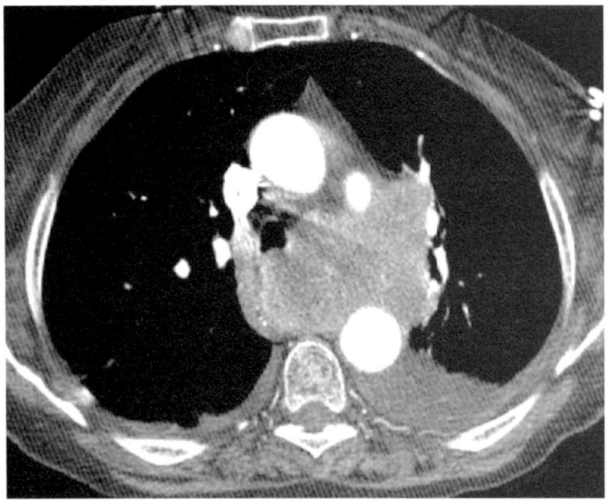

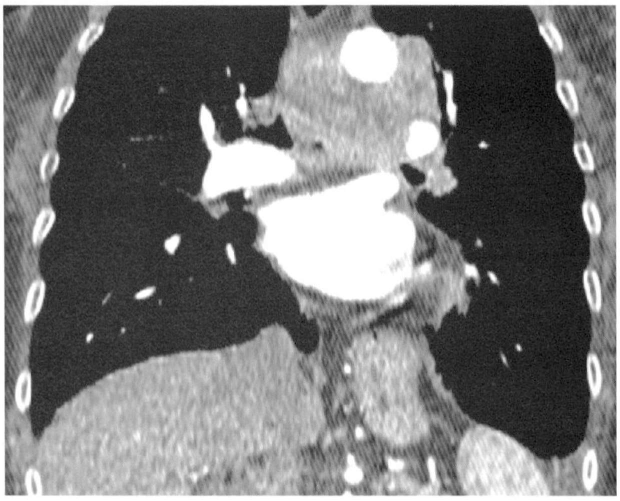

A. 局限于单个照射野

B. 脑转移瘤

C. 恶性胸腔积液

D 超出单个照射野

## 答案与解析

**1** **答案 A** 。所列结节中，GGN 具有最长的倍增时间。恶性实性结节的倍增时间 < 100 天。倍增时间 > 400 天通常是良性结节，稳定性超过 2 年(730 天)是绝大多数实性结节诊断良性的一个可靠指标。倍增时间 < 20 天，感染的可能性更大，但这并不适用于部分进展性恶性肿瘤或免疫抑制患者的恶性病变。相比而言，亚实性结节的倍增时间超过 1300 天，依旧是恶性的。所以，这些结节的随访时间要比实性结节的随访时间长，一般最短 3 年。半实性结节的倍增时间介于实性结节和亚实性结节之间。中心性钙化结节几乎全是良性结节，恶性的概率非常小，可见于恶性肿瘤包裹的钙化结节，其倍增时间与实性结节相似。

**参考文献**：Naidich DP, Bankier AA, MacMahon H, et al. Recommendations for the management of subsolid pulmonary nodules detected at CT: a statement from the Fleischner Society. *Radiology* 2013;266(1):304 – 317.

Truong MT, Ko JP, Rossi SE, et al. Update in the evaluation of the solitary pulmonary nodule. *Radiographics* 2014;34(6):1658 – 1679.

**2** **答案 B**。肺结节钙化的良性模式是弥漫性、中心性、分层状和爆米花样。出现上述任何一种形式的钙化，提示结节良性的可能性非常大。其他任何模式的钙化均不是良恶性鉴别的可靠指标，因为一些恶性肿瘤可能出现钙化，包括消化道肿瘤转移(黏液腺癌)、成骨恶性肿瘤、甚至一些原发性支气管恶性肿瘤。

**参考文献**：Khan AN, Al-Jahdali HH, Allen CM, et al. The calcified lung nodule: what does it mean? *Ann Thorac Med* 2010;5(2):67 – 79.

**3a** **答案 C**。

**3b** **答案 A**。偶发肺结节的随访处理策略首先要确定结节的密度。这是 1 例实性结节。然后，在两个垂直方向上测量结节的大小，计算平均值。这个结节是圆形结节，单一径线测量即可。Fleischner 协会肺结节处理指南不适用于年龄 < 35 岁的患者和恶性肿瘤病史者。免疫状态在指南中未提及，最后，根据吸烟情况将患者分为高危、低危或其他危险因素。综合所有信息，推荐这个病例在6~12 个月进行 CT 随访。

**参考文献**：MacMahon H, Austin JH, Gamsu G, et al. Guidelines for management of small pulmonary nodules detected on CT Scans: a statement from the fleischner society. *Radiology* 2005;237:395 – 400.

**4a** **答案 C**。

**4b** **答案 C**。

**4c** **答案 C**。正位胸片上，肿块位于右肺中部，但在侧位片上，肿块位于斜裂的后下方，因此肿块位于右肺下叶背段。

CT 图像示边界清楚的肿块，其内有多发的低密度影(脂肪密度，不是气体密度)、软组织密度影和高密度钙化影(爆米花样钙化)。这是 1 例典型的肺错构瘤。

肺错构瘤占肺良性肿瘤的很大一部分，有些研究报道占其支气管内肿瘤的 20%。肿瘤表现为无序生长的软骨(导致软骨“爆米花”钙化)、脂肪、纤维组织和上皮组织。临床症状取决于肿瘤的位置和支气管阻塞的情况，包括咳嗽、咯血或发热(与阻塞后感染相关)。最常发生于 40 ~70 岁的人群，男性多见。小叶内脂肪(不要与腺癌内部的空泡征或坏死混淆）是最可靠的诊断依据，可以避免进一步的活检。记住，脂肪肉瘤的转移可以包含局灶性脂肪，也可有类脂性肺炎。

尽管黏液腺癌可以出现钙化，一些骨源性或软骨源性的恶性肿瘤（骨肉瘤和软骨肉瘤）转移也可出现钙化，但肉眼看见的脂肪和爆米花样钙化同时存在是很不常见的。鳞状细胞癌形态更不规则，多有空洞形成。

**参考文献**：Erasmus JJ, Connolly JE, McAdams HP, et al. Solitary pulmonary nodules: Part I. Morphologic evaluation for differentiation of benign and malignant lesions. *Radiographics* 2000;20(1):43 – 58.

Gaerte SC, Meyer CA, Winer-Muram HT, et al. Fat-containing lesions of the Chest. *Radiographics* 2002; 22 Spec No:S61 – S78.

**5** **答案 C**。初次 CT 时左肺下叶明显的实变伴周围磨玻璃密度影，这种表现是非特异性的，可能与大叶性肺炎相关。这个病例突出说明了为什么后续随访对许多病例是非常重要，特别是临床或影像学特征不典型的。慢性实变最令人担忧的原因是癌症，这是一个多灶性黏液腺癌的病例。这种病变生长缓慢，随着时间推移经常表现为多灶性的。这可能是气腔转移或多原发病灶，目前治疗仍有争议。有一些证据表明需要积极治疗包括外科手术切除，尤其是淋巴结分期为 N0、N1。除了原发性灶的外科切除外，较小的易触及和侵袭性的病灶也要考虑切除。尽管治疗存在争议，但比较明确的是更弥漫性或多灶性腺癌的预后比孤立结节的预后差。

**参考文献**：Gu B, Burt BM, Merritt RE, et al. A dominant adenocarcinoma with multifocal ground glass lesions does not behave as advanced disease. *Ann Thorac Surg* 2013;96(2):411 – 418.

Liu YY, Chen YM, Huang MH, et al. Prognosis and recurrent patterns in bronchioloalveolar carcinoma. *Chest* 2000;118(4):940 – 947.

Travis WD, Brambilla E, Noguchi M, et al. International association for the study of lung cancer/American thoracic society/European respiratory society international multidisciplinary classification of lung adenocarcinoma. *J Thorac Oncol* 2011;6(2):244 – 285.

**6** **答案 B**。这是一个 T1a 病变。已知胸部 CT 没有其他异常。对有吸烟史的老年患者，更具成本效益和有效的方法是直接进行手术，而不是包括经皮穿刺活检等中间步骤。有毛刺的肺结节，如本例所示，在吸烟史的老年人中，恶性的可能性 > 95%。因此，答 A 不是对的。但如果患者有较高的手术风险，考虑其他治疗方式，如外照射或射频消融，则活检是正确的。

目前对 T1b 期和所有Ⅱ、Ⅲ期的患者推荐术前 MRI 检查，但 T1aN0 期的患者不需要。同样，FDG-PET 扫描虽然在许多中心开展，但对吸烟的老年者目前也不推荐。因此，答案 C 和 D 也是不正确的。

T1a N0 期患者是肺叶切除很好的适应人群，答案 B 就是当前的肺结节处理策略的推荐意见。开胸楔形切除术，立即评估冰冻切片，若病理证实为恶性，在相同的条件下完成肺叶切除术。经支气管镜检查或纵隔镜检查对术前淋巴结取样，也没有必要在这类患者人群中开展，虽然淋巴结清扫将结合肺叶切除术进行。

**参考文献**：Ettinger DS, Akerley W, Bepler G, et al; NCCN non-small cell lung cancer panel members. Non-small cell lung cancer. *J Natl Compr Canc Netw* 2010; 8:740 – 801.

**7a** **答案 B**。

**7b** **答案 D**。美国医学物理学家协会（AAPM）推荐肺癌 CT 筛查的剂量长度乘积（DLP）小于75mGy/cm。记住,这是AAPM的“标准患者”,身高170cm,体重70kg(BMI = 24)。实际上,许多患者高于这个BMI,实际DLP将经常高于此。

美国国家肺筛查试验对55~74岁人群进行筛查,已显示出筛查的益处。其他的筛查,如美国预防服务工作队基于其他试验的结果将筛查年龄上限扩大至80岁;也有一些团体主张放宽筛查的年龄下限至50岁,虽然目前还没有好的数据来支持这一点。但目前没有数据支持对吸烟史低于30包/年者进行肺癌筛查。

**参考文献:**Aberle DR, Adams AM, Berg CD, et al; National Lung Screening Trial Research Team. Reduced lung-cancer mortality with low-dose computed tomographic screening. *N Engl J Med* 2011; 365(5): 395-409.

**8** **答案D。**当肺静脉穿过心包进入心房时,心包有一“袖”状结构包绕静脉。右肺静脉隐窝或心包“袖”隐窝(如本例所示)是心包内一个正常的间隙,其内偶尔充盈液体。了解这个解剖间隙是非常重要的,以免误认为是恶性或其他异常。当其出现时,通常是右下肺静脉前和后被液体包绕,一般后方液体稍多。右下肺静脉上、下方出现液体也是有可能的,但不常见,除非是有大量的液体。此间隙的液体与淋巴结的鉴别包括包裹性的、没有占位效应的、液体密度影。除此之外,肿大的淋巴结常出现在血管的一侧。

**参考文献:**Truong MT, Erasmus JJ, Sabloff BS, et al. Pericardial “sleeve” recess of right inferior pulmonary vein mimicking adenopathy: computed tomography findings. *J Comput Assist Tomogr* 2004; 28(3): 361-365.

**9a** **答案D。**

**9b** **答案C。**一项研究分析了1993-2001年间被证实、但在先前胸片中被漏诊的非小细胞肺癌(NSCLC)的位置。绝大多数漏诊的NSCLC是周围型(85%)、上叶(72%)。尤其是,最常漏诊的肺叶是右肺上叶(45%)。病变平均直径为1.9cm。其他重要的病变特征包括密度和形状。

胸片上漏诊肺癌的文献数量相当大,但有一些里程碑式的研究被普遍引用。特别是,Kundel等开展的视觉跟踪放射科医师相关搜索模式与肺癌漏诊的若干研究。他们描述了三种不同的观察者错误:扫描、识别与决策失误。扫描错误(视觉不固定在病变上)占观察者错误的30%。识别错误(视觉固定在病变区域,但不在病灶上)占观察者错误的30%。决策错误占45%,视觉虽然固定在病变上,但不正确地将病变解读为正常结构。搜索的满意度是另一个观察错误,不需分散太多注意力就可以更容易识别肺癌。虽然识别是重要的,搜索满意度相对于上述错误是次要的。

**参考文献:**Shah PK, Austin JH, White CS, et al. Missed non-small cell lung cancer: radiographic findings of potentially resectable lesions evident only in retrospect. *Radiology* 2003; 226:235-241.

White CS, Salis AI, Meyer CA. Missed lung cancer on chest radiography and computed tomography: imaging and medicolegal issues. *J Thorac Imaging* 1999; 14:63-68.

**10a** **答案D。**

**10b** **答案B。**转移性或原发性肿瘤均会引起免疫反应,产生局灶性纤维化和瘢痕,可以导致叶间裂的牵拉,如图所示。甲状腺癌的FDG-PET扫描可以是阴性的。但本例病变有许多潜在的原因,在开始治疗之前,必须经活检证实是转移性甲状腺癌。同样,肺癌也可以出现这种表现,在治疗前需要评估基因突变状态。考虑到此结节是部分实性结节,低度恶性腺癌的可能性最大,除非有前片可进行对照,否则下一步的处理策略应该是3个月后CT随访。

很多肿瘤生长缓慢,对这个结节来讲,FDG高摄取并不能提供额外的信息。如果先前的CT已经存在,这样一个缓慢增长的结节却有明显的FDG摄取,将是令人惊讶的。相反,支气管腺癌可以生长缓慢。此结节手术切除证实为微浸润腺癌(MIA)。MIA是一个新的肺腺癌的病理亚型,包含以前分类中的细支气管肺泡癌(BAC)。与其他亚型腺癌相比,MIA生长缓慢,常发生于非吸烟者。CT上表现为纯磨玻璃结节或混杂磨玻璃结节。因此,答案C是不正确的。同样,尽管错构瘤会生长,磨玻璃成分是极度不典型的。

关于其处理存在争议,因为以这种增长速度,很可能不会让患者死亡,可以不用处理。对许多患者来说,这确实是合理的处理方案。没有关于这些病变管理策略的好数据,最终的处理策略将由患者的手术风险、并发症和患者的意愿共同决定。值得注意的是,这种病变的增长率不一定是恒定的。缺乏这些病变长期演变的好数据,请注意,根据我们中心未切除MIA的经验,大约5%的患者会进展演变,在观察期内发生转移。

**参考文献**:Gardiner N,Jogai S,Wallis A. The revised lung adenocarcinoma classification-an imaging guide. *J Thorac Dis* 2014;6:S537 – S546.

**11a** **答案A**。

**11b** **答案B**。影像表现是广泛的、边界不清楚的、沿着支气管血管束分布的小结节,及胸膜下结节。这是淋巴管周围分布模式,可见于任何恶性肿瘤的淋巴道播散。胰腺IPMT、前列腺癌和上皮样血管内皮瘤通常不在肺部产生淋巴道播散。胸片显示病灶比较弥漫,没有突出病灶。胸外恶性病变的肺内淋巴道播散,通常更局限,常有一个突出病灶。因此,肺淋巴瘤是正确答案。原发性或继发性肺淋巴瘤均可表现为淋巴管周围模式,也可出现一个或多个气腔实变影。

虽然HIV患者肺淋巴瘤的风险增加,但其他诊断确实需要考虑,其中之一即为卡波西肉瘤。事实上,这个特殊的病例被证实是卡波西肉瘤而不是淋巴瘤。

HIV感染患者的卡氏肺孢子虫和隐球菌感染的风险增加,但它们不会产生图示的表现,因而是不正确的。卡氏肺孢子虫病通常出现间质性和磨玻璃密度影,在感染后期可能会出现囊肿。隐球菌肺炎通常出现结节,但不会呈弥漫性淋巴管周围分布模式。

**参考文献**:Lambert AA,Merlo CA,Kirk GD. Human immunodeficiency virus-associated lung malignancies. *Clin Chest Med* 2013;34:255 – 272.

**12a** **答案C**。

**12b** **答案C**。图像未见肋骨骨质破坏。很明显,若有肋骨骨质破坏,则恶性的可能性很大。同样,也没有纵隔移位,气管正好投影在棘突上。然而,若有纵隔移位,这也是需要考虑的一个征象,因为恶性胸水通常呈膨胀性改变,恶性胸水也可出现张力性液气胸。尽管吸烟是冠状动脉疾病和肺癌的共同危险因素,但先前的CABG史与恶性病变没有关联。单侧大量胸腔积液很可能是恶性胸腔积液或脓胸,所以任何一个没有感染症状的人,出现单侧大量胸腔积液时,需高度警惕恶性肿瘤。

间皮瘤特征性的表现是纵隔胸膜明显增厚。然而,间皮瘤是一种罕见的肿瘤,实际上恶性胸腔积液更常见于转移性腺癌(最常见于乳腺或肺)。石棉相关胸膜疾病非常明确地不会累及纵隔胸膜,所以这是不正确的。继发于先前血胸或脓胸的慢性纤维胸,几乎全有钙化,受累的胸腔通常变小,纵隔向胸膜异常侧移位,所以答案 D 是错误的。

**参考文献**:Truong MT, Viswanathan C, Godoy MB, et al. Malignant pleural mesothelioma: role of CT, MRI, and PET/CT in staging evaluation and treatment considerations. *Semin Roentgenol* 2013;48:323－334.

**13**　**答案 B**。这个问题的关键是认识到病灶内部钙化基质的存在。此外,肋软骨交界处是软骨肉瘤好发位置。软骨肉瘤像软骨细胞一样,从它们衍生出来,在无血管环境中很容易生长,它们会在活检通道内种植。处理指南要求这类肿瘤需要切除活检组织通道,因此精细的治疗计划是必要的,故答案 B 是正确的。肾细胞癌转移通常不包含钙化,所以 A 是错误的。我们没有任何理由怀疑转移性嗜铬细胞瘤,需要 $\alpha$ 和 $\beta$－肾上腺素能阻滞,所以 C 是错误的。恶性肿瘤活检通常不痛,因为它们是没有神经的组织。任何疼痛通常源于针路径通过的周围正常组织。答案 D 也是错误的。

**参考文献**:Souza FF, de Angelo M, O' Regan K, et al. Malignant primary chest wall neoplasms: a pictorial review of imaging findings. *Clin Imaging* 2013;37:8－17.

**14**　**答案 A**。侧位胸片显示了胸部影像一个非常典型的征象,甜甜圈征,提示肺门淋巴结肿大。这是由异常的软组织包绕了左肺上叶支气管(甜甜圈的洞)形成的。答案 A 是正确的,其他表现在 B~D 图像中均未出现。

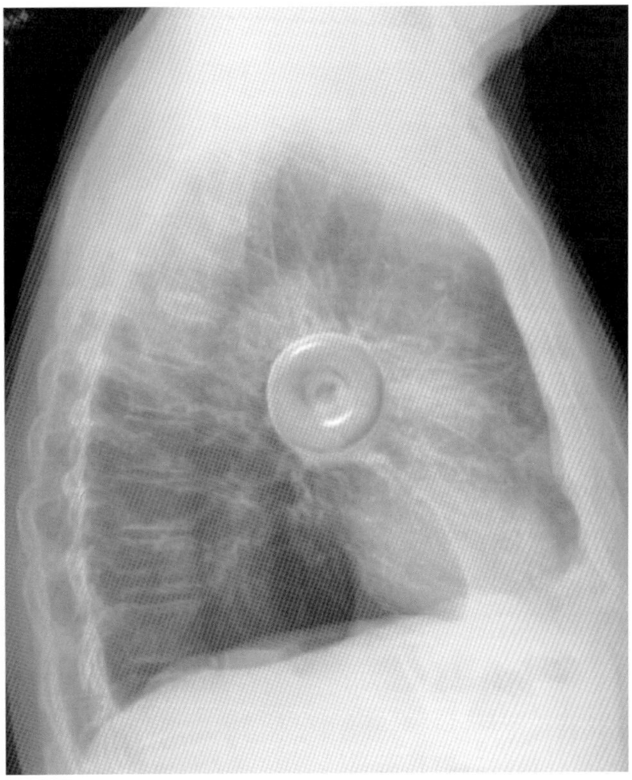

我们补充了本例患者的正位胸片和 CT,CT 图像显示肺门肿大的淋巴结包绕左肺上叶支气管。这是 1 例中央型鳞状细胞癌。

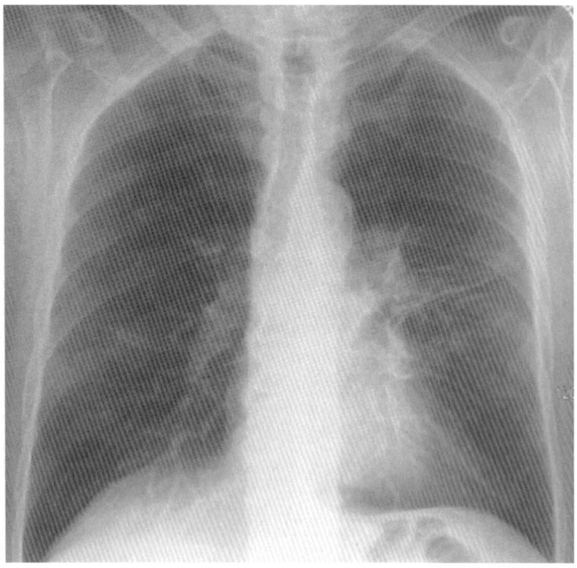

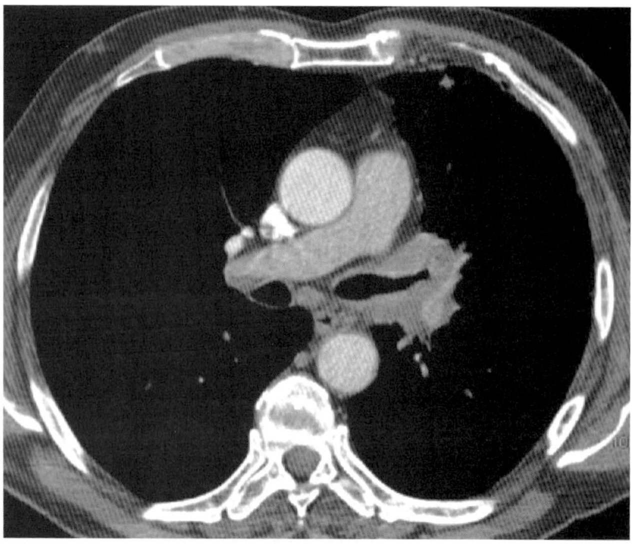

**参考文献**：Feigin DS. Lateral chest radiograph a systematic approach. *Acad Radiol* 2010;17:1560－1566.

**15**　**答案 C**。转移瘤可能比原发病灶的FDG摄取更多或更少，因为它们通常与原发性肿瘤在生物学上有差异，常有额外的突变。因此，A是不正确的。公认的是，FDG-PET对8mm以下的病灶是不敏感的，尤其在肺部还有额外的呼吸运动伪影。较大的病灶，如本例病灶直径为2cm，若有FDG摄取则可以很清晰的显示。在某些情况下，根据个体的临床情况，癌症患者在治疗过程中出现新的双肺结节，则被假定为肺转移而没有组织学证明。然而，这是一个初步的分期评估，对改变治疗的假设是不合适的。答案C反映了肿瘤分期评估时对高度怀疑转移患者的正确的处理策略，但这需要病理学证实。

事实上，图示较大的结节经皮活检，对侧较小的结节胸腔镜活检；两个结节均为典型的类癌，而非转移性鳞状细胞癌。多发性肺类癌并不少见，与转移瘤相似。在对另一恶性肿瘤进行评估时发现，它们对患者的生存或治疗往往没有显著影响。这例患者的头颈部原发灶可以根治性切除。

**参考文献**：Aubry M, Thomas CF, Jett JR, et al. Significance of multiple carcinoid tumors and tumorlets in surgical lung specimens: analysis of 28 patients. *Chest* 2007;131:1635－1643.

**16a**　**答案 C**。

**16b**　**答案 A**。胸片显示右侧肺间质纹理明显增加。其他选项没有出现。

支气管扩张不是癌性淋巴管炎的特征。胸腔积液经常见于癌性淋巴管炎患者，但绝大多数胸腔积液患者没有癌性淋巴管炎，因此出现胸腔积液不能提示这个诊断。马赛克空气潴留可能偶尔会见于癌性淋巴管炎患者，是由于包含淋巴管的小气道壁增厚。然而，其他原因的马赛克空气滞留更为常见。结节状或光滑的小叶间隔增厚，几乎总是局限性或不对称的（本例所示），几乎普遍存在于癌性淋巴管炎患者中。中央淋巴结肿大也常常出现在癌性淋巴管炎患者中，本例也出现（但未显示）。

其他引起结节性小叶间隔增厚的原因很少，包括结节病、尘肺和肺泡间隔淀粉样变性。这些原因不太可能引起像本例这样明显的不对称。

**参考文献**：Honda O, Johkoh T, Ichikado K, et al. Comparison of high resolution CT findings of sarcoidosis, lymphoma, and lymphangitic carcinoma: is there any difference of involved interstitium? *J Comput Assist To-*

*mogr* 1999; 23:374 – 379.

**17a** **答案 B**。

**17b** **答案 A**。

**17c** **答案 D**。了解淋巴结站和非小细胞肺癌分期对与治疗医生沟通和对患者的最佳护理至关重要。淋巴结区进一步细分为淋巴结站,但了解基本解剖位置有助于确定淋巴结取样的最佳方法。CT 显示左肺上叶结节伴纵隔淋巴结肿大。箭头所示淋巴结紧邻左气管,在动脉韧带的内侧,这是区分 AP 窗淋巴结的重要解剖标记。

有多种对侵袭性淋巴结活检取样进行分期的方法。题目所列选项中,除了纵隔切开术,其他都是对气管旁淋巴结活检取样的方法。纵隔切开术是对前纵隔淋巴结取样,主要用于主肺动脉淋巴结取样。由于这些淋巴结不在前纵隔或血管前间隙,纵隔切开术无法取到这些淋巴结。

通常情况下,PET/CT 将对原发病变进行评估以确定疾病的范围。金标准是外科/病理分期,但 PET/CT 为治疗团队提供了一个全面的放射学分期。本病例中,最主要的代谢活跃在右下气管旁淋巴结肿大区(4R 站),原发性非小细胞肺癌的对侧。4R 站淋巴结侵犯的影像学分期是 N3。PET 对鉴别转移淋巴结的敏感性和特异性分别为 58%~91% 和 78%~90% 。

**参考文献**:Greaves SM, Brown K, Garon EB, et al. The new staging system for lung cancer: imaging and clinical implications. *J Thorac Imaging* 2011; 26:119 – 131.

Walker CM, Chung JH, Abbott GF, et al. Mediastinal lymph node staging: from noninvasive to surgical. *AJR Am J Roentgenol* 2012;199: W54 – W64.

**18** **答案 C**。CT 显示右上叶部分实性结节,这意味着结节的某些部分完全是磨玻璃密度(密度低于肺血管结构)和一些部分是实性病变(掩盖着肺血管结构)。最好的初步建议是 3 个月后随访,以排除炎性或感染性病灶。由于这结节已经保持稳定 3 个月无变化,它属于一个持续存在的部分实性结节。一项关于肺癌筛查持续存在的 2~45mm 肺结节的研究中,Henschke 等发现 32% 的实性结节、63% 的部分实性结节和 13% 的纯磨玻璃结节(非实性)均进展为恶性结节。在按恶性类型进行分类时,发现全部的部分实性结节均为腺癌。Kim 等发现,持续存在的、直径 <3cm 的磨玻璃结节中腺癌的比例更高(75% )。

**参考文献**:Henschke CI, Yankelevitz DF, Mirtcheva R, et al. CT screening for lung cancer: frequency and significance of part-solid and nonsolid nodules. *AJR Am J Roentgenol* 2002; 178:1053 – 1057.

Kim HY, Sim YM, Lee KS, et al. Persistent pulmonary nodular ground-glass opacity at thinsection CT: histopathologic comparisons. *Radiology* 2007;245(1):267 – 275.

**19a** **答案 D**。

**19b** **答案 A**。中间支气管内可见结节状充盈损伤。年轻人支气管腔内最常见的肿瘤是类癌。在神经内分泌肿瘤和小细胞肺癌范畴内,类癌分为典型和不典型类癌。类癌综合征少见于支气管类癌(5% ),一般仅限于肝转移灶。大约 25% 的支气管类癌钙化,一个年轻成年人出现支气管腔内部分结节钙化几乎可以明确诊断。因为它是一种支气管腔内病变,患者常表现为气道狭窄的相关症状(咳嗽、喘息)、出血(咯血)或阻塞(肺炎),虽然约 1/4 的病例是偶然发现的。典型的类癌需要手术切除,如本例,预后良好,5 年生存率为 92% 。

**参考文献：**Jeung M, Gasser B, Gangi A, et al. Bronchial carcinoid tumors of the thorax: spectrum of radiologic findings. *Radiographics* 2002;22:351 – 365.

Ngo AH, Walker CM, Chung JH, et al. Tumors and tumorlike conditions of the large airways. *AJR Am J Roentgenol* 2013;201:301 – 313.

**20a 答案 C。**

**20b 答案 A。**床旁胸片显示双肺底实变，左侧较右侧明显，几个征象提示是典型的社区获得性肺炎。主要病灶是左侧纵隔一个大的肿块，延伸至主肺动脉窗。除此之外，气管由于外源性压迫而向右位移，由于左肺下叶不张，心脏向左侧移位。依据患者的年龄，对社区获得性肺炎抗生素治疗后6~8周胸片随访是合理的。支气管镜检查虽然也是一个选择，但对于潜在主动脉异常及潜在活检的患者，CT是在进行任何干预之前最好的选择。

CT及活检证实，这一例中纵隔大肿块是小细胞肺癌。小细胞癌约占所有肺癌的15%，但总体小细胞癌的发病率自1980年以来一直在下降。与吸烟密切相关，小细胞癌是肺神经内分泌肿瘤中最具侵袭性的，60%以上的小细胞癌有转移。超过10%会出现脑转移。小细胞癌可分为局限期（LS）和广泛期（ES），局限于单一照射野的疾病为局限期疾病。目前在对侧纵隔或锁骨上淋巴结转移决定分期方面存在争议。

**参考文献：**Carter BW, Glisson BS, Truong MT, et al. Small cell lung carcinoma: staging, imaging, and treatment considerations. *Radiographics* 2014;34:1707 – 1721.

# 第 10 章　创伤

## 问题

**1a**　下图的诊断是：

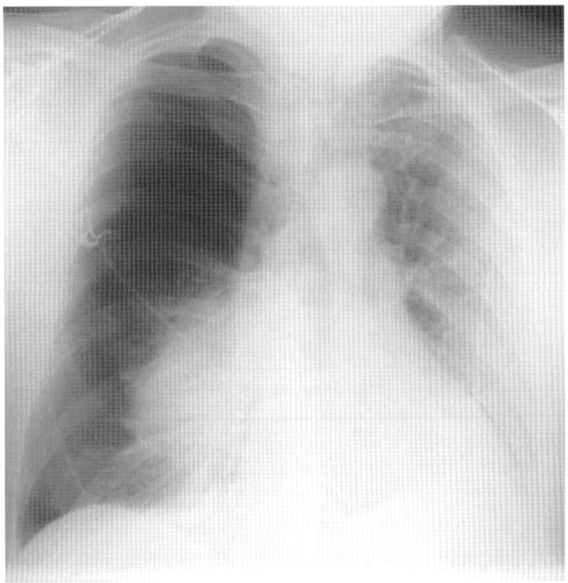

A. 伪影　　B. 肺气肿

C. 张力性气胸　　D. 肺挫伤

**1b**　张力性气胸能迅速致死的原因是：

A. 快速血容量丢失　　B. 氧浓度降低

C. 脑供血减少　　D. 静脉回心血量减少

**1c**　哪个体位最容易观测到少量右肺尖部的气胸？

A. 直立正位　　B. 侧位

C. 仰卧位　　D. 右侧卧位

**2a**　26 岁妊娠女性，汽车撞击后拍摄胸片如下，下一步的处理是：

A. 胸部 CTA　　B. 平扫 CT

C. 胸部 MRA　　D. 直接血管造影

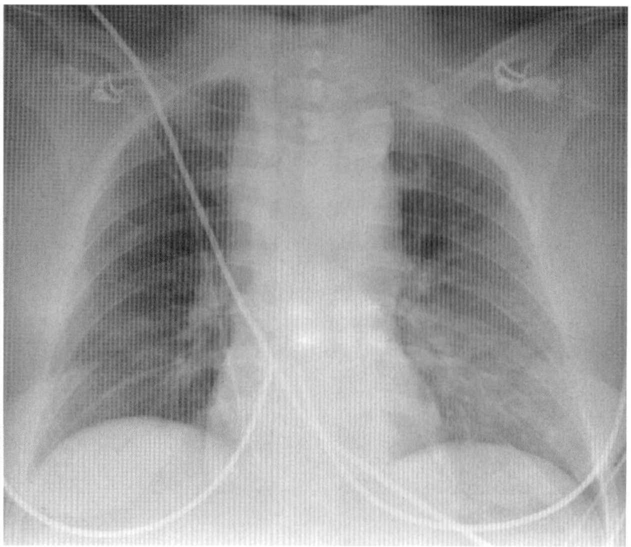

**2b** 最可能的诊断是:

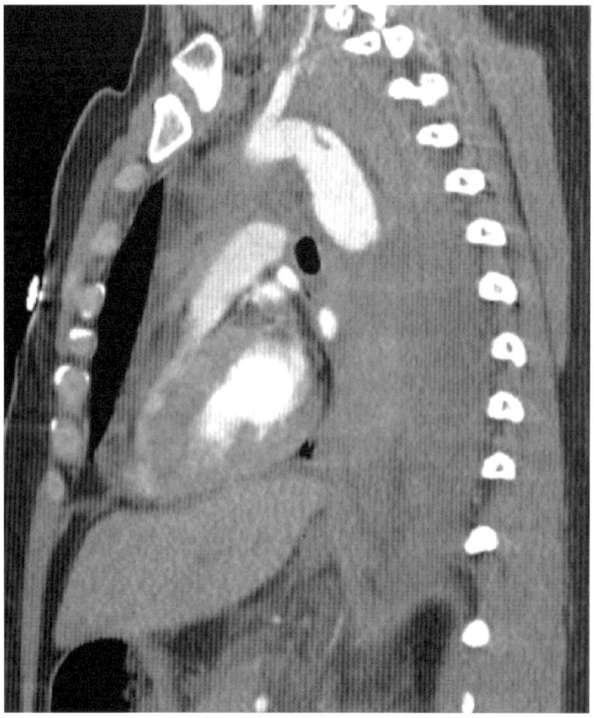

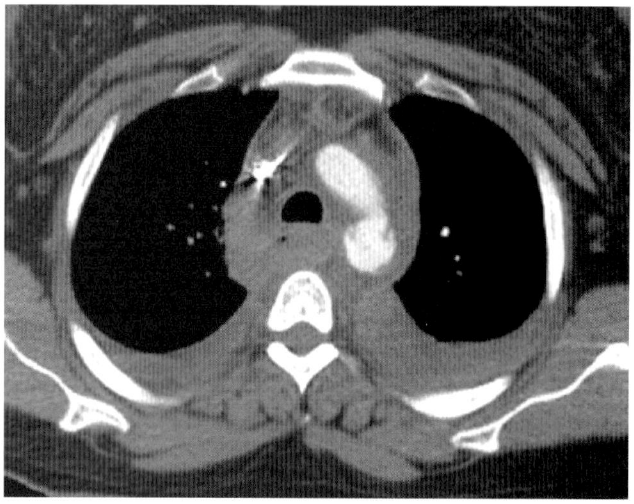

A. 羊水栓塞　　B. 创伤性主动脉损伤

C. 气胸　　D. 张力性血胸

**3** 在放置位置及功能良好的胸导管后，持续性的气胸，应注意会是什么损伤?

A. 肺撕裂伤　　B. 气管横断伤

C. 支气管撕裂　　D. 膈损伤

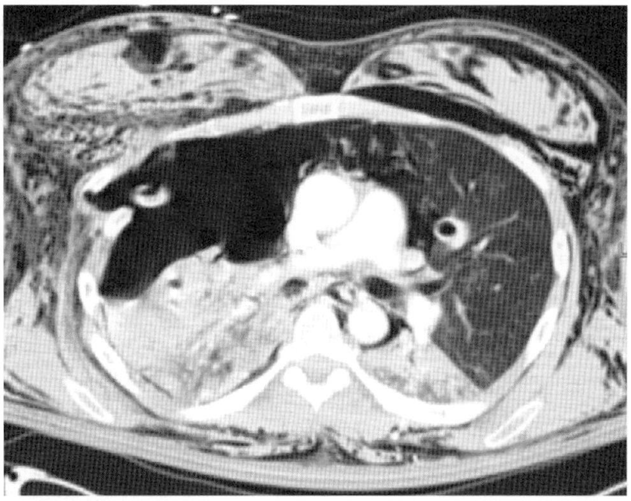

**4** 钝器伤的患者，CT 图像中气管后外侧的空气密度影是：

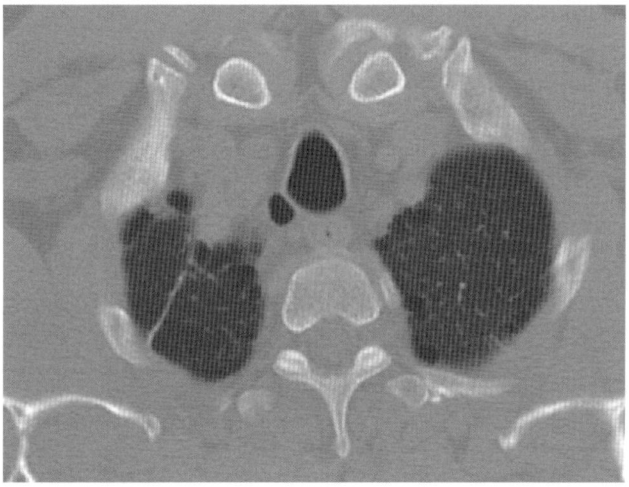

A. 急性食管损伤
B. 肋骨骨折所致的软组织气体
C. 急性气管损伤
D. 正常变异

**5a** CT 图像如下，诊断是：

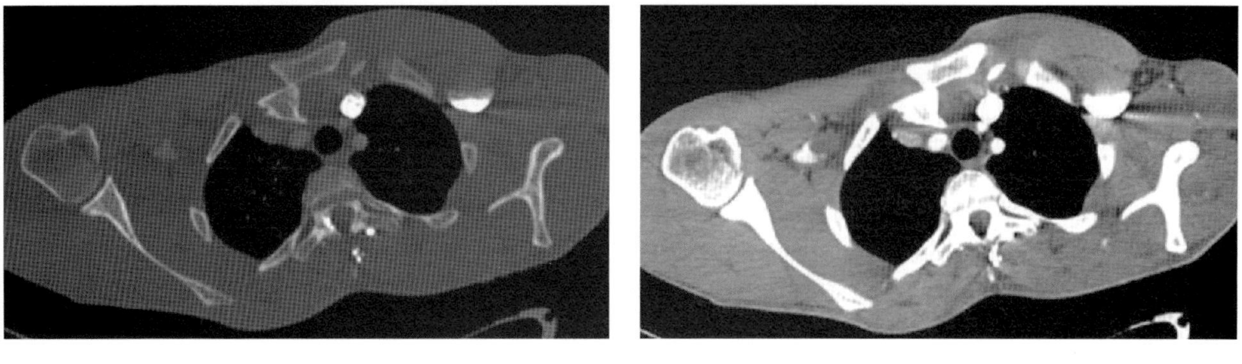

A. 锁骨骨折
B. 胸锁关节向后脱位
C. 胸骨柄骨折
D. 胸骨柄脱位

**5b** 以下哪个血管损伤与左侧胸锁关节脱位相关?

A. 胸主动脉　　B. 左颈总动脉

C. 左锁骨下静脉　　D. 上腔静脉

**6** 外伤患者行 CT 检查，出血最可能的原因是:

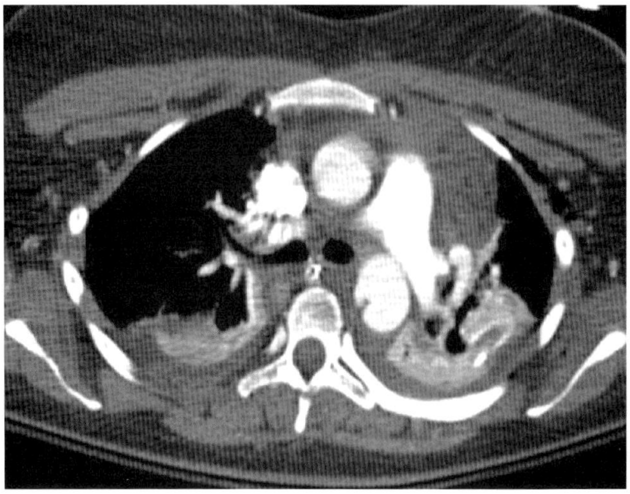

A. 胸骨骨折　　B. SVC 破裂

C. 主动脉横断伤　　D. 纵隔小静脉/动脉损伤

**7** 下图中最直接危及生命的是:

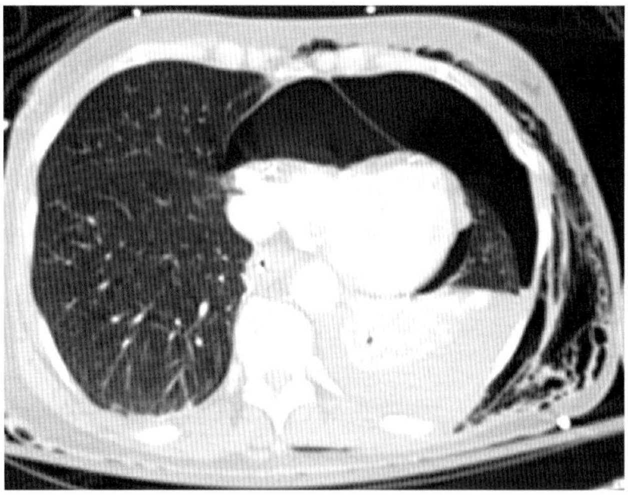

A. 张力性心包积气　　B. 肺撕裂伤

C. 张力性气胸　　D. 心包积液

**8** 1 例急性胸部穿透伤患者的超声图像，诊断是:

A. 腹水　　B. 胸腔积液

C. 心包积液　　D. 前纵隔出血

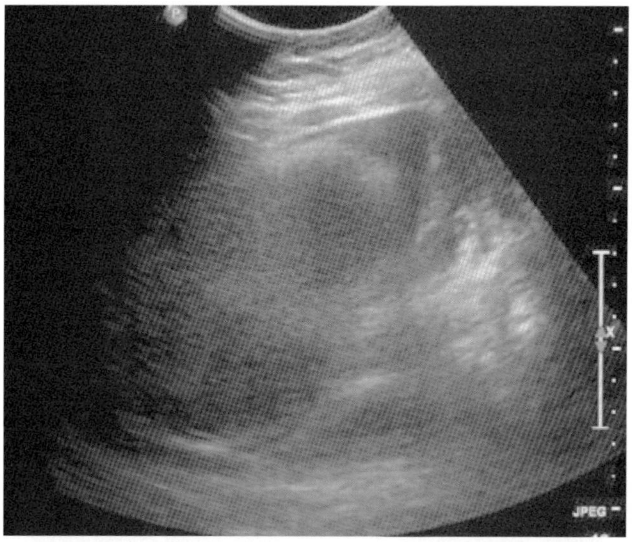

**9** 如本例所示，外伤性颌面部患者最常见的吸入异物是：

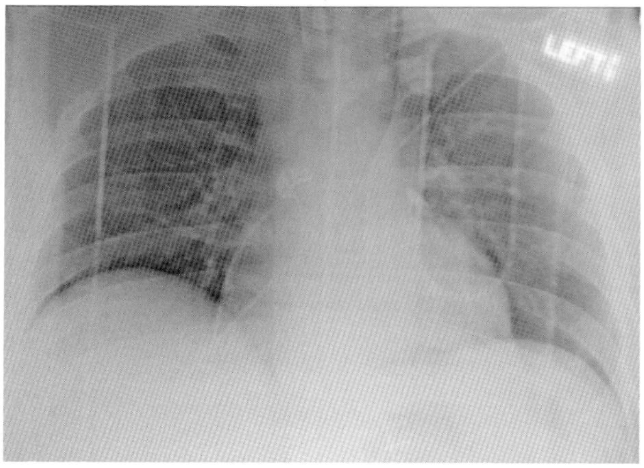

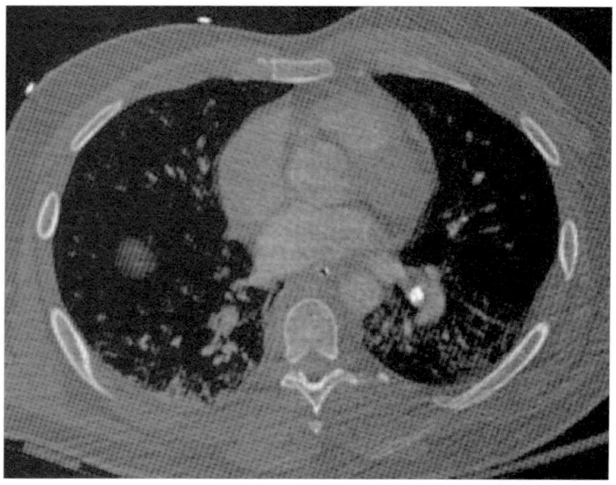

A. 坚果　　B. 牙齿

C. 食物骨（肉/鸡/鱼）　　D. 挡风玻璃

**10** 左侧胸部枪击伤患者，是什么原因导致了沿子弹路径的肺广泛性异常密度影？

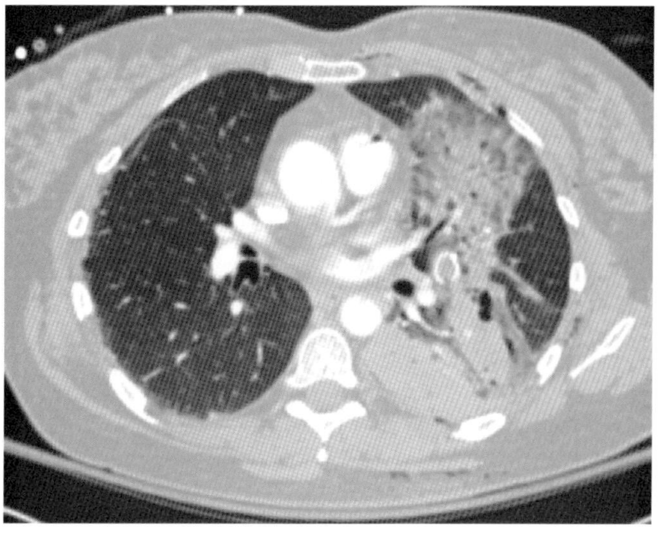

A. 爆破空洞效应所致的肺挫伤　　B. 精神状态改变引起的吸入性改变

C. 子弹直接引起的肺撕裂伤　　D. 与肺萎陷有关的肺不张

**11a**　下图急性外伤性主动脉损伤是什么类型？

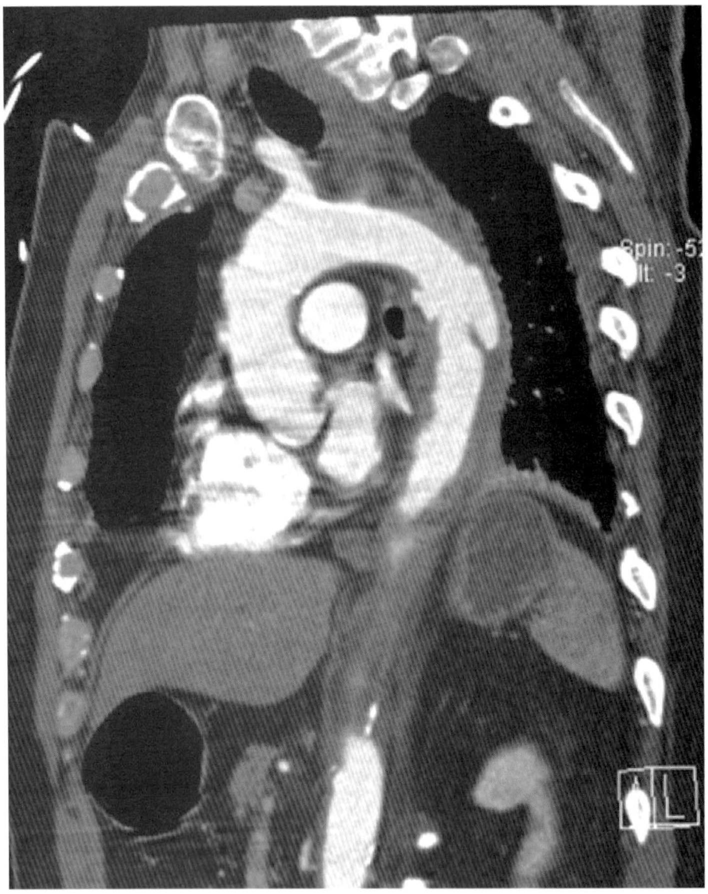


A. 附壁血栓　　B. 最小动脉损伤

C. 假性动脉瘤　　D. 完全横断伤

**11b**　若出现外伤性胸主动脉假性动脉瘤，血管壁的哪一层是完整的？

A. 中膜　　B. 外膜

C. 内膜　　D. 滋养血管

**11c**　CT 图像上急性创伤性主动脉损伤最常见的部位是：

A. 主动脉峡部　　B. 升主动脉

C. 主动脉弓　　D. 胸主动脉远端

**12**　患者女，22 岁，多发伤，行剖腹探查术、脾切除术、多发骨折伴低氧血症，插管和双侧胸导管引流。根据图像，哪个诊断需要考虑？

A. 心脏挫伤　　B. 腹腔室隔综合征

C. 张力性气胸　　D. 脂肪栓塞

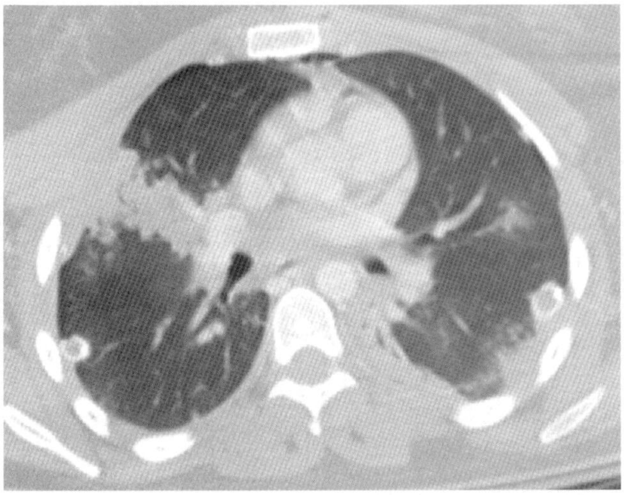

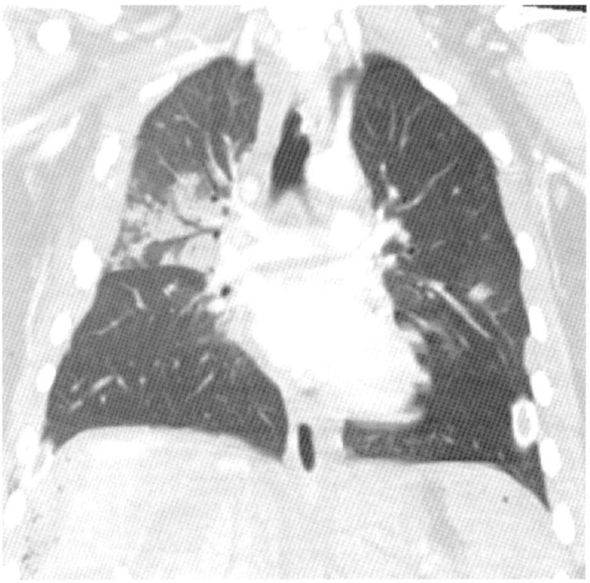

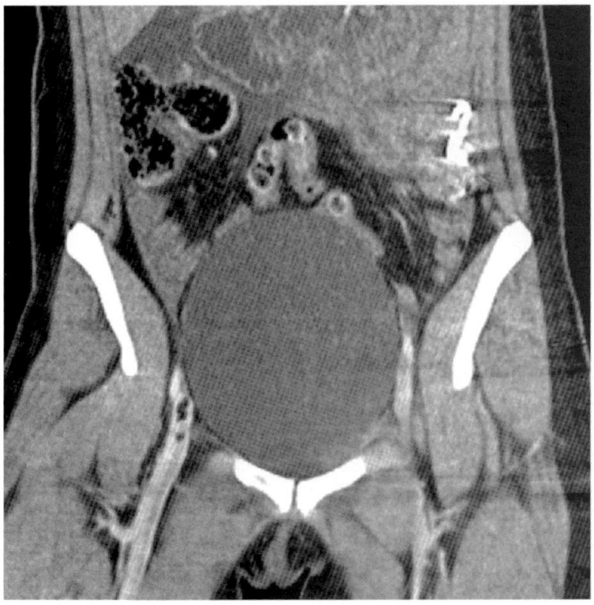

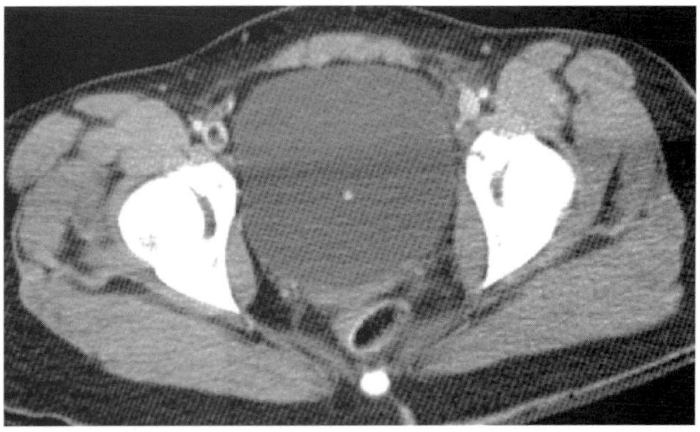

**13a**　患者女，61 岁，汽车撞击后。图像显示哪个影像征象？

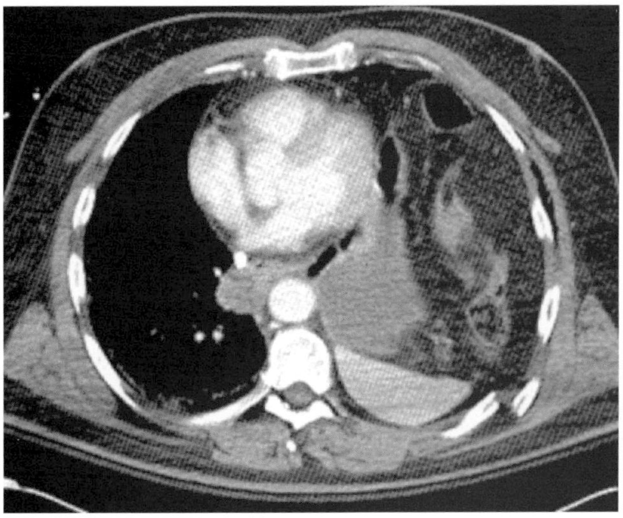

A. 项圈征　　B. 内脏重力依赖征
C. 叶间裂膨隆征　　D. 结肠截断征

**13b** 另一例外伤患者，其影像征象是：

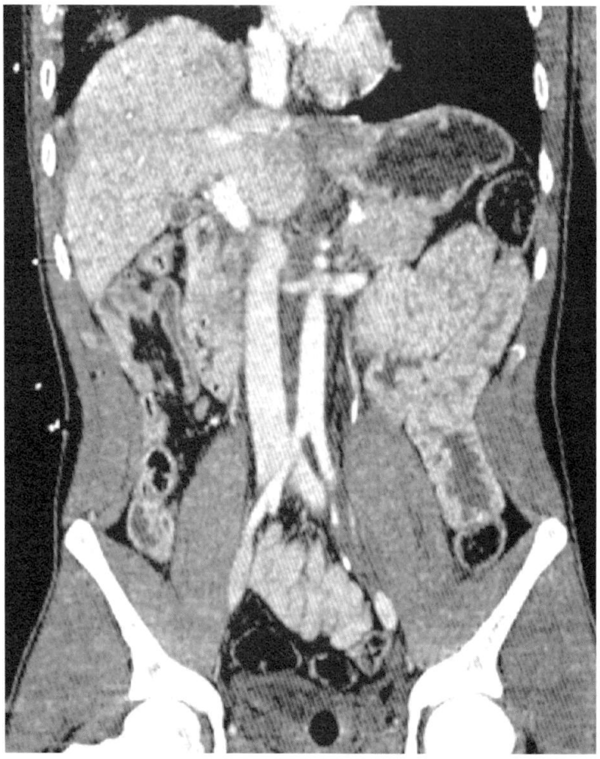

A. 项圈征　　B. 内脏重力依赖征
C. 叶间裂膨隆征　　D. 结肠截断征

**14** 患者男，41 岁，高速钝器伤，多发四肢和面部骨折。下一步最合理的处理是：

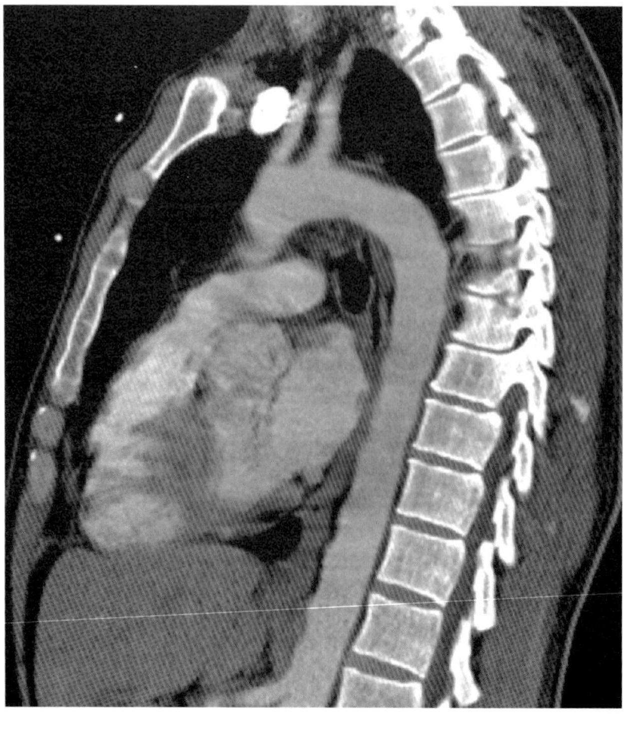

A. 2~7 天胸部 CTA 随访　　B. 血管介入行诊断性血管造影和可能的支架置入术
C. 立即进行心电门控的胸部 CTA　　D. 无须随访

**15** 患者男，30 岁，摔倒后行 CT 检查评估肺空洞性病变，最可能的诊断是：

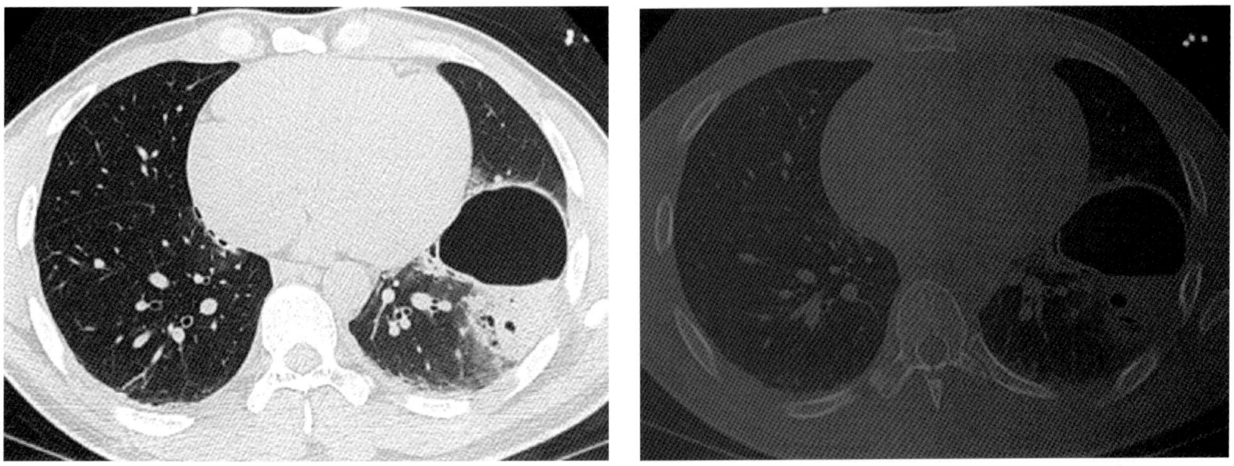

A. 肺撕裂伤　　B. 结核
C. 先天性囊性腺瘤样畸形　　D. 空洞型原发性肿瘤

**16** 患者男，36 岁，被马踢后的 CT 检查如下。 最有可能的诊断是：

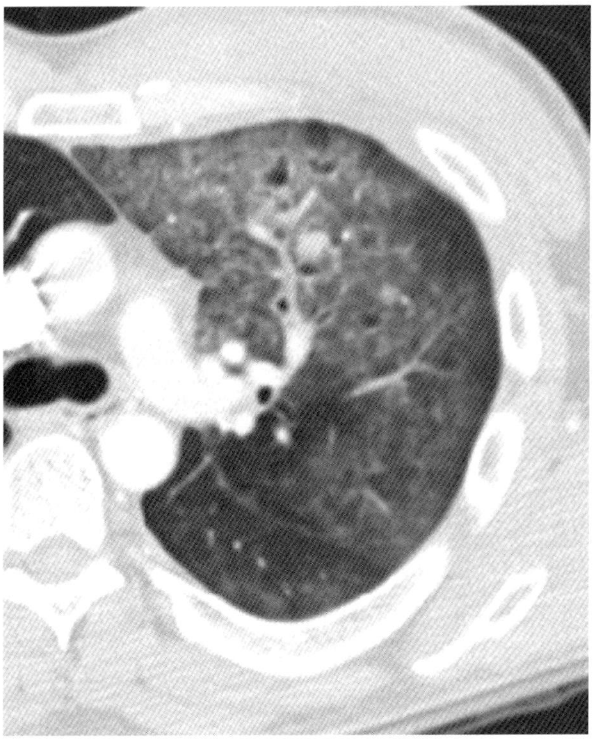

A. 吸入性损伤　　B. 肺水肿
C. 肺挫伤伴小撕裂伤　　D. 非典型性肺炎伴囊肿形成

**17** 哪种自发呼吸模式与这种类型的创伤有关？

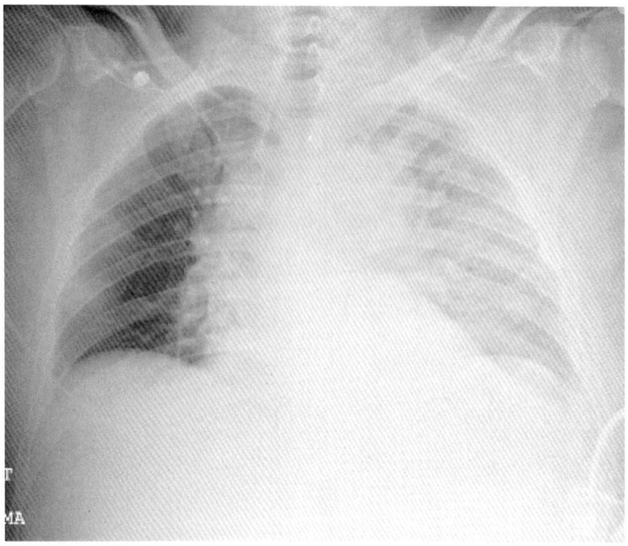

A. 对侧反常胸壁运动　　B. 同侧反常胸壁运动
C. 对侧反常膈肌运动　　D. 同侧反常膈肌运动

**18a** 根据下图，最可能的诊断是：

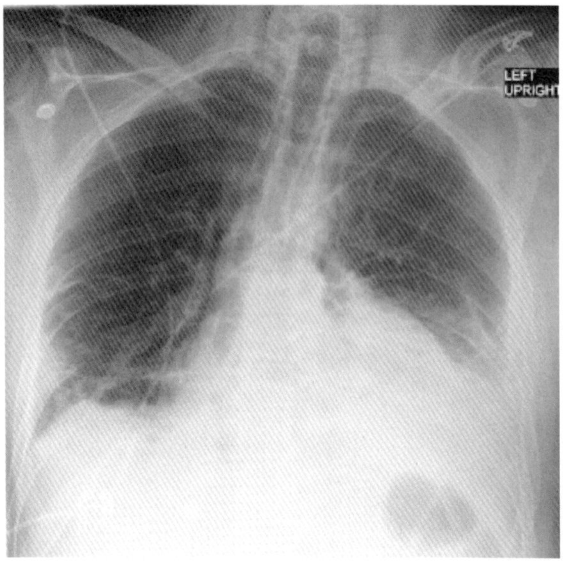


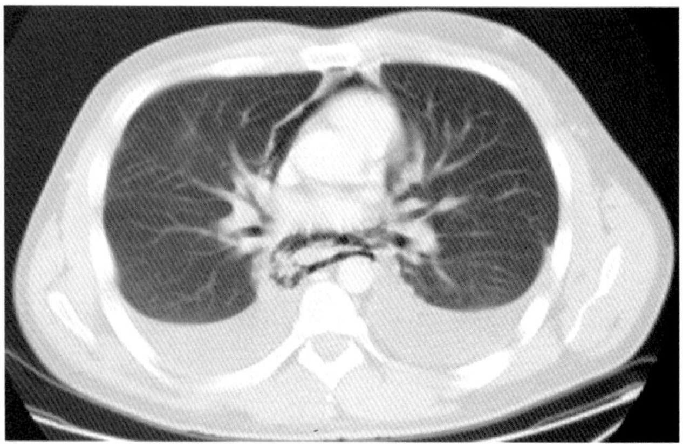

A. 穿透性创伤　　B. 感染性纵隔炎
C. 食管破裂　　D. 支气管撕裂伤

**18b** 行食管钡餐造影后，这例患者最可能的损伤原因是：

A. 剧烈的重复性呕吐　　B. 钝器伤
C. 穿透伤　　D. 食物团嵌塞引起的压力性坏死

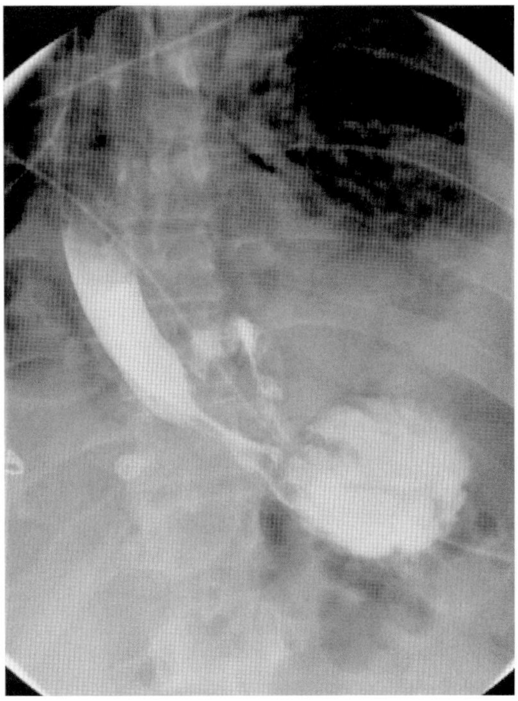

**19a**　哪段脊柱的椎管最狭窄？

A. 颈椎　　B. 胸椎

C. 腰椎　　D. 骶椎

**19b**　以上骨折属于哪个类型？

A. 爆裂性骨折　　B. 压缩性骨折

C. 骨折脱位　　D. Chance 骨折

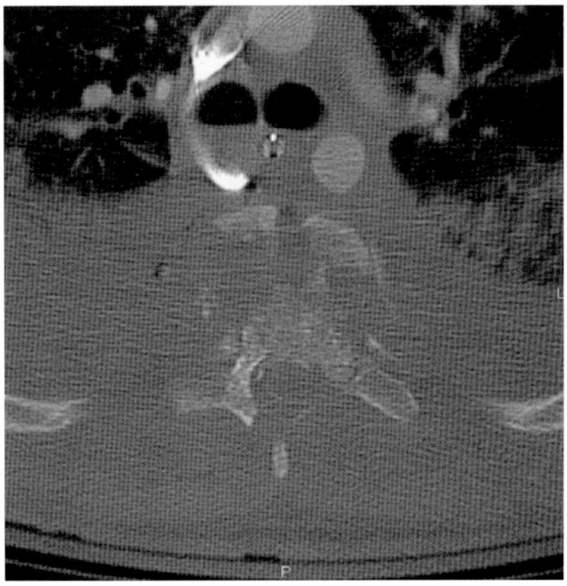

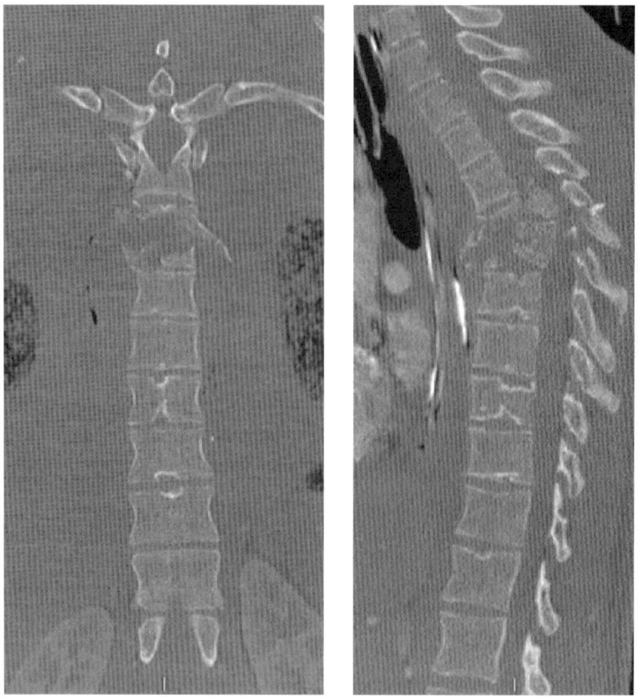

**20a**　本例钝性胸外伤有哪些损伤?

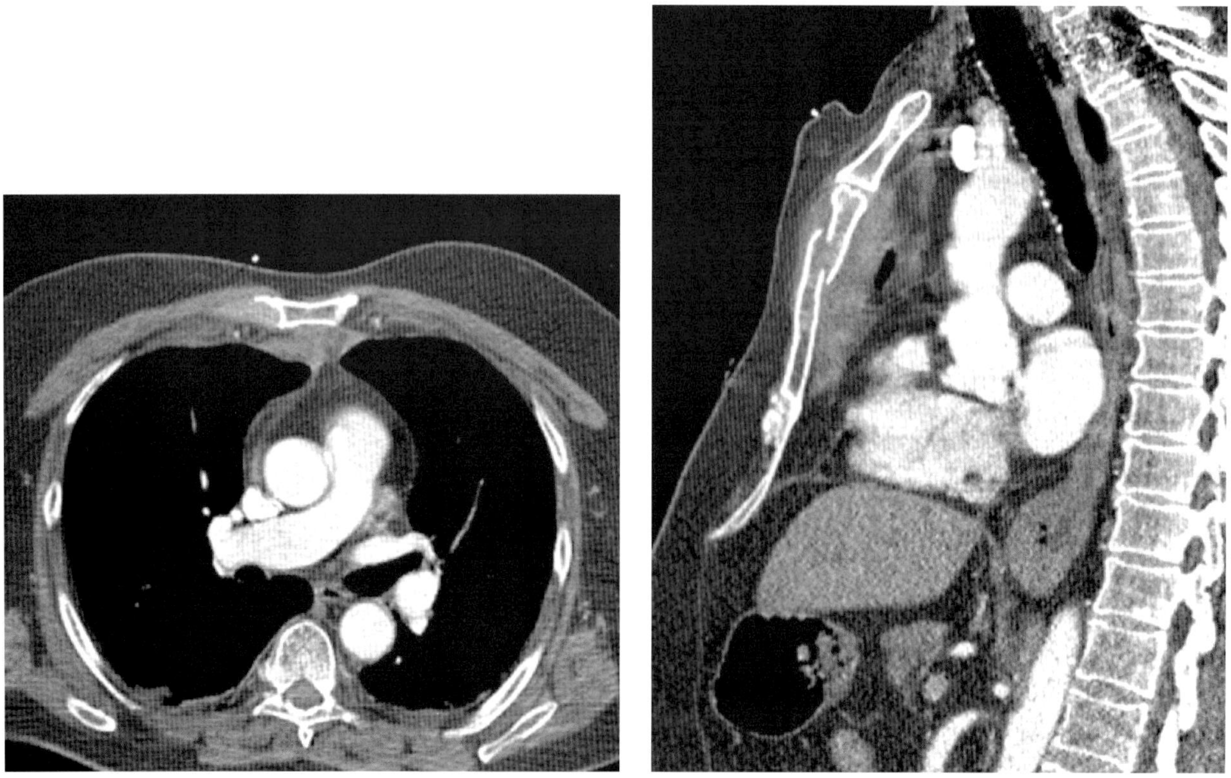

A. 胸骨骨折　　B. 创伤性主动脉损伤

C. 颈胸段脊柱爆裂骨折　　D. 食管破裂

**20b**　下列哪种情况容易误诊为是这种类型的损伤?

A. 主动脉搏动伪影　　B. 呼吸运动伪影

C. 条纹状伪影　　D. 周围软组织损伤

## 答案与解析

**1a** **答案 C**。

**1b** **答案 D**。

**1c** **答案 A**。张力性气胸是指胸膜腔内存在大量气体。通常,在损伤部位有一个球阀/活瓣式的结构,空气能进入但不能排出。患侧整个肺最终在压力下完全塌陷,纵隔结构也向对侧移位。这种移位导致血管受压,静脉结构(低压力)是第一个受影响的,导致静脉回心血量减少,最终引起心输出量减少。胸片上如果有较大气胸,纵隔向对侧移位,提示张力性气胸。

所给选项中,评估气胸最好的胸片拍摄体位是直立位、正位片。右侧气胸,左侧位片也有助于诊断,或者呼气相胸片能更好地显示少量的气胸,但选项中未给出。

**参考文献**:Pope TL, Harris JH. *Harris & Harris radiology of emergency medicine*. Lippincott Williams & Wilkins,2013:522 - 533.

**2a** **答案 A**。

**2b** **答案 B**。尽管胸片是许多钝性外伤的诊断性检查,但它仅仅是急性创伤性主动脉损伤(ATAI)的初步筛查方法。许多影像学征象具有不同程度的敏感性和特异性。上纵隔增宽(>8cm)、纵隔/胸廓比例增加(>0.25)、主动脉弓模糊、左主支气管受压、气管右移、鼻胃管右移、左肺尖帽、脊柱旁线加宽、右侧气管旁带加宽、左侧血胸在本例都出现了,但没有 NG 管移位(因为没有 NG 管)。

CT 血管造影(CTA)是评价外伤性主动脉损伤的标准。CT 表现随着位置和损伤不同而变化。纵隔血肿几乎全部出现在 ATAI 中。对于 ATAI 最常见的成像位置是主动脉峡部。管腔不规则伴有周围血肿。肺挫裂伤、撕裂伤、胸骨骨折和肋骨骨折是常见的合并伤。

**参考文献**:Steenburg SD, Ravenel JG, Ikonomidis JS, et al. Acute traumatic aortic injury: imaging evaluation and management. *Radiology* 2008;248:3.

Woodring JH, Dillon ML. Radiographic manifestations of mediastinal hemorrhage from blunt chest trauma. *Ann Thorac Surg* 1984;37:171 - 178.

**3** **答案 C**。胸导管放置后持续性气胸可提示胸管放置不当(整个管或侧孔位于胸腔外)或功能障碍(堵塞或缠绕管)。然而,如果胸导管位置正确,可以通过影像确认,胸导管功能正常(持续漏气),那么气体仍进入胸膜腔。在创伤中,持续的气体泄漏很可能来自支气管撕裂。支气管损伤越大,空气泄漏就越明显。与空气进入胸膜腔的速度相比,如果胸导管不能更快地清除空气,那么持续性气胸将继续存在。

**参考文献**:Pope TL, Harris JH. *Harris & Harris radiology of emergency medicine*. Lippincott Williams & Wilkins,2013:533.

**4** **答案 D**。气管憩室或气管旁囊肿是正常变异,常位于上纵隔水平气管上部的右后侧(如本例所见)。当在创伤的背景下,其可能与纵隔气体混淆,但认识这个正常的变异有助于放射科医生做出正确的诊断。一些人推测这与气管压力增加和气管壁局部变薄有关,随着时间的推移而形成,但也有人认为这是先天性异常。当靠近气管位置看到一个小的气体密度灶时,放射科医生应该仔细观察其他潜在的纵隔气肿,但在没有外伤的情况下，应该明确诊断为气管憩室。

**参考文献：**Buterbaugh JE, Erly WK. Paratracheal air cysts: a common finding on CT examinations of the cervical spine and neck that may mimic pneumomediastinum in patients with traumatic injuries. *AJNR Am J Neuroradiol* 2008;29(6):1218－1221.

**5a** **答案 B**。

**5b** **答案 C**。胸锁关节(SC)脱位由于结构重叠的原因在平片上很难诊断，但锁骨不对称应提示这种损伤。CT 是诊断胸锁关节脱位的最佳方法，并可显示锁骨内侧相对于胸骨的前后位置关系。左侧 SC 向后脱位可能引起左锁骨下静脉损伤，因为移位的锁骨会近距离的撞击左锁骨下静脉。

**参考文献：**MacDonald PB, Lapointe P. Acromioclavicular and sternoclavicular joint injuries. *Orthop Clin North Am*; 2008;39(4):535－545.

Pope TL, Harris JH. *Harris & Harris radiology of emergency medicine*. Lippincott Williams & Wilkins, 2013:512.

**6** **答案 D**。纵隔出血可见于多种外伤。主动脉或其他大动脉/静脉直接出血可能是最令人担心和危及生命的，但主动脉横断或完全撕裂的患者几乎不能坚持到 CT 扫描。能够幸存下来接受 CT 检查的患者，前纵隔出血最常见于纵隔内较小的血管出血。胸骨骨折出血可以直接位于胸骨后方。任何纵隔出血，尤其是主动脉周围出血，应立即进行大血管损伤的评估，如本例的主动脉损伤。

**参考文献：**Pope TL, Harris JH. *Harris & Harris radiology of emergency medicine*. Lippincott Williams & Wilkins, 2013:546.

**7** **答案 A**。张力性心包积气是一种危及生命的疾病。心包内少量的空气可以耐受，没有症状，但一旦空气量足以使心包内压力高于 265mmHg，心功能明显降低。影像学征象包括心包内大量空气、心前缘平坦、IVC/SVC 充血。治疗采用紧急穿刺减压或心包引流。创伤是心包积气最常见的原因。

本病例未发现肺撕裂及心包积液。有气胸，但不是张力性气胸，但有证据表明心包积气是张力性的。

**参考文献：**Katabathina VS, Restrepo CS, Martinez-Jimenez S, et al. Nonvascular, nontraumatic mediastinal emergencies in adults: a comprehensive review of imaging findings. *Radiographics* 2011; 31(4): 1141－1160.

**8** **答案 C**。至少有一种观点认为，心脏的创伤超声检查应该是集中评估的一部分(FAST)。可以通过剑突下或胸骨左侧的肋骨之间对心脏进行成像。患者体型、肺体积和当前的急性损伤可能使一个位置比另一个位置能更好观察心脏。创伤中的心包积液，尤其是胸部穿透伤，应重视心脏损伤的评估。即使是少量的心包积液也可能是出血的标志，可迅速扩大引起心脏压塞。

**参考文献：**Körner M, Krötzmm, Degenhart C, et al. Current role of emergency US in patients with major trauma. *Radiographics* 2008;28(1):225－242.

**9** **答案 B**。儿童和成人中最常见的吸入异物是食物，如花生。在颌面部外伤患者的护理中应注意找到任何缺失的牙齿，以防误吸。在插管过程中，口腔内的活动牙齿可以进一步被推入气管或支气管。在上面的例子中，患者有广泛的面部骨折和两颗牙齿缺失。一个在后咽，另一个在左肺下叶支气管内，X 线和 CT 图像均可显示。注意，牙釉质通常比皮质骨密度高。

**参考文献**:Casap N,Alterman M,Leiberman S,et al. Enigma of missing teeth in maxillofacial trauma. *J Oral Maxillofac Surg* 69(5):1421-1429.

**10** **答案 A**。子弹实际的路径直接引起的组织损伤,通常被称为永久性空腔。子弹也产生压力波,导致组织向外拉伸和剪切力造成的损伤。子弹速度越快,动能越大,从而产生更大的压力波。这种额外区域的组织损伤称为爆炸腔或临时空腔。对于枪击伤患者,找到子弹的路径是非常重要的,这样才能准确地评估永久性空腔的直接损伤和爆炸腔的间接损伤。

**参考文献**:University of Utah. Patterns of Tissue Injury. http://library. med. utah. edu/WebPath/TUTORIAL/GUNS/GUNINJ. html

**11a** **答案 C**。

**11b** **答案 B**。

**11c** **答案 A**。急性创伤性主动脉损伤(ATAI)是一个广义的损伤概念,包括从主动脉完全断裂到最小的内膜损伤。主动脉壁完全撕裂的患者很少能存活到进行影像检查时。常见的部分撕裂是假性动脉瘤。在主动脉假性动脉瘤中,两个内层(内膜和中膜)撕裂,外层(外膜)保持完整。外膜提供约60%的主动脉壁的拉伸强度。

CT图像上,ATAI最常见的位置是动脉韧带区域,即主动脉峡部,这个位置占AIAI的50%~71%。这个部位常受损伤的原因是动脉韧带是主动脉的固定点,否则主动脉在胸廓内会轻度移动。总的来说,主动脉根部的损伤实际上更为常见,但存活率极低,以至于无法进行影像检查。

**参考文献**:Pope TL,Harris JH. *Harris & Harris radiology of emergency medicine*. Lippincott Williams & Wilkins,2013:542-564.

Soto JA,Lacey BC. *The Requisites: emergency Radiology*. Mosby Inc,2009:63-64.

**12** **答案 D**。脂肪栓塞综合征在多发长骨或骨盆损伤及初始复苏后持续低氧血症的患者中需要考虑。脂肪栓塞综合征的影像学特征是非特异性的,常见的CT表现包括实变、磨玻璃影和大小不一的小结节。肺动脉内脂肪栓子的充盈缺损不常见。影像表现为右侧股浅静脉内脂肪密度栓子(不常见)。

**参考文献**:Nucifora G,Hysko F,Vit A,et al. Pulmonary fat embolism: common and unusual computed tomography findings. *J Comput Assist Tomogr* 2007;31(5):806-807.

**13a** **答案 B**。

**13b** **答案 A**。13A的矢状面重建图像(左)显示急性左侧膈疝。13B冠状面重建图像(右)显示急性右侧膈疝,肝脏疝入胸腔。

内脏重力依赖征是指腹部脏器直接紧靠在胸壁上,当完整的膈肌不再将腹部脏器支撑起来离开后胸壁时的征象。本例中,脾脏在胸腔较高的位置直接紧贴胸壁。项圈征指腹部内容物穿过膈膜撕裂或缺损处时像项圈或束腰样的收缩。本例中,肝脏在右边的膈肌缺损处受到限制。膈疝诊断的一个常见的缺陷是局限性膈膨隆或单侧膈肌麻痹。存在急性创伤性损伤(血胸、气胸、腹腔积血)和上述征象有助于诊断急性膈疝。叶间裂膨隆征指大叶性肺炎,特别是克雷伯菌肺炎。结肠截断征指结肠管径在结肠脾曲水平突然变化,表现为近端扩张积气,远端不扩张;与急性胰腺炎导致的局灶性麻痹性肠梗阻相关。

**参考文献**:Cantwell CP. The dependent viscera sign. *Radiology* 2006;238(2):752 - 753.

Killeen KL, Mirvis SE, Shanmuganathan K. Helical CT of diaphragmatic rupture caused by blunt trauma. *AJR Am J Roentgenol* 1999;173(6):1611 - 1616.

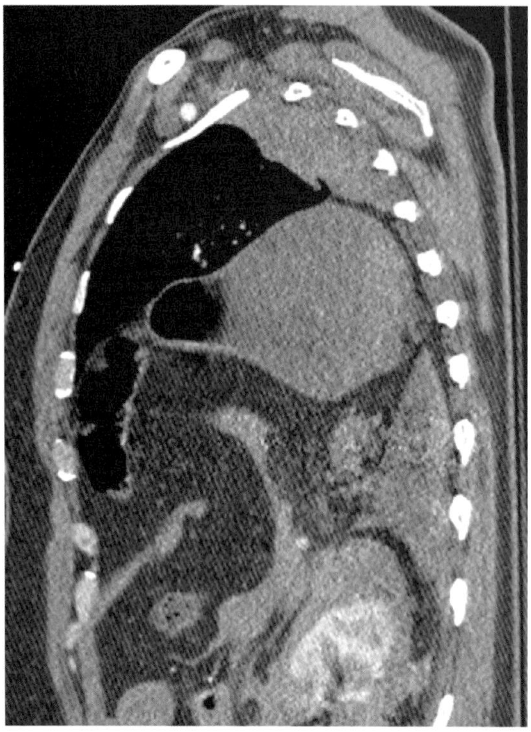

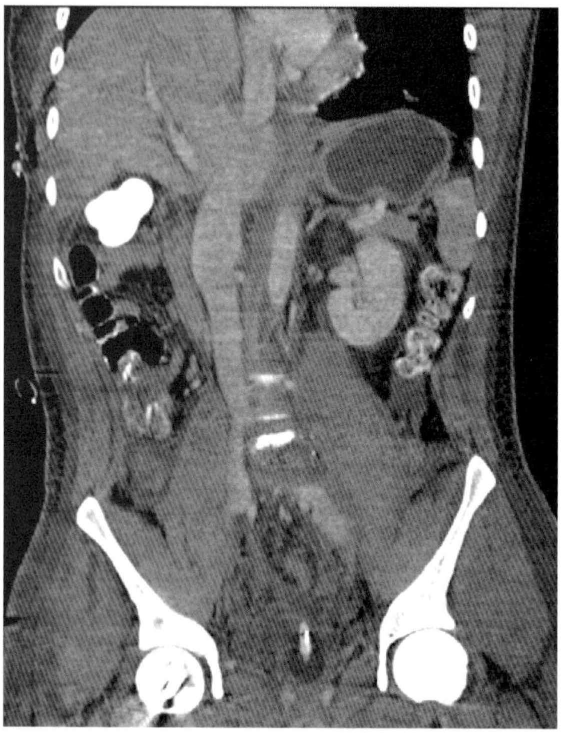

**14**　**答案 A**。最小主动脉损伤是一个新发现的疾病,归因于现代多层螺旋 CT 的空间和时间分辨率的明显提高。损伤仅限于主动脉的内膜。关于最小主动脉损伤死亡率的长期观测数据很少,但很多损伤在影像随访中消失或稳定。目前大多数专家建议,对于没有进展的最小主动脉损伤不要进行干预,推荐后续 CTA 随访评估其消失或稳定性情况。这个病例在 48 小时后的 CTA 随访发现内膜损伤完全消失。

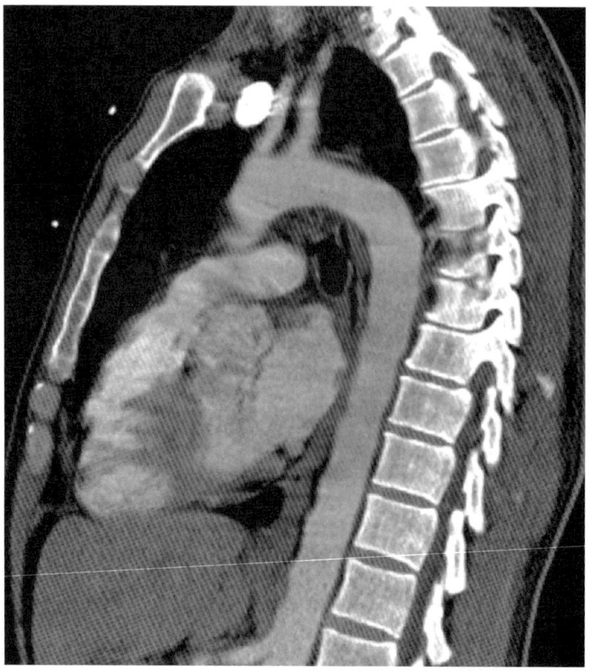

**参考文献**:Steenburg SD,Ravenel JG,Ikonomidis JS,et al. Acute traumatic aortic injury: imaging evaluation and management. *Radiology* 2008;248(3):748－762.

**15**　**答案 A**。肺撕裂伤是肺实质撕裂时出现的一个空洞。周围正常的肺从撕裂处脱落,CT 上出现一个圆形的空洞。撕裂伤常伴有肋骨骨折,气胸,血胸和周围的挫伤;可为单房或多房。其表现也可能因内容而异,如空气、血,或两者均有。治疗一般支持不同程度的瘢痕愈合。

本例病变位置不是继发性肺结核的典型部位,肺结核最常见于上叶尖后段或下叶背段。其实变的程度、磨玻璃影和囊性病灶在 CCAM/CPAM 中也是不常见的。对于空洞型肿瘤,该病例肿瘤的壁非常薄且光滑,更常见于良性病变而非恶性(恶性空洞壁厚度 >1~1.5cm,不规则)。

**参考文献**:Kaewlai R,Avery LL,Asrani AV,et al. Multidetector CT of blunt thoracic trauma. *Radiographics* 2008;28(6):1555－1570.

**16**　**答案 C**。肺挫伤的影像学表现为损伤区域斑片状或片状实变,不按照支气管血管束分布。胸膜下没有或胸膜下 1~2mm 的正常肺实质是其影像特征,经常可以观察到。挫伤在胸片上不容易显示。

**参考文献**:Kaewlai R,Avery LL,Asrani AV,et al. Multidetector CT of blunt thoracic trauma. *Radiographics* 2008;28(6):1555－1570.

Donnelly LF,Klosterman LA. Subpleural sparing: a CT finding of lung contusion in children. *Radiology* 1997;204(2):385－387.

**17**　**答案 B**。连枷胸是指累及 3 个或以上连续的肋骨骨折。骨折模式形成连枷段,相对于胸部的其余部分呈矛盾运动。膈肌运动正常,除非有额外的膈肌损伤。连枷胸提示存在明显的钝性胸部创伤,增加了发病率和死亡率,延长了机械通气时间,以及增加了肺炎的风险。临床处理取决于每个机构偏好和专家的水平。手术治疗和保守治疗都用于治疗这些生理上复杂的损伤。

**参考文献**:Kaewlai R,Avery LL,Asrani AV,et al. Multidetector CT of blunt thoracic trauma. *Radiographics* 2008;28(6):1555－1570.

Tanaka H,Yukioka T,Yamaguti Y,et al. Surgical stabilization of internal pneumatic stabilization? A prospective randomized study of management of severe flail chest patients. *J Trauma* 2002;52(4):727－732; discussion 32.

**18a**　**答案 C**。

**18b**　**答案 A**。题目所列的疾病均可引起纵隔气肿。然而,这例患者纵隔气肿的特点是弥漫性的,主要环绕在食管周围。在穿透性损伤中,一般会有局灶性的软组织气肿,与皮肤入口部位相关。在感染和纵隔炎中,纵隔气肿程度与严重的纵隔水肿和炎症相关,本例未显示此征象。虽然需要考虑气管撕裂,但支气管损伤应该是更加不对称的,伴有明显的肺间质气肿或气胸。

Boerhaave 综合征是食管破裂,剧烈呕吐后破裂,最常发生于胃食管交界处,如本例所示。纵隔气肿、气胸和胸腔积液是常见的影像学表现。虽然本例的影像显示口服造影剂外渗,但要知道假阴性结果的比例高达 20%。Boerhaave 综合征是食管破裂的罕见原因,但在其他病理情况下发现非特异性影像学表现时需要考虑。本例,钝性创伤足以导致食管破裂,几乎肯定会导致其他胸部损伤,而这些损伤没有被确认。同样,没有胸部穿透伤与枪伤、刀刺伤相关。冲击食物丸(impaced food bolus)如果不及时治疗可导致食管壁坏死,但不影响食管钡餐造影显示。

**参考文献**:Ghanem N, Altehoefer C, Springer O, et al. Radiological findings in Boerhaave's syndrome. *Emerg Radiol* 2003;10(1):8-13.

Backer CL, LoCicero J, Ⅲ, Hartz RS, et al. Computed tomography in patients with esophageal perforation. *Chest* 1990;98(5):1078-1080.

Bladergroen MR, Lowe JE, Postlethwait RW. Diagnosis and recommended management of esophageal perforation and rupture. *Ann Thorac Surg* 1986;42(3):235-239.

**19a** **答案 B**。

**19b** **答案 C**。胸椎不连续提示钝性创伤性损伤。胸椎相对坚硬,其横向轴负荷承载力大约是腰椎的4倍。胸椎强度的增加归因于多个关节和肋骨与胸骨相连。胸椎明显的损伤通常是灾难性的,有50%伴有神经损伤。这至少在一定程度上与胸椎椎管相对狭窄有关。

损伤后骨折脱位占严重损伤的很大一部分,正如本例所示。这些脱位和经常扭转与周围软组织明显损伤有关。Chance骨折是一种屈曲-牵拉伤,最常见于下胸椎或上腰椎。Chance骨折的损伤模式是在一个点上牵拉,通常导致三柱损伤。与本例相似,但本例表现为更加明显的移位,而不是典型后柱的增宽。压缩性骨折累及前柱,通常不会导致神经损伤。爆裂性骨折包括前、后椎体的高度丢失,典型的是轴向负荷损伤。

**参考文献**:Patel AA, Vaccaro AR. Thoracolumbar spine trauma classification. *J Am Acad Orthop Surg* 2010;18(2):63-71.

Harris MB, Shi LL, Vacarro AR, et al. Nonsurgical treatment of thoracolumbar spinal fractures. *Instr Course Lect* 2009;58:629-637.

**20a** **答案 A**。

**20b** **答案 B**。胸骨骨折是比较少见的钝性外伤,发生率约为5%。大多数病例,骨折都伴有前纵隔血肿,这有助于发现这些损伤。不幸的是,许多创伤行CT扫描时受呼吸运动伪影影响,这是诊断/误诊的一个隐患。常规平片可以拍摄,但价值有限。认识胸骨骨折是很重要的,它通常伴有合并伤(肋骨骨折、胸锁关节脱位、心脏挫伤、气胸等)。临床处理通常取决于这些伴随的损伤,而不是胸骨骨折本身,除非有严重的碎片移位。

本例未见急性主动脉损伤,虽然明显的呼吸运动和主动脉搏动伪影使得矢状图像上出现主动脉呈现断断续续的现象。这些不应该混淆为主动脉损伤,但确实限制了检查的敏感性。同样,线束硬化在胸廓入口处经常发生,从而降低了颈胸段损伤的敏感性。无纵隔气肿或食管壁增厚提示食管损伤。值得注意的是,有食管疝,但这不应与创伤性外伤混淆。

**参考文献**:Khoriati AA, Rajakulasingam R, Shah R. Sternal fractures and their management. *J Emerg Trauma Shock* 2013;6(2):113-116.

# 第 11 章 先天性疾病（成人表现）

## 问题

**1a** 下图的诊断是：

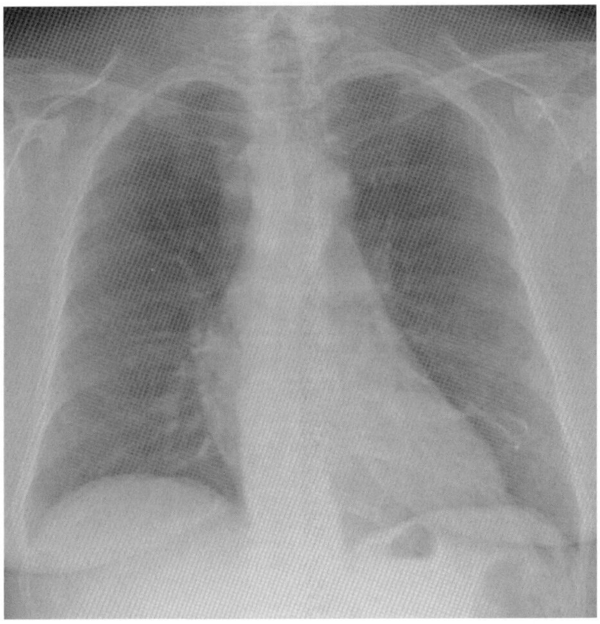

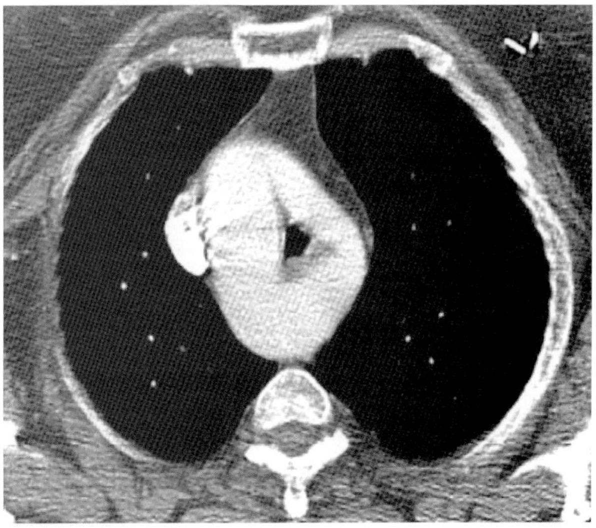

A. 淋巴瘤　　B. 双主动脉弓

C. 肺动脉吊带　　D. 食管癌

**1b** 双主动脉弓是最常见的：

A. 肋骨切迹的原因　　B. 胸部先天性主动脉弓畸形

C. 主动脉异常见于二叶式主动脉瓣　　D. 血管环的原因

**2a** 下图异常表现位于：

A. 肺门角　　B. 右气管旁带

C. 奇静脉食管线　　D. 胸壁

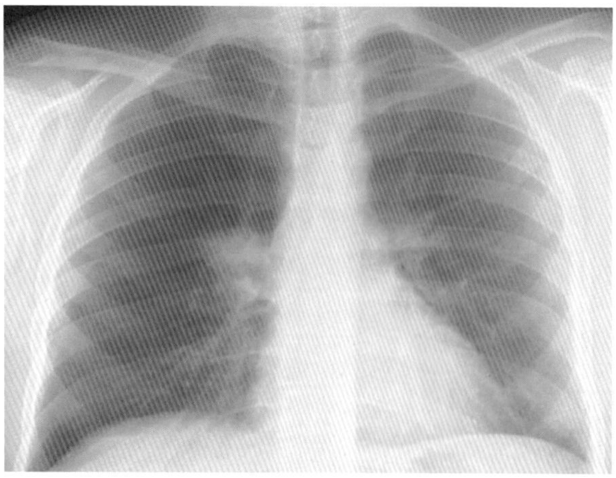

**2b** 下图影像表现与哪种先天性或发育异常最相符？

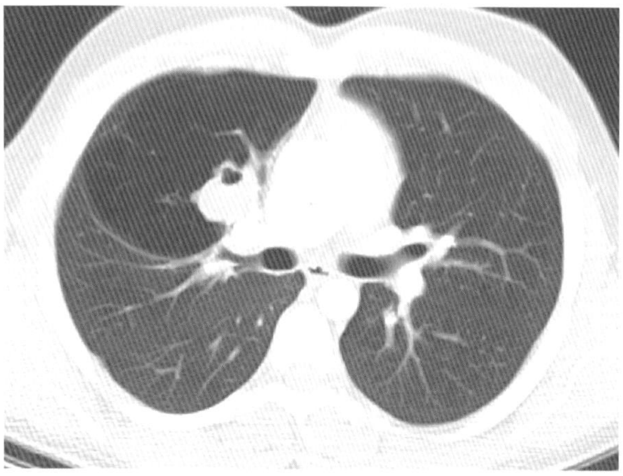

A. 大叶性肺气肿　　B. 肺腺瘤样畸形

C. 支气管闭锁　　D. Swyer-James 综合征

**3** 叶外型肺隔离症的特征性供血动脉和引流静脉是：

A. 肺动脉、体循环静脉　　B. 体循环动脉、肺静脉

C. 体循环动脉、体循环静脉　　D. 肺动脉、肺静脉

**4a** 病变位于哪个肺叶？

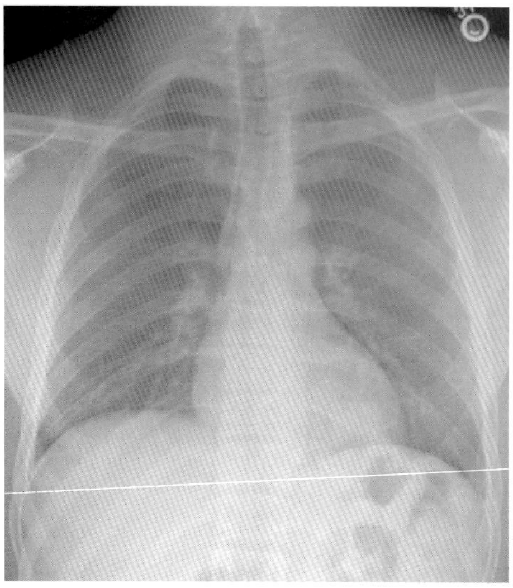

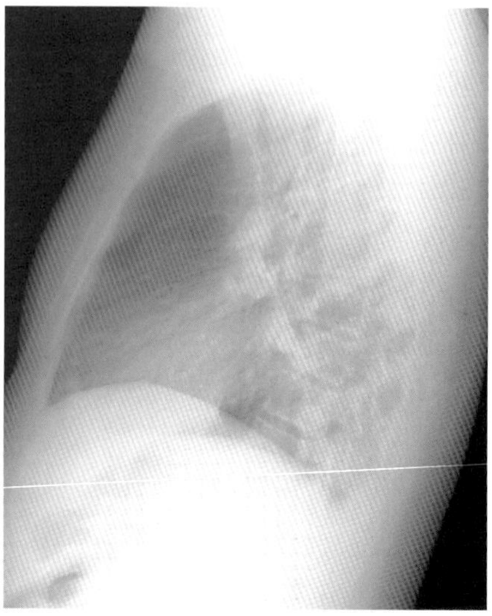

A. 右上叶　　　　B. 左上叶

C. 右中叶　　　　D. 左下叶

**4b** 患者男，28 岁，左肺下叶复发性肺炎，最大的可能性是：

A. 肺发育不良综合征　　　　B. 部分性肺静脉回流异常

C. 先天性大叶性肺气肿　　　　D. 肺隔离症

**4c** 这例隔离症患者，左侧膈肌上方的血管肯定是：

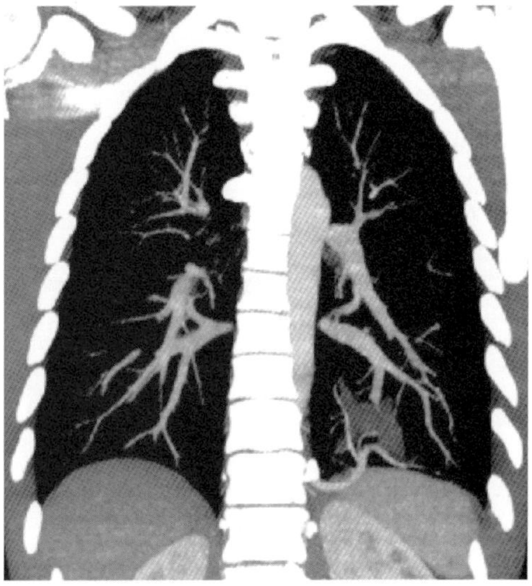

A. 起源于肺动脉　　　　B. 引流至体循环静脉

C. 起源于体循环动脉　　　　D. 引流至肺静脉

**5** 下图的血管异常是：

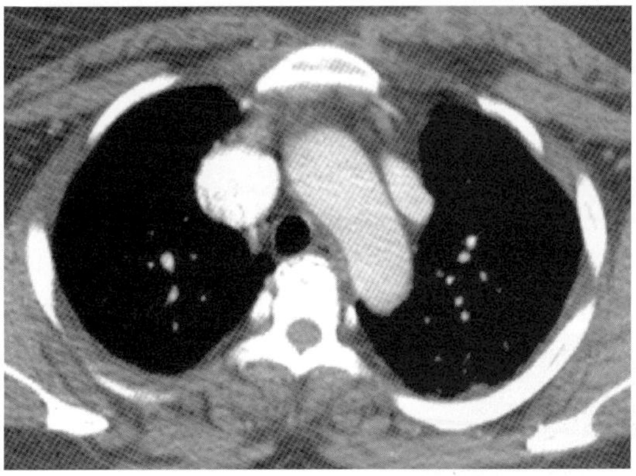

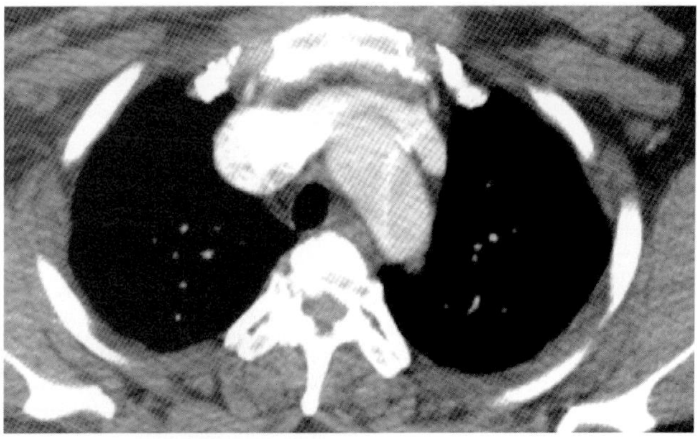

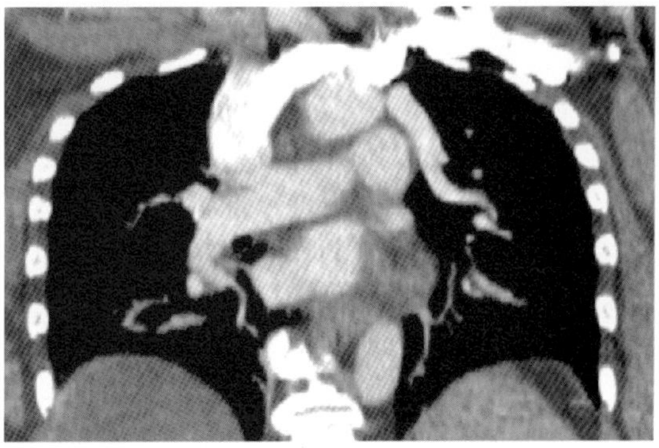

A. 左向右分流　　B. 与增加的感染相关

C. 通常会导致吞咽困难　　D. 最常见于左下叶

**6a** 下图哪个影像结构是扭转的？

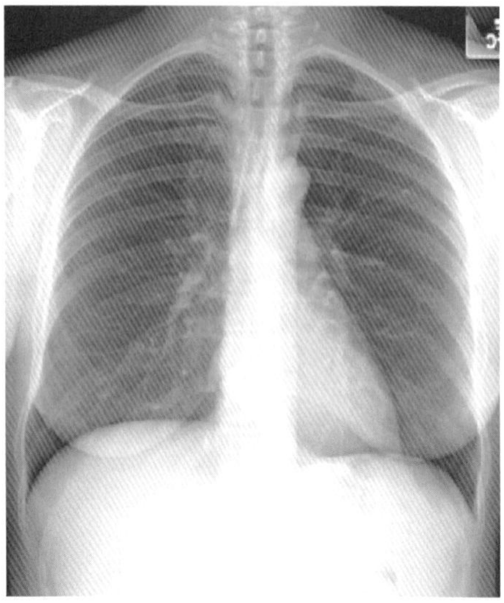

A. 右侧气管旁线　　B. 脊柱旁线

C. 奇静脉食管线　　D. 前联合线

**6b** 最可能的原因是：

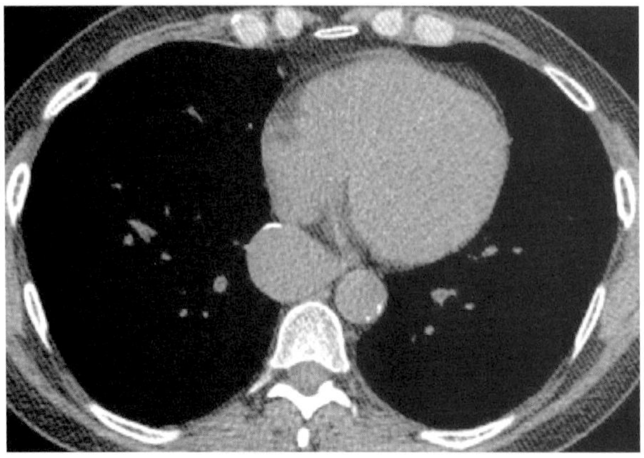

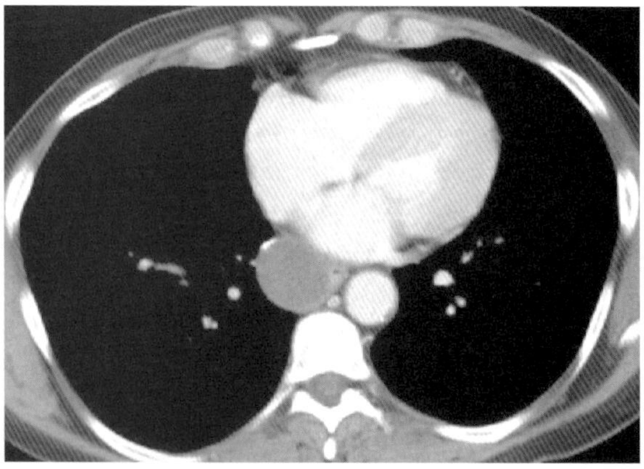

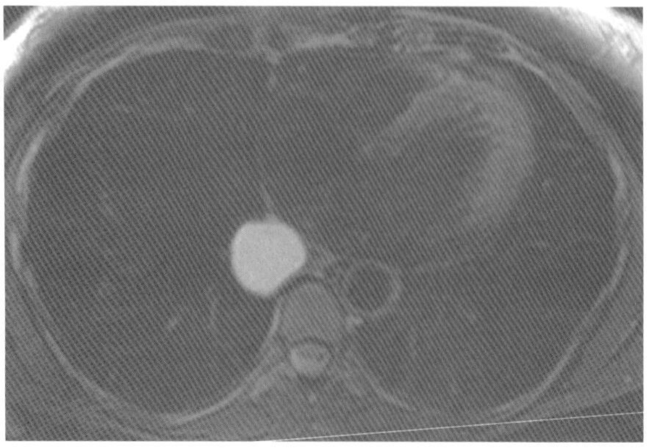

A. 淋巴瘤　　B. 食管癌

C. 前肠重复畸形　　D. 血管肉瘤

**7a**　吸气相 CT 的影像表现模式是：

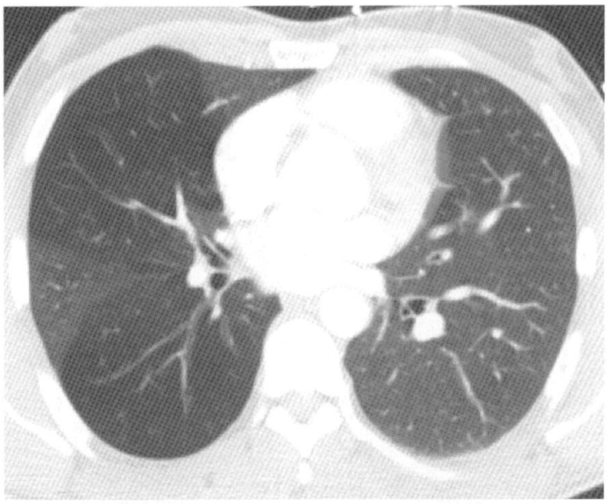

A. 磨玻璃密度　　B. 小叶中心结节
C. 肺门旁结节　　D. 马赛克密度

**7b**　患者男，25 岁，单侧肺透光度增加，最可能的原因是：

A. 支气管闭锁　　B. 先天性大叶性肺气肿
C. 先天性肺气道畸形　　D. Swyer-James 综合征

**7c**　儿童闭塞性细支气管炎（Swyer-James 综合征）最常见的原因是：

A. HIV　　B. 宫内血管损伤
C. 有毒烟雾暴露　　D. 小儿腺病毒感染

**8a**　主要的影像异常是：

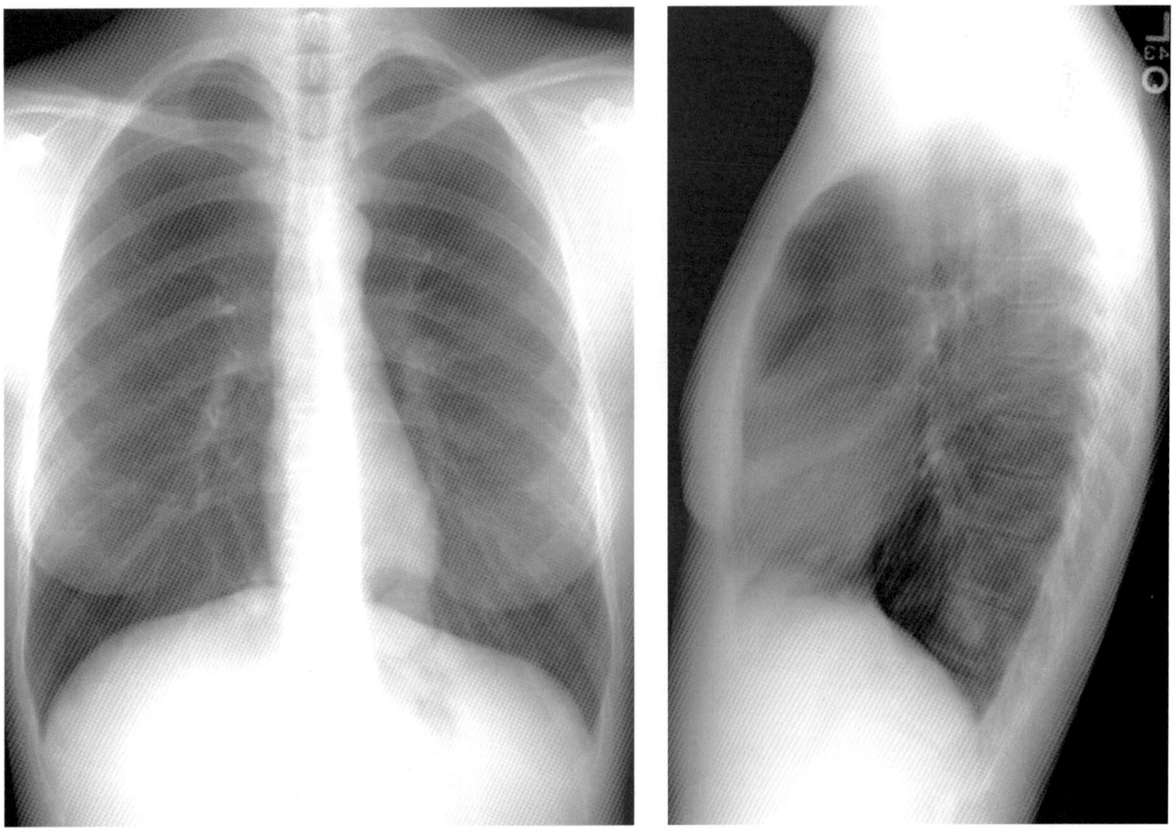

A. 网织影　　B. 结节

C. 实变　　D. 胸腔积液

**8b** 这些征象代表什么?

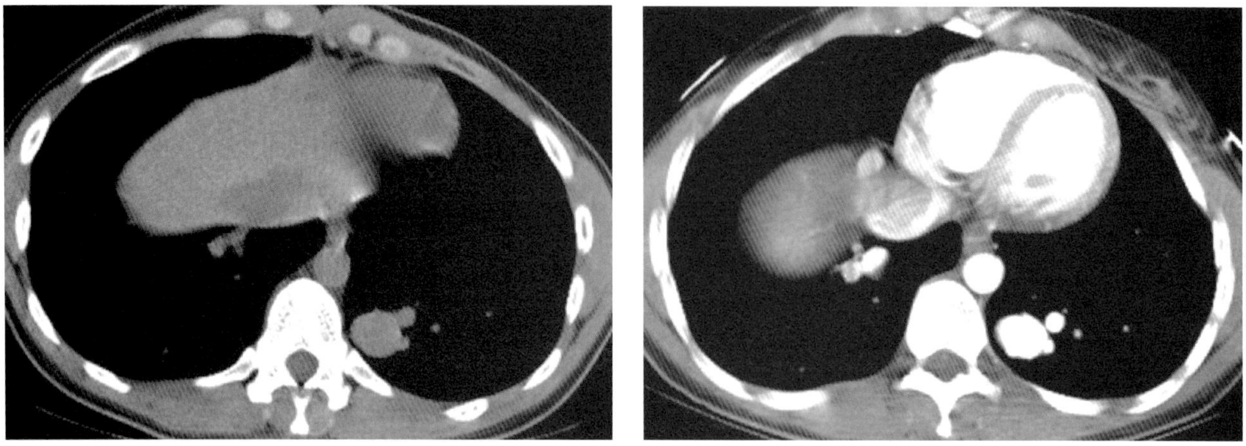

A. 左向右分流　　B. 恶性病变

C. Carney 三联征　　D. 先前肉芽肿性感染

**8c** 对遗传性出血性毛细血管扩张症患者，哪个检查检测肺 AVM 的敏感性最高?

A. $^{99m}$Tc 标记的大颗粒白蛋白肺分流研究

B. 计算异常 $AaPO_2$ 梯度

C. 经胸超声心动图

D. 前后位胸片

**9** 图像所示异常的最常见表现是:

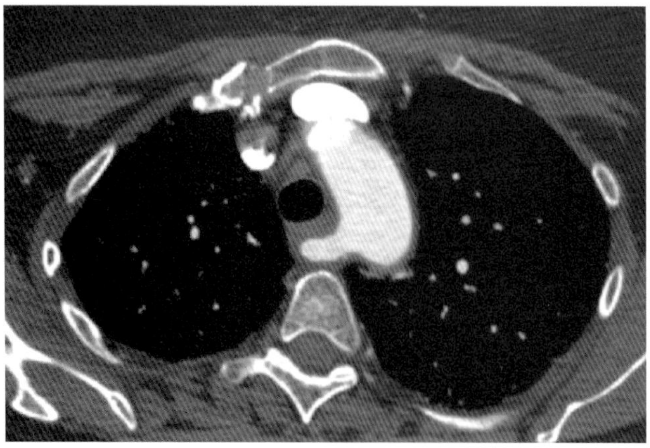

A. 偶发的　　B. 食管受压性咽下困难

C. 主动脉夹层　　D. 肋骨切迹

**10a** 下图的诊断是:

A. 左侧上腔静脉　　B. 双主动脉弓

C. 肺动脉吊带　　D. 先天性下腔静脉中断

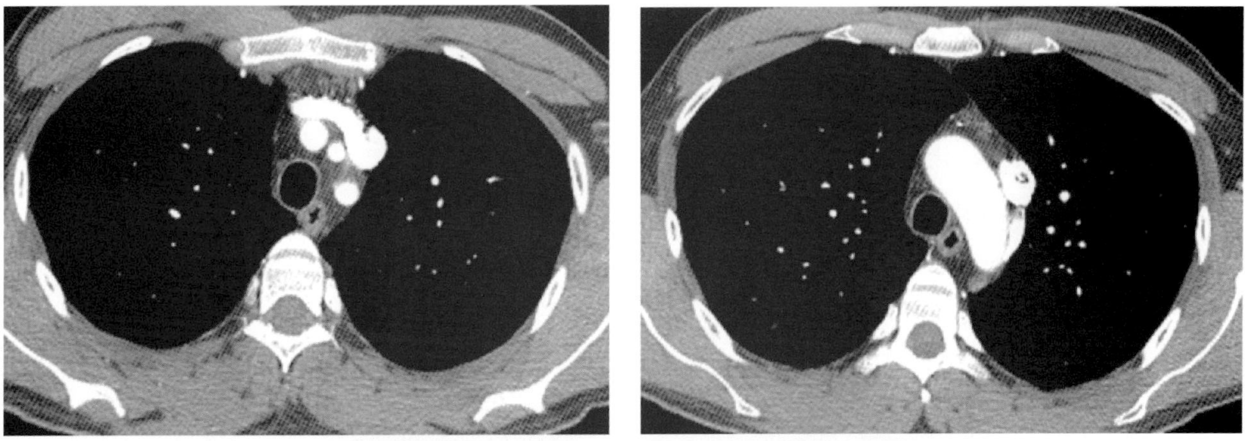

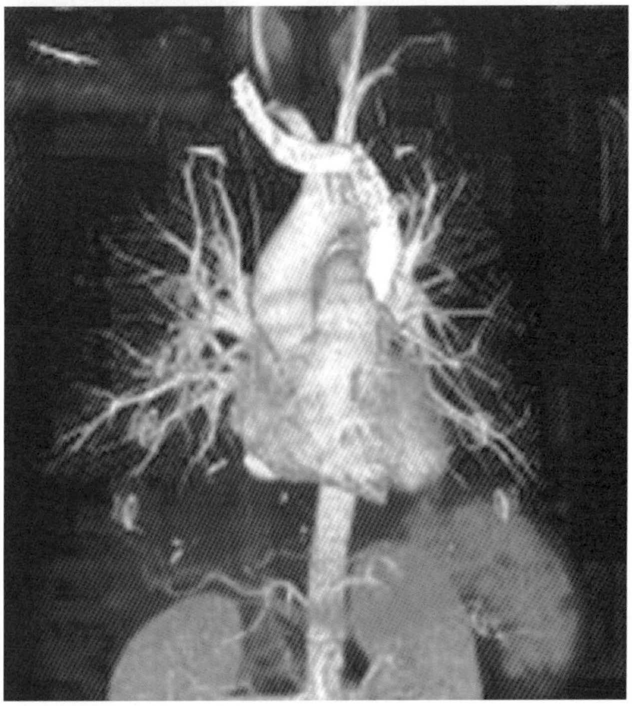

**10b**　这种先天性异常什么时候需要手术矫正?

A. 引流至冠状窦　　B. 引流至右心房

C. 引流至左心房　　D. 引流至半奇静脉

**11a**　胸片的异常位于:

A. 肺　　B. 纵隔

C. 骨　　D. 胸壁

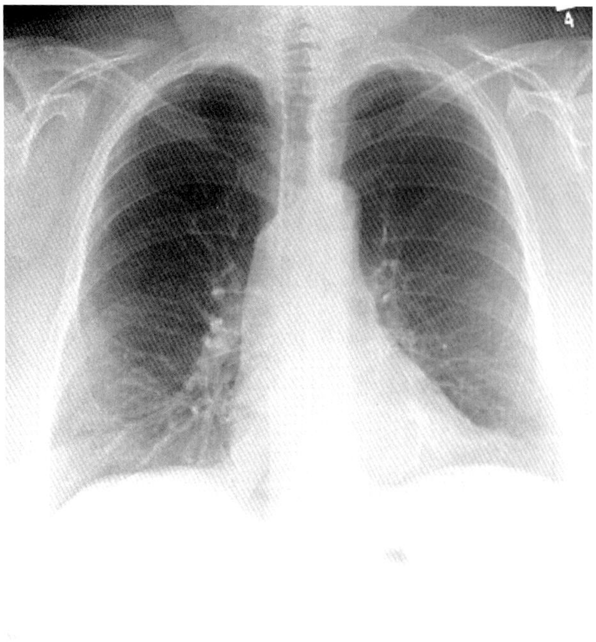

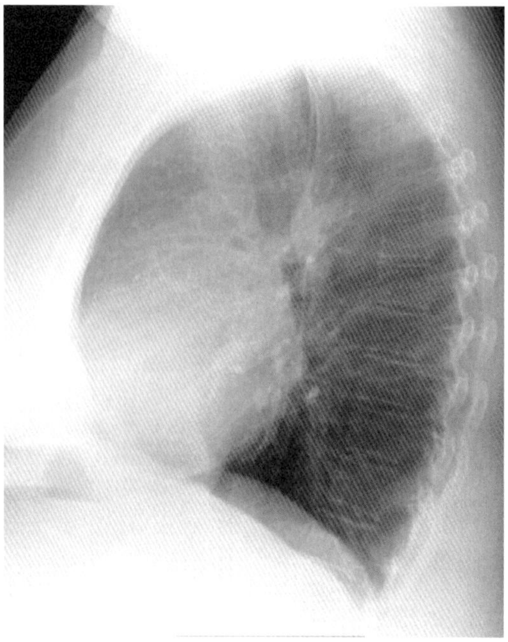

**11b** 斜位 CT 图像上的异常血管是:

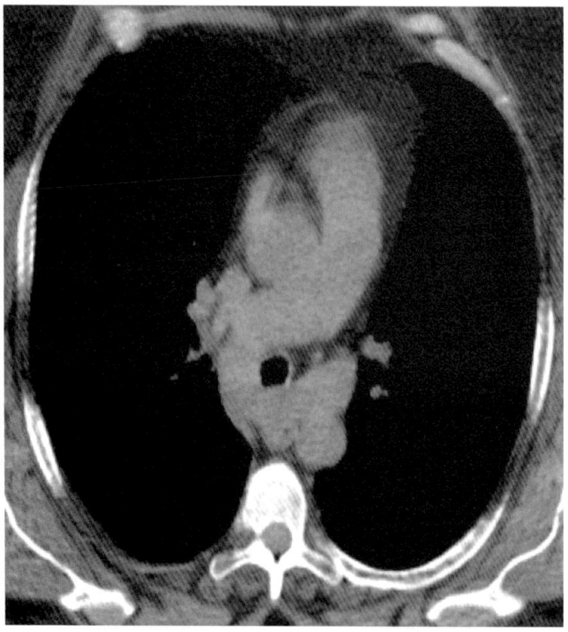

A. 体循环静脉　　B. 体循环动脉

C. 肺静脉　　D. 肺动脉

**11c** 异常的左肺动脉走行于哪里?

A. 食管和脊柱之间　　B. 食管和气管之间

C. 气管和升主动脉之间　　D. 气管隆嵴和左心房之间

**12a** 下面 CT 图像的诊断是:

A. 支气管闭锁　　B. 肺隔离症

C. 弯刀综合征　　D. 黏液嵌塞综合征

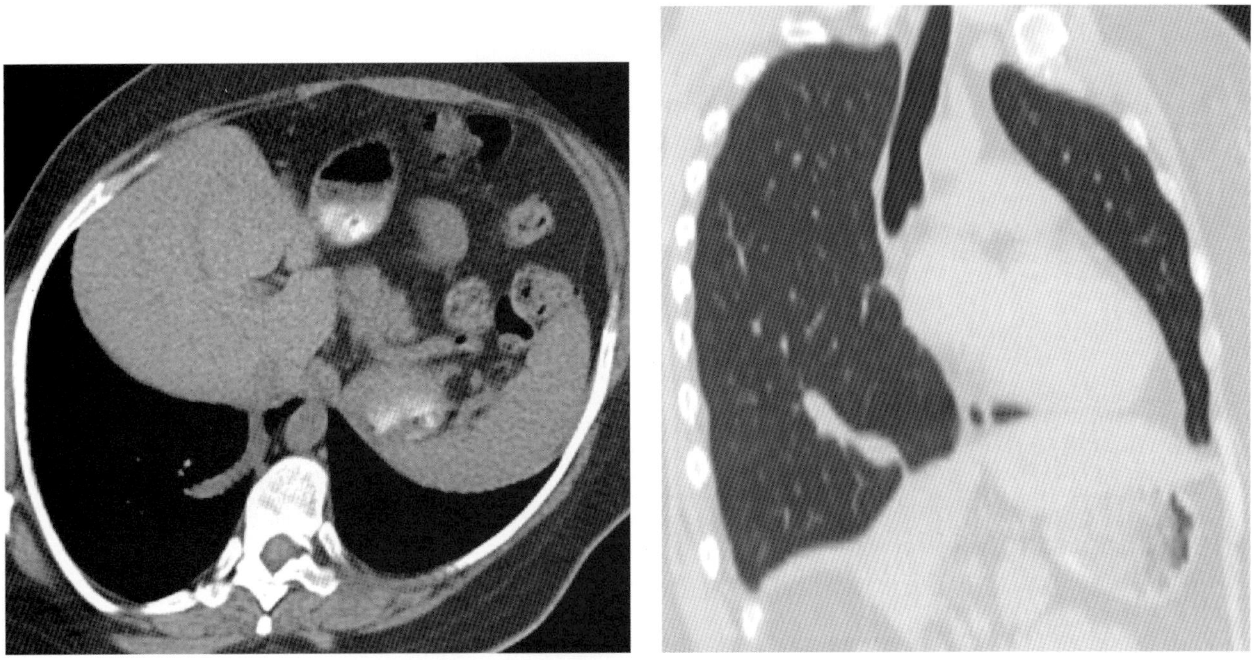

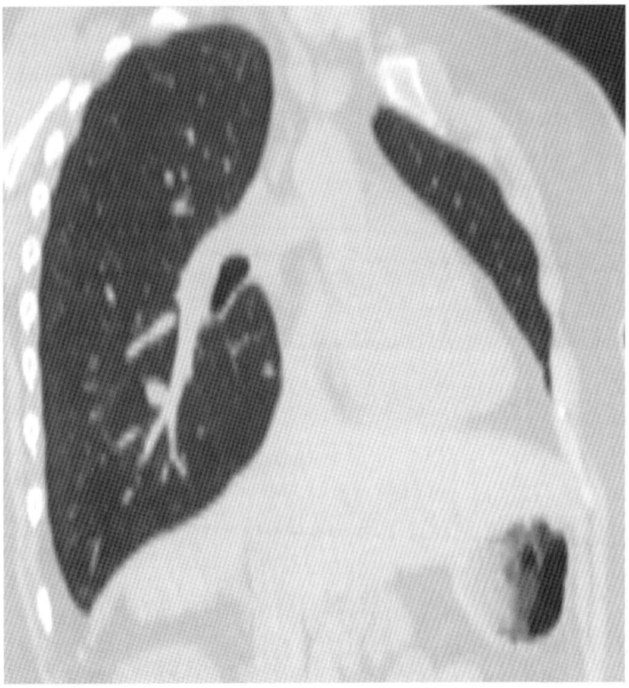

**12b**　这例患者出现了与弯刀综合征相关的哪种异常表现?

A. 镜像支气管　　　　B. 气管性支气管

C. 心段支气管　　　　D. 支气管闭锁

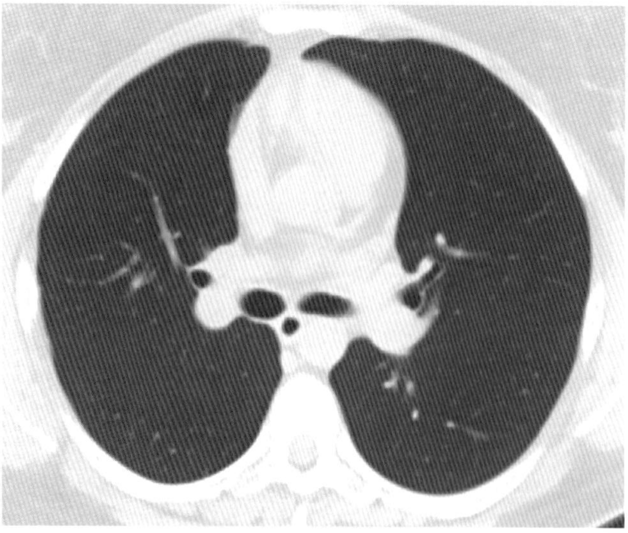

**13a** 哪种胸片表现可以出现下面的 CT 图像表现？

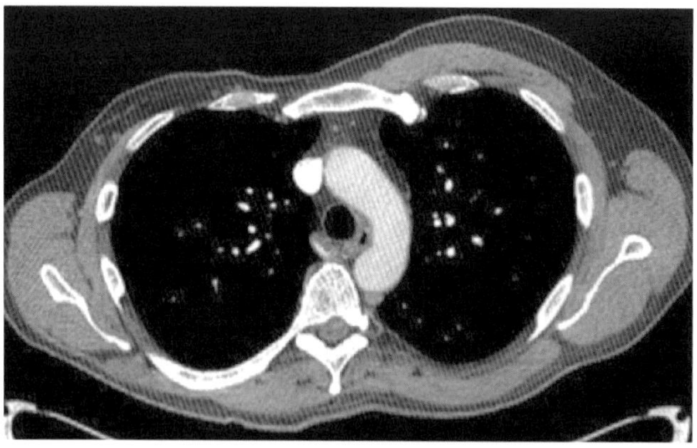

A. 纵隔增宽 B. 单侧肺过度充气
C. 气管狭窄 D. 单侧透光度增高

**13b** 诊断是：

A. Poland 综合征 B. 主动脉异常
C. 异物吸入 D. 左胸壁肿块

**14a** 根据 CT 和 V/Q 扫描，诊断是：

A. 先天性右肺动脉中断 B. 先天性右主支气管闭锁
C. 先天性右肺缺如 D. 先天性右肺静脉中断

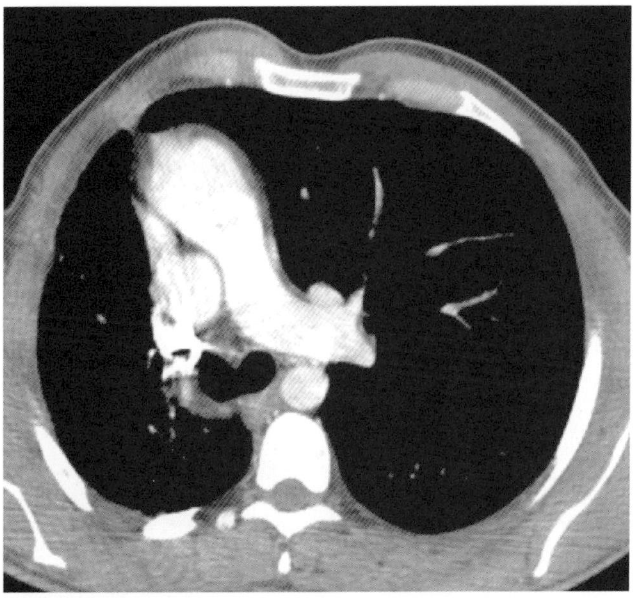

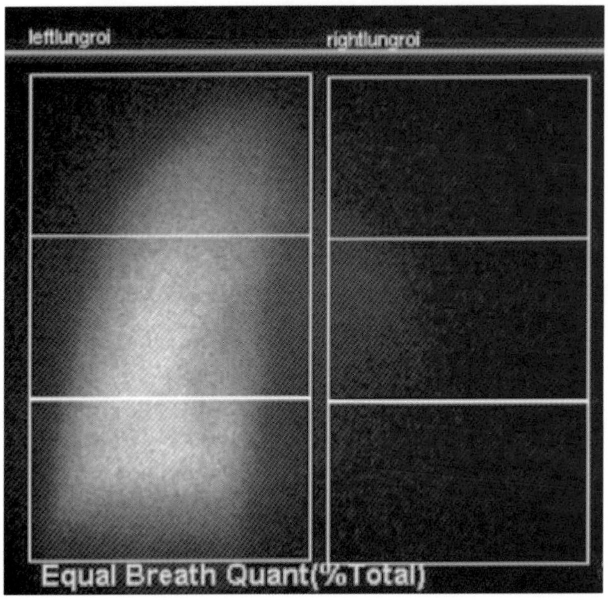


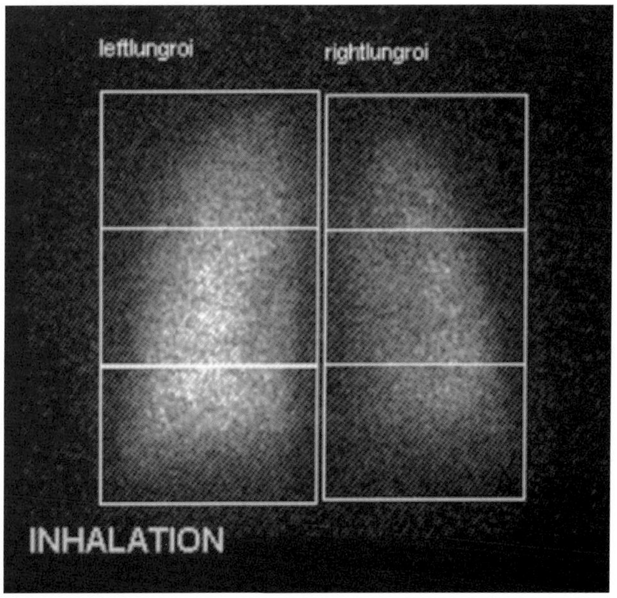


**14b** 下列哪项最好地描述了中断的肺动脉与主动脉的通常关系?

A. 发生在主动脉弓的对面　　B. 仅发生在主动脉缩窄的情况下

C. 发生在主动脉弓的同侧　　D. 与 Kommerell 憩室同时存在

**15a** 下图影像学表现属于哪种先天性异常?

A. 重复上腔静脉伴左心房引流　　B. 右位主动脉弓伴镜像支气管

C. 奇静脉与中断的下腔静脉延续　　D. 右位主动脉弓伴迷走锁骨下动脉

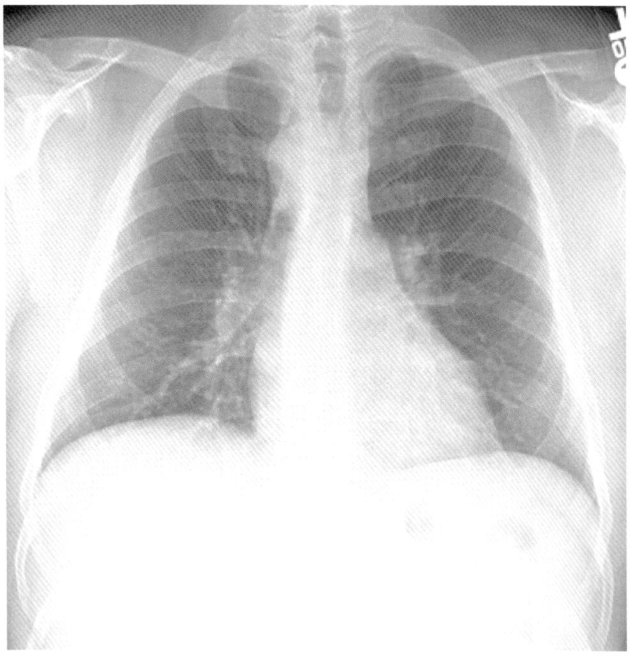

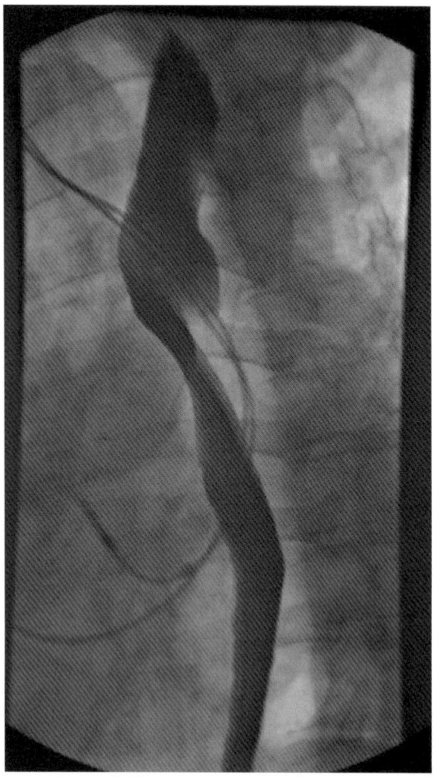

**15b** 这种先天性异常最可能的表现是:

A. 反常栓塞

B. 肺动脉高压

C. 食管受压性吞咽困难

D. 锁骨下动脉窃血综合征

## 答案与解析

**1a** **答案 B。**

**1b** **答案 D。**胸片显示纵隔轻度增宽,左主动弓边界清晰,但气管右侧有一肿块影压迫气管。随访 CT 可见密度均匀的、有造影剂充填的结构包绕气管、气管变窄。对纵隔结构进行清点更大程度上有助于诊断,在这个水平上纵隔的正常影像应该包括主动脉或其分支、上腔静脉、食管和气管。胸部淋巴瘤纵隔常增宽,邻近结构受压,但均匀一致的对比剂充盈和围绕气管呈环形分布,这与纵隔实性肿瘤不符合。肺动脉吊带包绕气管的后部(但在食管的前方),但不会起源于或连接于主动脉弓。除此之外,若横断面图像在肺动脉水平,降主动脉和升主动脉都应该出现。食管癌可以环壁生长,但不会出现均匀的对比剂充盈与血管一致的结构,更不可能会包绕气管。

胸部血管畸形有特殊的相关性。双主动脉弓中,主动脉形成了一个完整的血管环,这可能会对气管和食管产生压迫,根据压缩程度会出现吞咽困难和喘鸣的症状。肋骨切迹和二叶式主动脉瓣与主动脉缩窄的联系更为密切。双主动脉弓是一种相对罕见的血管畸形,右主动脉弓和迷走左锁骨下动脉是一种更常见的先天性异常。

**参考文献:**Yilirim A, et al. Congenital thoracic arterial anomalies in adults: a CT overview. *Diagn Interv Radiol* 2011;17:352 - 362.

**2a** **答案 A。**

**2b** **答案 C。**支气管闭锁常表现为肺门饱满或肺内分支黏液嵌塞影。本病例,非交通性的气道几乎全部是不透光的密度增高影,使得正位胸片上原肺门位置的右肺动脉和上肺静脉汇合处的凹形变为凸形。淋巴结肿大、肺门肿块和先天性病变均在考虑范围之内,需要行 CT 检查进一步评估。

CT 显示肺门病变,没有强化,呈低密度影,含有多发小的空气密度影。相关的右肺上叶过度膨胀及过度透亮。大叶性肺气肿和 Swyer-James 综合征会产生不同程度的过度透亮和过度膨胀,但不会出现气道阻塞及黏液嵌塞。肺腺瘤样畸形会产生更多大泡样囊性病变,像局限性肺气肿,但不会出现气道的改变。

支气管闭锁最常见于左肺上叶尖后段支气管,其次是右肺上叶亚段支气管。患者通常没有症状,尽管部分会出现反复感染。反复感染者,需要手术切除。

**参考文献:**Zylak CJ, et al. Developmental lung anomalies in the adult: radiologic-pathologic correlation. *Radiographics* 2002;22:S25 - S43.

**3** **答案 C。**叶外型肺隔离症约占所有肺隔离症的 25%,其余是叶内型。几乎所有的肺隔离症的供血动脉来自体循环动脉,但静脉引流不同,绝大多数叶内型引流至肺静脉,绝大多数叶外型引流至体循环静脉。叶外型隔离症是被胸膜从正常肺分离出来的,最常位于左肺下叶与膈肌之间,但也可以发生在其他部位,包括纵隔、心包、膈肌、胸外位置。最常见于婴儿期,少数病例存在于成年期,约 10% 的病例在无症状患者中偶然发现。叶外型与叶内型相比,发生先天性异常的比例更高,膈疝是最常见的。尽管这些可能是无症状的,治疗方法包括手术切除。

**参考文献:**Rosado-de-Christenson ML, Frazier AA, Stocker JT, et al. Extralobar sequestration: radiologic-pathologic correlation. *Radiographics* 1993;13:425 – 441.

**4a** **答案 D**。

**4b** **答案 D**。

**4c** **答案 C**。侧位片上脊柱阳性征支持下叶病灶,正位片是心影后方密度增高影与左肺下叶肿块样实变相符。没有其他肺实质的异常,进一步的确诊需要行胸部 CTA 检查。

特定部分的复发性肺炎需要警惕潜在的疾病或异常的存在。冠状 MIP 图像可见明显强化的血管影从下纵隔、膈肌区域至实变区。本病例,不透光的密度增高影主要是非交通性支气管内的黏液嵌塞形成的。肺隔离症由体循环动脉供血,很少与支气管相通,多种静脉引流方式。本例是叶内型隔离症,与邻近正常的肺组织是不可分开的,与叶外型相反,由胸膜将其与正常的肺组织分开。叶内型最常发生于左肺下叶。病变可在影像上偶然发现,但临床上可表现为反复感染或大咯血。

**参考文献**:Zylak CJ,et al. Developmental lung anomalies in the adult: radiologic-pathologic correlation. *Radiographics* 2002;22:S25 – S43.

**5** **答案 A**。图示肺静脉引流入左头臂静脉。将肺静脉的一部分引流到全身静脉,这种异常称为部分肺静脉回流异常(PAPVR)。绕过左心和全身动脉供应,含氧血液回流至右心,右心血流量增加,符合左向右分流。大多数的 PAPVR 为左上肺静脉引流至左无名静脉,如本病例。弯刀综合征是一种罕见的变异的 PAPVR。

**参考文献**:Rahiah P,Kanne JP. Computed tomography of pulmonary venous variants and anomalies. *J Cardiovasc Comput Tomogr* 2010;4:155 – 163.

**6a** **答案 C**。

**6b** **答案 C**。奇静脉食管隐窝是指右肺下叶的一部分向内侧延伸,由心脏的后缘、脊柱的前缘和食管的右侧缘之间构成。影像上表现为从下胸椎垂直向上的一条线,在穿过食管裂孔处稍向左偏。本病例奇静脉食管线向右侧偏移,甚至延伸至右心缘。右侧气管旁带是上纵隔沿着气管右侧的一条线。前联合线也是上纵隔的线。根据定义,脊柱旁线不会覆盖脊柱,但奇静脉食管线会。

平扫和增强 CT 显示下纵隔食管右侧可见低密度、无强化的病灶;前部可见少量钙化,MRI T2WI 呈高信号,以上征象均符合前肠重复畸形。这些纵隔囊肿来源于胚胎的原始前肠,表现为气管、支气管树和神经管的前肠分裂异常,包括支气管囊肿、食管重复囊肿和神经管原肠囊肿。

**参考文献**:Zylak CJ,et al. DevelRadopmental lung anomalies in the adult: radiologic-pathologic correlation. *Radiographics* 2002;22: S25 – S43.

**7a** **答案 D**。

**7b** **答案 D**。

**7c** **答案 D**。主动脉根部的肺窗 CT 显示右肺中叶和下叶相对透光度增高。这有别于斑片状的磨玻璃影,可以依据过度透光的肺中血管的密度来鉴别。空气滞留表现为区域性的低密度影,但空气滞留是典型的呼气相 CT 表现,而马赛克密度是吸气相的表现。图像中没有明显的小叶中心结节或肺门旁结节,尽管正常的肺血管结构可以表现为这样。

题目所列的每个先天性/发育异常都可产生单侧肺过度透亮,但只有 Swyer-James 综合征典型的表现是多灶性透亮。Moore 等发现的 8 例 Swyer-James 综合征中,有 5 例表现为双侧多灶性的马赛克密度。这种表现可以考虑先天性大叶性肺气肿,但右下叶

(不常见)和多灶性(罕见)相结合使这种诊断不太可能。支气管闭锁也是局灶性的,表现为非交通性的支气管内含有黏液嵌塞,但本例右下叶支气管是正常的。先天性肺气道畸形表现为肿块样或囊性病灶,而不是图示的马赛克密度。

Swyer-James(-Macleod)综合征是感染后闭塞性支气管炎的结果,由儿童肺炎引起,尤其是腺病毒,但也可见于其他感染,如支原体。有毒烟雾暴露可导致闭塞性细支气管炎,而不是导致儿童闭塞性细支气管炎的重要因素。HIV 很少报道为闭塞性细支气管炎的原因,也不是儿童闭塞性细支气管炎的重要原因。除感染外,滤泡性细支气管炎可能是 HIV/AIDS 的一种更具特征性的小气道表现。最后,子宫内血管损伤可能与各种肺畸形相关,但不是 Swyer-James 综合征的病因。

**参考文献:**Colum AJ, Teper AM, Vollmer WM, et al. Risk factors for the development of Bronchiolitis obliterans in children with bronchiolitis. *Thorax* 2006;61:503 – 506.

Moore ADA, Godwin JD, Dietrich PA, et al. Swyer-James Syndrome: CT findings in eight patients. *AJR Am J Roentgenol* 1992;158:1211 – 1215.

Wasilewska E, Lee EY, Eisenberg RL. Unilateral hyperlucent lung in children. *AJR Am J Roentgenol* 2012;198:W400 – W414.

**8a**　**答案 B**。

**8b**　**答案 A**。

**8c**　**答案 C**。正位胸片在心影后方可见部分"盲点",侧位片显示后肋膈角处显示得更加清楚。如果在正位片上没有发现这个边界清楚的、位于心影后方、投影在左侧膈肌上的大结节,则侧位片清晰地显示了脊柱阳性征,即边界清楚的肺结节密度影与脊柱重叠。正位片还可显示右肺下叶后内侧也有一个小的病灶。

恰当地说,依据胸片诊断为恶性肿瘤,直到得到证实并非如此。胸部 CT 平扫与增强扫描显示病灶呈血管样增强,具有扩张的供血动脉和引流静脉,符合肺动静脉畸形(AVM)的诊断。这是一例遗传性出血性毛细血管扩张症(HHT),也被称为 Osler-Weber-Rendu 病。

HHT 是一种常染色体显性遗传性疾病,伴有鼻出血、皮肤黏膜的毛细血管扩张、内脏动静脉畸形和(25% HHT 患者)肺 AVM。肺 AVM 的结果是右向左分流,这会导致反常(系统性)栓子和卒中或脑脓肿的显著风险。由于超声心动图具有较高的灵敏度和分流计算能力,建议采用经胸超声心动图检查对 HHT 患者的肺动静脉畸形进行初步筛查。$^{99m}$Tc 标记的大颗粒血清白蛋白(MAA)应用于核医学"肺分流研究",具有高度特异性,但不敏感。MAA 分流研究可以半定量显示分流程度,肺外如脑、肾的吸收度。建议采用弹簧圈栓塞治疗较大的肺动静脉畸形。

**参考文献:**Cottin V, Plauchu H, Bayle J, et al. Pulmonary arteriovenous malformations in patients with hereditary hemorrhagic telangiectasia. *Am J Respir Crit Care Med* 2004; 169:994 – 1000.

Lee EY, Boiselle PM, Cleveland RH. Multidetector CT evaluation of congenital lung Anomalies. *Radiology* 2008;247(3):632 – 648.

**9**　**答案 A**。左主动脉弓伴迷走右锁骨下动脉偶尔会引起吞咽困难,这种先天性畸形通常是影像上偶然发现的,这是最常见的主动脉弓异常。迷走右锁骨下动脉是起源于主动脉弓上的最后一个分支,偶尔起源部位的主动脉扩张,称为 Kommerell 憩室。迷走右锁骨下动脉与主动脉夹层或肋骨切迹无直接关联。

参考文献：Yildirim A，Karabulut N，Dogan S，et al. Congenital thoracic arterial anomalies in adults：a CT overview. *Diagn Interv Radiol* 2011；17：352－362.

**10a** **答案 A**。

**10b** **答案 C**。尽管所提供的图像未能显示异常血管的全部范围，CT 轴位图像显示一对比度充盈的结构，其沿着左侧主动脉弓垂直走行，与头臂静脉相连。主要的鉴别包括左侧上腔静脉（最常见的是上腔静脉变异）和部分肺静脉回流异常，但轴向图像上右上腔静脉缺如，所以是左侧 SVC。三维彩色重建显示上肢静脉注射的高密度对比剂，证实体循环静脉流向心脏。大多数持续性左上腔静脉患者引流至体循环静脉，特别是冠状静脉窦，或直接进入右心房，血液正常流动。少数病例会引流至左心房，常与其他心脏异常相关，通常需要手术矫正。

参考文献：Chung JH，Gunn ML，Godwin JD，et al. Congenital thoracic cardiovascular Anomalies presenting in adulthood：a pictorial review. *J Cardiovasc Comput Tomogr* 2009；3（1）：S35－S46.

**11a** **答案 B**。

**11b** **答案 D**。

**11c** **答案 B**。这张胸片的诊断非常难，但可见正常纵隔的边缘有改变。首先，右上叶支气管较低的位置奇静脉弓变的饱满。第二，侧位片显示气管后方肿块样密度增高影，前缘比较清楚。第三，正常的左主支气管上方的左肺静脉弓消失。肺、骨和胸壁均未见明显异常。

胸片上肺动脉吊带与气管后方的肿块相似。CT 明确诊断左肺动脉起源于右肺动脉远端，走行于气管与食管之间。大多数病例在婴儿期被发现，伴有其他的先天性异常。一些单纯的肺动脉吊带会在成年偶尔被发现，如本例。

参考文献：Castañer E，Gallardo X，Rimola J，et al. Congenital and acquired pulmonary artery anomalies in the adult：radiologic overview. *Radiographics* 2006；26：349－371.

**12a** **答案 C**。

**12b** **答案 A**。弯刀综合征表现多样，有很多同义词，包括但不限于：肺叶综合征、肺发育不良综合征和镜像肺综合征。最主要的表现是静脉引流至下腔静脉，但也可引流至右心房或左心房。异常多位于右侧，引流右肺。由于异常的血管，需要考虑肺隔离症，但第三张图像示正常的肺动脉供血。支气管闭锁可以出现异常的管状结构，但通常位于肺门旁或与动脉伴行。黏液嵌塞综合征不常见，表现为支气管黏液嵌塞和支气管铸型，支气管阻塞有时引起呼吸窘迫。

弯刀综合征的同义词有助于提醒注意其他的影像表现。本例表现为镜像支气管，右主支气管位于动脉下方，只分成两支进入肺叶。其他病例可以出现右肺畸形（如肺发育不良综合征出现肺容积缩小）、动脉血供、心脏或膈肌异常。通常，左向右分流量较小，对有症状者进行手术矫正。

参考文献：Godwin JD，Tarver RD. Scimitar syndrome：four new cases examined with CT. *Radiology* 1986；159：15－20.

**13a** **答案 D**。

**13b** **答案 A**。胸片上单侧肺透光度增加，鉴别诊断主要是肺部病变，包括气胸、异物吸入伴过度充气和先天性异常。需要记住胸壁对单侧胸腔密度的重要性。单侧乳腺切除可导致单侧肺透光度增加，Poland 综合征先天性胸肌缺如也会使单侧肺透光度增加。同样的，胸部 CT 的不对称性应引起关注：是否是对侧胸壁肿块，实际上不对称的是正常的胸肌（本例左侧）和患侧胸肌缺如（本例右侧）。

**参考文献：**Mutlu H, et al. A variant of Poland syndrome associated with dextroposition. *J Thorac Imaging* 2007;22:341 - 342.

**14a　答案 A。**

**14b　答案 A。**尽管肺和气道发育，但先天性肺动脉仍发生近端中断。CT 示正常的气管隆嵴二分叉，右肺发育不良，右肺动脉缺如。V/Q 示右肺功能性通气，但没有灌注。肺静脉闭锁可以出现，但右肺动脉是存在的（通常细小）、V/Q 会有灌注。

有趣的是，中断的肺动脉通常与主动脉弓相反，这意味着如果左肺动脉中断，患者则会是右位主动脉弓。右肺动脉中断更常见（如本例），具有正常的左主动脉弓，一般没有其他先天性异常。患者可以偶然出现或者有感染、出血或轻度呼吸困难的症状。肺动脉高压是一种常见的并发症。

**参考文献：**Castaner E, Gallardo X, Rimola J, et al. Congenital and acquired pulmonary artery anomalies in the adult: radiologic overview. *Radiographics* 2006;26:349 - 371.

Heyneman LE, Nolan RL, Harrison JK, et al. Congenital unilateral pulmonary vein atresia: radiologic findings in three adult patients. *AJR Am J Roentgenol* 2001;177:681 - 685.

**15a　答案 D。**

**15b　答案 C。**正位胸片显示右位主动脉弓，气管右侧有边界清楚的圆形密度影，位于肺动脉上方；正常的气管左侧的主动脉弓未见显示。食管钡餐图像示右位主动脉弓压迹和血管环所致的狭窄，血管环是迷走右锁骨下动脉通过动脉韧带与左肺动脉相通而形成的。血管环导致食管狭窄，出现吞咽困难（与希腊语先天畸形相关，翻译为“怪异的吞咽困难”），尽管吞咽困难最早见于迷走右锁骨下动脉。其他的临床表现与这个先天性异常没有明显的相关性。

右位主动脉弓伴镜像成像不会出现食管后血管，因此不会直接引起吞咽困难或食管狭窄，但的确与先天性心脏病有高度相关性。双上腔静脉不能解释正常的主动脉弓缺如，其不会出现右侧气管旁阴影，也不会引起食管在主动脉弓水平局限性的狭窄。奇静脉与中断的下腔静脉相连，会出现奇静脉弓扩张和右侧气管旁阴影的密度增加，但不能解释正常主动脉弓的缺如，也不能解释食管钡餐所示的食管狭窄。

**参考文献：**Yilirim A, et al. Congenital thoracic arterial anomalies in adults: a CT overview. *Diagn Interv Radiol* 2011;17:352 - 362.

# 第 12 章 胸部术后影像表现

## 问题

1 患者女，45 岁，右肺上叶切除术后，发热和白细胞增多 5 天。CT 扫描图像如下，最可能的诊断是：

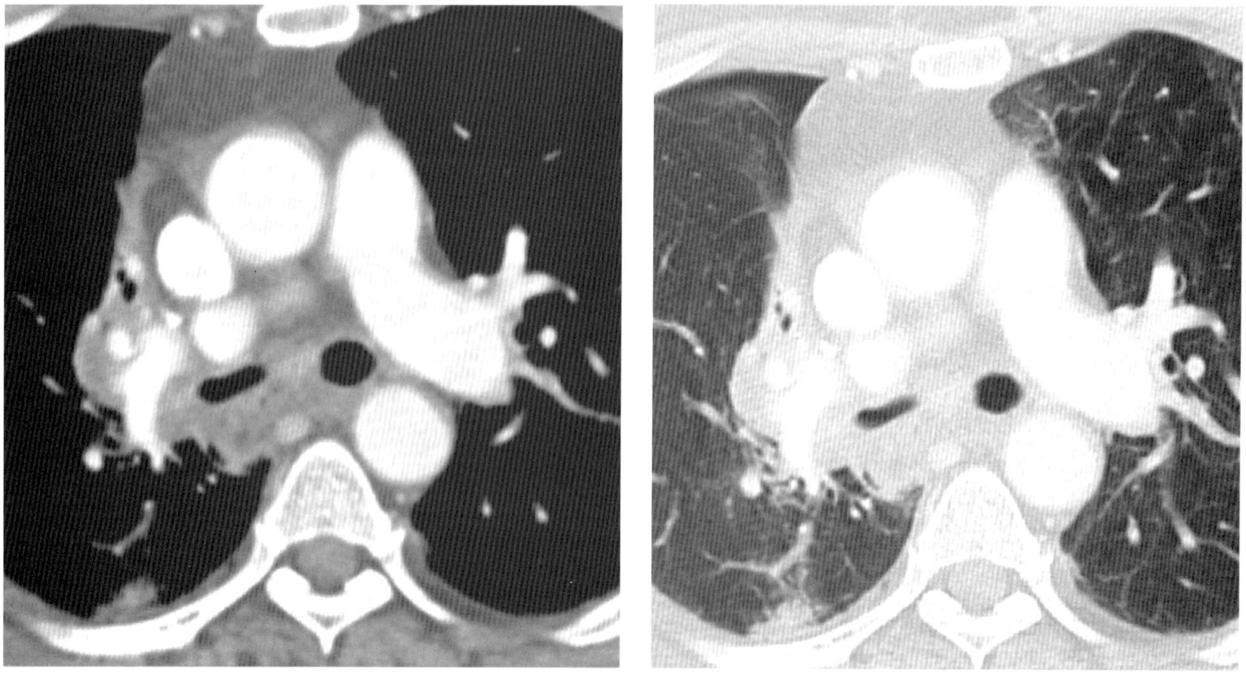

A. 支气管胸膜瘘　　B. 脓胸

C. 肺叶扭转　　D. 肺炎

2 患者男，78 岁，中央型鳞状细胞癌接受全肺切除术。6 个月后复查胸部 CT 出现明显的胸腔积液和胸膜弥漫性增厚。胸腔积液最可能是？

A. 脓液　　B. 浆液

C. 乳糜胸　　D. 血胸

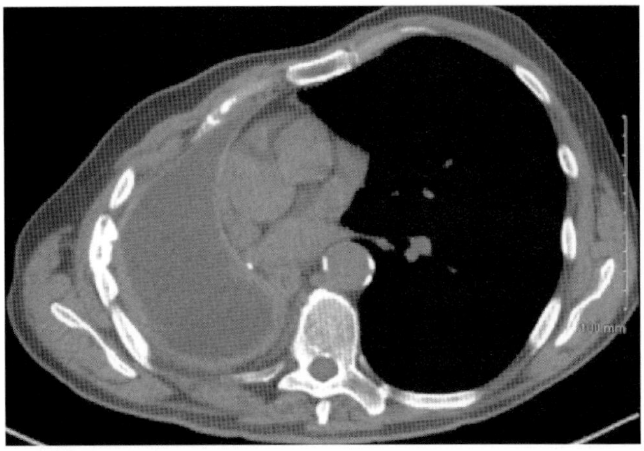

**3**　患者女，24 岁，全肺切除术后门诊随访。术后并发支气管残端瘘需再探查，引流，做 Eloesser 瓣。CT 扫描示右侧胸膜腔异常，这代表：

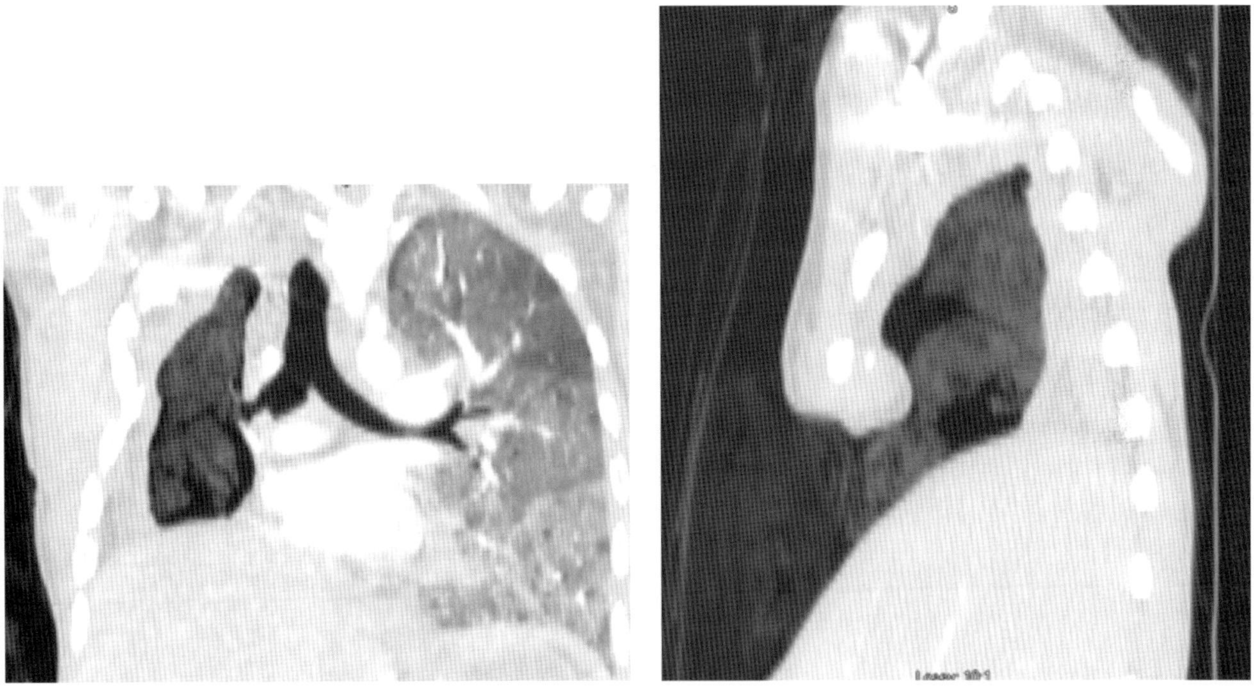

A. 曲霉菌感染　　B. 残留的包扎材料

C. 肌瓣　　D. 血凝块

**4**　患者女，62 岁，全肺切除术后 5 年，主诉体重减轻、严重喘息、吞咽困难、反酸。根据临床症状、钡餐检查和胸部 CT（斜位最大密度投影，MIP）表现，诊断是：

A. 吸入性失弛缓症　　B. 胡桃夹食管

C. 全肺切除术后综合征　　D. 食管裂孔疝

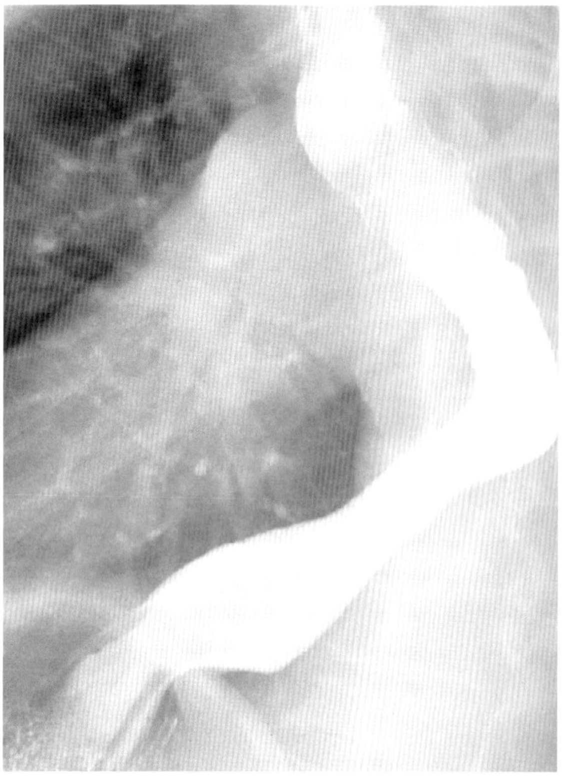

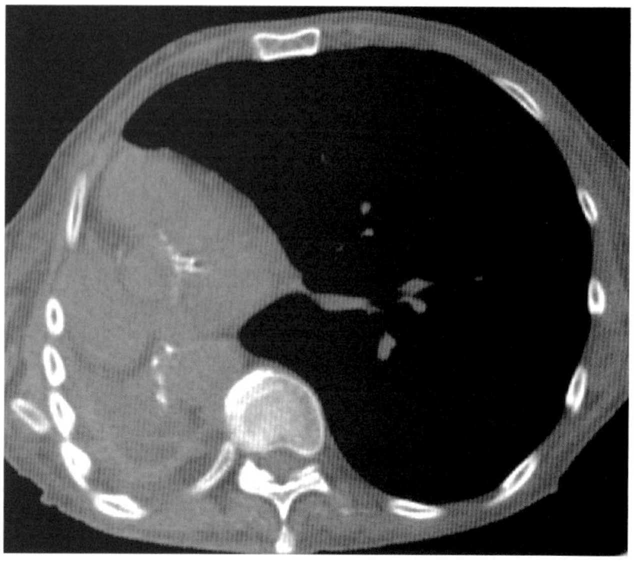

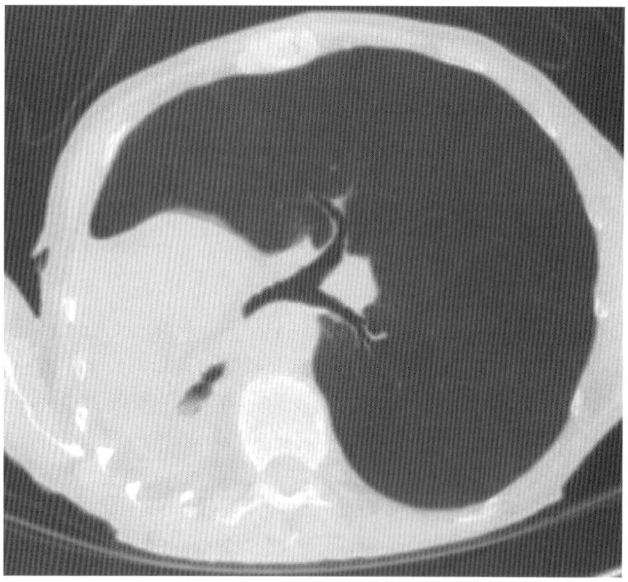

**5** 慢性阻塞性肺疾病伴良性气管支气管软化症（TBM）患者，放置气管支架。气管支架长期放置最严重和最有可能的并发症是：

A. 支架移位　　B. 气管切开位置错位

C. 黏液栓形成　　D. 肉芽组织

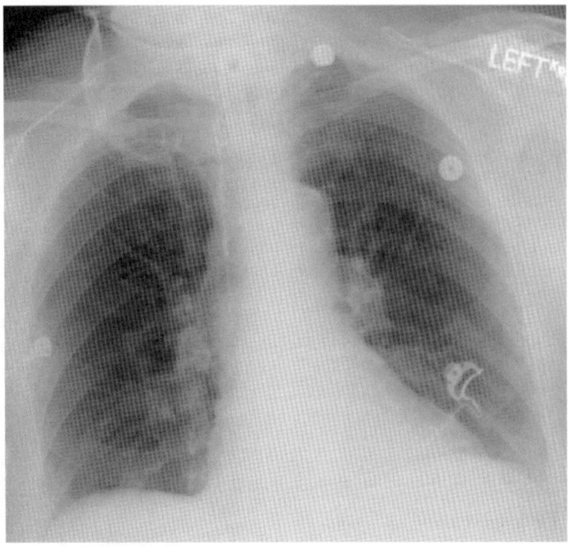


**6** 患者女，66 岁，中央型肺癌放疗。较长的食管狭窄，其内放置食管支架，如胸片所示。未来几天，最可能发生的并发症是：

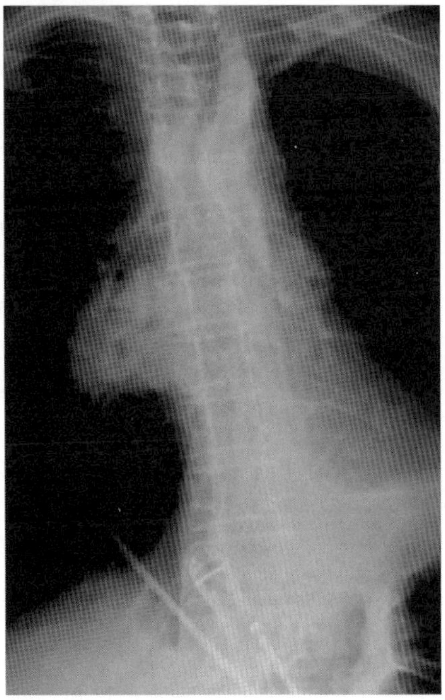

A. 支架移位　　B. 支架侵蚀
C. 支架不张　　D. 支架阻塞

**7** 1 年前 CT 定位片（左侧）和随访片（右侧）如图所示。最可能的手术方式是：

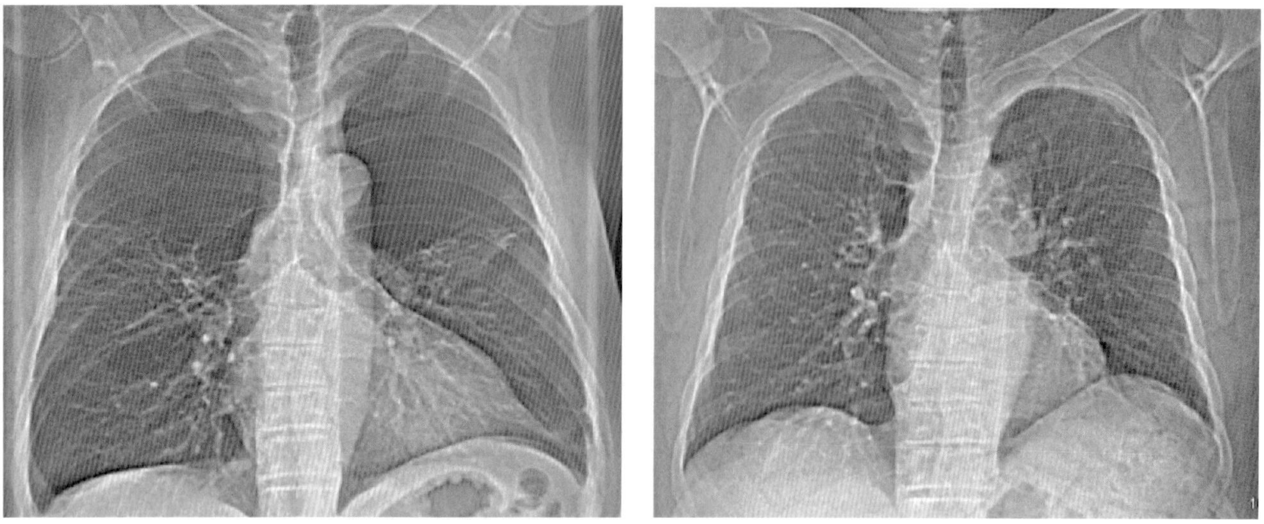

A. 双肺移植　　B. 肺减容术
C. 膈肌折叠术　　D. 胸膜固定术

**8** 患者女，51 岁，食管癌术后，主诉反流。CT 图像如下，诊断是：

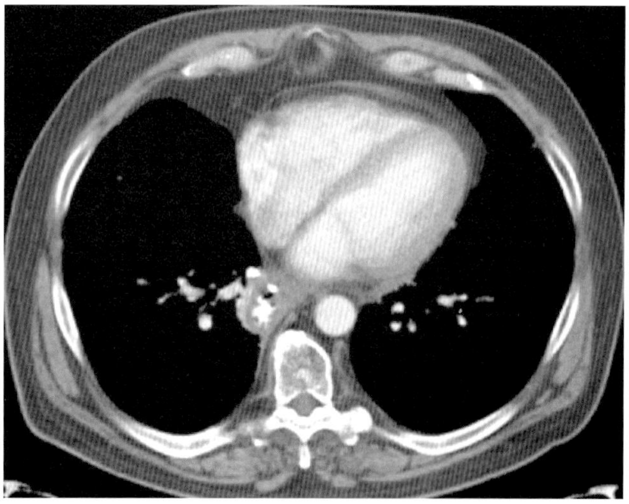

A. 食管裂孔疝　　B. 正常术后表现
C. 吻合口狭窄　　D. 腹疝

**9** 食管切除术后 8 天，发热、白细胞增多，CT 图像如下，可能的诊断是：

A. 吻合口瘘　　B. 肺炎
C. 胃端坏死　　D. 支气管胸膜瘘

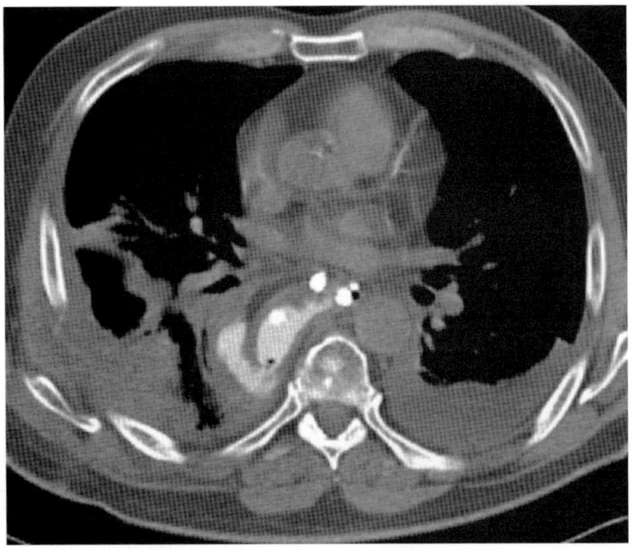

**10**　患者女，60 岁，双侧中央气道局限性狭窄需要放置支气管内支架。诊断很可能为：

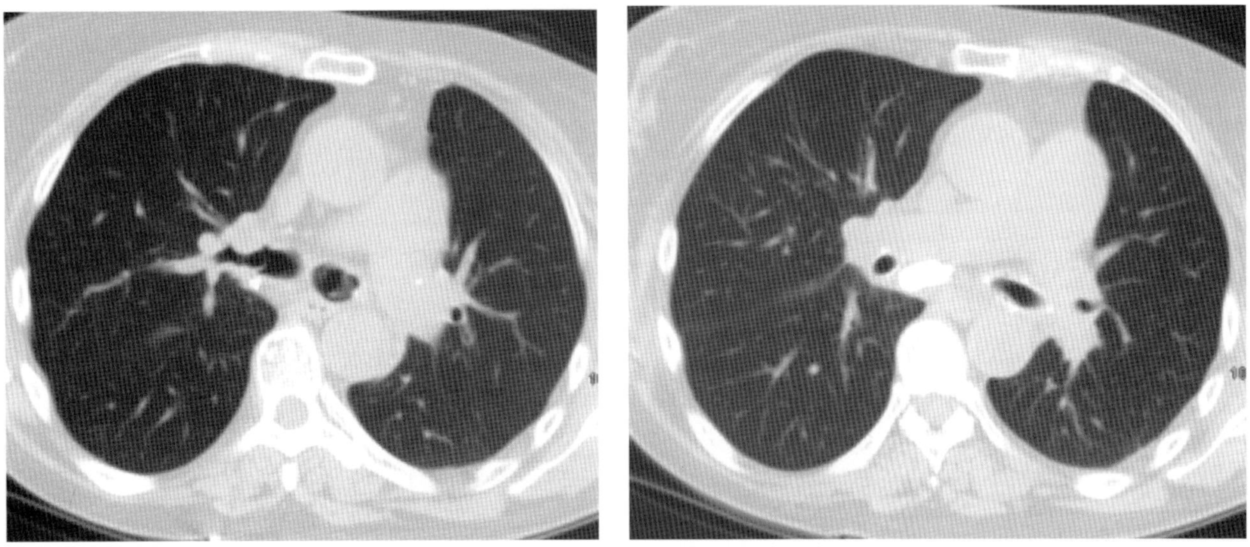

A. 纤维化性纵隔炎　　B. 肺移植后支气管狭窄

C. 气管支气管软化症　　D. 肺纤维化

**11**　这些图像最有可能代表：

A. 右肺正常，左肺大疱性疾病　　B. 左肺正常，右肺肺叶切除术后

C. 右侧移植肺，左肺过度充气　　D. 左侧移植肺，右肺萎缩

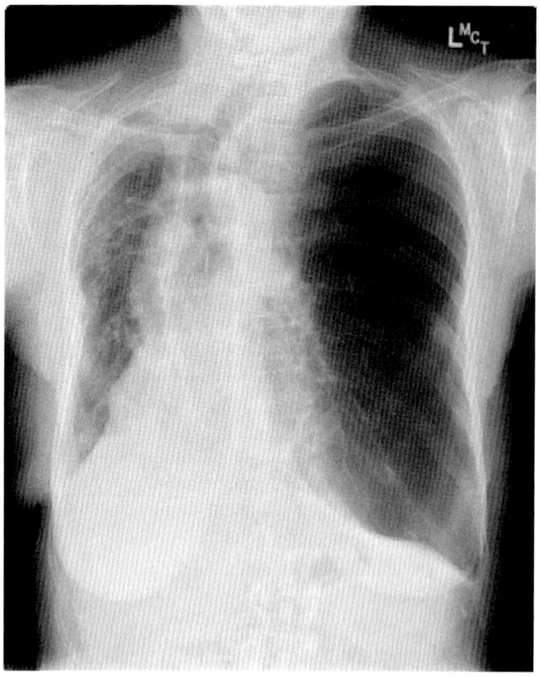


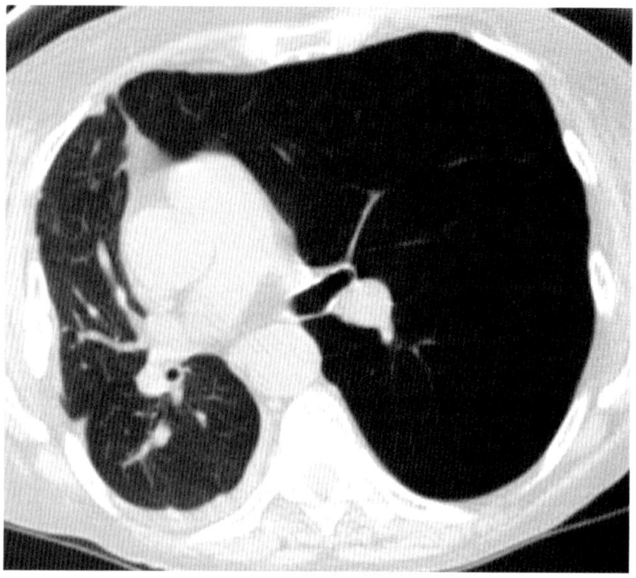

**12** 胸腔镜手术 6 个月后出现胸膜炎性胸痛，CT 图像如下，最可能的诊断是：

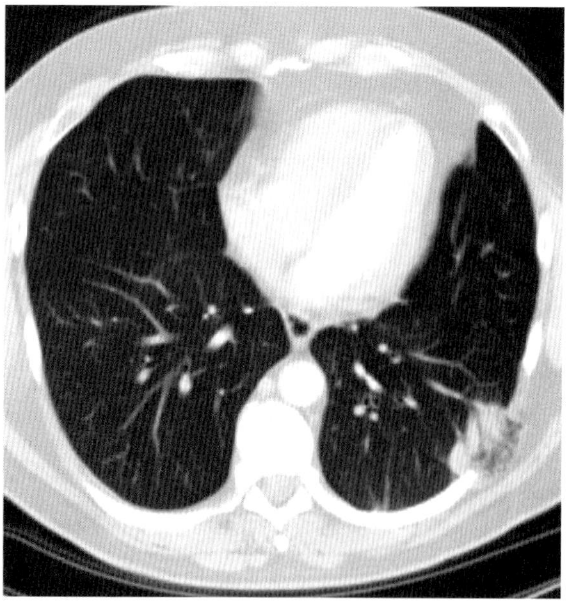

A. 手术部位的皮下积液　　B. 肋间肺疝

C. 骨肉瘤　　D. 自溃性脓胸

**13** 冠状动脉旁路移植术（CABG）后 1 个月，新发胸痛，逐渐加重。影像显示：

A. 主动脉夹层　　B. 肺动脉栓塞

C. 胸骨裂开　　D. 上腔静脉血栓

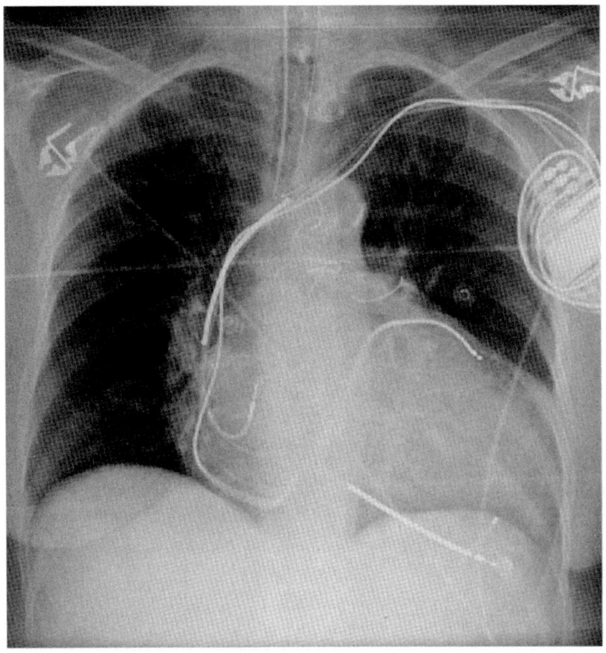

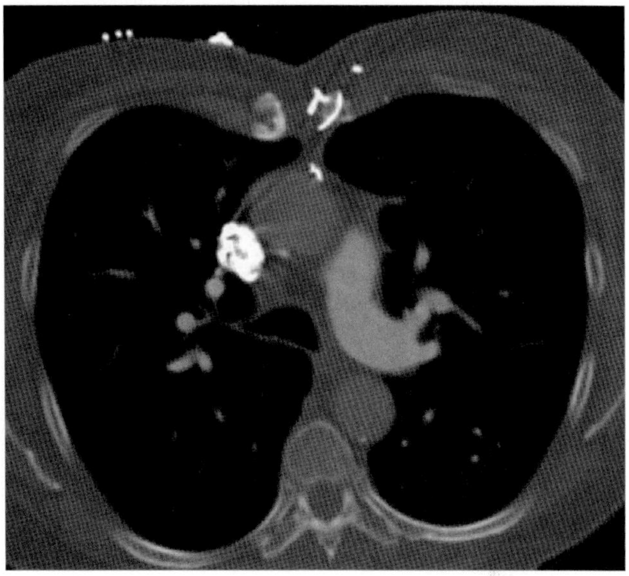

**14**　双肺移植术后 5 天，体检及胸片均示纵隔和皮下气肿加重。 最可能的诊断是：

A. 手术引起的肺泡漏气　　B. 急性排异

C. 支气管裂开　　D. 医源性食管损伤

**15**　双肺移植后每天病情都在进展，外科医生注意到胸片上双肺逐渐进展的密度增高影，患者不能脱离呼吸机。 应进行哪种影像检查？

A. 通气/灌注扫描　　B. 胸部平扫 CT

C. 经食管超声心动图　　D. 胸部增强 CT

## 答案与解析

1 **答案 C**。增强 CT 示右肺中叶肺动脉狭窄和支气管阻塞，与部分扭转相符。肺叶间裂完整的患者，中叶会有一个窄蒂，可以部分或完全旋转。上叶或下叶做肺叶切除时，术中中叶的操作可能会使它处于旋转或扭转的再充气状态。通常表现为肺叶静脉充血，出现炎症/感染征象，最常见于术后 5~10 天。胸片表现为中叶进展性的密度增高影，然而正确诊断需要高度可疑的征象。增强 CT 可以明确诊断，有/无静脉和（或）动脉血流阻塞，或肺门结构局限性扭转，伴有实变/不张。诊断延迟会导致病变的肺叶坏死，需要手术切除。所有肺切除术的总发病率 <0.1%。

**参考文献**：Cable DG, et al. Lobar torsion after pulmonary resection: presentation and outcome. *J Thorac Cardiovasc Surg* 2001;122(6):1091－1093.

2 **答案 B**。全肺切除术后，胸膜腔逐渐被一系列正常的改变所替代。最初，在术后 4 周内胸膜腔充满液体，呈不透光的密度影。骨骼的变化包括肋间隙缩小，这可能与某些患者的脊柱侧凸有关。6 个月时，膈肌抬高及纵隔复位使胸腔空间几乎完全闭塞。其余的肺组织代偿性膨胀，常常疝到心脏前面。心脏向肺叶切除侧移位。在无症状的患者中，胸腔内的液体量是正常的，属于无菌性的积聚，不需要处理。相反，术后胸片胸腔积液量连续下降，应提高对支气管胸膜瘘的怀疑。

**参考文献**：Bazwinsky-Wutschke I, et al. Anatomical changes after pneumonectomy. *Ann Anat* 2011;193(2):168－172.

Smulders SA, et al. Cardiac function and position more than 5 years after pneumonectomy. *Ann Thorac Surg* 2007;83(6):1986－1992.

3 **答案 B**。Eloesser 皮瓣是作为支气管胸膜瘘处理的一个中间步骤。支气管残端破裂与胸膜腔污染有关，见于 5% 以上的病例，更常见于右侧。左侧支气管残端由于它位于主动脉弓的下方，一般比较牢固。肺切除术后的脓胸是一个具有挑战性的问题，因为在如此大的空腔中难以清除感染。开放式胸廓切开术允许每日换药，以促进肉芽组织的形成，通过二次愈合，并准备其他方法让伤口闭合。一般来说，切除肋骨后将肌皮瓣缝在膈上，形成一个慢性开放腔。该患者图像中不透明影代表填充的敷料材料。

**参考文献**：Miller JI Jr. The history of surgery of empyema, thoracoplasty, Eloesser flap, and muscle flap transposition. *Chest Surg Clin N Am* 2000;10(1):45－53.

Thourani VH et al. Twenty-six years of experience with the modified Eloesser flap. *Ann Thorac Surg* 2003;76(2):401－406.

4 **答案 C**。全肺切除术后综合征很少发生在全肺切除术后的长期幸存者中，其是由全肺切除术后纵隔极度移位造成的。CT 图像示心脏完全旋转进入右侧胸腔，越过主动脉和椎体压迫气道，本例为压迫食管。最常见的症状是进行性中枢性气道阻塞伴喘息。食管梗阻表现为吞咽困难。纵隔复位对很多患者有帮助，一般是在切除的肺叶位置植入硅橡胶。

**参考文献**：Avgerinos DV, Meisner J, Harris L. Minimally invasive repair of postpneumonectomy syndrome. *Thorac Cardiovasc Surg* 2009;57(1):60－62.

5 **答案 D**。TBM 在成人 COPD 患者中可致动态性气道塌陷。有适当手术风险的患者应进行气管膜部的后固定(气管成形术);然而,许多患者需要支架治疗。虽然支架可以很好地即刻缓解症状(>75%),并能促进脱离呼吸机,但他们有显著长期的并发症。所有列出的并发症都可能发生,然而,长期最严重和最可能发生的并发症是肉芽组织形成,其可堵塞支架,也不利于支架拆除。本例支架是一个扩张型金属支架。硅树脂支架也可使用,取决于外科医生的偏好。

**参考文献**:Wright CD. *Optimal management of malacic airway syndromes. Difficult decisions in thoracic surgery*. London,UK: Springer,2011:363-366.

**6**　**答案 A**。扩张型食管支架可用于良、恶性病变,可以明显缓解梗阻症状,可以恢复接近正常的吞咽能力。与气道不同,大多数患者的食管是运动的,蠕动持续发生。各种设计来减少支架的移位,然而远端移位是食管支架早期最常见的问题。胸片可以很容易地发现支架移位,而且食管良性病变包括穿孔、泄漏,支架移位的可能性更大。食管镜用来置换、取出或复位支架。小的食管漏和损伤可以用支架保守治疗:近期一文献报道,经过严格挑选的病例,食管支架成功率是 76%,可以避免外科手术。然而以上并发症中,移位是最常见的。

**参考文献**:van Boeckel,PG,et al. Fully covered self-expandable metal stents (SEMS),partially covered SEMS and self-expandable plastic stents for the treatment of benign esophageal ruptures and anastomotic leaks. *BMC gastroenterol* 2012;12(1):19.

**7**　**答案 B**。尽管肺移植是将患病肺替换,但本例右肺内侧依旧有肺大疱,而且胸骨没有金属线,双肺移植典型的是横向胸骨切口(翻盖)。肺减容术(LVRS)是正确答案,这是 1 例终末期肺疾病患者,典型表现是不均匀的肺气肿和一定的运动耐受力。美国肺气肿治疗试验(NETT)发现对于均匀肺气肿(肺气肿从上至下弥漫分布),LVRS 较内科治疗在患者的生存率方面没有优势。对于不均匀肺气肿,如本例以上肺为主的肺气肿,外科手术死亡的风险比是0.47。本质上,除去过度膨胀的、没有灌注的、肺尖部位的肺组织有助于肺底部压缩的有功能的肺组织膨胀,是选择患者移植的有效桥梁。

**参考文献**:Fishman A,et al. A randomized trial comparing lung-volume-reduction surgery with medical therapy for severe emphysema. *N Engl J Med* 2003;348(21):2059-2073.

**8**　**答案 B**。食管癌的手术一般包括食管切除术和胃导管重建术。沿胃大弯侧分离胃管与胃食管结合处和肿瘤,然后沿食管床与近端食管吻合。吻合可在颈部或胸部(通常称为 Ivor Lewis)。CT 图像示食管床内对比充盈的胃导管,大小合适,没有旋转或疝。胸部 CT 在评价吻合口狭窄方面不是理想的检查方法,食管钡餐造影或食管镜是较理想的检查方法。

**参考文献**:Gore RM,Levine MS. *Postoperative Esophagus. Textbook of Gastrointestinal Radiology*. Philadelphia,PA: W. B. Saunders,2000:449-461.

**9**　**答案 C**。增强 CT 示胃内有造影剂,但漏口偏后侧且远离吻合口,吻合口位于左心房附近。胃导管的供血动脉是胃网膜右动脉。胃左、胃右和胃短动脉均促进胃运动。因此,血液供应的最远端部位是吻合口和胃导管顶端。吻合口漏的发生率约为 10%;以胃顶部坏死为特征的导管故障发生率<1%。这种灾难性的并发症一般需要吻合口切除、颈段食管改道、3~6 个月的康复和营养治疗后行结肠插补术。

**参考文献**:Iannettoni,MD,Whyte RI,Orringer MB. Catastrophic complications of the cervical esophagogastric anastomosis. *J Thorac Cardiovas Surg* 1995;110(5):1493-1501.

**10** **答案 B**。双侧中央气道阻塞，肺实质正常，提示肺移植受体性狭窄。中央气道狭窄可能是由于吻合部或局部缺血引起的技术问题，但更常见于术后病程复杂的患者，包括合并真菌感染的患者。单纯右侧狭窄可见于中间支气管消失综合征（VBIS），这非常罕见。传统的硅树脂和可膨胀金属支架与局部消融治疗联合用于治疗症状性狭窄。新型生物可降解支架有助于克服传统设备所导致的肉芽组织问题。

在美国，纤维化性纵隔炎最常见的病因是由组织胞浆菌病，但本例未见典型的肺门和纵隔结构扭曲。同样，肺实质没有任何结构扭曲提示肺纤维化的征象。呼气图像未见支气管软化或气管支气管软化症的相关表现。

**参考文献**：Shofer SL, et al. Significance of and risk factors for the development of central airway stenosis after lung transplantation. *Am J Transplant* 2013；13(2)：383 – 389.

**11** **答案 C**。肺过度膨胀可见于 COPD 行单肺移植者。肺叶切除不太可能发生纵隔移位，双肺实质的不同表现提示肺移植。单侧缩窄性细支气管炎，如继发于先前感染（Swyer-James）是一个考虑因素，但考虑到异常的严重度，其可能性要小得多。

由于 COPD 患者的肺泡弹性丧失和破坏，LaPlace 定律认为肺过度膨胀发生于原肺与移植肺的肺泡表面张力降低时。原肺肺气肿渐进性的过度膨胀可以降低移植肺的功能，有些患者必须因此接受后续的移植。因此，双侧肺移植有利于 COPD 的治疗。单肺移植适用于非 COPD 的患者或偶尔的老年 COPD 患者（这些患者将受益于移植，但基于配置评分，他们不太可能被给予双肺移植）。

**参考文献**：Motoyama H, et al. Quantitative evaluation of native lung hyperinflation after single lung transplantation for emphysema using three-dimensional computed tomography volumetry. *Transplantation Proceedings* 2014；46(3)：941 – 943. Elsevier.

**12** **答案 B**。图像显示一部分肺实质疝伴密度明显增高影，提示绞窄性肺疝。肺疝是胸部手术不常见的并发症，可能完全无症状，表现为随呼吸而移动的突出，或有胸膜炎或感染的相关征象。相反，由于现代微创手术的存在，使得肺疝更可能出现。因为微创手术的切口不与肋周缝合关闭，而开胸手术是关闭的。大多数病例的处理是单纯观察，然而绞窄性组织（本例）需要修补、切除受累肺及修补缺损。

异常表现不是液体密度，因此皮下积液是不正确的。此外，肺实质异常密度影，不是胸壁肿块，所以骨肉瘤不正确。自溃性脓胸指胸膜感染，侵蚀壁层胸膜、累及胸壁，尤其是结核性脓胸的情况。

**参考文献**：Bhamidipati CM, et al. Lung hernia following robotic-assisted mitral valve repair. *J Cardiac Surg* 2012；27(4)：460 – 463.

**13** **答案 C**。胸骨裂开是心脏手术后令人恐惧的并发症。该切口常规闭合是用胸骨线缝合，还有其他替代性的材料如金属板。胸部 X 线检查注意到多发断裂的胸骨线，移位到对侧。CT 图像显示胸骨线断开，胸骨边缘分离。单个胸骨线断裂常被偶然发现。这是横向位移，因此令人担忧的是胸骨开裂。

裂开与糖尿病和病态肥胖密切相关。关于这一问题，针对美国患者的研究发现，几乎 7% 的病态肥胖患者（BMI > 30）胸骨裂开，而非肥胖患者仅为1.6%。96% 的胸骨裂开患者有感染、纵隔炎，死亡率为 40%。总体来讲，治疗一般需要清创、延迟伤口闭合和肌皮瓣转移。

**参考文献**：Molina JE, Lew RS, Hyland KJ. Postoperative sternal dehiscence in obese patients：incidence and prevention. *Ann Thorac Surg* 2004;78(3):912–917.

**14** **答案 C**。虽然外科术中或围术期损伤食管或气管可能存在延迟表现，但第 5 天恶化的纵隔积气最有可能的解释是支气管裂开。

支气管吻合口裂开并不常见，但高达 10% 的移植患者可见轻度的支气管裂开。通常在移植后几天出现，是由于支气管吻合处的缺血导致支气管组织逐渐坏死并最终穿孔。支气管镜检查是发现坏死最早、也是最可靠的检查。因为明显的裂开必须达到胸片能够检测到的腔外气体量才可检出。小的局限性的漏是可能的。CT 扫描对外科医生和呼吸介入科医生有特殊价值：许多病例可放置支气管内支架。然而，少数人需要全肺切除术和可能的再移植，预期死亡率高。

**参考文献：**Porhownik NR. Airway complications post lung transplantation. *Curr Opin Pulm Med* 2013;19(2):174–180.

**15** **答案 D**。本病例的鉴别诊断包括急性排斥反应、肺炎、充血性心力衰竭和原发性移植物功能障碍。在所列的选项中，CT 增强扫描将是唯一最有用的方法，其可以评估两肺的动脉血流、静脉回流功能，以及胸腔积液，这是目前主要的外科技术考虑。

原发性移植物功能障碍（PGD）是最有可能的诊断：在某种程度上发病率高达 25%，它代表了缺血－再灌注。发生 PGD 的危险因素包括供体吸烟、冷缺血时间长、单肺移植和植入过程中的体外循环。作为一个排除诊断，必须排除技术问题。通过确认交叉配型和审查移植前群体反应性抗体（PRA）测试，可以除外排斥反应。治疗主要是支持治疗，推荐早期使用静脉－静脉体外膜肺氧化（ECMO）以便拔管和下床活动。

**参考文献：**Diamond JM, et al. Clinical risk factors for primary graft dysfunction after lung transplantation. *Am J Respir Criti Care Med* 2013;187(5):527–534.

# 索　引